バイオセーフティの事典

病原微生物とハザード対策の実際

Encyclopedia of Biosafety

［編集］バイオメディカルサイエンス研究会

みみずく舎

序

――『バイオセーフティの事典』刊行によせて――

国立感染症研究所（感染研）の図書室に“Methods in Enzymology”シリーズがある．この不朽の名シリーズは，はじめローマ数字で volume が記されていたが，いまや volume は 400 を越え，いつしか背表紙には算用数字が用いられている．渋いグリーンに金文字のタイトルがあり，このシリーズが図書室の重要位置にある．そしてそれが感染研の研究者に実によく読まれているということは，感染研の底力，研究者の格調の何よりの証左として心強い．

さてこのシリーズの一節に A. Kornberg がかの岡崎フラグメントの岡崎令治先生の実験姿勢を記載している．＜岡崎さんはサイミジンカイネースの精製に加熱処理をしていた．はじめこの酵素は一本の 10 mL 試験管で 70℃，5 分加熱されて予備実験がされた．ついで大量のプレパレーションが必要になり，10 mL から数 L へとスケールアップせねばならなかった．その時，彼は何と 10 mL 試験管 236 本を使ったのだ．私ははじめ何と“unsophisticated”なやり方かと思った．しかし，彼はこの操作を実に短時間で苦もなくやりとげた．もし，より大きなビーカーやフラスコで加熱したなら，もっと簡単に大量の酵素が得られたかもしれない．しかし最初の条件と違ったことにより予想どおりの結果が得られず，そのトラブルシューティングに余分な時間を費やさねばならなかったかもしれないのである．最近，また私のラボの一人の若い研究者が単鎖 DNA に結合するタンパク質を精製するのに加熱処理する必要に迫られ，3 mL から 6 L へとスケールアップせねばならなかった．その時，彼はまさにこのオカザキ流を思い出し，何と 3 mL の試験管 2000 本を加熱した．彼は難なく精製に成功．一方，一気に大量を加熱した同僚達はタンパク質の凝固が起こり失敗してしまった．＞ Kornberg は，オカザキの実験には“courage”，“concentration”，“skill”そして“enterprise”があると称えている．そしてこの研究室にはそのオカザキ流が伝統的に受け継がれていたのである．

さて今般『バイオセーフティの事典－病原微生物とハザード対策の実際－』が刊行されることは誠に時宜を得たものである．病原体の研究や病原体の診断，検査をする為に病原体を適切に扱い，それを万が一にも研究室や検査室外にもたらし，バイオハザードにならないようにするのは大根本である．感染症法が成立し，病原体の管理がはじめて法によって規制，管理されることになった．しかし，その根本姿勢，特に我々にとって実験室や検査室で最も大切な哲学，姿勢，注意力，集中力など，さらに Kornberg が指摘している“courage”，“concentration”，“skill”そして“enterprise”は，法や規程あるいは SOP では律しきれないものである．研究室で“伝統”や“マナー”として培い，継承してゆくものである．

感染研は今年創立 60 年をむかえた．本企画には多くの感染研の研究室のリーダー達が執筆陣に加わっている．この実用的な事典の中に，感染研が培ってきたバイオセーフティに関する研究所の根本姿勢が顕著に伝えられていることを期待します．

2008 年 10 月

国立感染症研究所 所長

宮村　達男

刊行にあたって

近年，現代社会が生み出したとみられる新たな感染症の問題が登場した．WHOは1993年に「人類はいまだ感染症の脅威にさらされている，病原微生物の新たな挑戦に緊急に対処しなくてはならない」との警告を発した．この警告により，21世紀の感染症対策が，新興・再興感染症（emerging-reemerging infectious diseases）の概念の基に，世界各国で積極的に取り組まれるようになった．

わが国においても，1999年7月26日に厚生大臣名で発表した「結核緊急事態宣言」や病原性大腸菌0-157による食中毒の発生，SARSの恐怖，最近では高病原性鳥インフルエンザの発生や新型インフルエンザ流行の懸念など，感染症は国民の健康を脅かす大きな問題として浮上している．また，院内感染やバイオテロリズムの問題も社会の感染症に対する関心事となっている．

このような感染症の最近の動向に伴い，感染症法「感染症の予防及び感染症の患者に対する医療に関する法律」が制定され，これに伴って感染症対策の一翼を担うバイオセーフティの重要性が強く認識されるようになった．このような情況をふまえ，ここ数年間でソフト面・ハード面ともに対策の理解から実践へ向けてバイオハザード対策の一定レベルの急速な進展がみられた．

しかしながら，病原体等の取扱いに関与する作業従事者のバイオセーフティに関する教育・訓練については，適切なバイオハザード対策の情報伝達が未だ不十分であるように思われる．

WHOの実験室バイオセーフティ指針には「実験室における安全確保の基本になるものは，よい実験習慣（good laboratory practice）であり，安全設備はこれを補強することはできても，これに代ることはできない」ことを強調し，関係従事者の教育と訓練の重要性を示している．

バイオセーフティの概念は一般的に病原微生物の取扱いにより発生する実験室内感染の防止を図るための安全取扱い技術と安全管理システムが基本となっている．従って関係分野のバイオハザード対策についても，この概念を基盤にした対応が求められる．すなわち，組換えDNA，病院内感染，医薬品開発・製造，実験動物および医療廃棄物処理などの各分野における微生物学的安全管理の基礎となるもので，バイオセーフティの原理・原則を十分に理解した上で各分野に即応したバイオハザード対策が構築されなくてはならない．

また，WHOの実験室バイオセーフティ指針（第3版）には，新たに実験室バイオセキュリティの概念の項目が追加された．これは最近世界中が直面しているテロリズムの問題に対するバイオテロ対策であり，実験室等に保有する病原体等が紛失，盗難，悪用，不正利用，意図的放出され，社会環境に害を及ぼすことを防止するのが目的である．したがって，実験室バイオセーフティと実験室バイオセキュリティとの関係を十分把握しておかなくてはならない．

上述のような国内外の動向をふまえ，本書はバイオセーフティに関する最新の専門書として企画され，第一線の専門家および施設・設備の専門技術者70数名の執筆により，現在最も合理的と考えられるバイオセーフティの実用書として編纂された．具体的には，1～10章および付録の構成とし，1～7章まではバイオセーフティに関る必須の事柄，8章はバイオハザードの起因となる病原微生物の特性と対策，すなわち実験室のハザードと予想されるリスク，予防法―消毒・滅菌法―，9章は薬剤耐性菌，10章には病原微生物等の取扱いの実際，について解説した．さらに，付録として，病原体便覧などバイオセーフティに関する関係資料を載せた．

このように本書は，バイオセーフティに関する要素と関連情報を集め，その一つ一つに解説を施したことから，辞典と区別し事典として編集した．読者がバイオハザード対策の原理・原則を理解するとともに，座右に置き適宜参考とする実用書として役立つことを心より祈ってやまない．

なお，文中の用語については，原則として執筆者の表記を遵守することとしたが，一般に認知されている安全キャビネットの表現が，種々の用語で使用されているため，編集段階において一般に多く用いられている「生物学用安全キャビネット」を「安全キャビネット」に統一して表記することにした．その他についても同様に統一を図ったことをご了承いただきたい．

今回の出版に際し，本書の執筆を賜った専門家の方々および編集に献身的に協力を賜ったみみずく舎／医学評論社の斉藤康彦氏をはじめ編集部諸氏，ならびに財団法人 機能水研究振興財団の職員の方々に謝意を表したい．

最後に本書の刊行に大きな期待を寄せられ，自らの執筆を予定されながら，執筆直前に他界された特定非営利活動法人 バイオメディカルサイエンス研究会の前理事長 故大谷　明博士に本書の完成を報告し，ご冥福をお祈りする次第である．

2008年10月

編集委員長　小松　俊彦

編集委員・執筆者一覧

編集委員長：

小松　俊彦　NPO 法人 バイオメディカルサイエンス研究会 理事長

編集委員：

石井　明　自治医科大学 名誉教授
倉田　毅　富山県衛生研究所 所長
倉根　一郎　国立感染症研究所 ウイルス第一部部長
杉山　和良　国立感染症研究所 バイオセーフティ管理室室長
堀田　国元　財団法人 機能水研究振興財団 常務理事
本間　玲子　NPO 法人 バイオメディカルサイエンス研究会 参与
山口　英世　帝京大学 名誉教授
渡邉　治雄　国立感染症研究所 副所長

（五十音順）

執筆者：

北村　敬　御殿場 かいせい病院
小松　俊彦　NPO 法人 バイオメディカルサイエンス研究会
篠原　克明　国立感染症研究所バイオセーフティ管理室
山田　靖子　国立感染症研究所動物管理室
三木　朗　厚生労働省医薬食品局食品安全部検疫所業務管理室
日野　茂男　MEDICAL SCANNING
北林　厚生　株式会社 ヤシマ・エコ・システム
杉山　和良　国立感染症研究所バイオセーフティ管理室
倉田　毅　富山県衛生研究所
三瀬　勝利　独立行政法人 医薬品医療機器総合機構
安藤　秀二　国立感染症研究所ウイルス第一部
高木　弘隆　国立感染症研究所バイオセーフティ管理室
堀田　国元　財団法人 機能水研究振興財団
本間　玲子　NPO 法人 バイオメディカルサイエンス研究会
鹿住　祐子　財団法人 結核予防会結核研究所抗酸菌レファレンス部
菅又　昌実　首都大学東京大学院人間健康科学研究科
保科　定頼　東京慈恵会医科大学医学部
石井　明　自治医科大学 名誉教授
松岡　裕之　自治医科大学医学部
青才　文江　千葉大学大学院医学研究院

竹内　勤	慶應義塾大学医学部
金澤　保	産業医科大学医学部
橋口　義久	高知大学医学部 名誉教授
奈良　武司	順天堂大学大学院医学研究科
山口　英世	帝京大学 名誉教授 医真菌研究センター
渡邉　治雄	国立感染症研究所
牧野　壮一	帯広畜産大学
蒲地　一成	国立感染症研究所細菌第二部
今岡　浩一	国立感染症研究所獣医科学部
五十君静信	国立医薬品食品衛生研究所食品衛生管理部
小崎　俊司	大阪府立大学大学院生命環境科学研究科
高橋　元秀	国立感染症研究所細菌第二部
川端　寛樹	国立感染症研究所細菌第一部
舘田　一博	東邦大学医学部
増澤　俊幸	千葉科学大学薬学部
牧野　正彦	国立感染症研究所病原微生物部
大原　直也	国立感染症研究所免疫部
小林　和夫	国立感染症研究所免疫部
大西　真	国立感染症研究所細菌第一部
泉谷　秀昌	国立感染症研究所細菌第一部
高橋　英之	国立感染症研究所細菌第一部
秋山　徹	国立国際医療センター研究所
堀野　敦子	国立感染症研究所細菌第二部
甲斐　明美	東京都健康安全研究センター微生物部
本田　武司	大阪大学微生物病研究所
松下　秀	東京都健康安全研究センター多摩支所
山崎　伸二	大阪府立大学大学院生命環境科学研究科
岸本　壽男	国立感染症研究所ウイルス第一部
倉根　一郎	国立感染症研究所ウイルス第一部
森川　茂	国立感染症研究所ウイルス第一部
井上　直樹	国立感染症研究所ウイルス第一部
藤本　嗣人	国立感染症研究所感染症情報センター
脇田　隆字	国立感染症研究所ウイルス第二部
板村　繁之	国立感染症研究所ウイルス第三部
駒瀬　勝啓	国立感染症研究所ウイルス第三部
井上　智	国立感染症研究所獣医科学部
大槻　紀之	国立感染症研究所ウイルス第三部
清水　博之	国立感染症研究所ウイルス第二部
牛島　廣治	藍野大学藍野健康科学センター
沖津　祥子	藍野学院短期大学藍野健康科学センター
百瀬　暖佳	国立感染症研究所血液・安全性研究部

山口　一成　　国立感染症研究所血液・安全性研究部
田口　文広　　国立感染症研究所ウイルス第三部
松野　重夫　　国立感染症研究所感染症情報センター
加藤　　篤　　国立感染症研究所ウイルス第三部
有川　二郎　　北海道大学大学院医学研究科
佐多徹太郎　　国立感染症研究所感染病理部
荒川　宜親　　国立感染症研究所細菌第二部
腰原　公人　　東京医科大学病院感染制御部
神田　忠仁　　国立感染症研究所病原体ゲノム解析研究センター
岡田　　淳　　大東文化大学スポーツ・健康科学部
網　　康至　　国立感染症研究所動物管理室

（2008 年 10 月現在，執筆順）

編集協力者：

関口　勝美　　NPO 法人 バイオメディカルサイエンス研究会
原井　基博　　NPO 法人 バイオメディカルサイエンス研究会
三好　哲夫　　NPO 法人 バイオメディカルサイエンス研究会

目　　次

1
バイオセーフティの歴史的背景

バイオセーフティとはバイオハザード対策を意味する．

バイオハザード（biohazard）は「生物災害」と訳され，原虫，真菌（カビ），細菌，リケッチア，クラミジア，ウイルス等の病原微生物，または核酸やタンパク質等の微生物構成成分，アレルゲン，毒素等の微生物産生物等を原因として，ヒトまたは他の生物体に生ずる災害を意味する．

病原微生物によるバイオハザードの最も一般的なものは，実験室内感染である．今世紀初め，すでに欧米では，腸チフス，コレラ，馬鼻疽（ばびそ），ブルセラ症，破傷風等の実験室内感染が報じられている[1]．実験室感染を体系的に解析した最初は，1941 年，米国内で生じたブルセラ症の実験室内感染 74 件の解析で，「*Brucella* 菌の培養または検体の取扱い，あるいは菌を含むじん埃の吸入が，実験室職員に対して明らかな危険を課している」と結論した．感染の原因の多くに，感染性材料の取扱いにおける不注意と，実験技術の未熟さが認められることも同時に指摘されている[2]．

1949 年，実験室感染の体系的研究の第 1 報が発表された[3]．この報告は死亡 21 例を含む実験室感染 222 例を解析したもので，感染性の動物または組織材料を取扱ったことが原因であると明らかに断定されたものは約 1/3 にすぎないことが注目された．また，明らかに感染の原因となる事故を起こしているのは，27 例（12%）にすぎなかった．

1951 年，Sulkin と Pike は，全米の研究・検査機関 5,000 を対象にアンケート調査を行った結果を第 2 報[4] として発表した．回答で判明した感染者 1,342 例中，すでに文献上発表されていた症例は 1/3 にすぎなかった．最も大きい原因はブルセラ症で，結核，野兎病，腸チフス，連鎖球菌症と併せて，細菌感染例の 72%，全症例の 31% を占めていた．全症例中の死亡率は 3% であった．ピペットを通しての誤飲，注射針の刺傷等，明らかに感染の原因となると認められる事故に関連していたのは 16% にすぎず，他は，不明の原因で感染が起こっていた．

Pike らによる調査は，さらに 641 例を加えて，1965 年に集計し直され[5]，さらに 1976 年，最終的に総計 3,921 例の集計で解析を終った[6]．頻度の高い順に並べると，ブルセラ症，腸チフス，野兎病，結核，肝炎，ベネズエラ脳炎（VEE）となり，また，感染の原因となる事故が明らかになっているのは，20% 以下であるというのも，同じ傾向であった．残る 80% は「当該病原体を取扱う作業に従事していた」職員に起こったもので，その原因は感染性のエアロゾルへの曝露であると推定されたが，確認，証明されるに至っていない．

1967 年，Hanson らは，アルボウイルスの実験室感染 428 例の解析結果を発表した[7]．関係したウイルス種の中には，実験室感染が起こって初めて，ヒトの病気を起こしうることが証明されたものもある．症例の 90% 以上において，原因は感染性エアロゾルの吸入と推定された．

米国以外で体系的解析を報告したのはデンマークの Skinhoj（1974）[8] で，臨床検査室の生化学検査室職員の肝炎罹患者が 1,000 人当たり 2.3 人で，これは一般人の 7 倍に達することを証明している．同様にして，英国では Harrington と Shannon が臨床検査室職員の感染率調査を行って，「英国の臨床検査室職員は，一般人より結核罹患率が 5 倍高い」ことを証明した．その他，肝炎と赤痢の罹患率も有意に高く，結核と併せて 3 大職業病であると報告した[9]．

わが国では国立予防衛生研究所の創立時 1947 年より 1972 年までの 25 年間の実験室感染を集計したもの[10] が初めてであり，研究室職員約 400名の研究所で，総計80例が記録されている．最も多い原因が結核（18 例）で，インフルエンザウイルス（7 例），つつが虫病リケッチア（7 例）とともに，上位を占めている．同様な調査が 1973 年，日本ウイルス学会によって全国の主要ウイルス研究機関にアンケート調査の形で行われた[11]．その結果，合計件数は 35 件 61 例，その中で最も多いのがインフルエンザウイルスの 10 件 26 例，次いでつつが虫病リケッチアの 8 件 9 例，オーストラリア抗原（B 型肝炎）の 5 件 10 例が続いている．

これらの報告から，十分な安全対策が講じられない限り，研究室で病原微生物を扱う職員が，一般人より高い感染の危険に曝されていることは明らかである．それぞれの取扱いから，どのような確率で感染が起こるかを推察させるデータは得られていないが，少なくとも Harrington と Shannon あるいは Skinhoj[8] の報告で，一般人に比べて，実験室関係者に結核，赤痢，肝炎の罹患率が有意に高い[8,9] という事実は，安全対策を体系化し，施行することの必要性を強く訴えるものである．

実験室関係者に実験室感染が有意に高く発生するということは，以上のように明らかにされているが，実験室，及びその中で行われている微生物を扱う作業が周囲の地域社会の安全を脅かしたという事実の報告はない．例えば，米国の CDC（米国疾病予防管理センター）では，1947 年より 1973 年にかけての 26 年間に，実験室感染 109 例が発生しているが，これらの症例の家族あるいは近隣の接触者に二次患者が発生したことはない[12]．マールブルグ病の第 1 回発生時，一次患者の妻が二次患者として発症したが，これは症状が消褪して退院した後も，ウイルスが精液中に排出されていたため，性的接触を通じて伝播されたものである[13]．しかし，英国で 1973 年[14] と 1978 年[15] に起こった痘瘡の実験室感染で，二次患者がそれぞれ 3 名発生している．また，Q 熱リケッチアに関しては，研究室から出される実験衣を扱っていた洗濯屋で 6 名罹患した例[16]，洗濯屋の訪問者 1 名が感染した例[17]，研究室職員の家族 2 名が感染した例[18] 等の報告がある．これらの事実は，病原微生物を扱っている研究室から漏れた病原体が，まれではあるが，地域社会で散発的な感染を起こしうることを示すもので，実験室の社会的責任という観点から，無視できないものである．

1979 年，Pike は一連の調査をしめくくって，「実験室感染の大部分は，適切な知識，技術，器具があれば予防し得た」と結論した[19]．微生物実験室における安全対策を体系化した最初の文献は CDC の “Classification of Etiologic Agents on the Basis of Hazard”（1969）である．これは 1974 年に改訂されたが[20]，病原体をヒトに対する危険性から，4 つのクラスに格付けし，各クラスについて病原体（を有するエアロゾル）の物理的封じ込めの設備及び取扱い方式の基準を設定するというもので，以後のバイオハザード対策の基本的体系を設定したものである．英国では 4 つのクラスに相当するカテゴリー A，B，C，D に格付けすることになっているが[21]，基本的には CDC の構想と共通である．わが国では国立予防衛生研究所が「病原体等安全管理規程」（1981，改訂 1983）[22] を制定して，自主的に運営している．WHO は米，日，その他の指針を参考にし，筆者を含めた専門家による会議を繰り返して，国際指針 “Laboratory Biosafety Manual”（1983）[23] を制定公布している．病原体を 4 つのクラスに分類し，これに対応した物理的封じ込めレベルの基準を適用するという考え方は，組換え DNA 実験の指針[24〜26] に転用され，P1〜P4 の 4 レベルが対応している．米国では，CDC と NIH の安全対策基準を統一し，危険度のクラス分けと，封じ込め基準を 1 つにして，バイオセーフティ（biosafety）レベルで表現する案を作る作業が進行中であり，この中には，標準的な量のガラス器内取扱いの他に，実験動物に接種する場合，大量に培養する場合等，3つのケースに分けて，必要なバイオセーフティレベルを指定する方式がとり入れられている[27]．　［北村　敬］

◉文献

1） Weddum A G: History of microbiological safety. 18th Biological Safety Conference. Lexington, Kentucky, 1975.
2） Meyer K F, Eddie B: *J Infec Dis* **68**: 24-32, 1941.
3） Sulkin S E, Pike R K: *New Engl J Med* **241**: 205-213, 1949.
4） ibid: *Am J Public Health* **41**: 769-781, 1951.
5） Pike R M et al: *Am J Public Health* **55**: 190-199, 1965.
6） Pike R M: *Hlth Lab Sci* **13**: 105-114, 1976.
7） Hanson R P et al: *Science* **158**: 1283-1286, 1967.
8） Skinhoj P: *Scand J Clin Lab Invest* **33**: 27-29, 1974.
9） Harrington J M, Shannon H S: *Brit Med J* **1**, 759-762, 1976.
10） Oya A: Biohazard in the field of microbiology. Comparative Leukemia Research, 1973. (ed by Ito Y, Dutcher R M) Univ. Tokyo Press, pp775-777, 1975.
11） 下条寛人，甲野礼作：ウイルス **23**: 295-296, 1973.
12） Richardson J H: Provisional summary of 109 laboratory-associated infections at the Center for Disease Control, 1947-1973. Presentation at the 16th Annual Biosafety Conference, Ames, Iowa, 1973.
13） Martini G A, Schmidt H A: *Klin Wschr* **46**: 398-400, 1968.
14） Report of Committee of Inquiry into the Smallpox Outbreak in London in March and April. 1973. Her Majesty's Stationary Office, London.
15） WHO: *Weekly Epidemiological Record* **53**: 265-266, 1978.
16） Oliphant J W et al: *Am J Hyg* **49**: 76-82, 1949.
17） Oliphant J W, Parker R R: *Public Health Rep* **63**: 1364-1370, 1948.
18） Beeman E A: *Public Health Rep* **65**: 88-92, 1950.
19） Pike R M: *Ann Rev Microbiol* **33**: 41-66, 1979.
20） Center for Disease Control, Office of Biosafety: Classification of Etiologic Agents on the Basis of Hazard, 4th ed, 1974.
21） Dept. Health and Social Security: Control of Laboratory Use of Pathogens very dangerous to Humans, London, 1976.
22） 国立予防衛生研究所：病原体等安全管理規程，国立予防衛生研究所，1981（改訂 1983）．
23） WHO: Laboratory Biosafety Manual. World Health Organization, Geneva（1983，改訂 2 版 1993，改訂 3 版 2004）．（邦訳：実験室バイオセーフティ指針（WHO 第 3 版）北村　敬，小松俊彦監修，2006，バイオメディカルサイエンス研究会，東京）．
24） NIH: *Federal Register* **41**: 27902-27943, 1976, Revised. **47**: 38048-38068, 1982.
25） 文部省：大学等の研究機関等における組換え DNA 実験指針，1979.
26） 科学技術庁：組換え DNA 実験指針，1979.
27） US Department of Health and Human Services/Centers for Disease Control and Prevention/National Institutes of Health: Biosafety in Microbiological and Biomedical Laboratories, 4th ed, 1999.

2
バイオセーフティの原理

2-1　バイオハザードの原因としての感染性エアロゾル

Pike，その他の実験室感染の解析によれば，注射器による刺傷や菌浮遊液の誤飲等，病原体が体内に侵入することを許した原因の明らかな事故によるものは，感染事故の 1/5 以下にすぎない．大部分において直接の原因は不明であり，感染機序としては，実験操作あるいは，病原体の取扱いそのものが原因となって，病原体を含むエアロゾル（aerosol）が発生し，これが呼吸器，口，眼等の粘膜を通して病原体を侵入させるということが示唆された．エアロゾルの発生は超音波処理，ブレンダーによる組織片磨砕，ピペットによる混和等で起こることは当然考えられるが，その他，病原体浮遊液ないし病原体を含む組織片を取扱う実験操作を行う限り，必ず病原体を含むエアロゾルが発生すると考えるべきといえるくらい，一般的な現象である．

エアロゾルは「気体，一般的には空気に浮遊した液体のコロイド粒子または固体粒子」と定義され，その検出は実験者の五感では実際上不可能である．また，気流に乗ってどこへでも到達しうるので，実験スペースの空気の流れを調節しない限り予防できず，さらに，ろ過しないと除去できないので，それの封じ込めには，技術的に複雑，かつ高度のものが要求される．

微生物実験でエアロゾルによる障害を受けるのは，まず実験者の安全であり，次いで細胞培養，実験動物，あるいは実験途中の試料も汚染され，実験そのものの成立が脅かされ，さらに隣接した実験室にも侵入して，これにも影響を与える．研究機関から逸出したエアロゾルによって周囲の地域社会の安全が脅かされたという事例は報告されていないが，研究機関への外来者を通して，あるいは潜伏期に感染研究所を通して外部に持ち出されて，拡散した例は少なからずみられているので，エアロゾル対策を含めて，外部への拡散防止は研究機関の義務である．

バイオハザードの原因となるエアロゾルの発生源は，あらゆる実験操作に及んでいる．取扱う液のどれくらいの部分がエアロゾルとなって空気中に浮遊してくるかをエアロゾル化率（spray factor：SF）といい，代表的な実験操作における SF が米国におけるモデル実験で求められ，標準的資料として，バイオハザード対策立案に利用されている．これに基づき，10^{10} 粒子/mL のウイルス浮遊液を取扱った場合にエアロゾルとなって出てくる粒子数を推定すると，概略次のような値が得られる．

① 凍結乾燥したアンプルが割れた場合；10^4 個

② 蓋付きのカップを用いた超音波処理；10^4 個

③ ピペットによる静かな混和；10^3 個

④ 密閉性の蓋のついたブレンダーを用いての磨砕；10^2 個

⑤ 遠心，遠心管への分注，ローターへのセット等を安全キャビネット内で正しく行った場合；0 個

⑥ 液滴がこぼれてローター表面を汚染している状態で，そのまま遠心した場合；2×10^4 個

その他，動物の尿や糞便で汚染された床敷を有する動物ケージの清掃は大量のエアロゾルを発生し，特にこのような排泄物中に排出される可能性の高い病原体に関しては，厳重な対策が必要になる．実験者そのものも，エアロゾルによる汚染源となる．すなわち，自らが有する呼気中のマイコプラズマや，腸内細菌叢で汚染された着衣等が実験系を汚染するのみならず，実験中，不注意な操作その他の原因で汚染された手指や着衣で，汚染を持ち出し，外に拡散させる．　　［北村　敬］

2-2　エアロゾルによる危険性の評価

バイオハザードの原因としてのエアロゾルの質的な危険性を決めるものは感染性，エアロゾル状態の持続，エアロゾルの侵入効率等の要因であるが，定量的には微生物の生存数，エアロゾル粒子の濃度，エアロゾル粒子の大きさ等の指標により評価される．

2-2-1　微生物の生存数

影響する主な要因は，環境条件であり，次いでエアロゾルの発生源となる微生物浮遊液中の微生物の濃度と液の組成である．乾燥条件で強い微生物や一定の湿度条件下を好むもの等，個々の微生物によって生存確率は異なる．直射日光下では紫外線による不活化が起こるので，生存確率は低くなるが，紫外線は死角内のものには効果がないので紫外線による滅菌効果を過大に見積ってはならない．エアロゾル中の感染性粒子濃度を測定するために空気を回収する場合，サンプリングで得られる生存微生物数の値は，実際の菌数に一定のサンプリング効率をかけたもので，一般には 43～75％ である．また，エアロゾル粒子内には，1 個以上の微生物が入っている可能性も否定できず，エアロゾルのサンプリングで平板上に形成されるコロニー数から計算される微生物単位数より，エアロゾル化して術者にとり込まれる感染単位数は，数倍多いことが一般である．

2-2-2　エアロゾルの濃度

液体に加えられるエネルギーが液体成分のエアロゾル化率を決める．前述のエアロゾル化率（SF）に，浮遊液中の微生物濃度をかけると，空気中に浮遊してくる微生物数が概算できる．実験操作の中で，同じ目的を達成できるものなら SF

（スプレーファクター：エアロゾル化）が最も小さいものを選ぶとともに，操作法を改良することによりSFが小さくできる場合は，できるだけ早く改良法を導入するという配慮で実験の安全性は向上する．

2-2-3　エアロゾル粒子の大きさ

実験操作，機器の運転等で発生するエアロゾル粒子の大きさは広い範囲にわたっているが，ヒトあるいは哺乳動物の呼吸気道に侵入し，これに沈着して，感染の第1歩を始められるのは，直径2～8 μmの範囲のものが最も効率が高い．粘膜に侵入しやすいもの，衣服を通過して皮膚に達しやすいもの等もこの範囲の大きさに属する．これより大きいエアロゾル粒子は，呼吸気道からの直接侵入は起こしにくいが，機器の表面近くに沈積してこれらに触れる実験者の手その他を機械的に汚染するとともに，二次的に感染しやすいサイズのエアロゾル発生の源となる可能性もある．HEPAフィルターは直径0.3 μmのエアロゾル粒子を除去する性能を有するので，上記の感染性エアロゾルの除去に有効である．

2-2-4　エアロゾルによる感染・発症の可能性の評価

発症した場合の症状の軽重と予後の良否は別として，ヒトが病原体に感染して発症するためには，体内に侵入する病原微生物の最少必要量（最少感染量）が侵入門戸別に存在する．例えばアデノウイルスの場合，呼吸気道に吸入した場合は1 $TCID_{50}$（細胞培養感染単位），瞼粘膜点眼で320 $TCID_{50}$，経口投与で10,000 $TCID_{50}$である．吸入による最少感染量（MID）を基準にして，体内に呼吸を通して侵入・蓄積された病原体の量との比において感染・発症の確率を以下のように計算する．

① 試験中のウイルス濃度×試料の量×SF÷実験室の容積
　＝空気中の平均ウイルス濃度
② 空気中の平均ウイルス濃度×肺活量×平均呼吸数×作業時間
　＝体内に取り込まれたウイルス量
③ 体内に取り込まれたウイルス量÷最小感染量
　＝感染・発症の確率

をかけて，体内へ取り込まれた微生物量が計算される．もちろん，現実にはエアロゾル発生源からの距離によってエアロゾル濃度は異なるはずであるから，エアロゾル発生操作直後の確率調査に当たってはこれの補正項を入れることも必要である．しかし，エアロゾル粒子は比較的速やかに運動して，長距離を移動する性質を有し，短時間に，ある空間中では平均的濃度に達する．エアロゾルによるバイオハザード防止対策の基本は第1に，このような性質を考慮して，エアロゾル発生源のできるだけ近くで封じ込めることであり，第2に，同じ目的を達成できる実験操作なら，エアロゾル発生の最も少ないものを採用することである．

［北村　敬］

2-3　バイオセーフティの原理

バイオセーフティ（バイオハザード対策）の原理は，病原微生物の各々に対して，エアロゾルによるヒトの感染・発症の確率を一定のレベル以下に限局することである．下記の諸要因を配慮して，ヒトに対する病原体の危険度をクラス 1〜4 の 4 つに分類して，確率の許容レベルが高い方を危険度最低クラス 1 に，極端に低くしなくてはならないものを危険度最高のクラス 4 に分類し，その中間に，クラス 2，3 を配する．1981 年に発足した国立予防衛生研究所（現，国立感染症研究所）の分類では，クラス 2，3 をさらに，a, b の亜クラスに細分している．各危険度クラスには，それぞれの感染・発生確率を一定のレベル以下にするため，エアロゾルの物理的封じ込め（physical containment）の設備と，操作，運営方式が，下に述べる技術を用いて規定されている．

病原体の危険度分類に当たってとり入れられる要因は

① 病原体そのもののヒトにおける病原性
② その病原体による感染を予防する方法，または発症後，治療する有効な方法が利用できるか否か
③ 研究機関の存在する地域社会に，その病原体による感染症が常在しているか否か

で，一般の病原体は，いずれもクラス 3 までに入る．ウイルスの中で，実験室感染の可能性が高く，感染した場合，重症で致命的になる確率が高く，しかも有効な予防法あるいは治療法の開発されていない特定のいくつかのウイルス疾患が危険度クラス 4 に分類される．後述のような厳重な安全設備と取扱い方式が備わらない限り，研究，検査の対象として取扱うことが禁止されている．米国ではこの分類表の他に，「家畜病原体で，米国内での取扱いが禁じられているもの，あるいは，農業省の政策でその持込みに規制が行われているもの」（全部ウイルス）32 種を，クラス 5 病原体として，実験的取扱いそのものを禁じている[1]．

一般的に組換え DNA 実験の安全対策は，組換え DNA を担わせる宿主・ベクター系がヒトの体内に入った場合を含め，実験系の外では生存できない程度を指標とした生物学的封じ込め（biological containment）レベルと，組換え体を含むエアロゾルの物理的封じ込めのレベルの組合せで構成される．物理的封じ込めレベルと対応した封じ込め方式は，病原微生物に関して確立したクラス 1〜4 に対応させて転用したもので，BSL-1〜4 と呼ばれる．組換え体の潜在的危険度は，進化論的にヒトに近い動物種由来のものほど高いと見做され，また，ヒトに病原性または癌原性の微生物の遺伝子ほど高いと判断され，各実験系について，指定される生物学的，物理的封じ込めレベルを守ることが要請される．　［北村　敬］

2-4 感染性エアロゾルの物理的封じ込め

2-4-1 物理的封じ込めの基本要因

エアロゾルはガス体と異なり，大きさを有する粒子であることを利用して，基本的には，次の3つの封じ込め方式が考えられる．すなわち，

① エアロゾルを含む空気を密閉された容器または実験スペースにとじ込める
② 超高性能粒子吸着フィルター（HEPAフィルター）でろ過して，エアロゾル粒子を吸着させ除去する
③ エアロゾルを含む空気の流れを一定方向に維持して，エアロゾルの分散方向を限局させる

の3つであり，この3方式を種々に組み合わせて，後述のバリアー体系が構成される．

微生物を対象とする場合は，汚染除去のための消毒薬の使用も考えなくてはならないから，とじ込めるための容器としての安全キャビネットには，気密性のみならず，連続運転時の耐久性，化学薬品に対する耐性，緊急事態の条件下でも変形，破損の起こらないような構造上の配慮等が要求される．HEPAフィルターはガラス繊維製の乾式使い捨てフィルターで，規格風量において DOP（dioctyl phthalate）単分散エアロゾル（径 0.3±0.03 μm）を 99.97% 以上捕捉する．粒子径がこれより小さいものも，拡散効果（ブラウン運動）による衝突効果で，また，これより大きいものは当然のことながら捕捉されるので，実際の粒子除去効果は，これより遙かに大きい．さらに高度の捕捉効果を必要とする場合は，HEPAフィルターを二重に使用することにより，99.999% 以上の除去が可能になる．半導体工業の要請により，0.1 μm 径の粒子 99.99% を除去する超HEPAフィルターも実用の域に達しているが，2-1～2-2で述べた感染性エアロゾルの特性により，この使用が病原体に対する安全性の向上をもたらすことは直ちに期待できない．0.38 m/sec 以上の気流に逆らって浸透できるエアロゾルは経験的に 10^{-5} 程度と測定されており，定方向性の気流が確保できれば，エアロゾルの封じ込めに効果的である．前面に開口部を有する生物学用安全キャビネットで，その安全性（実験者保護性能，personnel protection）を保証する最も重要な要因が，この気流による封じ込めである．

2-4-2 物理的封じ込めのバリアー構成の基本

物理的封じ込め設備は一次バリアー（primary barrier）と二次バリアー（secondary barrier）の2段で構成される．一次バリアーは実験スペースの汚染エアロゾルが実験者に触れないようにするもので，安全キャビネットがこれに相当する．実験者の安全そのものは，一次バリアーによってのみ保証されるものであるから，これの性能，信頼性は最大限に確保されていなければならない．二次バリアーは，実験室の構造等の安全設備（ハードウェア）と，それの効果的使用，運営方法（ソフトウェア）の二面に分けて考えることができる．

a. 一次バリアー（安全キャビネット）

安全キャビネットはクラス1～3に分類され，その基本的構造は図2-4-1に示す通りである．クラス1安全キャビネット（図2-4-1a）は，キャビネット内の空気をHEPAフィルターを通して排出し，それに対応した量の空気が前面開口部より流入することにより，外より内に向かう定方向性の気流が維持される．実験スペースにキャビネット外の空気が直接導入されるので，清浄空気の必要な実験操作，特に細胞培養の無菌的作業に適さない．

クラス2安全キャビネット（図2-4-1b）では，外からキャビネット内に入る気流を，いったんキャビネット前面部開口部の空気取り入れ口として下に導き，実験スペースには，HEPAフィルターを通した清浄空気を，層流（ラミナーフロー，

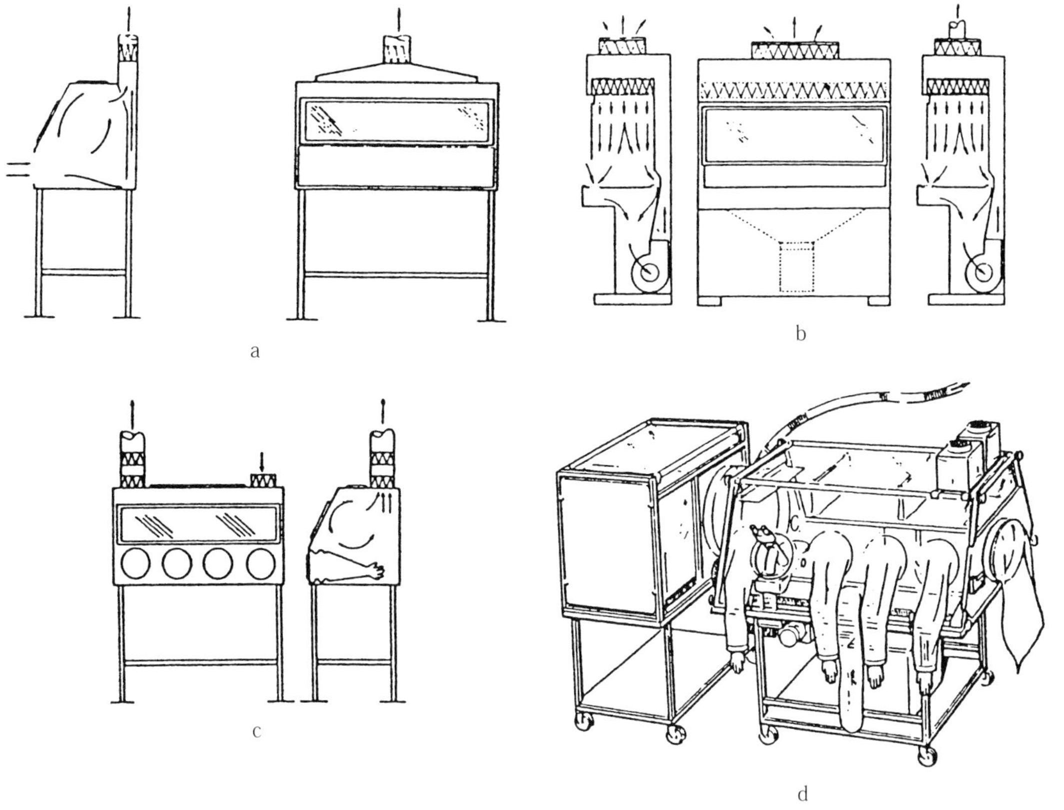

a　クラス 1 安全キャビネット
b　クラス 2 安全キャビネット（生物学的安全キャビネット）
c　クラス 3 安全キャビネット（グローブボックス）
d　軟フィルム式陰圧アイソレーター（クラス 3）

図 2-4-1　安全キャビネットの基本構造の図解

laminar flow）として供給し，実験スペース内部の交叉汚染も防ぐ構造となっている．図に示した型では，汚染エアロゾルを含む空気が，外部より陽圧になる部分があるので，その部分の気密性を，ハロゲンガスを用いた厳重な気密試験で確認しておかなくてはならない．この難点を改良するため，排気フィルターを密閉式陰圧ダクトに連結し，また実験スペースの直下に HEPA フィルターをおいて，再利用空気を加圧前にろ過する等の機構を加えたクラス 2B タイプが開発されている．これによれば，汚染エアロゾルを含む区域が狭くなり，またキャビネットの外に対して陰圧が維持される等，安全性が大幅に向上するが，実験スペースの下の HEPA フィルターの液体汚染防止等，技術的に解決を要する問題も多い．クラス 2 安全キャビネットによく似た外観をもち，従来市販されてきたクリーンベンチは，実験スペースの塵埃汚染を防止する目的だけに設計され，汚染エアロゾルのキャビネット外逸出防止は全く考慮されておらず，また，壁の気密性その他の規格も適用されていないので，バイオハザード対策上はむしろ有害である．

クラス 3 安全キャビネット（図 2-4-1c）はグローブボックス（GB）といわれるもので，キャビネットは密閉され，内部は外部に対して陰圧に保たれる．実験操作は厚手のゴム手袋を通して行われ，実験者の体表面が汚染エアロゾルに触れることはない．キャビネットの換気は，給排気とも，HEPA フィルターを通して行う．特に排気用 HEPA フィルターは，二重にセットして，エアロゾル除去効率を高くする．この系では各種の実験操作に必要な器具，機器（孵卵器，遠心機，冷凍庫，その他）を組み込んだキャビネットを実験操作の流れに適した形に連結したグローブボックスライン（GBL）という構成をとる．

WHO 指針[2] では，クラス３安全キャビネットに対応するものとして，限られた条件下で，軟フィルム式陰圧アイソレーター（negative-pressure flexible-film isolator）[3] の使用を認めている．これはクラス３安全キャビネットの剛構造に対し，外壁を可撓性のビニールフィルムで作るもので，これを金属性の枠に固定することで陰圧に耐えさせる．これにより，キャビネットの製造原価は低廉になり，また重量も大幅に軽減できるので，クラス４病原体感染症の流行地での現地安全研究室，患者を収容するベッドアイソレーター等には適している．しかし，構造主体の耐久性は金属性に比して著しく劣るので，二次バリアーの安定性を上げるとともに，実験技術に優れた者が短期間使用する場合に限り，また，頻繁に性能確認試験を行うことを条件として，本方式の採用を認めている．安全キャビネットの規格，性能確認試験等は，別章に書かれているので省略するが，クラス２安全キャビネットの規格としては，米国の NSF 規格[4] に沿ったものがわが国でも空気清浄協会案[5] としてまとめられている．クラス３安全キャビネットについては，わが国の規格案を基本にして，WHO 規格[6] がまとめられている．

b．二次バリアー

二次バリアーの目的は，事故その他の原因により，汚染エアロゾルまたは汚染源そのものが，一次バリアーから逸出した場合，これを実験室の外に拡散させないことを目的としたもので，実験者の安全は，あくまでも，完全な一次バリアーによってのみ確保されるものであることを忘れてはならない．ハードウェアに相当する建物，及び付帯設備としては，建物，及び区域を他の施設から隔離し，独立させておく程度や室内に向う定方向性気流を確保するにとどめるか，あるいは室内空気を外界に対して陰圧に保つことを要するか，壁や床，窓，及びパイプ，配線等の貫通部等の気密性の程度，実験室内空気の取込み，排気における HEPA フィルターによるろ過の有無等が問題になる．ソフトウェアに相当する使用・運営方式では，実験室の構造と設備の安全性能を十分に発揮させるため，実験室内への一般人の立入制限，出入りに際しての更衣，退室時のシャワーによる身体の洗浄，安全設備の恒常的維持管理等の運営方式の標準化が必要である．

c．各クラス別の封じ込め設備を構成する一次・二次バリアーの組合せ

国立予防衛生研究所の病原体等安全管理規程[7] における各クラス別の封じ込め方式を，上述のバリアー構成からまとめると表 2-4-1 になる．これらの設備基準は，米国 CDC[1]，WHO[2] 等の規定と共通であり，また組換え DNA 実験指針[8,9] にいう，物理的封じ込めレベル（P1～P4）にも適合する．米国の統一規格[10]，及び WHO の国際指針[2] では，P1・P2 レベル実験室を基礎実験室（basic laboratory），P3 レベル実験室を封じ込め実験室（containment laboratory），P4 レベル実験室を最高度封じ込め実験室（maximum containment laboratory）と表現している．米国，及び南アフリカでは，P4 レベル実験室として，いわゆる宇宙服実験室（suits laboratory）も併用されている．この場合，実験者は，クラス３安全キャビネットのグローブに相当する宇宙服（陽圧スーツ）の中に入り，キャビネットに相当する実験室の中で，呼吸用空気コックに連結しながら実験作業を行う．実験台や実験器具等は，室内で露出した状態で使えるので，実験操作は，グローブボックスを用いる場合よりやり易くなる．ただし，宇宙服が第一次バリアーになって，実験者の安全を保証しなくてはならず，また実験室は同時に一次・二次バリアーを兼ねなくてはならないので，構造上剛性クラス３安全キャビネットに相当する性能が要求されることになる．さらに，宇宙服の着脱のための更衣室と，消毒薬で宇宙服の外側を処理するための薬液シャワー室とを，一般の P4 レベル実験室の出入口の内側に設けなくてはならない．

表 2-4-1 各クラス別封じ込めのバリアー構成

クラス別	一次バリアー	二次バリアー	
		建物，及び付帯設備	運営，及び操作方式
BSL-1 (P1)	特に必要としない	通常の微生物学実験室	一般外来の立入りを禁止する必要はない
BSL-2 (P2)	エアロゾル発生の多い実験操作に限りクラス 1 または 2 キャビネット	通常の微生物学実験室に実験区域を設ける	実験進行中は，一般外来者の立入りを禁止する
BSL-3 (P3)	実験操作はクラス 1 または 2 キャビネット内で行う	①二重ドアまたはエアロックにより外部と隔離 ②実験室内の表面は洗浄，及び消毒可能なように作る ③排気系を調節して，外→内の気流を確保 ④排気は HEPA フィルターを通して行う	①作業者名簿に記載された者以外の立入りは禁止する ②室内専用の外衣，履き物を使用 ③搬出物はオートクレーブで滅菌または消毒剤により表面を消毒する
BSL-4 (P4)	実験操作はクラス 3 キャビネット内で行う	①独立した建物または，他の区域とサポート域で隔離された区画 ②壁，床，天井は続いて耐水性，気密性，これらを貫通する部分も気密構造とする ③出入口にエアロック-シャワー-エアロックの構造を設ける ④気圧差を設け，外部→サポート域→実験室→キャビネットの順に陰圧とする ⑤ HEPA フィルター：給気 1 層，排気 2 層 ⑥両面オートクレーブ ⑦排水は 120℃ 加熱滅菌	①入室の際には下着を含めて完全更衣 ②退室の際には，内部用衣服を完全に脱したあと，シャワーで全身を洗浄 ③作業職員名簿に記載された者以外の立入りを禁止 ④搬出物はオートクレーブで滅菌または，密封の上，表面を消毒

＊ 国立予防衛生研究所[7]，WHO[2]，米国 NIH/CDC[10] の指針による．

2-4-3 バリアー設備に要求される性能

安全キャビネット，建物等の具体的な事項に関してはそれぞれの章で詳しく述べられているので，ここでは，設備を新設するに当たってバイオハザード対策上，これらのものの性能をユーザーとしてどこまで要求されるべきかを P4 レベル実験室の例について概観してみる．

a. 気密工法

陰圧空調により汚染空気の流出は防止されているので，実験室建物の気密性は，

① 空調停止等の非常事態においても室内の空気が外部に漏れないこと

② 燻蒸滅菌を行う際に，実験室内のガス濃度が低下するような漏れが生じないこと

の 2 点を目標にして，実際的な値に設計する．建物の躯体は，壁厚を増した鉄筋コンクリート構造にすることで，この性能を実現できるが，沈下等の起こらないようにした基礎の配置，水分を減らしたコンクリート組成，鉄筋のダブル配筋その他の補強により，亀裂発生を予防しておくことが最も重要である．内装材は，不燃性，無孔質，耐摩耗性，耐腐食性，変形が起こらない等の性質が要求される．オートクレーブ，パスボックス等の

取付部分は，ゴムパッキング，ガスケット，コーキング剤を併用して気密性を確保する．コーキング剤は，オゾン，紫外線等で変性しないこと，消毒剤に耐えること，耐熱性に優れていること等が要求される．空調，給排水管の貫通位置は天井，床の垂直方向を原則とし，配管，ダクトともに予めステンレス製のスリーブをコンクリート中に埋め込んでおいて，これに溶接することで，完全な気密性が得られる．

b. 給排気システム

実験区域の給排気システムは，原則として次の方針による．

① 全外気方式として，交叉汚染防止のため，可能な限り，実験区域ごとに独立したシステムとする．

② 空調機械類，制御機械類の保守，及び点検が，二次バリアーの外から行えるようにする．

③ ダクト系のHEPAフィルターまでは，実験区域と同じ汚染レベルになるので，二次バリアー内と同じ性能を備える．

④ 陰圧レベルの維持がバリアー成立の基本になるので，排風機は2台併置し，1台が故障しても自動的に予備機に切り替えられるようにする．

⑤ HEPAフィルターを通ったGBL排気ダクトを室内空気の排風機に連結しておく．これでGBL内圧と室内圧の差が逆転する事態は絶対に起きない．

c. 実験室の環境条件

実験者が長時間作業するのに適した環境として，気温20～25℃，湿度40～60%に調節する．長期間動物を飼育する場合は，その動物に適した温湿度を設定するとともに，自動タイマーによる照明灯の点滅で昼夜の生理的周期を確保する．換気回数は1時間当たり10～15回程度が実用的である．室内圧差の設定は外界に対して2～4 mm H_2Oとする．

d. HEPAフィルター

HEPAフィルターの性能はJIS規格B 9908，Z 4812，Z 8901に規定されているので，これに適合している製品を使用することが必要である．HEPAフィルターユニットには，フィルター交換に先立って内部をホルマリン噴霧等で滅菌できるよう，注入コックをつける．フィルターを交換した後は，新しいフィルターに欠損がないか，フィルターと支持フレームの間にリークのないことを確認するため，リークテストを行う．一般に，日本国内の都市部の空気は汚く，塵埃レベルが高いので，給気側のHEPAフィルターの前に，中性能フィルターをつけて塵埃除去を行うと，HEPAフィルター交換の間隔を長くできる．

e. 排水滅菌処理システム

GBL内の排水は，オートクレーブ用の滅菌缶にプールして，一日の実験が終了した時に，他の資材と一緒にオートクレーブで滅菌の上，捨てる．実験室内の手洗い排水，シャワー排水，床，壁等の清掃排水，及びオートクレーブの凝結水は，貯溜タンクに導き，一括して120℃加熱処理する．加熱方法は，ヒーティングコイル，ヒートジャケット方式等も行われるが，最も一般には高圧蒸気吹込み方式が行われる．数トン以上の貯溜タンクの場合，冷却に数日を要するので，2基併置して，交互に使用することが必要になる．滅菌温度と処理時間については，日本薬局方の規定（115℃，30分間：121℃，20分間：126℃，15分間）が指標になるが，タンク内の温度を均一にする機構を組み込んだ上で，上記の処理時間の2倍をかけることが望ましい．P3レベルの実験室からの排水は塩素処理で消毒する．

f. 非常事態に対する配慮

バイオハザード対策の主目的は，実験に用いる微生物またはその産生物によるヒトへの危害の予防である．非常事態における第一の原則は，人命救助であり，病原体の完全な封じ込めよりも，ヒトの脱出が可能になることを優先させる．従って，非常事態における避難路を，封じ込めに対する被害を最少限にとどめる形で確保できるよう設計しておく．避難路の確保とともに，脱出のための時間を余裕をもって確保できるよう，各種警報装置を配備する．完全な封じ込めの最重要因子は一次バリアーであるから，一次バリアーに関して非常事態における安定性，耐久性を最大限に盛り込み，二次バリアーに関しては，実用的に可能な最大限のものを盛り込むにとどめることが原則となる．個々の事態に関して配慮しておくべき点をまとめると，次のようになる．

① 火災： 実験操作において火を用いなくてもよいものを選び，引火性の溶媒の使用を避けることで，火災の発生の確率を低下させる．放水による消火は，汚染を拡大するので，人命への危険を避けつつ化学消防体制を組み込んで，研究室当事者による初期消火が可能なよう訓練を重ねておく．

② 強風： 台風その他に伴う強風で，空調系のエアバランスが崩れ，バリアー間の微妙な差圧の逆転が発生する．定風圧・定風量装置や，緊急ダンパー等を組み込んで，この問題を解決しておく必要がある．

③ 停電： 封じ込め機能を維持するためには，最低限の保安運転として，換気-差圧系，監視-制御-警報通信系，避難用設備等の機能維持が必要で，一般には立上り時間の短い非常用発電機を設置する．

④ 地震： 地震に伴う封じ込め機能の損傷を予防する設計上の配慮が必要である．一次バリアーであるGBL本体と，建物への固定機構に十分な強度を持たせ，必要な場合，GBLを密閉して使えば，中の汚染エアロゾルを完全に封じ込められるようにしておく．耐震性の目標としては，耐震設計でいわれている大地震（標準剪（せん）断係数0.2）と最強地震（同0.6）の中間に当たる剪断係数0.384が採用されている．

［北村　敬］

2-5　バイオセーフティとバイオセキュリティ

2-5-1　病原微生物を用いたテロリズムの可能性

2001年9月11日のニューヨーク世界貿易センターを中心とした同時多発テロの記憶が生々しい同年10月から11月にかけて，米国ではワシントンDC，ニューヨーク市，フロリダ，ニュージャージー，コネチカット各州にわたって，炭疽菌芽胞を郵便物に入れて人為的に散布するというテロ行為が発生した．感染者22名，そのうち肺炭疽10名，死亡者は4名にのぼり，その可能性が心配されてきた微生物テロリズムないしバイオテロリズム（bioterrorism）が現実の問題となった．病原微生物を兵器として用いることは，すでに第一次，第二次世界大戦中，冷戦中にも考えられ，多くの国で研究もされてきた．しかし，公衆衛生の進歩に伴うワクチン接種状況の変化で，微生物の兵器ないし凶器としての効果が増大するような条件もできて，感染症対策の1つとしてバイオテロへの対応を科学的根拠に基づいて立てておくことが必要になった．

2-5-2　実験室バイオセキュリティの概念

このような状況下に，WHOは2004年に発行した「実験室バイオセーフティ指針」第3版で，バイオセキュリティの項を新設して次のような基本姿勢を強調した．

「実験室バイオセーフティ」は，病原体，及び毒素の取扱いまたはそれらの非意図的な放出に際して，非意図的な曝露を予防するための封じ込めの原則，技術，作業原則等を意味する用語である．「実験室バイオセキュリティ」は，病原体，及び毒素の紛失，盗難，悪用，転用または意図的放出を予防するための研究機関及び個人的な安全保障方式を意味するものである．

効果的なバイオセーフティ作業原則が，実験室バイオセキュリティ活動の基礎そのものとなる．研究機関のバイオセーフティ計画の基本をなすリスク評価を通して利用されている微生物の型別，物理的所在，そこへ立ち入る必要のある職員，それを管理する責任者の特定等の情報が集まる．この情報を通して，当該機関がこれらを不適切に利用しようとする者に魅力的な微生物試料を供するか否かを評価することができる．試料，病原体，毒素の悪用を予防するための国家及び研究機関の責任を認識し，それに対処するための国家的基準が策定されなくてはならない．

個々の施設に対し，施設の設置基準，行われる実験室内作業の型別，現地の条件に対応した個別の実験室バイオセキュリティ計画を策定し，実施しなくてはならない．従って，実験室バイオセキュリティ活動は，研究機関が課せられた種々の要請に対処するとともに，科学研究監督者，主任研究者，バイオセーフティ担当者，実験室内研究職員，維持管理職員，施設管理者，情報技術職員，必要があれば法執行機関，安全保障職員等が参画しなくてはならない．

実験室バイオセキュリティ対策は，病原体と毒素の保管場所別の在庫，そこへ立ち入れる職員の特定，使用の詳細，施設内部・外部施設への移動，及び材料の不活化，ないし処分の文書による記録等に関して責任が明らかにできる総合的計画に基づかねばならない．同様に研究機関では，実験室バイオセキュリティプロトコルを策定して，在庫調査の結果と台帳上の数字との違い等の実験室バイオセキュリティ上の違反を特定し，報告し，捜査し，修正させうる体制を作らねばならない．実験室バイオセキュリティに関する違反が起きた場合の公衆衛生当局，安全保障当局の関与，その役割と責任についても明確に規定しておかねばならない．

わが国でも，2007 年の感染症法改訂に合わせて，病原体の使用，保管，管理，分与，転送等に関し，法執行機関（警察，税関，消防，その他）で規制する体系が導入された．研究の自由と効率を損なうことなく，病原体の取扱いに伴う個体と地域社会の安全を確保するというバイオセーフティの基本理念に合致する形で運営されることを要望する．

2-5-3　バイオテロリズムへの効果的対応

バイオテロリズムへの対応の基本は，第一線の医療・公衆衛生担当者が，バイオテロに使われそうな疾患の流行発生を感知し，確実に診断できる体制を機能させておくことである．バイオテロの候補病原体による感染症，及びその他の疫学的異常事態を的確に把握できるサーベイランス体制を全国一律の水準で維持し，定期的にその感度を評価・確認しておく必要がある．患者を第一番に診療する医師が，医師会等を通じて研修し，一定期限内に全部の医師が漏れなく研修を終わっているようにする[11]．

ウイルス性疾患の予防の基本は予防接種であるが，国民全員に種痘すべきか否かについては意見が分かれる．種痘は，痘瘡予防にはきわめて有効であるが，生ワクチンの常として，100 万人の接種当たり数人ではあるが，種痘後脳炎その他の重篤な副作用が発生する．さらに，種痘の副作用は，初種痘時の年令が高くなるほど重いという観察が，定期種痘が行われていた時代に蓄積されている．テロ対策として緊急接種を行う場合，無視できない問題となるであろう．2003 年より米国で，バイオテロ対策の 1 つとして，医師，公衆衛生担当者，法執行当局者の種痘が 1 年間に 5 万人程度の規模で行われ，従来いわれてきた種痘副作用の他に，少なからざる数の心筋炎/心嚢炎，虚血性心疾患等が，種痘後一定期間の内に発生し，注目された．しかし，接種された年令層のこれらの疾患の発生率は接種群，非接種群ともに同じであり，ワクチンによるものではないものと推定されている[12]．

細菌性疾患には，早期発見による有効な化学療法の開始が基本になる．炭疽，野兎病，その他の平常では公衆衛生的に考えられない疾患について，診断・検査のできる体制と，個々の病原体に有効な抗菌剤の備蓄を少なくとも都道府県単位で確立しておくべきである．米国では，連邦郵政省が自動炭疽菌検出方式（ADS）を開発し，2004年から300ケ所の集配局に配置しつつある．ADSは郵便物の仕分けをしている部署の空気を1.5時間間隔で，自動的に緩衝液中にサンプリングし，浮遊液を迅速PCRまたは免疫測定法で自動的に試験し，陽性の結果が出ると警報が鳴るものである[13]．

テロによる流行発生の情報が，誤りなく，正確に伝えられるよう法執行機関，マスメディアを含めて定期的な連絡会議を開き，漏れのない連絡網を確立し，維持する必要がある．　**［北村　敬］**

◉文献

1） Center for Disease Control, Office of Biosafety: Classification of Etiologic Agents on the Basis of Hazard. 4th ed, 1974.
2） WHO: Laboratory Biosafety Manual. World Health Organization, Geneva（1983，改訂2版1993，改訂3版2004）.（邦訳：実験室バイオセーフティ指針（WHO第3版）北村　敬，小松俊彦監修，2006，バイオメディカルサイエンス研究会，東京）.
3） van der Groen G et al: *J Infect* **2**: 165-170, 1980.
4） National Sanitation Foundation, USA: Class Ⅱ（laminar flow）Biohazard Cabinetry, NSF Standard No.49. National Sanitation Foundation., Ann. Arbor, 1976.
5） 日本空気清浄協会：クラス－ⅡA（ラミナーフロー）及びクラス－Ⅲ安全キャビネット規格，日本空気清浄協会，1981.
6） WHO: Report of the WHO/CAMR Meeting on Guidelines for Biological Safety Cabinets. Porton Down, October, 1981. WHO CDS/SMM/81-21, 1981.
7） 国立予防衛生研究所：病原体等安全管理規程，国立予防衛生研究所，1981（改訂1983）.
8） 文部省：大学等の研究機関等における組換えDNA実験指針，1979.
9） 科学技術庁：組換えDNA実験指針，1979.
10） US Department of Health and Human Services/Centers for Disease Control and Prevention/National Institutes of Health: Biosafety in Microbiological and Biomedical Laboratories, 4th ed, 1999.
11） CDC: *MMWR* **49**: No. RR-4, 1-14, 2000.
12） 北村　敬：CDCレポート（95）大規模種痘推進運動後の心疾患による死亡－ニューヨーク市，1974年，臨床とウイルス **32**（1）：111，2004.
13） CDC: *MMWR* **53**: No. RR-7, June 4, 1-11, 2004.
14） 大谷　明，他：バイオハザード対策ハンドブック，400p，近代出版，1981.
15） 岩田和夫編：微生物によるバイオハザードとその対策，200p，ソフトサイエンス社，1980.

COLUMN

バイオセーフティ体系の必要性と成立の経過について，1970年代，80年代に関与した立場から要約して紹介した．1981年に，世界でも最も早い時期にバイオセーフティ体系を確立し，運営を発足させることができたのは，WHO本部実験室安全計画本部長V. Oviatt博士，CDCの安全管理室長J. H. Richardson博士の助力に負うところが多かった．改めて感謝の意を表したい．1980年代初頭に，当時の名称を用いてバイオハザード対策の総合書が2冊刊行されている[14, 15]．基本的原則は当時と変わっていないから，これらを参照されれば，理解が進むであろう．

3
バイオセーフティの基準

3-1　微生物学的リスク評価

実験室を対象としたバイオセーフティの実践のため，病原体のリスクレベルを制定し，個々のリスクに対する対処方法が提案されている．

実験室内作業を前提とした病原体のヒトや動物に対するリスクは，その病原性，予防・治療法の有無，感染経路，疫学的状況等によって決まる．

病原体の種類によって，感染が成立する最少量や発症した場合の症状の重篤度が異なる．宿主の免疫（感受性）状態は，その病原体の感染成立に対する抵抗性や発症した場合の症状を決定する．感染経路は，その病原体の感染成立を規定する重要な要素であり，病原体ごとにその経路が決まっている．さらに，病原体によっては経路ごとに感染が成立する病原体量が数十倍以上も異なる場合がある．

WHO では，Laboratory Biosafety Manual, 3rd ed, World Health organization, Geneva, 2004 に病原体のリスクグループ分けの基本的な考え方を示している（表 3-1-1）．リスクの低いグループ1 からリスクの高いグループ 4 に分類されている．

国立感染症研究所では，現状の施設・設備，病原体取扱者の技量，経歴，教育プログラム，緊急時対策の有無等を総合的に考慮して，以下のようなリスク群分類を独自に設定している（国立感染症研究所病原体等安全管理規程　平成 20 年 6 月 5 日一部改正）．

このリスク群分類は，検定・検査・研究活動を行う微生物実験室における病原体等の通常の取扱方法，及び取扱量について分類したものである．ヒトへの種々のリスクを基準として，病原体等を 4 つのリスク群に分類している（表 3-1-2）．家畜，環境，大量生産，バイオテロリズム対策等，それ以外の条件下における病原体等のリスク群分類としては利用できない．

さらに，上記 WHO に示してある“individual”とは，一義的には実験者（あるいは病原体等取扱者）であり，広い視点からは実験者と接触する人を含むものとして「病原体等取扱者」と表記してある．“community”とは，実験者と共同して実験を行う作業者，実験室の共用使用者・共用作業者，同僚，研究所の勤務者そして家族等，実験者と種々の場面で関わる人々の意味であることから，「病原体等取扱者と感染の可能性のある接触が，直接あるいは間接的に起こりうるその他の人々」として「関連者」と表記してある．

この病原体等のリスク群分類をもとに，病原体等の取扱 BSL 分類を別にまとめてある．さらに，病原体等の取扱いにあたっては，国立感染症研究所の実情に合わせて，実験室等の安全設備基準を設け，実験手技と安全機器，及びその必要性を定めてある．なお，動物実験に関わる病原体等の ABSL（animal biosafety level）についても同様の考え方でリスク群を決定し，別にまとめてある．

［小松俊彦］

表 3-1-1 Classification of infective microorganisms by risk group

Risk Group 1 (no or low individual and community risk)
A microorganism that is unlikely to cause human or animal disease.
Risk Group 2 (moderate individual risk, low community risk)
A pathogen that can cause human or animal disease but is unlikely to be a serious hazard to laboratory workers, the community, livestock or the environment. Laboratory exposures may cause serious infection, but effective treatment and preventive measures are available and the risk of spread of infection is limited.
Risk Group 3 (high individual risk, low community risk)
A pathogen that usually causes serious human or animal disease but does not ordinarily spread from one infected individual to another. Effective treatment and preventive measures are available.
Risk Group 4 (high individual and community risk)
A pathogen that usually causes serious human or animal disease and that can be readily transmitted from one individual to another, directly or indirectly. Effective treatment and preventive measures are not usually available.

＊ WHO Laboratory Biosafety Manual 3rd ed, 2004.

表 3-1-2 病原体等のリスク群による分類

リスク群 1（「病原体等取扱者」，及び「関連者」に対するリスクがないか低リスク）
ヒトあるいは動物に疾病を起こす見込みのないもの．
リスク群 2（「病原体等取扱者」に対する中等度リスク，「関連者」に対する低リスク）
ヒトあるいは動物に感染すると疾病を起こしうるが，病原体等取扱者や関連者に対し，重大な健康被害を起こす見込みのないもの．また，実験室内の曝露が重篤な感染を時に起こすこともあるが，有効な治療法，予防法があり，関連者への伝幡のリスクが低いもの．
リスク群 3（「病原体等取扱者」に対する高リスク，「関連者」に対する低リスク）
ヒトあるいは動物に感染すると重篤な疾病を起こすが，通常，感染者から関連者への伝幡の可能性が低いもの．有効な治療法，予防法があるもの．
リスク群 4（「病原体等取扱者」，及び「関連者」に対する高リスク）
ヒトあるいは動物に感染すると重篤な疾病を起こし，感染者から関連者への伝幡が直接または間接に起こりうるもの．通常，有効な治療法，予防法がないもの．

＊ 国立感染症研究所病原体等安全管理規程・付表 1-1

3-2　病原微生物のリスクと実験室の分類

実験室を対象としたバイオセーフティは，ある程度リスクコントロールが確立している分野である．具体的には，病原体のリスクレベルを考慮して，バイオセーフティレベル（BSL：biological safety level）を制定し，個々のリスクに対しての対処方法が提示されている．

3-2-1　リスクの特徴

実験室の作業に伴うリスクの特徴としては，以下のものがあげられる．

① 病原体の病原性：　病原体を取扱う実験室内作業を前提とした病原体自身のリスクは，危険度の低いものから高い順にリスクグループ 1～4 に分類される．さらに，実験室では大量に取扱う病原体量や実験操作に伴うエアロゾル発生がリスクとしての特徴である．

② 感染源，及び汚染源：　感染源とは，ヒト，動物，物体あるいは物質であり，それらを介して病原体が直接宿主に感染する場合を意味する．病原体が身体の外表面や衣服，器具等，あるいは水，食料等や物質の内外に付着している場合は汚染源という．実験室においては，実験動物，及びその組織，感染培養細胞，臨床材料，感染性エアロゾル，病原体を取扱った機器・器材，及び保管容器があげられる．

③ 感受性宿主：　感受性宿主とは，病原体の侵入，定着，及び増殖を許し，発病しやすい状態にあることをいう．宿主の病原体に対する自然抵抗性と免疫の程度は，感染・発症の程度に大きく影響する．

④ 病原体曝露：　実験室において病原体が飛散し，実験者が曝露される可能性が高いのは，病原体を含む器具等の落下破損時やピペット操作，注射器操作，超音波処理，遠心操作等によるエアロゾルが発生する場合である．また動物実験においては，感染動物の糞尿，唾液から発生する感染性因子もリスクである．エアロゾル発生率が高い作業は，混合（ピペット操作，ミキサー使用等），遠心（上清のデカント，沈殿の再浮遊等），接種・採取（動物への接種，採血，ループ使用等），開封（ゴム栓，真空びんからの取出し等），注射器操作（洗浄，液量調整等）等がある．

感染性エアロゾルのリスクは，生存病原体数，エアロゾル濃度，エアロゾルの大きさによって決まる．個々の実験操作とそのエアロゾル化率，曝露時間，取扱量，実験室容積等から曝露量を推定できる．このような病原体の曝露を阻止するためには，安全な実験操作技術の習得，安全機器類の使用，及び実験室の空調整備等，ソフトウェアとハードウェアの両面の対応が求められる．

⑤ 病原体伝播：　病原体の直接的伝播は，病原体がヒトや動物の侵入門戸［粘膜（接触感染），口腔（経口感染），鼻腔（空気感染），皮膚（刺針感染）］に直接侵入することで起こる．例えば，ピペットによる誤飲や針刺しあるいは動物による咬傷等である．実験室感染においては口腔，鼻腔と並んで眼粘膜も重要な侵入門戸となる．

間接的伝播は，媒介物を介して病原体がヒト，及び動物に運ばれて感染を起こすことをいう．実験室内に生存する病原体が実験者，実験器具あるいはエアロゾルとして実験室外に運び出され，伝播する場合もある．病原体の伝播防止には自動ピペッター等の安全機器の使用，エアロゾル対策（安全キャビネット），及び汚染器材の適切な消毒・滅菌処理等を日常的かつ確実に行わなくてはならない．

3-2-2　リスクコントロールの基本

リスクコントロールの基本は，① 物理的封じ込め設備と② 安全作業手順，③ 安全機器，及び④ 個人用防護具，等の要素を組合せ，作業者が病原体に曝露される量を感染必要量以下にコントロールすることである．各リスクに応じて BSL-1～4 に分類する．この BSL 分類は，原則として病原体のリスク分類に対応している（表 3-2-1，3-2-2）．各要素の概略は以下の通りである．

① 物理的封じ込め施設（physical containment）は，使用される病原体，作業内容により必要な封じ込めの機能（施設・設備，装置，レイアウト等）が設定されている．従来は，リスクの低い方から P1～4 の 4 段階分類が多く用いられていた．現在では，BSL-1～4（4 が最高レベル，WHO，USA 等）や，CL1～4（containment level，4 が最高レベル，カナダ），PC1～4（physical containment level，4 が最高レベル，オーストラリア，ニュージーランド），Zone I～III（I が最高レベル，ロシア）等と表現されている．物理的封じ込め施設・設備の主要な役割は，実験作業中に発生する感染性エアロゾル対策である．感染性エアロゾルをコントロールすることは，実験操作技術のみでは不可能である．エアロゾルは気体中に固体もしくは液体の微粒子が分散しているものであり，しかも気流に乗って広範に移動する．そこで，リスクレベルの高い病原体を扱う P3，P4（BSL-3，BSL-4）実験室では，実験室内からの感染性エアロゾルの流出を最小限に止めるために，実験域の空気の流れを実験室外（清浄区域）から実験室内（汚染区域）へと内向き方向に維持する必要がある．これらの施設では，気流管理のために，インターロック機構を備えた前室が必要である．また，発生した感染性エアロゾルの除去には，HEPA フィルターによるろ過が有効である．

② 安全作業手順とは，作業上起こりうるリスクを最小限にするために，作業者の実験室登録，入退室方法，実験操作方法や廃棄物処理等，実験室で行う具体的な作業方法を定めたものである．各 BSL によって，その手順は異なってくる．

③ 安全機器とは，生物学用安全キャビネット（BSC：biological safety cabinet；安全キャビネット），密閉式遠心器，電動ピペット等であり，エアロゾルの発生防止や拡散防止，誤嚥等を防ぐ目的で使用する．特に，BSC は作業上発生するエアロゾルを機内に物理的に封じ込め，作業者が感染性エアロゾルに曝露されることを防止する重要な機器である．BSC は作業用の開口部にエアーバリアーを形成することにより機器内外を隔絶し，機器内で発生したエアロゾルの機器外への漏出を防ぐことを目的とした装置である．病原体の取扱いはすべて BSC 内で行うことが原則である．ただし，作業上で発生する比較的大きな粒子の飛び散りや液滴による汚染あるいは人為的なミス（試料の落下，混入等）を防ぐには，作業者の注意と熟練した手技しかない．BSC は，構造によってクラス 1～3 に分類される．クラス 2 BSC には室内排気型と室外排気型があり，リスクに応じて使い分ける．クラス 3 は，グローブボックス型である．

④ 個人用防護具（PPE：personal protective equipment）は，作業者が直接着用する防護服，ゴーグル，マスク，手袋，ブーツ等であり，汚染液体の接触や感染性エアロゾルの吸入防止を目的とする．リスク（曝露形態，汚染範囲等）に応じ，適切な防護具，及び防護服を選択し，管理し，使用することは，作業者の安全を守る上で非常に重要である．各 BSL と個々のリスクによって使用する防護具や器材も適切なものを選択する必要がある．

3-2-3　BSL，PPE と機器・施設・設備

各 BSL と PPE，安全機器，施設・設備等の関係について，表 3-2-1，3-2-2 にまとめた．ただし，この表は病原体取扱実験室で起こりうるリスクをベースにまとめたものであり，病院やバイオテロ対策時には，別のリスクアセスメントが必

表 3-2-1　各 BSL における安全作業手順，安全機器

BSL	実験室の使用目的	安全作業手順	安全機器
基本実験室（BSL-1）	教育，研究	GMT	特になし，開放型実験台
基本実験室（BSL-2）	一般診断検査，研究	GMT に加え PPE，バイオハザードマークの表示	開放型実験台に加えエアロゾルの危険性がある場合には BSC
封じ込め実験室（BSL-3）	特殊診断検査，研究	上記 BSL-2 に加え専用 PPE，入室制限，一方向気流	すべての作業において BSC あるいはまた他の一次封じ込め装置を用いる
高度封じ込め実験室（BSL-4）	高度特殊診断検査	BSL-3 に加えエアーロック室から入室，退出時にシャワー洗浄，専用廃棄物処理設備	クラス 3 BSC，あるいはクラス 2 BSC と陽圧服の併用，加えて壁貫通型の両扉オートクレーブ，給排気フィルターろ過処理

BSC：安全キャビネット，GMT：標準微生物取扱操作（微生物を安全に取扱う基本技術），PPE（個人用防護具）．この表に示した要素のみが，各リスクグループの病原体を取扱う際の安全性を担保するものではない．それぞれの作業内容によって修正，及び付加する必要がある．

表 3-2-2　各 BSL の施設・設備要件

	BSL-1	BSL-2	BSL-3	BSL-4
実験室の隔離[a]	不要	不要	要	要
除染のための実験室気密	不要	不要	要	要
換気				
一内向き気流	不要	望ましい	要	要
一専用換気システム	不要	望ましい	要	要
一排気の HEPA 処理	不要	不要	要	要
二重ドア（インターロック）	不要	不要	要	要
エアロック	不要	不要	不要	要
エアロック＋シャワー	不要	不要	不要	要
前室	不要	不要	要	要
廃水処理	不要	不要	要	要
高圧蒸気滅菌				
一実験室付属	不要	望ましい	要	要
一実験室内に設置	不要	不要	望ましい	要
一両扉	不要	不要	望ましい	要
安全キャビネット	不要	望ましい	要	要
作業者用安全監視[b]	不要	不要	望ましい	要

a：一般通路から物理的，及び機能的に分離する．b：例えば，窓，カメラモニター，双方向通信．この表に示した要素のみが，各リスクグループの病原体を取扱う際の安全性を担保するものではない．それぞれの作業内容によって修正及び付加する必要がある．

要である．

次にその要点を記す．

① BSL-1 では，取扱う病原体のリスクが低いため，特別な設備や PPE は不要であり，

運営，操作方法も標準的な微生物の取扱い（GMT）で十分である．ただし，手洗い器は必須である．

② BSL-2では，病原体の曝露防止策が必要になってくる．BSCを使用し，かつPPEの着用が義務づけられ，実験着と手袋が必須である．眼や口腔等の粘膜は感染の起こりやすい部位であり，必要に応じてフェースガードを使用する．

③ BSL-3では，実験室全体としての感染性エアロゾルの封じ込めが重要である．そのためには，室内空気が外部に流出しにくいように室内外の気流管理を行う．具体的には室内を陰圧とし，出入口に前室を設け，その扉は二重扉でインターロック式とする．排気は，HEPAフィルターによりろ過する．室内の床や壁面は消毒薬に耐える素材であり，汚染除去のために清掃の行いやすい構造であることが必要である．廃液・廃棄物処理，緊急時の脱出，汚染事故時の拡大防止策等も重要であり，特殊な構造と装置，設備が必要である．

④ BSL-4では，クラス3のBSCを使用する．クラス3のBSCはグローブボックス型であり，ボックス内部の汚染空気が室内に漏れることはなく，給排気空気はすべてHEPAフィルターでろ過する．そのためPPEは，BSL-3と同等なものが使用できる．スーツラボ形式のBSL-4では，全身型呼吸用空気供給装置付きの陽圧防護服を着用し，クラス2室外排気型のBSCを使用する．防護服の除染のため，薬液シャワー室や汚水処理施設，呼吸用空気供給設備等の特殊設備が必要である．防護服の機能維持のために，メンテナンス，機能評価，補修システム等を厳密に整備する必要がある．スーツラボでは，作業者を全身型陽圧防護服で守るため，実験室内の実験機器の物理的封じ込めはそれほど厳しくはなく，機器の更新やメンテナンス，使用勝手等はグローブボックスに比較すると容易である．ただし，施設，設備には高度の気密性が要求される．　[篠原克明・小松俊彦]

3-3　動物実験施設のレベル分類

3-3-1　アニマルバイオセーフティの概念

本節では病原微生物の動物実験におけるバイオセーフティ，すなわちアニマルバイオセーフティ（ABS: animal biosafety）について解説する．

細胞等を扱う実験室で病原体を取扱う場合については，すでに前節で微生物学的リスク評価と，それに対応した実験室のレベル分類が解説されている．実験室で病原体を取扱う場合は試験管内の閉じられた空間で実験操作を行うが，病原体を動物に感染させる実験は試験管内操作とは状況が異なる．病原体を動物に感染させるABSでは，実験室で病原体を取扱う場合に加えて，動物の感染実験に特有の評価項目を考慮する必要がある．

まず，取扱う病原体を動物に接種した場合，動物の感受性がどれくらいか，すなわち動物の体内で病原体が増殖するかどうか，がポイントである．動物の体内から病原体が排出されるのか，排出されるとすればどのような経路でどのくらいの量が排出されるのか，を評価する．取扱う病原体が次の動物あるいはヒトにどのような経路で伝播するのか，あるいはしないのか，呼吸器系からか，経口感染か，皮膚・粘膜等への直接接触か，等を把握する．バイオセーフティの観点から動物からヒトへの伝播がありうるか，実験動物の観点から実験動物間での伝播があるか，伝播の範囲が広いか，早いか，また，感染した動物の症状はどのようなものか，等も評価すべき項目であろう．

実験室のバイオセーフティレベル（BSL）分類にこれらの動物実験に特有の評価項目を加えてリスク評価を行い，各病原体のABSL分類を決定する（図3-3-1）．

本節では実験動物を対象にABSを解説する．大型動物，特に家畜については産業動物保護の目的で観点が異なるABSが存在するので，農林水産省関係の資料を参考としていただきたい．

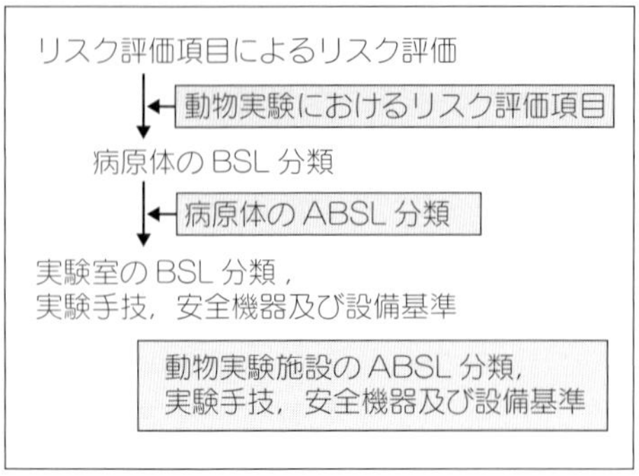

図 3-3-1　病原体等のリスク群分類の基準

3-3-2　国内の法律

厚生労働省は「感染症の予防及び感染症の患者に対する医療に関する法律」（以下，感染症法と略す）を平成 18 年 12 月 8 日に改正し，49 種の病原体及び毒素を特定してそれらの管理体制を明文化した．しかし，感染症法は特定した病原体に限っての安全管理や生物テロを未然に防止する観点から設けられたものであるので，全般的なバイオセーフティに関しては自主的に取組みを行うよう，法改正施行に伴う留意事項の中で指導している．また，感染症法は動物実験に関してあまり多くは触れていない．感染症法関連の省令，政令等の中で動物実験に関する記載は以下である．

- 飼育設備は，実験室（検査室，製造施設）の内部に設けること．
- 動物に対して一種～四種病原体等を使用した場合は，当該動物を実験室からみだりに持ち出さないこと．
- 飼育設備には，当該動物の逸走を防止するために必要な措置を講ずること．

よって，特定病原体を用いた動物実験を行う場合は，その病原体の実験室基準を満たした区域内で適切な飼育設備で飼育管理を行うこととなる．感染症法における実験室の基準については後節の解説を参考としていただきたい．また，飼育設備について特別な記載はされていない．

一方，文部科学省は遺伝子組換え生物の封じ込めのために「遺伝子組換え生物等の使用等の規制による生物の多様性の確保に関する法律 」（以下，カルタヘナ法と略す）（平成 15 年 6 月 18 日公布）を定めている．動物実験施設の拡散防止措置については，カルタヘナ法の下に定められた「研究開発等に係る遺伝子組換え生物等の第二種使用等に当たって執るべき拡散防止措置等を定める省令 」（研究二種省令）（平成 16 年 1 月 29 日公布）の中で詳しくあげられている．しかし，この法律は遺伝子組換え生物が対象であり，広く病原体のバイオセーフティを規定したものではない．

3-3-3　ABSL のガイドライン

病原体の安全な取扱いは，感染症法やカルタヘナ法等，国内の法や法に基づく命令，告示の規定を遵守した上で，各施設が自主的に管理する．自主管理を行う場合の参考となるバイオセーフティのガイドラインは国内外で複数が作成されている．国際的な基準として，世界保健機関（WHO）の「実験室バイオセーフティ指針（Laboratory Biosafety Manual）」第 3 版（2004）が最も有用であろう．米国疾病予防管理センター（CDC）の「微生物学・医学実験室のバイオセーフティ（Biosafety in Microbiological and Biomedical Laboratories，BMBL）」第 5 版（2007）も非常に有用なガイドラインである．どちらのガイドラインにも ABS が詳しく解説されている．BMBL には各病原体の ABSL 分類も記載されている．国内では，国立感染症研究所の「病原体等安全管理規程」，国立大学動物実験施設協議会の「感染動物実験における安全対策」等が参考となる．

3-3-4　アニマルバイオセーフティの基本

ABS においても，バイオセーフティの基本的な考え方は同様で，大きく 3 つの要素からなる．

第 1 の要素は，実験操作や運営等のソフト面である．設備や装置がいかに優れていても，操作や運営といったソフトがしっかりしていなければ立派な施設は全く役に立たない．したがって，この第 1 の要素は最も重要である．この要素の中で ABS に特徴的なのは，メスや注射針等鋭利なものの処理，咬傷や引っかき傷の防止対策，動物の汚物の処理等で，それぞれに対応したマニュアルを整備する必要がある．

第 2 の要素は実験従事者と病原体の接触を防ぐための装置や防御用具で，一次バリアーと呼ばれる．安全キャビネット（生物学用安全キャビネット），ガウン・帽子・マスク・手袋・履き物等の防御用具は実験室のバイオセーフティと同様である．ABS に特徴的なものとして，陰圧制御の飼育装置があげられる．

第 3 の要素は病原体を施設外に出さないための設備である．入室者制限，陰圧制御の空調，レベルによって二重の扉で構成された前室，オートクレーブ等で，二次バリアーと呼ばれる．ABS は，施設から動物が逸走しない対策が必要となる．一例として，鼠返しと呼ばれる「板」を出入口下部につける，等の対策があげられる．

3-3-5　ABSL 分類

ABSL 分類は BSL 分類と同様に 4 段階あり，封じ込めレベルの低い方から ABSL-1，最もレベルの高い ABSL-4 となる．病原体によっては BSL 分類より ABSL 分類が 1 ランク高くなる場合もある．また，病原微生物を実験動物に感染させる研究に加えて，実験動物が人獣共通感染症に汚染している場合にもこの ABSL が適用できるが，自然感染個体の場合，レベル分類を別途考慮する場合もある．現在，日本では実際に稼動している ABSL-4 施設は存在しないので，ここでは ABSL-3 までの解説を行う（表 3-3-1）．

a.　ABSL-1

リスクグループ 1（低危険度，3-2 節で解説）に属する病原体の動物実験は通常の動物実験施設（ABSL-1）で行う．病原体の取扱いの有無に関わらず，動物実験施設は他の施設とは独立し，動物実験施設としての機能を持つことや，動物実験施設としての適切な管理運営が行われる必要がある．動物実験施設では，細胞等を扱う実験室にはない特有の考慮すべき事項が存在する．まず，動物自体また床敷等から被毛や粉塵が発生しやすい．また，攻撃的な動物を扱う場合には，咬まれる，引っ掻かれるという事故の可能性がある．動物が人獣共通感染症を保有している場合もある．このような事項への対応を含めて，通常の動物実験施設であっても適切な設備を備え，管理運営を行う．動物実験施設の管理者は動物実験手技，微生物実験手技のマニュアルを作成し，従事者に周知する必要がある．立入者の管理，専用の着衣，動物逸走防止対策，昆虫・野鼠等の侵入防止，室内・飼育装置等を洗浄・消毒可能な仕様にする，等が要求される．

霊長類を飼育する動物実験施設では，霊長類が人獣共通感染症を保有している可能性があるという観点から，病原体を使用しない場合であっても ABSL-1 以上の対応をすることが望ましい．また，通常の着衣に加えて，目や顔を覆うフェースマスクの使用が推奨される．

b.　ABSL-2

リスクグループ 2（中危険度，3-2 節で解説）の病原体の動物実験は ABSL-2 で行う．ABSL-2 は ABSL-1 の条件を満たした上で，さらに下記の条件が追加される．

- 入室は許可された者に限る
- 国際バイオハザード標識の表示
- エアロゾルを発生する恐れがある作業は安全キャビネット内で行う
- リスク評価に応じて，陰圧制御の飼育装置等一次バリアーを施して飼育する
- 動物実験施設内にオートクレーブを設置
- 滅菌を要する器材を施設内で運搬する場合は密閉容器に入れる
- 糞尿・使用後のケージ等は滅菌処理する
- メスや注射針等鋭利な器材は専用の収容容器に入れ，汚染器材として適切に取扱う

表 3-3-1　病原体等取扱い動物実験施設の ABSL 分類，実験手技，安全機器，及び設備基準

ABSL	実験手技	安全機器	設備基準
1	通常の動物実験施設の条件として，標準動物実験手技，標準微生物実験手技，立入制限，専用服，を要する	特になし	通常の動物実験施設の条件として，動物実験施設の独立性，立入者の管理・記録，動物逸走防止対策，昆虫・野鼠等の侵入防止，室内，飼育装置等洗浄・消毒可能な仕様を要する
2	ABSL-1 の要件に加え，防護服，国際バイオハザード標識表示，糞尿・ケージ等の滅菌処理	エアロゾル発生の恐れがある場合は陰圧飼育装置，及び安全キャビネット使用，動物実験施設内にオートクレーブ	ABSL-1 の要件に加え，立入者の制限，動物安全管理区域からの動物逸走防止対策を要する
3	ABSL-2 の要件に加え，専用防護服，及び履き物	全操作安全キャビネット使用，飼育は動物飼育用安全キャビネット，グローブボックス，またはアイソレーションラックを使用，動物安全管理区域内にオートクレーブ	ABSL-2 の要件に加え，立入者の厳重制限，出入口インターロック，前室の設置，気流の一方向性，排気の HEPA ろ過，作業者の安全監視機能を要する

国立感染症研究所病原体等安全管理規程より抜粋.

・動物死体を滅菌処理する
・感染防御のための防御用具を着用する
・施設から退室する場合は手を洗う
・施設内で怪我をした場合は適切に処置し，報告をする
・従事者は病原体，及び感染動物の取扱いについて教育訓練を受ける

c.　ABSL-3

リスクグループ 3（高危険度，3-2 節で解説）の病原体の動物実験は ABSL-3 で行う．ABSL-3 は ABSL-2 の条件を満たした上で，さらに下記の条件が追加される．ABSL-3 では特別な施設設備が要求され，システムを毎年点検して機能を保障する必要がある．

・立入者を厳重に制限する
・二重の扉により構成された前室を設ける
・一方向性（陰圧）の気流を常に確保する
・排気は HEPA フィルターでろ過する
・ABSL-3 管理区域内にオートクレーブを設置
・すべての作業を安全キャビネット内で行う
・動物は陰圧制御の飼育装置で飼育する

3-3-6　飼 育 装 置

実験室操作に使われる安全キャビネットは規格が統一されているが，感染動物用の飼育装置は規格がなく，それぞれの施設が封じ込めレベル，及び動物種に応じて飼育装置を選択しているというのが現状である．

陰圧制御の飼育装置にはいくつかのタイプがある．

a.　グローブボックス

完全に密閉されたキャビネットに HEPA フィルターを通した給排気で換気するタイプ．キャビネット内の作業は前面に取り付けたゴム手袋を通して行う（図 3-3-2）．キャビネット内での動物飼育は，それぞれの動物種に合わせて工夫する必要がある．感染性エアロゾルが発生しやすい病原体等，危険度が高い場合に使用される．

b.　安全キャビネット

クラス 2 規格の安全キャビネットの中で動物を飼育する（図 3-3-3）．飼育スペースを考慮し

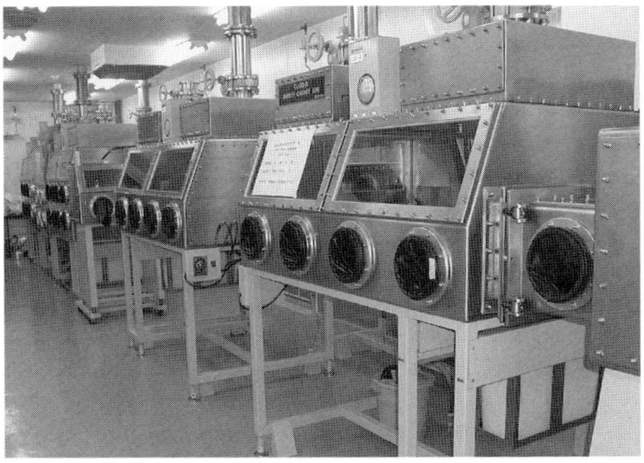

図 3-3-2　グローブボックス

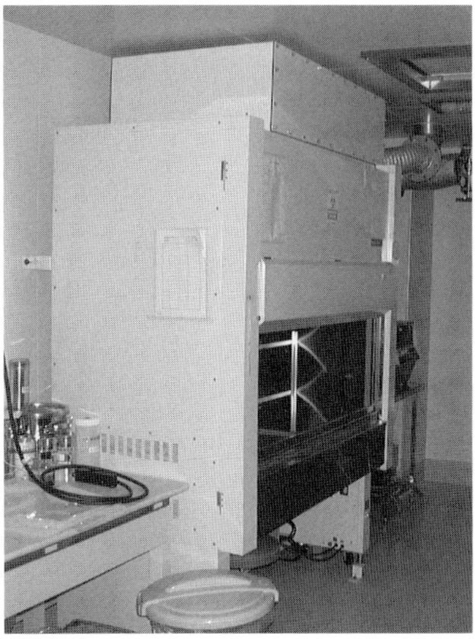

図 3-3-3　動物飼育用安全キャビネット

て，キャビネット内部を改造する場合もある．床敷から出る粉塵でフィルターが詰まりやすいので，HEPA フィルターを通す前にプレフィルターを装着することが望ましい．

c.　アイソレーションラック

陰圧制御のできるラックは様々なタイプが国内外のメーカーから販売されている．マウスやラット等の飼育ではケージ単位で個別に給排気するアイソレーションラックが主流である．感染実験のために陰圧に制御できる設計であることが要求される．

d.　スーツラボ

陰圧制御の飼育装置は，動物を封じ込めることで従事者が病原体に曝露されるのを防ぐが，動物種によっては動物を飼育装置に封じ込めた状態で飼育することが難しい場合もある．海外では従事者側を陽圧制御のスーツ（いわゆる宇宙服）で隔離する施設（スーツラボ）がある．スーツラボは動物の封じ込めが必要ないので，封じ込めの難しい動物種では飼育が容易である．現在のところ，このシステムは日本では普及していない．

3-3-7　動物感染実験の倫理

科学的な目的のために動物実験を行うことは避けられないが，その場合には「replacement（できる限り動物を供する方法に代わりうるものを利用する）」，「reduction（できる限りその利用に供される動物の数を少なくする）」，「refinement（できる限り動物に苦痛を与えない方法によってしなければならない）」という 3 つの原則がある．3 つの頭文字を取って，3R と呼ばれている．わが国は平成 18 年に「動物の愛護及び管理に関する法律」（動愛法）を改正し，動物実験に関する 3 つの R を法律の中に明記した．さらに環境省は動愛法の下に「実験動物の飼養及び保管並びに苦痛の軽減に関する基準」（飼養保管基準）を定め，実験動物の飼育等はこの基準に基づいて行われる．動物実験については文部科学省，厚生労働省，農林水産省がそれぞれの省庁の所管する「機関等における動物実験等の実施に関する基本指針」（基本指針）を定めている．各施設では動愛法，飼養保管基準，基本指針に則った機関内規程を策定し，それぞれの動物実験計画は動物実験委員会により審査・承認され，適正に実施されなければならない．

動物へ病原体を接種するという特殊な状況であっても，この原則は他の動物実験と同様である．特に感染実験の場合，通常の動物実験の考慮事項に加えて，実験従事者，及び外部の環境に対するバイオセーフティを実践するとともに，かつ動物種に適した飼養保管をする必要がある．また，感染によって動物がどのような症状を呈するのかを前もって予測し，重篤で苦痛を伴う症状が予測される場合には適切な苦痛の軽減を考慮する必要があろう．実験動物を激しい苦痛から解放するために，安楽死処置をもって実験を打ち切るタイミング（人道的エンドポイント）を導入することも必要である．［山田靖子］

◉文献

1） Biosafety in Microbiological and Biomedical Laboratories（CDC）（2007）: http://www.cdc.gov/od/ohs/biosfty/bmb15/BMBL_5th_Edition.pdf
2） Laboratory Biosafety Manual（WHO）（2004）: http://www.who.int/csr/resources/publications/biosafety/Biosafety7.pdf
3） 国立感染症研究所病原体等安全管理規程（平成 19 年 6 月改正）
4） 感染実験における安全対策（国立大学動物実験施設協議会）（2001 年 5 月 25 日改訂）

3-4　感染症法と病原体等の保管

3-4-1　病原体等の管理（規制）の背景

病原体等の管理については，平成 13 年に米国で発生した炭疽菌を混入した郵便物による生物テロ事件等を踏まえ，法的整備等の必要性が高まっていた．このような事例を背景として，平成 16 年 12 月に，「テロの未然防止に関する行動計画（国際組織犯罪等・国際テロ対策推進本部）」が決定され，この計画の中で，厚生労働省は病原体を適正に管理するための感染症の予防，及び感染症の患者に対する医療に関する法律（平成 10 年法律第 114 号）（以下，「感染症法」という）改正案を国会に提出することとなった．

世界的には，米英等の G7 各国において，病原体等の保有，使用等の基準等を定め，病原体等を保有する施設の登録等が法的に義務づけられている一方，わが国においては，WHO の「実験室バイオセーフティ指針」等を踏まえ，研究者等を中心に自主的な管理が行われていたものの，病原体等の管理に関する法的な規制は設けられていない状況にあった．

このような背景から，テロ行為に用いられるような病原体等の所持について，国の許可，届出等を義務づける等の感染症法の一部改正法案を平成 18 年 3 月に提出した（図 3-4-1）が，通常国会では審議されることなく，継続審議となった．この後，改正法案は平成 18 年の臨時国会で審議，成立され，同年 12 月 8 日に公布された．なお，本改正のうち，病原体等の管理体制の確立に関わる規定については，平成 19 年 6 月 1 日に施行された．

3-4-2　規制の概要

本規制は感染症法の枠組みの中で実施されてい

ることから，対象となる病原体，及び毒素は感染症を発症させる生物及び物質に限定されている．この中から，病原体等の病原性，生物テロとして使われる可能性，国際的な評価等を勘案し，感染症分科会での専門家の意見も踏まえ，病原体等を一種～四種に分類し，分類に応じた安全管理を求めている（図 3-4-2）．

一種から三種病原体等の所持については，許可，届出等により，どの施設がどのような種類の病原体等を所持しているか，国（主に厚生労働省）が一元的にその情報を把握し，厚生労働省が把握した情報は，警察庁や海上保安庁，消防庁と情報共有されることとなっている．また，病原体等を所持する施設に施設基準等を適用することにより，当該施設内での病原体等の安全管理を担保するとともに，施設外（事業所外）へ病原体等を運ぶ場合にも，公安委員会（管轄の都道府県警）への運搬の届出により，運搬時の安全管理も担保されることとなっている．

また，施設の情報が共有されることにより，盗取等の事故や，災害等の緊急時には，警察等関係機関と連携を取りながら即時に状況の把握に努めるほか，必要に応じて，関係する自治体にも協力を求めながら，感染症の発生・まん延防止が行われることとなる．

なお，今般の規制に対しては，例えば，二種病原体等の無許可所持には 3 年以下の懲役または 200 万円以下の罰金，三種病原体等の無届け所持には 300 万円以下の罰金等，生物テロの未然防止という観点からの厳重な罰則規定が設けられている．

3-4-3　規制の詳細

a.　規制対象の病原体等

前述の通り，本規制の対象となる病原体等は感染症を引き起こすものに限定されている．本規制が適用されるのは，病原体等を「所持」する場合である．例えば，検査の結果，規制対象の病原体等が同定された時点以降は，「所持」に該当し，当該ウイルス株，菌株等を所持する施設（事業所）は本法の対象となる．規制対象となる病原体等は表 3-4-1 の通り，「属・種」で規定されており，これに含まれる菌株・ウイルス株等はすべて規制の対象とされている．

なお，この場合，そのものが直接生物テロに使用される可能性が低い等の理由から，臨床検体については規制の対象とはされておらず，また，自然感染した動物（実験動物を含む）は，感染により本来持っていた利用価値が損なわれ，盗取等により生物テロに使用される危険性も低いことから，病原体等としての規制対象とはされていない．この場合であっても，もちろん，患者からの感染拡大や自然感染動物からヒトへの感染が懸念されるといった場合には，従来通り，感染症法等の規定（対人措置としては入院や終業制限等，対物措置としては消毒や殺処分等）により適切な処置が取られることとなる．

また，規制対象となる病原体等のうち，例えば，すでに薬事法等により，生ワクチン株や弱毒株等ヒトの健康に影響を及ぼすおそれがほとんどないとされた病原体等まで，一律に規制の対象とする合理的理由もないことから，一種～四種病原体等までの定義規定において，厚生労働大臣が指定したものは適用除外とする枠組みが設けられている．

具体的には，パブリックコメント等を踏まえ提出のあった文献・資料等を参考に，人用・動物用医薬品に用いられている生ワクチン株，A 型ボツリヌス毒素製剤（医薬品），炭疽菌 Davis 株等の研究等に用いられている弱毒株等を平成 19 年 5 月 31 日付で大臣指定（官報告示）した（図 3-4-3）．

b.　一種～四種病原体等所持者の義務等

一種～四種病原体等の所持については，これらを安全に所持・管理する観点から，各々の所持者の義務が異なっている．特に，二種病原体等は予め許可を得なければ所持することはできず，三種病原体等は事後に届出することとされている．

一種病原体等は，現時点で，わが国で所持され

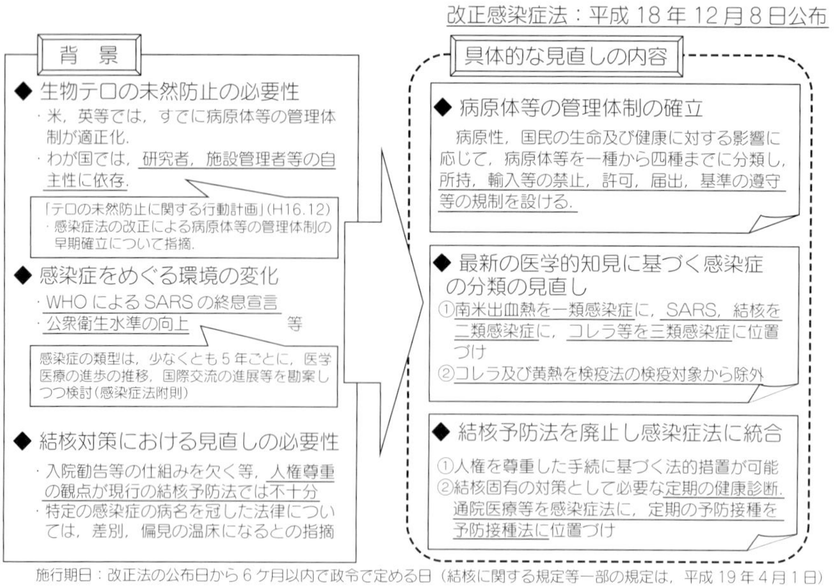

図 3-4-1　感染症対策の見直しの背景及び内容について

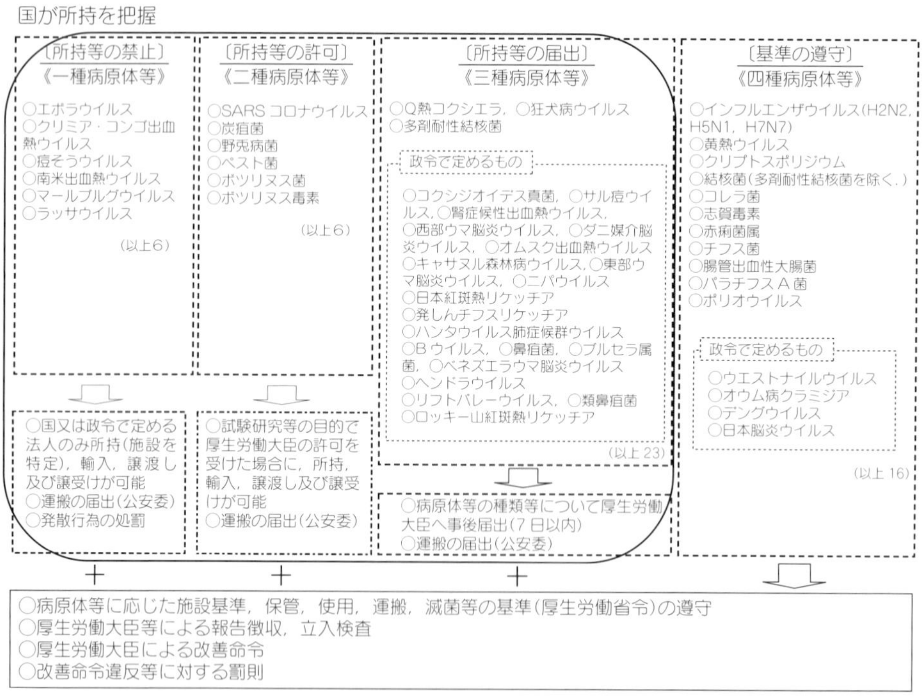

図 3-4-2　病原体等の適正管理について（厚生労働省 HP より抜粋）

ているものはない．所持・輸入等は原則禁止されるが，厚生労働大臣が指定した施設（P4 レベルの施設が必要）のみ，研究等の目的で所持することを可能としている．

二種病原体等は，その所持に当たって，その種類ごとに，予め厚生労働大臣の許可を要するものである．施行の6月1日時点で所持されていた場合には，予め許可を取得することはできないため，6月30日まで（30日以内）に厚生労働省結核感染症課に申請書を提出すれば，審査が終了するまでの間は，許可を持っているものとみなされるよう規定されている．なお，この間でも，盗取や行方不明等があった場合には，警察に届け出なければならない等の規定は適用される．

また，一種，及び二種病原体等の所持者においては，感染症発生予防規程の届出，病原体等取扱主任者の選定，教育訓練等が義務づけられており，病原体等の管理のための所内の組織体制の確立，主任者による内部的な監督等により，病原体等の適切な管理が行われることが期待される．

三種病原体等は，その種類ごとに，所持してから7日以内にその旨を厚生労働大臣へ届出することとなる．このため，施行時点で所持されていた場合には，6月7日までに管轄の地方厚生局に届け出されている．

また，一種〜三種病原体等の所持者には，対象とされた病原体等やそれを取扱う者の出入り等の記帳の義務が課せられている．

四種病原体等については届出等の義務はないが，施設基準や保管，使用，滅菌等の基準の遵守が求められる（一種〜三種病原体等所持者もこれら基準の遵守は同様）．

なお，一種〜四種病原体所持者には，盗取，行方不明等の事故の際の警察官等への届出，火災等の災害時の応急措置等が義務づけられている．病原体所持者に課せられた義務等の一覧を表3-4-2に示す．

c. 病原体等の運搬等

一種〜三種病原体等を事業所外に運搬しようとする場合には，国家公安委員会規則に基づき，運搬の届出の義務が課せられている．いつ，誰が，何を，どのような方法・ルートで運搬するのか等を明確にするため，一種〜三種の病原体等を運搬しようとする者は，公安委員会（県警本部）に事前に届出をし，運搬証明書の交付を受けなければならない．実際に運搬をする者（病原体等の所持者や運搬を委託された者等）は，この運搬証明書を携行して運搬を行うこととなる（航路や海路は，それぞれ航空法，船舶安全法に基づく輸送が定められているため規制対象からは除かれているが，一連の運搬経路として記載，届出が必要とされている）．運搬のイメージを図3-4-4に示す．

また，病原体等を運搬する際の容器包装等の基準（運搬の基準）も厚生労働省告示により示されている．事業所外への運搬においては，いわゆるICAO（国際航空規約）のカテゴリーAの規格に適合した容器に密封し，三重包装で運搬することを必要としている．これは，特に陸送時の安全運搬のために必要なことから，カテゴリーAの容器としたものである．なお，海外の研究者等から規制対象となっている病原体等を日本に輸送してもらうような場合にも，すべてカテゴリーAの容器に入れて送ってもらうように伝える必要がある．

また，この運搬を円滑に行うため，厚生労働省結核感染症課は，警察庁と協議し，「特定病原体等の安全運搬マニュアル」を作成しているので，参考にされたい．本マニュアルでは，一種〜四種病原体等の運搬体制（公安委員会に運搬届出が必要となるのは一種〜三種の場合）を表3-4-3のように定めている．

d. 実験室，製造施設，検査室と施設基準等との関係

病原体等の所持，取扱い等の実態や関係者等の意見も踏まえ，施設の病原体等の使用の態様に応じて基準設定するため，特定病原体等そのものを用いての実験や研究を行う施設「実験室」，病原体等は使用するものの，医薬品製造のために，薬事法に予め規定された製造基準通りの使い方等をする「製造施設」，主に病院，診療所，病原体等の検査を行う機関等で，臨床検体を取扱い，業務に伴って病原体等を同定する「検査室」の，大きく3つのカテゴリーに分類して，それぞれに見合った施設基準を設定した．実験室，製造施設，検査室の関係は図3-4-5のとおりである．

また，同じ種別の病原体においても，狂犬病の街上毒，固定毒のように，明確に弱毒株と分類される場合には，告示でその分類を明確にした上で，取扱いに必要な施設基準等が同一にならないように設定した．

表 3-4-1　病原体等の名称と疾患名称の対照表

	＊	病原体等の名称		参　　考		
				疾患の名称	疾病分類	BSL
一種病原体等	A	アレナウイルス属	ガナリトウイルス	南米出血熱	1	4
			サビアウイルス			
			フニンウイルス			
			マチュポウイルス			
		アレナウイルス属	ラッサウイルス	ラッサ熱	1	4
		エボラウイルス属	アイボリーコーストエボラウイルス	エボラ出血熱	1	4
			ザイールウイルス			
			スーダンエボラウイルス			
			レストンエボラウイルス			
		オルソポックスウイルス属	バリオラウイルス（別名痘そうウイルス）	痘そう	1	4
		ナイロウイルス属	クリミア・コンゴヘモラジックフィーバーウイルス（別名クリミア・コンゴ出血熱ウイルス）	クリミア・コンゴ出血熱	1	4
		マールブルグウイルス属	レイクビクトリアマールブルグウイルス	マールブルグ病	1	4
二種病原体等	B	エルシニア属	ペスティス（別名ペスト菌）	ペスト	1	3
	C	クロストリジウム属	ボツリヌム（別名ボツリヌス菌）	ボツリヌス症	4	2
	B	コロナウイルス属	SARS コロナウイルス	重症急性呼吸器症候群（病原体が SARS コロナウイルス）	2	3
	B	バシラス属	アントラシス（別名炭疽菌）	炭疽	4	3
	B	フランシセラ属	ツラレンシス（別名野兎病菌）（亜種ツラレンシス及びホルアークティカ）	野兎病	4	3
	C	ボツリヌス毒素		ボツリヌス症	4	2
	D	アルファウイルス属	イースタンエクインエンセファリティスウイルス（別名東部ウマ脳炎ウイルス）	東部ウマ脳炎	4	3
	D	アルファウイルス属	ウエスタンエクインエンセファリティスウイルス（別名西部ウマ脳炎ウイルス）	西部ウマ脳炎	4	3

三種病原体等	D	アルファウイルス属	ベネズエラエクインエンセファリティスウイルス（別名ベネズエラウマ脳炎ウイルス）	ベネズエラウマ脳炎	4	3
	E	オルソポックスウイルス属	モンキーポックスウイルス（別名サル痘ウイルス）	サル痘	4	2
	D	コクシエラ属	バーネッティイ	Q 熱	4	3
	D	コクシディオイデス属	イミチス	コクシジオイデス症	4	3
	D	シンプレックスウイルス属	B ウイルス	B ウイルス病	4	3
	D	バークホルデリア属	シュードマレイ（別名類鼻疽菌）	類鼻疽	4	3
	D	バークホルデリア属	マレイ（別名鼻疽菌）	鼻疽	4	3
	D	ハンタウイルス属	アンデスウイルス	ハンタウイルス肺症候群	4	3
			シンノンブレウイルス			
			ニューヨークウイルス			
			バヨウウイルス			
			ブラッククリークカナルウイルス			
			ラグナネグラウイルス			
	D	ハンタウイルス属	ソウルウイルス	腎症候性出血熱	4	3
			ドブラバーベルグレドウイルス			
			ハンタンウイルス			
			プーマラウイルス			
	D	フレボウイルス属	リフトバレーフィーバーウイルス（別名リフトバレー熱ウイルス）	リフトバレー熱	4	3
	D	フラビウイルス属	オムスクヘモラジックフィーバーウイルス（別名オムスク出血熱ウイルス）	オムスク出血熱	4	3
	D	フラビウイルス属	キャサヌルフォレストディジーズウイルス（別名キャサヌル森林病ウイルス）	キャサヌル森林病	4	3
	D	フラビウイルス属	ティックボーンエンセファリティスウイルス（別名ダニ媒介脳炎ウイルス）	ダニ媒介脳炎	4	3

	D	ブルセラ属	アボルタス（別名ウシ流産菌） カニス（別名イヌ流産菌） スイス（別名ブタ流産菌） メリテンシス（別名マルタ熱菌）	ブルセラ症	4	3
	D	ヘニパウイルス属	ニパウイルス	ニパウイルス感染症	4	3
	D	ヘニパウイルス属	ヘンドラウイルス	ヘンドラウイルス感染症	4	3
	D	マイコバクテリウム属	ツベルクローシス（別名結核菌）（イソニコチン酸ヒドラジド及びリファンピシンに対し耐性を有するもの（多剤耐性結核菌）に限る）	結核	2	3
	D	リケッチア属	ジャポニカ（別名日本紅斑熱リケッチア）	日本紅斑熱	4	3
	D	リケッチア属	ロワゼキイ（別名発しんチフスリケッチア）	発しんチフス	4	3
	D	リケッチア属	リケッチイ（別名ロッキー山紅斑熱リケッチア）	ロッキー山紅斑熱	4	3
	D	リッサウイルス属	レイビーズウイルス（別名狂犬病ウイルス）	狂犬病	4	3
	E	リッサウイルス属	レイビーズウイルス（別名狂犬病ウイルス）のうち固定毒株（弱毒株）	狂犬病	4	2

四種病原体等	G	インフルエンザウイルスA属	インフルエンザAウイルス（血清亜型がH2N2のもの）	インフルエンザ	5	2
	F	インフルエンザウイルスA属	インフルエンザAウイルス（血清亜型がH5N1またはH7N7のもの）	鳥インフルエンザ	4	3
	G	インフルエンザウイルスA属	インフルエンザAウイルス（血清亜型がH5N1またはH7N7のもの）のうち弱毒株	鳥インフルエンザ	4	2
	G	エシェリヒア属	コリー（別名大腸菌）（腸管出血性大腸菌に限る）	腸管出血性大腸菌感染症	3	2
	G	エンテロウイルス属	ポリオウイルス	急性灰白髄炎	2	2

	G	クラミドフィラ属	シッタシ（別名オウム病クラミジア）	オウム病	4	2
	G	クリプトスポリジウム属	パルバム（遺伝子型がⅠ型，Ⅱ型のもの）	クリプトスポリジウム症	5	2
	F	サルモネラ属	エンテリカ（血清亜型がタイフィのもの）	腸チフス	3	3
	F	サルモネラ属	エンテリカ（血清亜型がパラタイフィAのもの）	パラチフス	3	3
	G	シゲラ属（別名赤痢菌）	ソンネイ	細菌性赤痢	3	2
			デイゼンテリエ			
			フレキシネリー			
			ボイデイ			
	G	ビブリオ属	コレラ（別名コレラ菌）（血清型がO1，O139のもの）	コレラ	3	2
	F	フラビウイルス属	イエローフィーバーウイルス（別名黄熱ウイルス）	黄熱	4	3
	F	フラビウイルス属	ウエストナイルウイルス	ウエストナイル熱	4	3
	G	フラビウイルス属	デングウイルス	デング熱	4	2
	G	フラビウイルス属	ジャパニーズエンセファリティスウイルス（別名日本脳炎ウイルス）	日本脳炎	4	2
	F	マイコバクテリウム属	ツベルクローシス（別名結核菌）（多剤耐性結核菌を除く）	結核	2	3
	G	志賀毒素		細菌性赤痢，腸管出血性大腸菌感染症等	3	2

※別名等については『微生物学用語集英和・和英』（日本細菌学会選定，日本細菌学会用語委員会編，南山堂）を参考とした.

以上のように作成された施設基準（法第56条の24に基づく技術上の基準），病原体等の保管，使用の基準（法第56条の25に基づく技術上の基準）を簡単に一覧表にまとめると，表3-4-4，及び3-4-5のようになる.

なお，平成19年6月1日付の厚生労働省結核感染症課長通知（健感発第0601002号）において，本規制の施行に伴う留意事項を示しているが，本規制への遵守のみならず，病原体等の安全取扱いの観点からの望ましい対応として，国際保健機関（WHO）から示されている「実験室バイオセーフティ指針（WHO第3版）」を参考にした，各事業所における適切な感染防御に関する取組みを行うことは非常に重要であるとの旨が示されている．この通知により，引き続き各施設でのバイオセーフティに関わる取組みの継続・発展が行われ，ボトムアップされることが望まれている.

e. 滅菌譲渡について

病院，診療所，病原体等の検査を行う機関が，業務に伴って病原体等を同定した場合等において

規制除外病原体等(告示)

二種病原体等
・バシラス属アントラシス(炭疽菌)34F2 株, Davis 株
・フランシセラ属ツラレンシス(野兎病菌)亜種ツラレンシス ATCC6223(B38 株),
亜種ホルアークティカ LVS 株
・ボツリヌス毒素(A 型ボツリヌス毒素を含有する製剤 500 単位以下のもの又は B 型ボツリヌス毒素を含有する製剤 10000 単位以下のものに限る)
・ボツリヌス毒素(0.1 mg 以下のものに限る.)

三種病原体等
・リッサウイルス属レイビーズウイルス(狂犬病ウイルス)HEP 株, RC・HL 株

四種病原体等
・エンテロウイルス属ポリオウイルス弱毒ポリオウイルスセービン株Ⅰ型(LSc, 2ab 株),
Ⅱ型(P712,Ch,2ab 株), Ⅲ型(Leon,12a1b 株)
・フラビウイルス属イエローフィーバーウイルス(黄熱ウイルス)17D-204 株
・フラビウイルス属ジャパニーズエンセファリティスウイルス(日本脳炎ウイルス)at 株, m 株,
ML-17 株, S⁻株
・インフルエンザウイルス A 属インフルエンザ A ウイルス
A/duck/Hokkaido/vac-1/2004(H5N1), A/turkey/Turkey/1/2005(H5N1)(NIBRG-23),
A/Viet Nam/1194/2004(H5N1)(NIBRG-14), A/Indonesia/05/2005(H5N1)(Indo05/RP8-RG2)
A/duck/Hokkaido/vac-2/2004(H7N7), A/equine/Newmarket/1/77(H7N7)
・志賀毒素(0.5 mg 以下のものに限る.)

図 3-4-3 規制除外病原体等(告示)

表 3-4-2 一種〜四種病原体等所持者と法律上の義務一覧

	一種	二種	三種	四種
感染症発生予防規程の作成	○	○	—	—
病原体等取扱主任者の選任	○	○	—	—
教育訓練	○	○	—	—
滅菌譲渡	○*	○*	○	○
記帳義務	○	○	○	—
施設の基準	○	○	○	○
保管等の基準	○	○	○	○
運搬の届出(公安委)	○	○	○	—
事故届	○	○	○	○
災害時の応急措置	○	○	○	○

* 一種,二種病原体等については,病院,検査機関等が業務に伴い所持することとなった場合に加え,所持に関わる指定,許可の取消し等の場合にも,滅菌,譲渡等の義務あり.

は,この時点で直ちに「所持」に該当するものとなるが,省令で定める一定の期間内に当該病原体等を滅菌等することで,直ちに施設の基準等が適用されないように規定されている.感染症のサーベイランス等のためには,これら病原体等を即時に滅菌等(この場合の「等」は無害化=不活化のことである)されてしまうと,感染症対策に資する重要なデータが失われてしまう可能性があるので,二種病原体の場合は所持許可のある施設に,三種,四種病原体等の場合にはいずれの施設にも,譲渡が可能なようにされている(二種,三種病原体等の場合には運搬の届出等の必要な手続きを要する).なお,これら譲渡までの間も,当該病原体等の適正な保管は必要となることから,施錠された保管庫への保管等が義務づけられている.

f. その他

① 手続等の窓口については，一種，二種病原体等の場合は厚生労働省結核感染症課（病原体等管理対策係），三種病原体等の場合には管轄の地方厚生局であるので，適宜，相談されたい．また，手続きの流れ等については，厚生労働省HPを参照されたい．

② 審査対象施設や許可施設等において，必要な施設については，施設の立入調査等を行ったうえで，施設基準への合致等を確認することを考えているが，警察庁も同様に本規制が適切に運用されていることの確認のため（犯罪捜査のためではないと法第56条の31第3項に規定されている），施設への立入り等が可能である．施設側の対応等の負担も考え，施設等の立入りには，できる限り，厚労省，警察庁が一度になるよう必要な調整等をしていきたいと考えている．

③ 災害等の発生時等，国民の生命・身体を保護するために緊急の必要がある場合には，関係機関等との連携の他，自治体に対して感染症の発生・まん延防止のための協力要請を行うこともできるよう規定されている．このような，連絡・連携体制を確固たるものとするため，厚生労働省において，「緊急対応マニュアル」を策定している．各施設においては，これを参考に，必要な連絡体制等を整備することが求められる．

3-4-4 その他

病原体規制に関しては，5月2日の省令施行，さらに，告示案のパブリックコメント，これらパブリックコメント中の事業者向けの説明会（全国7ケ所9回）開催等に加え，マニュアルの作成等，準備が遅いものもあったが，施行までに制度の周知徹底，法令遵守のための準備等を行ってきた．また，法案審議前の早い段階から，学会や関係団体，関係省庁等の関係者を含め，幅広い周知，意見聴取等に努めてきた．

生物テロの未然防止という観点もあり，当然のことながら，病原体等の管理制度については，厳格に運用していかなければならないところではあるが，一方，国会の審議においても指摘されているように，本規制によって感染症対策が後退するようなことはあってはならず，このバランスを取るべく，政省令等については，医療機関，検査機関，研究機関等の実態に留意し，必要な経過措置を設けるなど，遵守可能なものとすべく対応してきたと考えている．

すでに施行されているものではあるが，関係者の皆様方にも種々ご理解・ご協力をお願いするとともに，引き続き，関係者から十分聴取等しながら，また，必要な場合には，適宜修正を加えながら，適切・円滑な運用を目指していくこととしている．

なお，関係する情報については，厚生労働省の以下のHPで適宜情報を更新しているので，ご確認いただきたい．［三木 朗］

◉文献

1） http://www.mhlw.go.jp/bunya/kenkou/kekkaku-kansenshou17/03.html

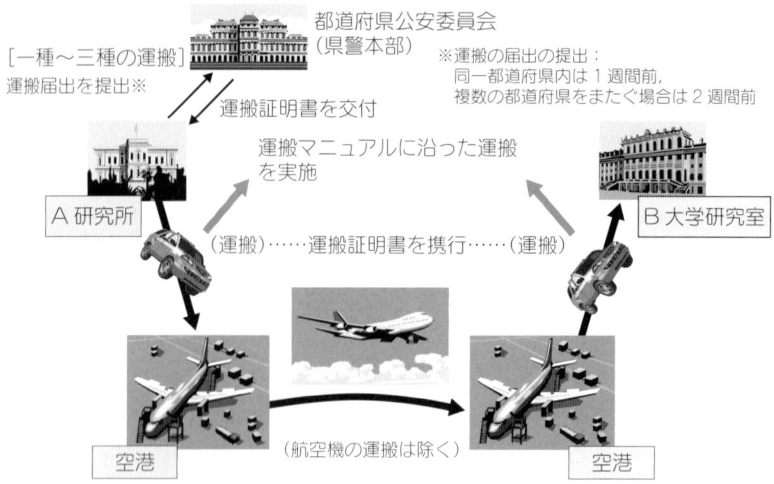

図 3-4-4　運搬の届出の手続き（イメージ）

表 3-4-3　特定病原体等の運搬体制について

種 （最低人数）	運転者	同行者 （知識を有する者）	運行責任者	見張人	備考
一種 （4 名）	事両当たり 1 名 （長距離の場合は車両当たり 2 名）	事両当たり 1 名 ・病原体等取扱主任者又は同等の要件を満たす者（研究者等）	事両当たり 1 名 ・長距離の場合＋1（副運行責任者をおく）	事両当たり 1 名以上 ・運搬実施体制を鑑み減らすことは可能	状況に応じ，追加的に必要な措置を講ずることが望ましい
二種 （3 名）	事両当たり 1 名 （長距離の場合は車両当たり 2 名）	事両当たり 1 名 ・病原体等取扱主任者の要件と同等の要件を満たす者または講習会受講修了者	運転者，同行者または見張人のいずれかをもって充てる	事両当たり 1 名以上 ・運搬実施体制を鑑み減らすことは可能	状況に応じ，伴走車両による車両編成等，追加的に必要な措置を講ずることが望ましい
三種 （2 名）	事両当たり 1 名 （長距離の場合は車両当たり 2 名）	事両当たり 1 名 ・病原体等取扱主任者の要件と同等の要件を満たす者または講習会受講修了者	運転者又は同伴者のいずれかをもって充てる	／	状況に応じ，見張人の配置等，追加的に必要な措置を講ずることが望ましい
四種 （1 名）	運転者は，必要に応じて，病原体等の安全な取扱いに関する資料の確認など安全確保に努める	／	／	／	／

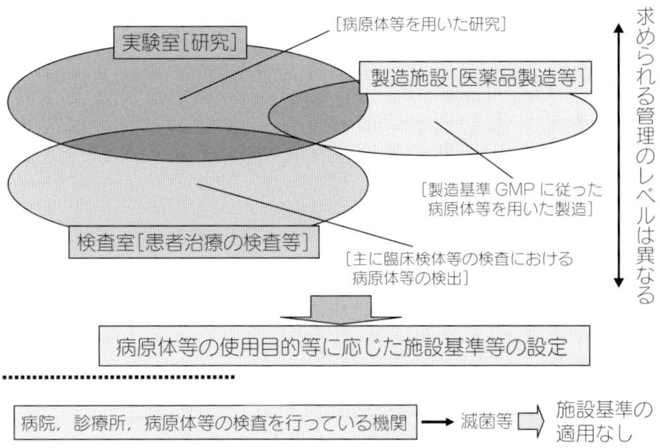

図 3-4-5　病原体等の管理と施設等の関係（イメージ）

表 3-4-4　施設の位置，構造及び設備の技術上の基準一覧（法第 56 条の 24 関係）（厚生労働省 HP より抜粋）

	一種病原体等	二種病原体等		三種病原体等		四種病原体等	
対象病原体等	A	B	C	D	E	F	G
位置（地崩れ，浸水）	○	○	○	○	○	○	○
耐火構造または不燃材料（建築基準法）	○	○	○	○	○	○	○
耐震構造	○	—	—	—	—	—	—
管理区域（例）	実験室・前室，シャワー室，給排気・排水設備，監視室等	実験室，前室（検除く），保管庫，滅菌設備等	実験室，保管庫，滅菌設備等	実験室，前室（検除く），保管庫，滅菌設備等	実験室，保管庫，滅菌設備等	実験室，前室（検除く），保管庫，滅菌設備等	実験室，保管庫，滅菌設備等
補助設備	○（予備電源等）	—	—	—	—	—	—
管理区域の監視室	○	—	—	—	—	—	—
侵入防止の施設	さく等	—	—	—	—	—	—
実験室まで通行制限	○	—	—	—	—	—	—
保管施設（庫）	実験室内	実験室内・管理区域内	実験室内・管理区域内	実験室内・管理区域内	実験室内・管理区域内	管理区域内	管理区域内
施錠等の設備・器具	○*2	○	○	○		○	○
通行制限等措置	—	○	○	○	○	—	—
実験室	実験室	実験室					
鍵	○（三重以上）	○	○	○	○	○	○
専用の前室	○	○（検除く）	—	○（検除く）	—	○（検除く）	—
シャワー室	○	—	—	—	—	—	—

インターロック	○	—		—	—	—	—
インターロックまたは準ずる二重扉	—	○（検除く）	—	○（検除く）	—	○（検除く）	
実験室内	実験室	実験室					
壁・床・天井等の耐水・気密，消毒	○	—	—	—	—	—	—
壁・床等の消毒	—	○	○	○	○	○	○
通話または警報装置	○	○	—	○	—	○	—
窓等措置	○	○（製，検除く）	—	○（製，検除く）	—	○（製，検除く）	—
監視カメラ等	○	—	—	—	—	—	—
安全キャビネット[*1]	○（高度：クラスⅢ）※クラスⅡB以上	○（クラスⅡ以上）	—	○（クラスⅡ以上）	—	○（クラスⅡ以上）	—
給気設備	専用（鍵）※防護服への給気	—	—	—	—	—	—
HEPA	○		—	—	—	—	—
稼働状況確認の装置	○		—	—	—	—	—
排気設備	専用（鍵）	○	—	○	—	○	—
HEPA	○（2重以上）	○（1以上）	—	○（1以上）（検除く）	—	○（1以上）（検除く）	—
再循環防止の措置	○	—	—	—	—	—	—
差圧管理できる構造	○	○（製除く）	—	○（製，検除く）	—	○（製，検除く）	—
稼働状況確認の装置	○	○	—	○（検除く）	—	○（検除く）	—
排水設備[*4]	専用（鍵）高圧蒸気滅菌装置及び薬液装置	○	—	○	—	○	—
稼働状況確認の装置	○	—	—	—	—	—	—
感染動物の飼育設備	実験室内	実験室内	実験室内[*3]	実験室内	実験室内	実験室内	実験室内[*3]
滅菌設備	実験室内外に扉のある高圧蒸気滅菌装置	実験室内または取扱施設内（検に限る）	実験室内または取扱施設内	実験室内または取扱施設内（検に限る）	実験室内または取扱施設内	実験室内または取扱施設内（検に限る）	実験室内または取扱施設内
維持管理							
点検・基準維持	年1回以上	年1回以上	年1回以上	年1回以上	年1回以上	定期的	定期的
HEPA交換時滅菌	○	—	—	—	—	—	—

※：陽圧気密防護服着用の場合
［実：実験室，製：製造施設，検：検査室］
製造施設，検査室の場合は，実験室を読み替える．
○網掛けの項目は，施行後5年間の経過措置を設ける項目．（ただし，二種病原体等にあっては施行後の猶予期間内に申請されたものに限る）．
○製造施設のうち厚生労働大臣が指定する施設を指定製造施設として一部適用除外．

＊1：製造施設においては拡散防止の装置等と読み替え．
＊2：すでに実験室内に入室するのに三重の鍵あり．
＊3：毒素の使用をした動物は適用外．
＊4：高度安全キャビネットの場合は適用外（実験室，製造施設の場合）．

表 3-4-5　病原体等の保管等の技術上の基準一覧（法第56条の25関係）

		一種病原体等	二種病原体等		三種病原体等		四種病原体等	
対象病原体等		A	B	C	D	E	F	G
保管の基準	密封容器に入れ保管庫で保管	○	○	○	○	○	○	○
	保管庫等の施錠	○	○	○	○	○	○	○
	複数名での出し入れ	○	—	—	—	—	—	—
	保管施設のバイオハザード標示	—	○	○	○	○	○	○
使用の基準	複数名での作業	○	—	—	—	—	—	—
	安全キャビネット内での適切な使用[*1]	○（高度：クラスⅢ）※クラスⅡB以上	○（クラスⅡ以上）	—	○（クラスⅡ以上）	—	○（クラスⅡ以上）	—
	飲食，喫煙，化粧の禁止	○	○	○	○	○	○	○
	防御具の着用	○　※防護服の着用	○	○	○	○	○	○
	退出時の汚染除去等	○　※消毒剤の使用	○	○	○	○	○	○
	排気，汚染排水・汚染物品の滅菌等	○（排気，汚染排水・汚染物品）	○（排気，汚染排水・汚染物品）	○（汚染物品）	○排気[*3]，汚染排水・汚染物品）	○（汚染物品）	○（排気[*3]，汚染排水・汚染物品）	○（汚染物品）
	管理区域に人がみだりに立入らない措置	○	○	○	○	○	○	○
	感染させた動物の持ち出し制限	○	○	○[*2]	○	○	○	○[*2]
	感染動物の逸走防止の措置	○	○	○	○	○	○	○
	実験室出入口へのバイオハザード表示	○	○	○	○	○	○	○
	汚染物品等の滅菌等		121℃，15分以上の高圧蒸気滅菌または	【毒素】1分以上の煮沸または2.5%以上	121℃，15分以上の高圧蒸気滅菌または		121℃，15分以上の高圧蒸気滅菌または	【毒素】1分以上の煮沸または2.5%以上

滅菌等の基準		121℃，15分以上の高圧蒸気滅菌または同等以上の効果を有する方法	0.01％以上の次亜塩素酸Na浸漬1時間以上または同等以上の効果を有する方法	水酸化Na浸漬1時間以上または同等以上の効果を有する方法【毒素以外】左記の方法	0.01％以上の次亜塩素酸Na浸漬1時間以上または同等以上の効果を有する方法	左記の方法	0.01％以上の次亜塩素酸Na浸漬1時間以上または同等以上の効果を有する方法	水酸化Na浸漬1時間以上または同等以上の効果を有する方法【毒素以外】左記の方法
	排水の滅菌等	○（121℃，15分以上の高圧蒸気滅菌，かつ0.01％以上の次亜塩素酸Na浸漬1時間以上または同等以上の効果を有する方法）	○（121℃，15分以上の高圧蒸気滅菌または0.01％以上の次亜塩素酸Na浸漬1時間以上または同等以上の効果を有する方法）	—	○（121℃，15分以上の高圧蒸気滅菌または0.01％以上の次亜塩素酸Na浸漬1時間以上または同等以上の効果を有する方法）	—	○（121℃，15分以上の高圧蒸気滅菌または0.01％以上の次亜塩素酸Na浸漬1時間以上または同等以上の効果を有する方法）	—

※陽圧気密防護服着用の場合（着用前に異常の有無を確認）

＊1：製造施設においては「特定病原体等を拡散させないための措置が講じられていること」に読み替える（1種病原体等を除く）.

＊2：毒素を使用した動物は除く.

＊3：検除く.

○指定製造施設（厚労大臣が使用の様態等に照らし施設基準を課すことが適当でないと認める施設）について一部適用除外.

製造施設，検査室の場合は，実験室を読み替える.

○運搬の基準（一種～四種病原体等）

・運搬する場合には容器に封入すること.
・容器は，次の基準に適合するものであること.
　○容易，かつ安全に取扱えること.
　○運搬中の温度・内圧の変化，振動等により，破損等が生じる恐れがないこと.
　○みだりに開封されないように容易に破れないシール等が貼り付けられていること（事業所内の運搬には適用しない）.
　○内容物の漏洩のおそれのない十分な強度・耐水性があること.
　○感染性物質危険物表示（バイオハザードマーク）が付されていること（事業所内の運搬には適用しない）.
・容器の車両等への積付けは，運搬中の移動，転倒，転落等により安全性が損なわれないように行うこと.
・この他厚生労働大臣が定める基準に適合すること．→別途告示

3-5　バイオセーフティ機器の安全管理

本節の範囲はあまりに広いので，クラス 2 バイオハザード対策用キャビネット（図 3-5-1，安全キャビネット）の管理に絞って話を進める．

3-5-1　安全キャビネットの基本性能

安全キャビネット（BSC）の基本性能は，密閉度，HEPA フィルター，及び気流バランスに依存する．

a.　密閉度

外壁が穴だらけなら，安全キャビネットの役をなさないことは明らかである．

【適合】 500 Pa（50 mm 水柱圧に匹敵）に加圧時，① 30 分後の減圧が 10% を超えない，または② すべての接合部や貫通部に石けん水を塗って試験したとき発泡を認めない．

b.　HEPA フィルターの漏れ

HEPA フィルター（フィルター）は，作業領域に清浄空気を供給し，機外に汚染エアロゾルを出さない役目を持つ．フィルターに漏れがあってはならない．汎用フィルターは単分散 0.3 μm エアロゾルを 99.97% 以上捕集する．捕集率はフィルター全体の性能で，610 mm 角フィルターでは直径 6 mm の穴があっても合格する．バイオセーフティには，フィルター各点に断面直径約 0.25 mm の穴も許さない走査試験を要求する．

【適合】 上流側に多分散 PAO エアロゾル（質量粒子数中位径約 0.3 μm）を負荷し，28 L/分以上の吸引量を持つ相対濃度計を用い，25 mm 以内の下流側部位を，直径 25 mm 以下のプローブで操作領域が重なるように 5 cm/sec 以下の速さで走査したとき，0.01% を超える漏れがないこと．

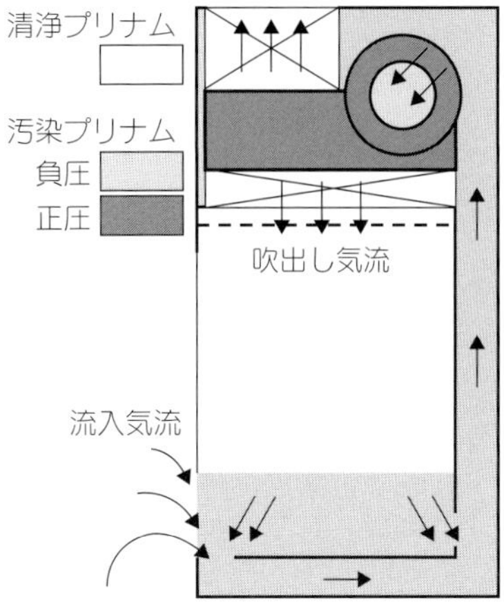

図 3-5-1　安全キャビネットの基本構造

c.　気流バランス

密閉度とフィルターがきちっとした安全キャビネットの出入口は，前面開口部である．ここでは，吹出し気流と流入気流とがせめぎ合う（図 3-5-1）．エアロゾルは前者が強ければ機内から流出し，後者が強ければ作業領域に漏入する．気流バランスをクリアするのは相当難しい．JIS K 3800 が要求する気流バランスを満たせずに撤退した会社や，目をつぶったまま販売している会社がある．

気流バランスは，枯草菌芽胞によって試験する．枯草菌芽胞を機内で噴霧し，機外に設置したスリットサンプラーやインピンジャーが捕集する芽胞数を測定する作業者の安全性試験と，機外で芽胞を噴霧し機内に配置した寒天平板が捕捉する芽胞数を測定する試料保護試験を主体とする．JIS K 3800 や国際的規格書（NSF/ANSI standard No. 49）は，第三者検査機関による試験を要求する．JIS K 3800 の要求する作業者の安全性試験は，NSF49 よりやや厳しい．

【付記】 JIS K 3800 は現在は改訂中で，JIS K 3800：2008 あるいは JIS K 3800：2009 となる予定である．

この試験は形式試験で，時間と手間がかかるため，同一形式安全キャビネットの 1 台について行う．適合と認定されたモデルを形式認定モデルという．同じ仕様の量産安全キャビネットは，他の検査すべてに適合すれば，気流バランス試験にも適合するとみなす．形式認定時の気流バランスを再現する指標が吹出し風速と流入風速である．認定検査時の吹出し風速と流入風速の値を設定値という．

(1) **吹出し風速** 安全キャビネット内の作業領域に供給する下向き清浄空気の平均風速を風速計で測定する．前後方向にゾーン分けした安全キャビネットでは，それぞれのゾーンの平均風速を測定する．

【適合】 平均吹出し風速は，設定値の±0.025 m/sec 以内にあること．各測定値は平均値からの変位が平均値の±20% または±0.08 m/sec の大きい方以内にあること．前後方向にゾーン分けした安全キャビネットでは，各ゾーンの平均風速，及び個別風速が上記の範囲にあること．

(2) **流入風速** 前面開口部からの流入風量を前面開口部面積で除した値が平均流入風速である．前面開口部からの流入気流は，測定部位によって風向，風速とも著しく異なる．すなわち，測定器，測定方法によって計算される値は異なるので，製作者の指定する方法で試験することが重要である．

以前の規格では再現性を重視した．真の値からずれていても，形式認定を受けたときの状態を再現する目的は果たしていた．新しい規格書 JIS K 3800-2008 や NSF Std. 49-2002 では真の風速値を記載する主旨で，換算係数によりずれを真の値に補正する．形式認定を受けたときの状態を再現する目的で，古い機種の試験には，古い規格を適用する．

【適合】 平均流入風速設定値の± 0.025 m/sec 以内にあること．

3-5-2 検査の必要性

a. 密閉度

汚染プレナムの周囲を負圧プレナムが覆う構造の採用により，外壁の穴を通る気流は内向きとなり，密閉度の重要性は減った．しかし，漏れがあると，燻蒸時にホルムアルデヒドガスが室内に漏出する．移動の際の振動や圧迫により，接合部に漏れが起こりやすいので，納入後，移動後の密閉度試験は欠かせない．手間と時間がかかるため，定期検査での試験は省略できるが，数年に一度は，試験しておくのが望ましい．

b. HEPA フィルター

フィルターは出荷時試験に適合していても，機械に組み込んだとき，運送後の試験で不適合のことがある．安全キャビネットに組み込んだフィルターは，納入直後，及び使用開始後も定期的に検査する必要がある．筆者の研究室でも 2007 年 1 台安全のキャビネットの吹出し用，排気用フィルターに漏れ箇所がみつかった．

c. 気流バランス

気流バランスを直接判断できる簡易試験法はない．吹出し風速と，流入風速の両方が設定値に適合していることを試験する．設定風速からの誤差は±0.025 m/sec とごく狭い幅なので，定期試験が必要になる．毎年調整を要することが必要な安全キャビネットがある．

3-5-3 測定器等

a. 密閉度試験

(1) **密閉操作** 密閉に必要なのは，開口部を塞ぐためのパネル，ダクトテープ，両面テープ等．いろいろなテープの中で，自分に合ったものを選択する．いろいろな形の安全キャビネットがある実験室では，なるべく共通に使用できるように工夫する．

(2) **ポンプ，ファン** 安全キャビネット内の加圧に使用する．

(3) **差圧計** 最大 500 Pa，変動 50 Pa を測定できるもの．ガラス管と水でもよい．

b. HEPA フィルター走査試験

(1) **エアロゾル発生器** 走査試験のため上流側に PAO (poly alphaolefin) エアロゾルを負荷する．エアロゾル発生器が必要である．間口 1,300 mm の安全キャビネットには 3〜4 本，間口 1,800 mm なら 6 本の Luskin ノズルはあった方がよい．

(2) **コンプレッサー** エアロゾル発生に使用する．規格書では，140 kPa で運転する 1 本の Luskin ノズルは 75 L/min の圧搾空気を必要とする．4 本なら 300 L/min の空気が必要で数馬力必要な計算となる．経験的には 1 馬力のコンプレッサーでも使える．

使用頻度が低いなら，窒素ボンベを使える．7 m^3 の窒素ボンベで約 2 台検査できる．圧搾空気も使えるが，窒素より高価である．減圧弁は 3 万円ぐらいである．

(3) **相対濃度計** 各瞬時のエアロゾル相対濃度を指示する．等速吸引の条件では，吸引量 28 L/min の相対濃度計のプローブ径は 25 mm が適当である．フィルター各点の漏れが 0.01% を超えないことを試験する走査試験には不可欠である．

(4) **粒子計数機** 一定時間に計数した粒子数を測定する粒子計数器をフィルター試験に使う者が多い．しかし，各点の漏れを瞬時に定量する走査試験には向かない．1/2 秒ごとの計数値を出す粒子計数器は市販されていない．信頼できる値を得るには，上流側濃度の測定に希釈回路が必要である．

測定器の吸引量も問題である．直径 25 mm の円形部分を等速吸引で 0.5 秒測定するには，毎分 28 L の吸引量が必要だが，2.8 L/min，0.28 L/min の吸引量しかない粒子計数器が多い．対応するプローブ径は 8 mm，2.5 mm と小さくなり，走査対象幅が小さく，走査速度も遅くなるので，試験時間は 10，100 倍になる．一方，プローブ径が同じなら，感度が低下する．

ネット検索をしたところ「簡単な粒子発生器と粒子計数機で安全キャビネットの HEPA フィルター検査ができる」という広告が一番先に出てきた．感度を下げた試験では，悪いフィルターも見逃される．

c. 気流バランス

(1) **枯草菌芽胞を使った気流バランス試験** この試験を行うには，ネブライザー，インピンジャー，スリットサンプラー，真空ポンプ，流量計，細菌培養のできる実験室等いろいろな機器が必要であると同時に，細菌操作等の技術と経験を必要とする．詳細については，JIS K 3800 を参照されたい．

(2) **風速計** 指示値の±0.01 m/sec または±3% の指示精度を有し，低速用風速計を使う．感知部に網のかかっている高速領域用のプローブは適当でない．風速計には，指向性のあるものと，ないものが存在する．設定値の決定の際に使われた風速計を同じタイプの風速計を使用する．

(3) **風量計** PC を内蔵し風量を直接表示する風量計 (air capture hood) を使って流入風速を計算できる．

(4) **Pitot 管** 物理的に決定される動圧を示すので，校正がいらない．ダクト内の風速測定等 4 m/sec 以上の風速測定に適する．

3-5-4 試験操作

a. 密閉度

全面開口部と排気口を適当な方法で密閉した後，機内を 500 Pa に加圧し，30 分間観察する（正圧維持法）．または，500 Pa に加圧した状態を維持しながら，接合部，貫通部等に石けん液を塗布し，発泡を試験する（石けん法）．

(1) **化粧板の取り外し** ほとんどの機種では前面パネルをはずす必要がある．さらに，外側の化粧板を取り除く．正圧維持法では結果的に適合することがわかっていれば，取り除かなくてもよい．しかし，密閉してからでは取り除けない場合もあるので，漏れがみつかったときには，始めからやり直しになる．

(2) **密閉操作** 前面開口部の密閉操作は，安全キャビネットの構造によって異なる．製造業者の指定に従う．前面シャッターの取り外しが面倒である．パネル，テープ，補強材等で密閉する．前面開口部にかかる 500 Pa の力は驚くほど大きい．内圧に耐えて密閉を保てるように補強材が必要である．1 時間以内に密閉作業を終われるようになるには，相当の熟練を要する．排気口は小さいので密閉は比較的容易である．

(3) 加圧 加圧はドレーンポート等から行う．

b. HEPA フィルター走査試験

① エアロゾル発生器で，フィルター上流側に PAO エアロゾルを負荷する．エアロゾルの負荷は，フィルターの上流側に対して均一に負荷する．複数のファンを組み込んだ安全キャビネットでは特に注意する．

② 上流側測定値を 100% に調節する．

③ プローブをフィルター表面から 25 mm 以内に保ち，50 mm/sec 以下の速さで，走査域が重なるように走査する．マウント部分，側枠とろ材の接合部にとくに注意する．

④ 終了後も相対濃度計は 20 分以上，清浄空気で洗浄する．

c. 吹出し風速試験

前面開口部上縁 100 mm 上の高さ（前の規格は，上縁の高さ）で左右，前後の内部側壁から 150 mm を除いた範囲に想定した 150 mm 以内の等間隔格子の交点で風速を測定する（図 3-5-2）．前後方向にゾーン分けされている場合は，指定されたゾーンごとに測定する．

微風速を測定するので，プローブを適当な方法で三次元空間位置に固定する．プローブ固定後，移動の影響が出るので 7 秒間経過後に測定開始する．

d. 流入風速

流入風速の測定方法は，モデルによって異なる．基本的には製造業者の指定する方法で測定する．

(1) 排気口で測定 流入風量と排気風量は等しい．排気口に設置されたフィルターの 100 mm 上の平面で，フィルターの周囲 100 mm を除いた部分につき，100 mm 以下の等間隔格子を想定し，その交点の風速を測定する（図 3-5-3）．測定値の平均にフィルター排気口面積を乗じ，さらに前面開口部面積で除して，前面開口部平均風速とする．

この方法は，再現性の高い優秀な方法だが，排

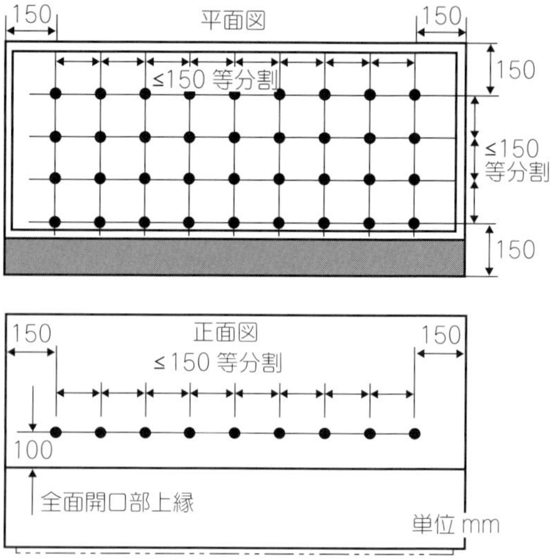

図 3-5-2 吹出し風速試験測定部位

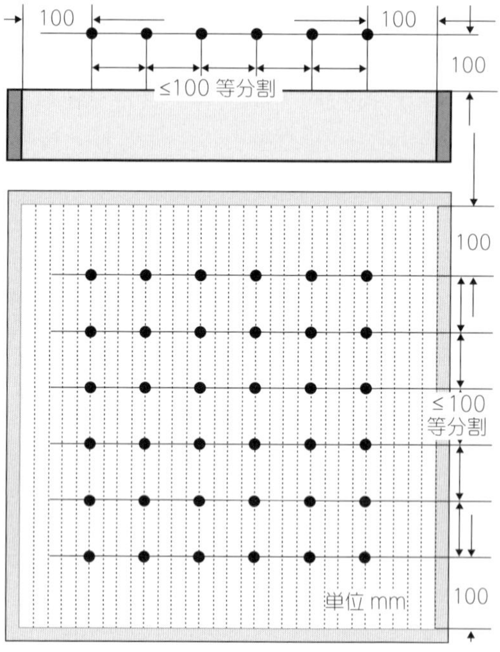

図 3-5-3 排気口での流入風速試験

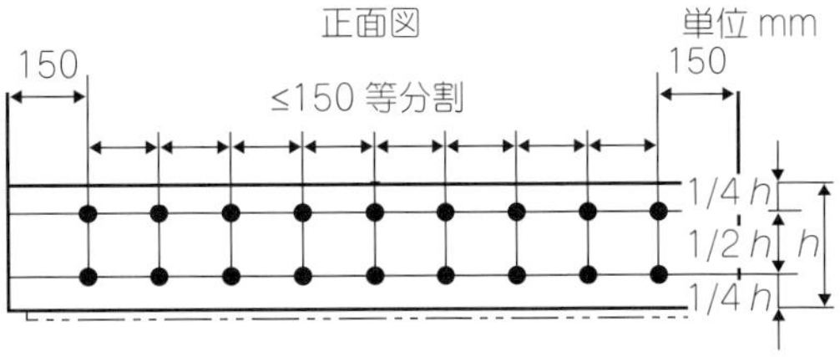

図 3-5-4　前面開口部での流入風速測定

気口短辺が 500 mm 以上ないと正確な値とはならない．真の値を求めるには換算係数が必要である．

(2)　**前面開口部で測定**　両側内側面から 150 mm を除いた空間につき，前面開口部高さの 1/4 h，3/4 h の高さに 150 mm 以下の等間隔の測定点を配し（図 3-5-4），内向き風速を測定し，その平均値を求める．密閉式ダクト接続し，ダクト内の風量を測定できない安全キャビネットは最も簡便である．

この方法には問題が多い．まず，風向きが決まっていないので，指向性のないプローブで測定するのが合理的である．指向性のないプローブでもプローブの向きまで問題となる．安全キャビネットの製造会社の指定する風速計を使用する．測定位置は三次元方向に各 2 mm 以内の精度で固定する．室内の気流が測定値に影響を与えてはいけない．

(3)　**風量計による測定**　前面開口部に風量計をセットし，風量を直接測定する．前面開口部面積で除して平均風速を計算する．前面開口部と風量計の接続が漏れないようにするため，工夫が必要である．この取り合いによる圧損を補正するため，機種によって，補正係数を乗じる必要がある．

(4)　**ダクト内の風量を測定**　接続された角形，あるいは円形のダクトに風速測定口を開け，風速計によって平均断面風速を測定する．曲がり，絞り等風向の乱れが生じるところより後の直線部分を長径の 5 倍以上下流に測定点を設ける（図 3-5-5，3-5-6）．断面の面積を 16〜36 等分し，その重心で測定する．測定値の平均に断面積を乗じ，さらに前面開口部面積で除して平均風速を求める．

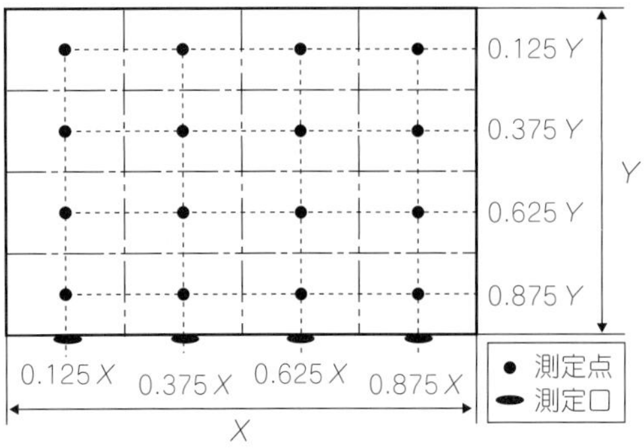

図 3-5-5　角形ダクトの風速測定

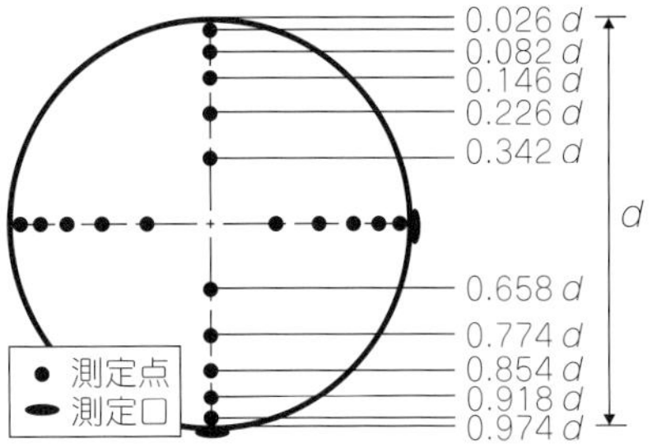

図 3-5-6　円形ダクトの風速測定

(5)　**その他**　特殊な測定方法については，第三者検査団体に測定方法を申請し，認定された方法に従い検査する．

3-5-5　安全キャビネットの排気

a.　安全キャビネットの排気

機内で発生する有害ガスや，フィルターの穴を恐れ，タイプ B キャビネットを選択し，密閉式ダクト接続をする研究室が多い．「百害あって一利なし」のことが多い．タイプ A 安全キャビネットの排気の基本は部屋の中に単体で設置し，ダクトをつけない．その理由を以下に述べる．

b.　密閉式ダクト接続

① 有害ガスにはドラフトを使用する．有害ガス取扱いのほとんどは生物材料を取り扱わないので安全キャビネットを必須としない．フィルターの漏れを防ぐには，定期検査の方が

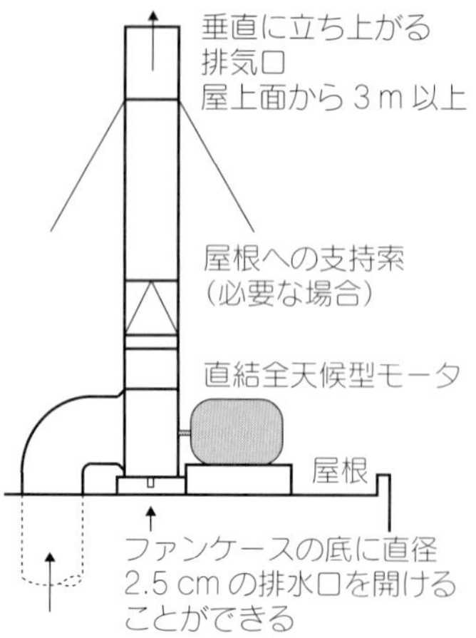

図 3-5-7　屋外排気口の 1 例
密閉式，開放式ダクトとも同じ．

有効である．

② 安全キャビネットの性能が保証されるのは，流入風速が選定風速値の±0.025 m/sec のときである．空調技術により，排気風速に対しこのような高度の風量調節を期待するのは非常に難しい．

③ 安全キャビネットごとに独立したダクトが必要である．共通のダクトに複数の機器が繋がっていると，それらの機器の運転・停止により安全キャビネットの流入風速は変動する．実験室扉の開閉でも，排気量は変化する．

④ ダクトに繋いだ安全キャビネットは常時運転する必要がある．安全キャビネットの排気量は大きいので，安全キャビネットの運転・停止によっても影響をされないような空調設備を作ることはきわめて難しい．

⑤ ダクトの排気ファンが止まったときは直ちに事故を通報し，安全キャビネットも同時に停止するような装置が必要である．

⑥ ダクトの排気口は，屋上面から 3 m 以上高い位置にあり，垂直に排気すること．風向きによって排気量に影響があってはならない（図 3-5-7）．条件を満足し，安全な密閉式接続ダクトにはみたことがない．

c. 開放式ダクト接続

開放式ダクト接続とは，安全キャビネットの排気口にキャノピー（焼鳥屋にあるような排煙装置）をかけて，安全キャビネット排気量の 50% 増しで排気する．ダクト内の排気量が変化しても，安全キャビネットの排気量は影響を受けない．
［日野茂男］

3-6　バイオセーフティ実験施設及び設備の基準

3-6-1　バイオハザード対策システムの概要

病原性微生物や遺伝子組換えを利用した実験並びに動物実験（動物飼育施設）においては，取扱う生物材料の危険度に合致した拡散防止機能を有する施設や装置内での取扱いや管理を行わなければならない．

室内の空気調和（空調）システムによる環境制御は，取扱う生物材料（微生物・実験動物・植物等）の飼育・培養等の条件に合致した制御を行い，その空間を要求される機能の運用と維持管理をしなければならない．

実験において取扱う生物材料の拡散防止機能は，各種関連法規や規則で定められている．

危険度に応じた生物学的封じ込めや物理学的封じ込めはP1，P2，P3，P4の危険度区分としてその内容が別章で示されているが，本節でできるだけ詳細に示す．遺伝子組換え生物等での動物使用実験や飼育施設においては，宿主や核酸供与体の実験分類の名称としてP1A，P2A，P3A，特定飼育区画に区分されている．

取扱いでの安全性確保のため，1次バリアーである安全キャビネット（BSC）や飼育装置も病原微生物の危険度に応じた装置を使用することが必要である．これら封じ込め区域の概念を図3-6-1に示す．生物材料の危険度に応じた設備管理概要を表3-6-1に示す．

取扱う生物材料の特性により，封じ込め環境は異なるが，使用目的に合致した施設でなければならない．特に実験動物施設では，さらに飼育エリアと実験に関する処置エリアや洗浄等の準備エリアに区分される．大切なことは，動物の逸走の防止や，排出物（血液含む）による汚染に対して清掃や消毒（滅菌）が容易にできるような構造にすることや，内装仕上げ材料の特性に配慮しなければならない．

なお，改正感染症法では，一種・二種・三種・四種病原体に区分されているので，物理的封じ込めレベルは，病原体別の疾病分類とBSLを明確にし合致した．BSL内での取扱いが必要である．

a.　P1レベル

感染性の非常に低い生物材料（BSL-1）を利用した実験に用いる．改正感染症法での疾病分類では対象病原体はない．

(1)　建築学的基準

① 建築基準法に基づく基準を満足するとともに，安全の確保のための防火制限や内装制限を遵守しなければならない．

② 実験室の扉，窓は実験中は閉鎖する．

(2)　空調・換気設備

① 対人空調環境条件での温度・湿度とする．

② 空調システムは，室内循環システムとする．

③ 換気設備：　実験中，換気は停止する．強制換気を必要とする実験材料の取扱いは，通常クラス1型において行う．P1レベルでの生物材料の取扱いには，BSCは特に設ける必要はない．

(3)　給排水・衛生設備（排水処理）・滅菌

① 取扱う生物材料の実験エリア外への排出は消毒並びに滅菌で行うが，排水処理は実験責任において定めた消毒方法において行う．ただし，公共下水道への放流には市条例等により定められた排水処理を行う．滅菌は高圧蒸気滅菌装置で行い，設置場所は建屋内もしくはエリア内に設置する．

② 入室・退出時に手指消毒できる薬液槽を設置する．

(4)　防護用具

① 制定された取扱い規準により着衣や防護用具，靴等を使用する．実験室の管理責任者の指示による．

② 防護用具の取扱いや防護程度は微生物の特性と感染のシステムにより決定する．

(5)　トータルシステム管理

① 実験室の入口にはP1レベル実験室の表示

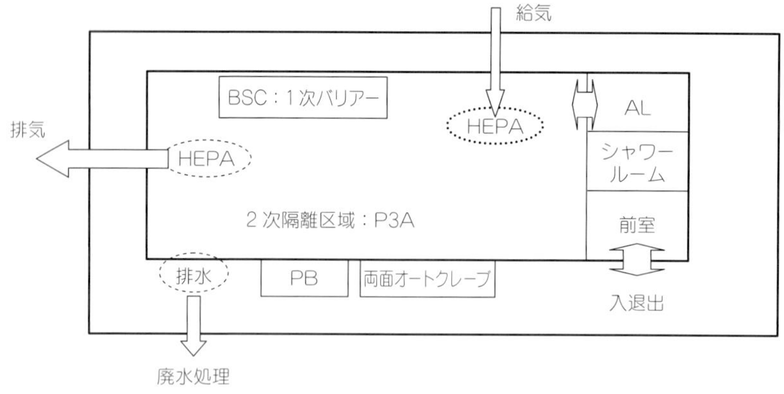

BSC：安全キャビネット：クラス２飼育装置，
PB：パスボックス・ダンクタンク．

図 3-6-1　封じ込め区域概要（P3・P3A の場合）

表 3-6-1　バイオハザード対策の設備・管理レベル

レベル	設備レイアウト	物理的封じ込めの要点・実験操作・施設・設備	病原体危険度
P1	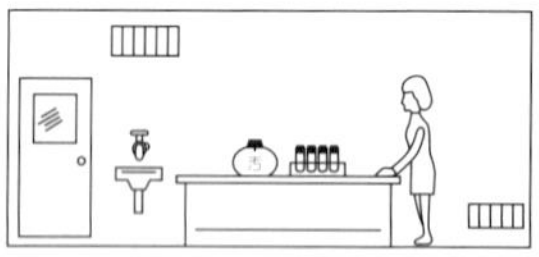 ●一般空調 ●気圧差：不要	●実験中は窓や扉を閉める ●機械的ピペットを使用する ●通常の微生物実験に準じる ●安全装置：機器は不要 ●手洗い，流し台 ●各レベル使用の認定者による利用制限（入室者管理）	1
P2	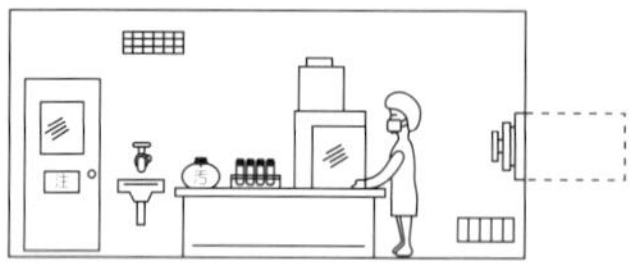 ●一般空調 ●気圧差：不要	● P1 レベルに加える ●実験操作は，安全キャビネットを使用する ●エアロゾル発生の防止等，いくつかの予防措置をとる ●オートクレーブを備える ●入室制限を設ける ●廃棄物の除染 ●実験衣，手袋，フェースガードの着用	2
P3	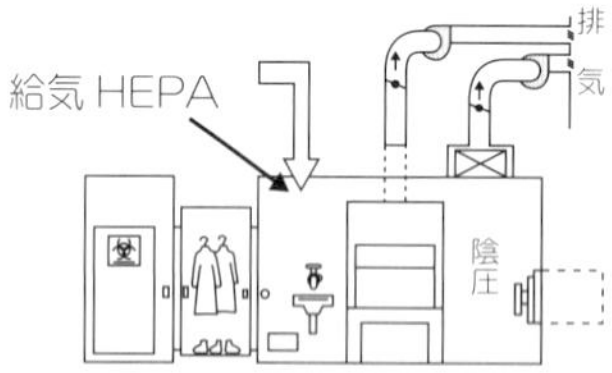 ●全外気空調 ●室内：陰圧（−50 Pa） ●前室，エアーロック室を設ける	● P2 レベルに加える ●排気処理：HEPA フィルター ●同時に開閉できない前室を設ける（例：エアーロック室等） ＊自動閉鎖式の二重ドアの設置 ●実験室内全体を陰圧にし，室外から室内へ向かう気流とする ●排気ファンは室内排気と安全キャビネットは，個別がベター ●実験室が容易に滅菌できる構造及び材質とする，密閉度の確保 ●足等で操作可能な，手洗い（滅菌タンク付き：ステンレス製） ●給気側：HEPA の設置（感染症法等には，定められてはいない）	3

P4	●下図はグローブボックスシステム（クラス 3） 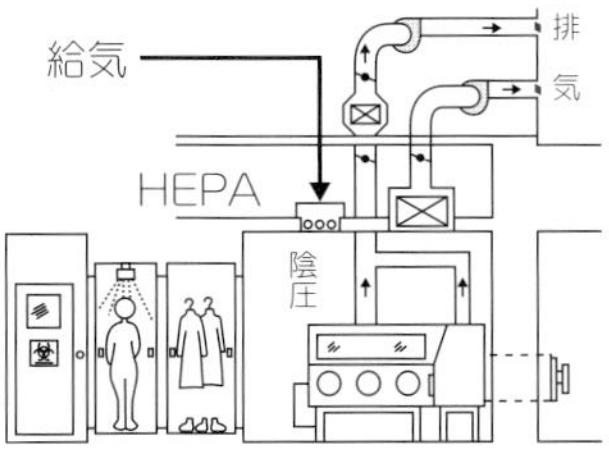 ●周囲：二重壁：拡散防止 ●陽圧スーツ方式：「ヒト」への非常用空気供給装置の設置 ●1 次バリアー：BSC タイプⅡ（B1・B2）を使用	● P3 レベルに加え，下記の項目を整備する ●給気・排気処理：HEPA フィルター（スキャンテスト合格品） ●実験室内全体を陰圧にし，室外から室内へ向かう気流にする ●クラス 3 の安全キャビネットを使用する ＊スーツラボ方式：クラス 2（全排気タイプ）使用可 ●空気遮断装置やシャワー室を設置し，防護服を着用する ●両面オートクレーブを備える ●ダンクタンクの設置の検討：研究機材（用具）の出し入れ用 ●ハザード対策用防護服：服外部の薬液滅菌装置，服内部の乾燥装置の設置 ●ハザード対策用防護服内への「ヒト」用空気供給装置：非常用含む	4

＊　参考資料：日立アプライアンス（株）より一部改変.

を掲げ，実験材料等の保管場所にも表示する.

② 使用者は，事前登録された者のみ入室が可能とし，管理や入退出記録を行う.

③ 実験方法や操作方法は事前に承認，決定された方法による．消毒，滅菌の方法，手段も同様.

④ 取扱い病原微生物や遺伝子組換え生物等はすべて登録を行い，保管を含めて管理を行う.

b. P2 レベル

P1 の拡散等防止措置に下記の事項を加える．改正感染症法では，二種〜四種病原体において，BSL-2 での取扱いが病原体別に定められているので確認が必要である.

(1) 建築学的基準

① 地崩れや浸水の恐れの少ない場所に設ける.

② 管理区域を設けること.

③ 取扱い病原体の保管は，管理区域内に設ける．保管監理上鍵を設ける.

④ 内装の仕上げ材は，消毒が容易にできること.

⑤ 実験室の内部を観察できる窓やカメラ等を設け，内部の状況が把握できること.

(2) 空調・換気設備

① P2 レベルと P1 レベルの実験施設上の最も大きな違いは，P2 レベルの実験室には BSC を設けなければならないことである.

② 遠心分離機，超音波細胞破砕装置，凍結乾燥機，ブレンダー等のエアロゾルが発生しやすい機器の取扱いは，BSC 内もしくはエアロゾルが速やかに排気（換気）されるエリア内での設置が必要.

③ BSC：　クラス 2 飼育装置（陰圧アイソレーター等）の排気は，HEPA フィルターでろ過する．排気は取扱い生物の危険度に応じ，室内もしくは室外に排気する．排気された空気は再循環させない.

④ BSC 搭載の HEPA フィルターの交換や動作検査，消毒・滅菌等を行う場合には，BSC を移動させなくてもこれらの作業ができることが好ましい.

⑤ BSC 搭載の HEPA フィルターはスキャニングテストの合格品を使用し，BSC 外への漏洩に十分な対策を行う.

⑥ 排気設備は，稼動状況の確認ができる構造とする．通常排気側の HEPA フィルターにマノメーターを設ける．なお，排気ファンの動作表示の設置は個々検討を要する.

⑦ 空調システムは，室内循環方式とする．た

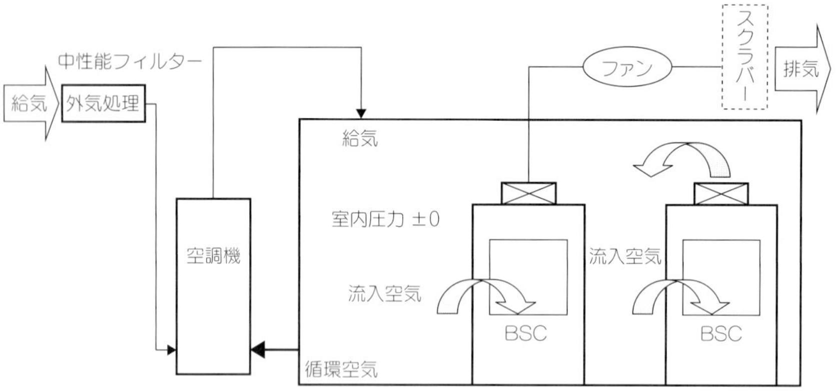
中性能フィルター
給気
外気処理
ファン
スクラバー
排気
給気
室内圧力 ±0
空調機
流入空気
流入空気
BSC
BSC
循環空気
① 外気処理装置：外気温度、湿度制御機能を有することが望ましい.
② 室内空調は室内循環方式.
③ BSCの排気処理には、室内排気と屋外排気があり、取扱う生物材料により定める.
実験動物の飼育や実験処置では、臭気対策上，屋外排気とする.
④ 滅菌用燻蒸ガス(ホルムアルデヒド)排気処理用装置(スクラバー)の設置が望ましい.

図 3-6-2　P2 レベル実験室：空調換気システム概要

だし BSC が室外排気の場合は，排気風量相当の外気の導入が必要となる．排気風量に対し，外気導入量が少ない場合，実験室は負圧（陰圧）となり，周囲より塵埃等の流入を招くこととなる．外気導入空気の塵埃処理は中性能程度のフィルターによる塵埃の除去を行う．なお，外気温度の制御には外気導入装置内での温度・湿度制御を行うことが望ましい．

⑧　実験終了後（飼育終了後）実験に使用した生物材料が装置内に付着している場合，直ちに不活化するための措置を講ずること．BSC の停止は不活化後 10 分間程度運転し，装置内の空気を排気させる．

(3)　給排水・衛生設備（排水処理）・滅菌

P1 レベルと同等

①　室内に設ける洗眼用水栓は，バルブと水栓口の間が乾燥もしくは水がたまり，微生物の繁殖が懸念される．このことにより，室内に設けた給水栓はできるだけシャワー栓タイプを用い，洗眼時での感染の防止を図る．

②　滅菌設備（装置）は，実験室内に設ける．

(4)　防護用具

P1 レベルと同等

(5)　電気設備

①　BSC の排気ファンは緊急停電等による停電時には，BSC 作業エリア内での実験停止後の消毒や収納等の作業終了時まで電気の供給ができる設備（無停電設備）を行うことは，より安全性の確保となる．

②　実験室に通話装置，または警報装置を設ける．

(6)　トータルシステム管理

①　実験室の入口には，P2 レベル実験室の表示を掲げること．保管場所にも表示が必要．

②　P1 レベル実験を同じ実験室で行う場合は，実験区域を明確に区分する．

③　実験室には，鍵等を設ける．

④　感染動物飼育設備は，実験室内に設ける．

図 3-6-2 に BSC の排気を室外排気並びに室内排気での空調換気システムの構成概要を示す．

⑤　作業者は，定期的な健康診断を行う．血液検査時には血清を保管する．なお，体力の異常時（風邪・下痢等）には，管理区域には立ち入らない．また，予防接種を適切に行う．また，設備や BSC 装置の保守・修理作業者も上記の検査を定期的（通常 3 ケ月に一度）に実施する．

c. P3 レベル

P2の拡散防止措置に下記の事項を加える．

(1) 建築学的基準

① 建築基準法第二条第一号に規定する居室である場合には，その主要構造部等を耐火構造とし，または，不燃材料（無窓の居室：内装制限）で造ること．

② 実験室の出入口に前室（自動的に閉鎖できる構造を持つ扉が前後に設けられ，室内の面積は，更衣が可能な広さがあること）を設ける．また，エアーロック室のドアは同時に開閉できない構造（インターロック機能）とすること．

③ 実験動物飼育エリアの場合，入室動線と退出動線を区別する．退出動線側には薬液シャワー・洗浄用シャワー室を設ける．

④ 室内装の仕上げ材は，所定の陰圧に耐える構造材を使用する．殺菌灯での材質変化とともに表面仕上げは，薬品による燻蒸や滅菌に耐える材料を用いる．

⑤ R コーナーの設置：　床と壁の立上げ部は，R を設け清掃が容易な仕上げが必要である．R の寸法は 50～150 mm 程度とする．

⑥ 実験室並びに実験区画（前項の前室：エアーロックルーム含む）には，密閉状態が維持される構造であること．昆虫等の侵入防止，燻蒸ができること．

⑦ 内装は，築造と断熱材入りプレハブパネル造りの 2 種類がある．最終仕上げの安定性や最も大切な密閉性の確保には，断熱材入りプレハブパネル造りの方が好ましい．ただし，パネルの厚さは十分な検討が必要．通常，厚さ 42 mm 以上を用いている．

(2) 空調・換気設備

① 空気は，実験室の出入口から内側に流れていく換気設備を設けること．従って，空調システムは全外気空調システムの機能が必要とする．

② 室内排気は，HEPA フィルターでろ過し室外に排気する．排気された空気は再循環させない．

③ 排気装置の稼動状況確認は，P2 と同様とする．

④ 室内の給気側に HEPA フィルターを設置し，室内の気圧変動時の漏洩防止を行う．

⑤ 周辺地区の安全性の要求により，BSC での一次側 HEPA フィルターの外に排気口直前に HEPA フィルターを設けるとともに，室内排気系にも二重の HEPA フィルターを設ける場合もある．ただし，HEPA フィルターの性能上，二重の設置は必要ないと考える．

⑥ 室内圧力は拡散防止のため，周囲環境より低くする．参考例：通常エアーロック前室：－30 Pa，実験室：－50 Pa の空気圧力を制御する．

⑦ 室内排気ダクトと BSC の排気ダクトはできるだけ専用ダクトが望ましい．

⑧ 同一室内に複数の BSC を設置する場合での室内圧力制御は，室内空気の給気側もしくは排気側のいずれか一方を自動可変制御とし，室内の圧力を所定の基準に保つ制御を行う．

⑨ 圧力制御方式：　給気側を可変とするか，排気側を可変とするかは，

i) 室内での発熱負荷

ii) BSC の設置台数並びに運転方法

により決める．省エネルギー上での対応は，給気量を負荷により可変させる．この場合，排気装置個別の制御を給気側に伝え給気量を可変させる．給気量を一定とし排気側において制御する場合は，BSC の排気の増減量を室内排気系で対応する．可変バルブの制御は圧力値に応じて行う．

⑩ 真空ポンプを用いる場合には，当該実験室専用とし，かつ，消毒液を用いた捕捉装置を設ける．

⑪ 燻蒸システム：　通常室内や BSC の滅菌にはホルムアルデヒドガスによる燻蒸滅菌を行うが，人体への影響を少なくするため，室外操作により滅菌，排気が可能な換気システムを構成することが望ましい．図 3-6-3 に P3 レベルのシステム系統図を示す．

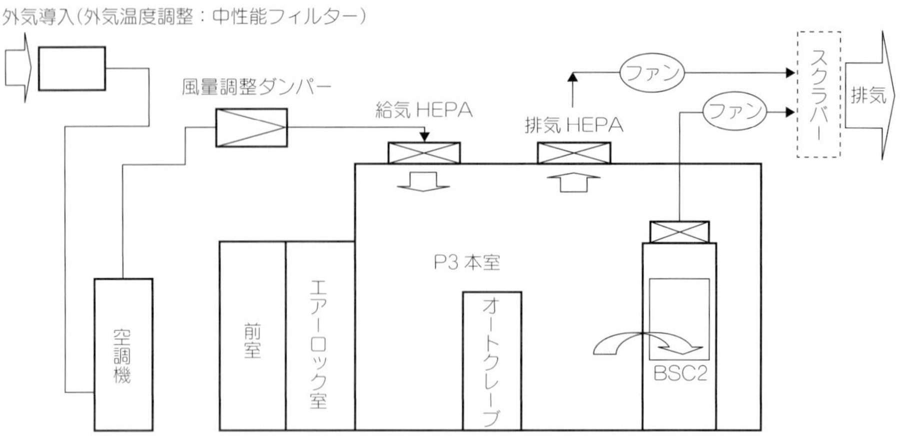

図 3-6-3　P3 レベル実験室：システム系統図

(3)　給排水・衛生設備（排水処理）・滅菌

① 実験室または前室の出入口には，足もしくは肘，または自動で操作できる手洗い設備を設ける．手洗い設備の給水は，逆止弁を取付水の逆流を防止するか，もしくは給水タンク（移動式）による給水とする．排水は外部（エリア外）タンクに流入させ，加熱・滅菌の上，法令において定められた放流とする．外部タンクが未設置の場合，手洗い装置の直下にステンレス製の容器を置いて排水を一次保留し，薬液等による消毒後高圧滅菌器で不活化処理し，法令に定められた放流を行う．

② P3 室内には，高圧滅菌器を設置する．

③ シャワー用排水の処理：　実験動物飼育施設等で使用する，シャワー排水は感染事故等の緊急時の他，実験動物種により退出時使用する．シャワーよりの排水処理は，薬液による消毒後加熱滅菌が可能な機能とする．

(4)　防護用具

① 作業衣は，長袖で前の開かないものを使用する．保護履物，保護帽，保護眼鏡，保護手袋を着用する（以下「作業衣」とする）．

② 作業衣は，廃棄する場合は不活化の措置を講ずること．

(5)　電気設備

① BSC の排気用ファンへの電気設備は基本的には P2 レベルと同様であるが，緊急時での対応として，無停電装置の設置は必要と考える．

② 非常時（災害時）の電気供給システム：一次バリアー（BSC）の排気用ファン以外の電気は，エンジン発電機にて供給する（例：冷凍・冷蔵庫・動物飼育室空調等）．

③ 照明器具は，逆富士型とし天井面の開口面積をできるだけ少なくし，室内圧力の維持・漏洩の防止を行う．もしくは，天井部と照明用ガラス面と一体化構造とすることにより，P3 エリア内に入ることなく天井裏面での蛍光管の交換が可能となる．ただし，天井裏での作業が可能な高さが必要となる．

④ 壁面へのコンセント・スイッチ等の取付け時ボックスと室内壁面並びにコンセントへの配線ケーブルからの漏洩防止のため，確実なコーキングを行う．また，コンセントは漏洩の少ない機能を持った製品を選定する．

⑤ IT への接続が可能な配線を行う．

(6)　トータルシステム管理

① 本施設は，1 年に 1 回以上の定期点検を行い，本基準に適合するようその機能の維持が必要である．

② 実験室・飼育室の出入口並びに保管設備には，「P3 レベル実験中」と表示する．

③ 入室の表示は，P3 室直前並びに管理室での表示並びに記録が必要．

④ 非常時（停電時等）での電気供給がストップした場合には以下のことが必要．

i) 実験者が速やかに退出できるドア等の開閉可能な退出機能.

ii) 無停電装置と連携し連続運転ができるモニタリングシステム.

⑤ 以下のリスクを想定し，セキュリティの運用を行う.

i) 実験者の入室・退出時

ii) 盗難

iii) 自然災害（地震等）： 実験装置の横転，引き出し等の開閉薬品，実験用試料等の保管方法.

iv) 緊急時の連絡方法・体制（連絡順等）

d. P4 レベル

P3 の拡散防止措置に以下の事項を加える．改正感染症では，一種病原体の取扱いに必要な施設.

(1) 建築学的基準

① 本室の全周囲には空間を設け，二重の管理区域を形成する.

② 建物並びに実験室は耐震・免震構造を採用し，地震時においても安全性の確保を図る.

③ 陽圧スーツシステム（防護服）での実験室の壁，天井，床面の仕上げ，材料は上記②項の安全性確保できる機能を有することが必要．施工例として，断熱材入りプレハブパネルの使用や，ステンレス（SUS）製パネル工法等がある.

④ 耐圧・陰圧： 250～300 Pa を最大下限とした圧力の変動に耐える構造体，材料，加工方法を選定する.

⑤ 火災時に耐える構造体を構成する．室内での消火器を設置する.

⑥ 実験関連の他室との試験材料等の受渡しは，パスボックスやダンクタンクで行う．
パスボックスでの使用は受入れのみの使用とする.

⑦ 空調機械室，排水設備はそれぞれ個別の設置階とし，保守メンテナンスを容易にした構造が必要.

(2) 空調・換気設備

① 陽圧スーツシステムの仕様は，クラス 2 タイプの BSC の使用が可能．本システムでの作業衣（防護服）は，一次バリアーからの病原性微生物の漏出を考慮し全身をカバーできる作業衣を着衣後入室し，退出時には消毒室で着衣のまま全身を薬液消毒し，脱衣室で脱衣後全身を洗浄する．所定の作業衣は専用ロッカーで保管する．専用保管ロッカーは作業衣の内部・外部の乾燥・脱臭させる機能が必要．図 3-6-4 に陽圧スーツシステムの基本的な平面計画の参考例を示す.

② 高度安全キャビネット（改正感染症法：厚生労働省令第 82 号 第 8 章の 2 11 項クラス 3 を使用する場合は陽圧スーツ時での更衣室・保管エリア・薬液シャワー（防護服用）は必要としない．ただし，本施設での使用基準に沿った防護衣等を着用する．人体への直接的な汚染時での除汚用シャワーを設ける必要がある.

③ 給気・排気処理はともに HEPA フィルターを二重に設け，室外への漏洩を確実に防止できる構造，システム構成とする.

④ HEPA フィルターユニットの二次側にはスキャニングテストの可能なチャンバーを設置し，実運転時での試験を可能とする．
図 3-6-5 にフィルターボックスの概略図を示す.

(3) 給排水・衛生・滅菌設備（排水処理）

① 消毒や清掃に大量の水を使用する場合は，感染性排水処理として，タンク（通常 2,000～4,000 L）を設置する．タンクは複数基設け，交互に使用可能とする．排水には十分な安全性を確認の上排水すること．場外への排水には，所定の条例により排水させる.

② 排水用タンクは蒸気加熱により滅菌を行うとともに，薬液滅菌システムの 2 系統とする.

(4) 防護用具

① 陽圧スーツシステムの場合，スーツへの空気の補給は，外部に設けた空気圧縮機より通

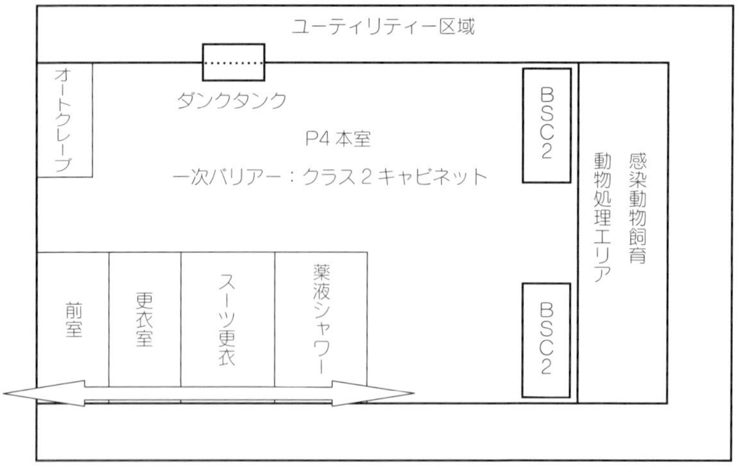

図 3-6-4 P4 レベル実験室：陽圧スーツシステムの概念図例

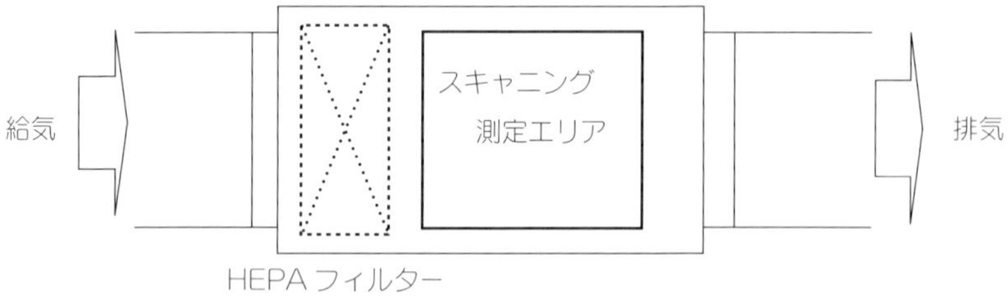

図 3-6-5 HEPA フィルターユニット（構造概要図）

常供給する．エリア内に空気配管を行い供給する．所定のエリアでの行動範囲より移動時には，空気配管接続装置の切外し，再接続を行う．このため，二次側接続箇所には，HEPA フィルターを経由し人体への空気供給を行う．

② 空気圧縮機の故障や緊急停電時等のトラブル対策として，空気ボンベを設置し緊急時での空気の補給を行う．

③ 高度安全キャビネット（クラス 3）を使用する方式での防護衣類等は，再使用品と使い捨て用品を明確な区別が必要．通常衣類は再使用可能な品質を選定する（高圧蒸気滅菌装置での滅菌が可能な材質）．帽子やマスク，手袋等は，使い捨て品の使用を検討する．

(5) 電気設備

P3 施設と同等とする．

(6) トータルシステム管理

① 施設長により指名された実験者のみによる入室とする．

② 2 名以上での作業とする．

③ 指名された実験者は，可能な限り最高レベルの微生物学者としての訓練を受け，作業上での危険性及び必要な感染予防措置を習得していなくてはならない．

④ 管理区域への入室は，クラス 3 タイプの BSC（高度安全キャビネット：グローブボックスタイプ）並びにアイソレーターでの飼育の場合，前室で更衣を行い，室圧維持のためのエアーロック室を経由し管理区域に入室する．退出は，手指・靴を消毒後，水シャワーで全身を洗浄する．ディスポーザブルの作業衣は，所定の容器に投入し高圧蒸気滅菌後管理区域より廃棄（焼却）処分する．複数回使用の作業衣は，高圧蒸気滅菌後，洗浄する．

⑤ 室内よりの物品並びに廃棄物は，すべて高圧蒸気滅菌装置やダンクタンクを経由し，周囲エリアに搬出する．

［補足事項］

HEPAフィルターの除塵（捕集）機能は，

慣性（inertial），衝突（interception：さえぎり捕集効果），拡散（diffusion：ブラウン運動），重力（gravitational settling），及び静電気（electrostatic attraction）の特性により塵埃は捕集される．従って，捕集口径よりサイズの小さな物質も捕集可能となる．［北林厚生］

◉文献

1）平成16年文部科学・環境省令第1号，研究開発等に係る遺伝子組換え生物等の第二種使用等に当たって執るべき拡散防止措置等を定める省令．

2）北林厚生：バイオセーフティーの実際，バイオセーフティ技術講習会：病原体等安全管理者養成講座テキスト，pp41-62，2006．

3）バイオセーフティシステム及びバイオハザード対策用キャビネットの使用目的と基本構造．空気清浄，**42**（4）：48-54，（社）日本空気清浄協会，2005．

4）NPO法人バイオメディカルサイエンス研究会：実験施設の安全管理と運営（バイオセーフティ技術講習会資料），2006．

5）WHO Laboratory Biosafety manual 3rd ed，2004．

6）厚生労働省健康局結核感染症課：感染症の予防及び感染症の患者に対する医療に関する法律等の一部を改正する法律に係る病原体等所持施設向け説明会資料，2007．

4
バイオセーフティの組織体制と活動

4-1　バイオセーフティ管理者

バイオリスク管理の階層としての上位は，施設管理者（機関長）である．次に，実際に施設の管理に関わる者として，管理職（部長等）とバイオセーフティに直接関わるバイオセーフティ管理者がいる．その下に各実験室のレベルで，病原体取扱いにおけるバイオセーフティ上の監督者（実験室安全管理者）がおり，その実験室安全管理者の下に，個々の病原体取扱者（実験室使用者）がいる．個々の病原体取扱者が病原体の取扱い方法についての十分な知識と経験を持つことは，安全管理上必須であることはいうまでもない．

4-1-1　WHO の「実験室バイオセーフティ指針」

WHO の「実験室バイオセーフティ指針」（第3版）によれば，それぞれの実験室を有する組織が幅広い安全についてのポリシー，安全マニュアル，実行にあたっての支援プログラムを持つことが必須であり，通常，研究所または実験室の管理者または長にこの責任があり，バイオセーフティ管理者または他の適切な職員へ一定の職務を委任する，となっている．さらに，実験室の安全はすべての管理者，実験室に関わる職員の責任であり，個々の作業者は自身の安全と共同作業者の安全について責任があり，職員は安全に仕事をするように求められており，いかなる安全でない行為，状況または出来事についても管理者に報告しなければならないとされている．

本指針ではバイオセーフティ管理者について以下のように紹介している．

バイオセーフティポリシーとプログラムが実験室全体に首尾一貫して行われることを確実にするため，可能な限りバイオセーフティ管理者を任命しておかなければならない．バイオセーフティ管理者は，所長または実験室長を代表してこれらの義務を実行する．小さな単位においては，バイオセーフティ管理者は微生物学者または技術職員の一員が，非常勤で，職務を明確に規定され，これらの義務を果たしていく．バイオセーフティへの関わり合いの程度に違いがあっても，任命された者は適切な生物封じ込め，バイオセーフティの手順に伴う特定の活動について示唆し，評価し，認可するのに必要な専門的な能力を持たなくてはならない．

バイオセーフティ管理者は実験室の標準操作法策定を助けるとともに，関連した国内，及び国際規則，規制，ガイドラインを適用して管理する．任命された者は微生物学，生化学，及び基礎物理学，生物科学の技術的経歴を持っていなければならない．封じ込め機器を含む実験室と臨床的作業習慣，安全について，及び施設の設計，運転と保守に関する技術的原理についての知識のあることが高度に望まれる．バイオセーフティ管理者は管理職員，技術職員，補助職員と効果的に交信し合うこともできなくてはならない．

バイオセーフティ管理者の活動は次のものを含むべきである．

① バイオセーフティ，バイオセキュリティ，技術的遵守状況についての相談に応ずる．

② 技術的な方法，手順，プロトコル，病原体，材料と機器に関する定期的な内部バイオセーフティ監査.
③ バイオセーフティプロトコルまたは手順の違反について適切な人との議論.
④ すべての職員が適切なバイオセーフティ訓練を受けたことの認証.
⑤ バイオセーフティの継続的教育の提供.
⑥ 感染性または毒性のある可能性のある物質が漏出したと思われる事故を調査し，得られた知見と勧告を実験室管理者とバイオセーフティ委員会へ報告する.
⑦ 実験室感染の可能性のある事例に関する医療職員との調整.
⑧ 感染性物質の漏出やその他の事故に対し，適正な汚染除去を確実にする.
⑨ 適切な廃棄物管理を確立する.
⑩ 各装置について，修理や保守点検の前に適切な汚染除去を確実にする.
⑪ 健康や環境への配慮についての地域社会の考えを知り，維持すること.
⑫ 国内の規制に従い，実験室へまたは実験室からの病原体の輸入または輸出の適切な手続きを確立する.
⑬ 感染性病原体を扱うすべての研究作業の計画，プロトコル，操作法を仕事が行われる前にバイオセーフティの観点から点検する.
⑭ 緊急事態に対処するシステムを設ける.

以上のようにバイオセーフティ管理者について述べられている．このことからもわかるようにバイオセーフティの階層には，機関の管理者，バイオセーフティ管理者，実験室安全管理者，及び病原体取扱者がある．バイオセーフティを行っていくには，機関としていかに対応していくかというポリシーが欠かせない．人の手配，人の教育，施設の維持・管理には多くの予算が伴う．これを受けて，バイオセーフティ管理者はバイオセーフティ指針に示された活動を行う．実験室にはバイオセーフティの責任者（実験室安全管理者）を置き，日常的な実験室の安全管理にあたる．病原体取扱者はバイオセーフティ教育を受け，実験に伴う病原体の取扱法，実験機器の原理と適切操作法に熟知し，感染事故を防ぐこと，病原体の盗難を防ぐことに努めるようにする．このような階層の中で，バイオセーフティの計画立案，教育・訓練及び各種調整を行うバイオセーフティ管理者の活動はきわめて重要である.

4-1-2　バイオセーフティ管理者の資格

バイオセーフティ指針でも述べられているように，病原体を扱う機関の規模により，実際にバイオセーフティ管理者の活動も異なってくる．わが国ではまだバイオセーフティ管理者の活動，身分と位置付けについての認識が十分とはいえず，多くの機関では微生物学者が研究の傍らバイオセーフティ管理者として活動している．いわゆる国家資格としてバイオセーフティ管理者の責務が体系的に教育され，認定を得るようにはなっていない．バイオセーフティ教育のシステムがまだ未整備といえる状況である．このため，病原体についての知識はあるが，必ずしもバイオセーフティについて十分な知識があるとはいえない者が機関のバイオセーフティ管理者として，バイオセーフティ教育や実験室の保守・管理にあたっている状況である．機関ごとにバイオセーフティへの取組みのレベルが異なり，個人防御具，安全装置，実験室の使い方にバラつきが生じているのが現状である.

4-1-3　バイオセーフティ管理者の活動の実際

機関として病原体を安全に取扱い，保管を行い，実験室感染を防ぎ，病原体の盗難防止をするためには，安全管理に関わる規則を作成することがまず基本となる．規則を作成するのは，4-2 節のバイオセーフティ委員会の活動の一つである．バイオセーフティ管理者はバイオセーフティ委員会とともに，実験室使用者，及び病原体取扱いに関連する支援者等へ規則の周知を徹底させなければならない．そのためには教育・訓練プログラムを用意する必要がある．詳細については 4-5 節（教育・訓練プログラム）を参照されたい．

病原体の管理の基本は，まず保有し，取扱っている病原体の把握のため病原体保有リストの作成が必要である．各部署が保有している病原体の調査を行い，病原体ごとの保管責任者を明確にする．病原体を保管する一次容器の形状と数量，保管場所の把握も必要である．次に，規則に従い，病原体の受入れ，及び分与に関する様式を提出させ，病原体保有リストに変更があれば書き換える．また．規則による廃棄届を受理し，その内容を保有リストと照合し，削除を行う．病原体を受け入れる場合は，それが全くの新規取扱い病原体であれば規則に従ってバイオセーフティレベル（BSL）または特定病原体等であるかどうかにより，取扱いの届出または申請を行う．バイオセーフティ管理者はこれにより病原体取扱者を把握する．特に BSL-3 以上の病原体に関しては，バイオセーフティ委員会で必ず申請内容を確認し，審査して，取扱いの承認を所長が出す．これらの承認者について，P3 実験室の使用法についての教育を行う．さらに実験室管理者による個別の実験室ごとの教育を行う．承認され，これらの教育の済んだ者についてバイオセーフティ管理者は実験室登録を行い，入室させる．実験室登録者のリストを作成し，これらにも新規登録を行う．実験が終了し，実験室を使用しなくなった者の登録を抹消する．詳細については 7-3 節（病原体の管理の方法）を参照されたい．

BSL-2 の病原体を初めて取扱う実験室においては P2 実験室の届出を行う．届出様式には取扱い病原体，実験室管理責任者，実験室の概要図（安全キャビネットクラス名，オートクレーブ，保管庫等の記載）等を記載する．これを基にバイオセーフティ管理者は P2 実験室のリストを作成し，変更等の情報を更新して，最新のリストを用意しておく．P3 実験室に関しては，稼動前に十分な検査を実施し，所定の陰圧度等が維持され，十分に機能が発揮されていることを確認後，本稼動となる．一般的に P3 実験室の数は多くないが，P2 実験室と同様にリストは作成しておく．

a. リスク評価

病原体を取扱うときの *in vitro* 実験方法，消毒方法，安全装置，組換え実験方法，動物実験方法等について，バイオセーフティの観点からのリスク評価の実施と対応を行う．動物実験においては感染の経路，曝露の機会，飼育装置，鋭利な物の使用等の項目についてリスク評価を行い，適切な実験方法を指導する．安全装置としてはバイオセーフティ対応型の遠心機，オートクレーブ等についての紹介と導入等を実施する．

b. 封じ込め施設の保守点検

P2 実験室については特殊な空調及び排水設備があるわけではないので，通常，日常点検，及び必要時の対応で十分である．一方，P3 実験室においては陰圧空調のための給気設備，HEPA フィルター，排気設備，排水の消毒・滅菌設備，安全キャビネット等の安全装置，大型オートクレーブ，施設，ダクト，及び制御系統設備等多くの特殊装置があるので，年 1 回の定期総合点検が必要となる．定期点検にあたっては管理区域全体のホルマリン燻蒸も必要となってくる．

これらの定期点検実施のためのプログラム作成が必要で，病原体取扱者，点検業者，メインテナンス業者等との調整をもとに点検日程を作成する．実施にあたっては実験室の使用終了と点検準備，点検業者の入域管理，点検実施状況の報告，作業終了時の確認作業，実験室再開の準備，点検の終了と通常の規制下での実験再開等の業務にあたる．点検報告書の受理と問題点・改善点の確認と対応も必要となる．

c. 安全キャビネットの点検

P2 実験室の安全キャビネットについても，年に 1 回，流入開口部風速，作業台内風速，風量，HEPA フィルターの性能検査等が必要である．これらの点検に関わるプログラムについても安全キャビネットの保有リストを基に，点検業者と調整して点検日程を作成し安全キャビネットの使用責任者に連絡し，必要に応じて変更を行う．点検報告書の受理と必要事項を安全キャビネットの使用責任者へ連絡する．

d.　病原体輸送

国際航空を用いた病原体輸送についてはUN（国際連合）の危険物輸送委員会が規則を決め，それを受けてIATA（国際航空運送協会）が規則書を毎年発行しており，それに基づいて各航空会社が運搬を行っている．国内の輸送も，航空機を用いる場合はこれらの規則が準用される．発送にあたっては荷送人に責任がある．適切な三重梱包と必要な書類の用意が義務づけられている．バイオセーフティ管理者は，国際規則及び国内規則について病原体取扱者に正しい情報を伝え，また病原体取扱者が十分理解し輸送できるよう指導し，相談を受けた場合は適切にアドバイスしなければならない．

e.　緊急時対応

バイオセーフティ委員会とともに緊急時対応の手順を作成し，周知させる．自然災害，火災を想定した実験室からの避難訓練を計画し実施する．

［杉山和良］

4-2　バイオセーフティ委員会

WHOの「実験室バイオセーフティ指針」（第3版）によれば，バイオセーフティ委員会は以下のように紹介されている．

バイオセーフティ委員会を設置し，機関内のバイオセーフティポリシーと各種業務規範を策定させる．バイオセーフティ委員会は感染性病原体，動物の使用，組換えDNAと遺伝子改変材料を伴う作業についての研究プロトコルの審査も担当する．委員会はその他の機能としてリスクの評価，新たな安全ポリシーの策定，安全に対する論議の調停も担当する．

4-2-1　バイオセーフティ委員会の委員構成

バイオセーフティ委員会の委員構成は科学的専門知識とともに，組織の多様な職業的領域を反映しなくてはならない．基本的なバイオセーフティ委員会は以下の構成員を含む．

①　バイオセーフティ管理者
②　科学者
③　医療職員
④　獣医師（動物の仕事が行われる場合）
⑤　技術職員の代表者
⑥　実験室管理の代表者

バイオセーフティ委員会は，異なった部門や専門（例えば，放射線防護，産業安全，火災防止等）の安全管理者の助言を求めるべきであるとともに，ときには多くの関連分野，地方当局，国の規制機関の独立した専門家に助言を求める．もし討議されている特別に論議のある，または取扱いに慎重を要する案件がある場合には関係者（コミュニティメンバー）の参加も役に立つであろう．

以上が，WHOの「実験室バイオセーフティ指針」（第3版）のバイオセーフティ委員会についての記載である．

表 4-2-1　病原体等のリスク分類

リスク群 1	「病原体等取扱者」，及び「関連者」に対するリスクがないか低リスク ヒトあるいは動物に疾病を起こす見込みのないもの．
リスク群 2	「病原体等取扱者」に対する中等度リスク，「関連者」に対する低リスク ヒトあるいは動物に感染すると疾病を起こしうるが，病原体等取扱者や関連者に対し，重大な健康被害を起こす見込みのないもの．また，実験室内の曝露が重篤な感染を時に起こすこともあるが，有効な治療法，予防法があり，関連者への伝播のリスクが低いもの．
リスク群 3	「病原体等取扱者」に対する高リスク，「関連者」に対する低リスク ヒトあるいは動物に感染すると重篤な疾病を起こすが，通常，感染者から関連者への伝播の可能性が低いもの．有効な治療法，予防法があるもの．
リスク群 4	「病原体等取扱者」，及び「関連者」に対する高リスク ヒトあるいは動物に感染する重篤な疾病を起こし，感染者から関連者への伝播が直接または間接に起こりうるもの．通常，有効な治療法，予防法がないもの．

4-2-2　感染研におけるバイオセーフティ委員会

感染研ではバイオセーフティ委員会（平成 19 年 6 月 1 日からはバイオリスク管理委員会と改名したが，本項ではバイオセーフティ委員会と表記する）は，所長の指揮の下に，病原体等及び特定病原体等の安全管理に関し調査審議し，病原体等安全管理規程（以下，安全管理規程）及び運営規則に定める事項を取扱う．2 項として，管理委員会に関する必要な事項は，委員会規程として別に定める，となっている．

① バイオセーフティ委員会は，所長の諮問に応じ，病原体等の安全管理に関し，次の事項について調査審議する．

　i） 安全管理に関する理論的，技術的事項の調査及び研究に関すること．

　ii） 病原体等のバイオセーフティ分類及び安全設備に関すること．

　iii） BSL-2～4 の病原体等の保管，分与及び取扱いに関すること．

　iv） その他，病原体等の安全管理に関すること．

② バイオセーフティ委員会は，①に規定する事項に関し，所長に意見を述べることができる．

③ バイオセーフティ委員会は，所長が開催するバイオセーフティ講習会について技術的助言を行う．

④ バイオセーフティ委員会の委員は，健康管理者，安全管理者及び病原体等の取扱いに関して学識経験のある職員のうちから所長がこれを任命する．

4-2-3　感染研における安全管理規程

感染研では平成 19 年 6 月 1 日の安全管理規程の全面改訂にあたり，バイオセーフティ委員会では病原体等の取扱いにおいては，病原体等のリスク群分類を基準として，病原体の病原性等の項目についてリスク評価し，病原体等の BSL 分類を定め，これに対応する実験手技と安全機器，及び実験室の設備を適用することで，病原体等取扱者と関連者の安全を確保することとした．実験動物における病原体等の取扱いについても同様とした．

病原体等のリスク群分類では，検査・研究等を行う実験室等で通常の取扱量，及び取扱い方法を考慮し，ヒトへのリスクを基準として，病原体を 4 つのリスク群に分類した．家畜，環境，大量生産，バイオテロリズム対策等，それ以外の条件下における病原体等のリスク群分類としては利用できない．「病原体等取扱者」，及び「関連者」（病原体等取扱者と感染の可能性がある直接あるいは間接的接触の機会がありうるその他の人々）の健康への影響に基づき，WHO の「実験室バイオセーフティ指針」(第3版, 2004年)の考え方をもとにして分類されている.

バイオセーフティ委員会では上記のように安全管理規程改正にあたり, バイオリスクに関する外国人専門家の意見も求め, それら国際的な情報をもとに見直しを行った. また, 感染症法の改正にあたり, 法律で示された感染症発生予防規程作成に必要な項目を従来の安全管理規程の中に盛り込む方式で検討し, 作成した. 病原体のBSL分類については, 他の省庁, 及び学術団体においても見解が述べられているので, 可能な限り統一できるものは同じバイオセーフティ分類とした. バイオセーフティ委員会は2003年にSARSウイルスの取扱いに関するBSLを決めたように, 新規出現の病原体についてはリスク評価を行いBSLを決め, 取扱いに関する追加的措置を指示していかなければならない.

これらの規程に定められた各種取扱様式のうちの病原体等取扱申請書(非特定BSL-3病原体, 特定病原体), 特定病原体等分与(譲渡)申請書, 特定病原体受入申請書(所外用, 所内用)及び病原体等の分与等に関する取扱要領による病原体等分与申請書に関してはバイオセーフティ委員全員で審査し, 内容の不備等について指摘し, 訂正を行ってから承認を出している. BSL-1,2病原体取扱届, BSL-2,3病原体等移動(受入)届出等の届出に関しては, 委員長及び他の委員により確認し受理している.

動物実験計画書のうちで特にBSL-3の病原体取扱いについてのバイオリスク評価については, バイオセーフティ管理者の意見に加え, バイオセーフティ委員会委員の意見を聴取している.

バイオセーフティ委員会の委員は, 安全管理規程に関連して用意される各種規則, 要領, 要綱, 計画等についてバイオリスク管理の専門委員として意見を述べてこれらを用意する. 実際, 感染研では病原体等安全管理区域運営規則, 病原体等の分与等に関する取扱要領, 病原体等曝露対応要領, 病原体等事故対応要領, 病原体等の輸送に関する取扱要領, ワクチン接種実施要綱, 職員の血清保存実施要綱及び消防計画等について審議している.

[杉山和良]

4-3 安全監視委員会

安全監視委員会は，機関内で病原体等が規則等に従い適正に取扱われているかを検証する機能を持つ委員会である．通常は機関全体の安全に関わる委員会の一部，またはバイオセーフティ委員会がこの機能を担うと考えられる．感染研においては病原体等安全監視委員会（以下，安全監視委員会）を設けている．本安全監視委員会は，病原体等の取扱いの実施状況を査察・監視し，感染研における病原体等の安全な取扱いを確認する．2項として，安全監視委員会に関する必要な事項は，委員会規程として別に定める，となっている．

4-3-1 安全監視委員会の役割

① 安全監視委員会は，所長の指揮監督の下に，次の事項を処理する．
　i） 安全管理規程及び運営規則に定める事項の実施状況を監視すること．
　ii） 定期及び臨時にバイオセーフティ管理室及び管理区域を査察し，その結果を記録し，保存する．
　iii） 安全管理規程及び運営規則の実施面における改善事項に関すること．
　iv） 事故が発生した場合において，その原因の調査並びに事後処置の確認を行うこと．
　v） その他，病原体の取扱いの監視に関すること．

② 安全監視委員会は①に規定する事項に関し，所長に意見を述べることができる．

③ 安全監視委員会の委員は，健康管理担当者，安全管理担当者並びに感染研内外の病原体等の取扱いに関し，学識経験を有する者のうちから所長がこれを任命または委嘱する．

以上が安全監視委員会の担当する役割である．安全性に関わる査察を行うので，安全監視委員会には外部のバイオセーフティに携わる学識経験者も委員として入れ，透明性を高める必要がある．査察の対象はP2，3の実験室となる．特にP3実験室については，年に1回の程度で査察を行うことが必要である．

4-3-2 査察の例

実験室査察項目：　実験室使用者氏名・部署，実験室責任者氏名，査察官氏名，査察日

a. 実験室

（1） 入口
　① 病原体等取扱安全運営規則の遵守状況：i）国際バイオハザード標識の表示，ii）病原体等取扱承認者及び承認期間の表示，iii）取扱承認病原体等のBSLの表示，iv）P3実験室管理者の表示，v）病原体等取扱承認者の安全管理カード携帯確認
　② 特記すべき事項

（2） 前室
　① 前室の整備状況：　i）実験室専用衣及び脱衣用具等，ii）実験室専用履き物，手袋，マスク等，iii）消毒薬及び用具の設置，iv）室内の整理整頓状況

（3） P3実験室
　① エアロックの作動状況
　② 実験室使用日誌の記載状況：　i）設備（実験室気圧差の記録を含む）の確認状況，ii）配備品（手袋，マスク，ペーパータオル等），iii）病原体等を取扱った（関連作業も含む）者の氏名及び時間等，iv）オートクレーブ使用記録，v）事故及びその記録（感染事故及び設備事故）
　③ 病原体の保管記録
　④ 実験室の設備・機器点検状況等：　i）安全キャビネット（ホルマリン燻蒸日，点検日，フィルター交換等の記録），ii）実験機器（インキュベーター，冷蔵庫，冷凍庫等）の整備状況等

⑤　実験室内の安全器具等整備状況：　i）手，専用衣等の消毒薬，用具及び汚物滅菌用容器及びオートクレーブバッグ等，ii）安全ピペッター，iii）手袋，マスク，iv）感染性材料運搬容器（一次運搬容器，二次運搬容器）

⑥　オートクレーブ及び遠心機等の点検状況（表示等）：　i）固定式両面扉型オートクレーブ（点検日），ii）小型オートクレーブ（点検日），iii）遠心機（点検日）等

⑦　病原体等の保管庫：　i）台数と温度条件，ii）国際バイオハザード標識の表示，iii）施錠状況，iv）耐震対策，v）保管病原体等のBSL表示

⑧　安全キャビネット等設備機器の耐震対策

⑨　実験室内設備等の整理整頓状況：　i）安全キャビネット内，ii）実験設備機器及び器具等，iii）衛生管理（清掃等）

⑩　特記すべき事項

（4）　緊急事態関係

①　緊急時の措置方法の掲示

②　緊急時の避難経路の表示

③　消火器の設置（種類，点検日）

④　緊急時用の高濃度薬液層（水を満たしたもの）と消毒薬（原液）

⑤　救急箱/袋（器材）の用意

⑥　特記すべき事項

b.　査察書類関係

（1）　病原体等取扱申請書及び承認書

（2）　病原体等移動申請書（届）及び承認書

（3）　病原体等取扱届

（4）　病原体等管理区域業務日誌

（5）　病原体等管理区域及び関連機器の点検管理記録

①　P3実験室空調機・排風機設備点検日誌

②　P3実験室排水処理設備点検日誌

③　その他の設備運転日誌

④　P3設備定期点検報告書（空調機・排風機，フィルター，計装，建屋・ダクト等，排水処理設備，安全キャビネット，オートクレーブ，動物飼育装置，実験用機器等）

⑤　実験室３ケ月点検書類

⑥　実験室使用日誌

⑦　実験室等入退室データ報告書

（6）　実験動物数等の移動記録

（7）　バイオセーフティ講習会の実施状況（P3実験室利用者講習，避難訓練等を含む）

（8）　曝露・事故及びその記録（感染事故及び設備事故）

（9）　実験室使用者特別健康診断等受診者リスト

（10）　その他

4-3-3　事故調査

病原体等の取扱い中に針刺し，飛び散り等で病原体が体内に入る機会があるので，事前に病原体ごとに曝露時に対応すべき手順を，病原体等曝露対応要領として用意しておく必要がある．曝露部を水洗いし，刺傷部から血液を絞り出す等の応急処理をして，機関内の応急担当医師が利用できれば処置をしてもらい，必要に応じ医療機関へ行く．すべての曝露及び盗難等については実験室管理者，部長等，バイオセーフティ管理者に報告されねばならない．曝露後直ちに行う一次報告，ある程度の処置が終わってから行う二次報告，及び十分な時間が経過した後に行う最終報告が必要である．安全監視委員会及びバイオセーフティ委員会の委員はこれらの報告書の内容を検討し，必要に応じ再発防止のための指導を行う．

［杉山和良］

4-4　実験室安全管理者

実験室安全管理者は，実験室における病原体の安全管理に直接携わり，実験室（検査室等を含む）における病原体等取扱者の曝露及び当該実験室からの病原体の盗難事故等を防止するために，規則等で規定された管理者である．規程等により病原体を取扱う区域を管理区域とする．管理区域には実験室の他，実験をサポートするための部屋，廊下等が含まれる場合もある．これら管理区域の責任者が実験室安全管理者と考える．P2 実験室は通常，担当部等において管理運営が行われているので，実験室安全管理者は所属する部等の専任研究者（室長等）で，病原体取扱い経験が十分にあり，バイオセーフティ・バイオセキュリティについても十分な知識を持つ者を部長等が任命し，所長が承認することになる．P3 実験室は，複数の部が使用している場合もあるので，バイオセーフティ管理者，関連部長等が使用者の中から最適任者を実験室安全管理者として任命し，所長が承認することになる．実験室安全管理者は複数の研究グループが実験室を使用している場合には使用者どうしの十分な調整が要求される．

4-4-1　実験室の安全確認

実験室安全管理者は，当該実験室が安全に機能していることを確認しなければならない．もちろん，施設全体の安全性についてはバイオセーフティ管理者の責任においてなされる．P2 実験室は通常の微生物取扱実験室であり，特別な空調及び排水設備は有していないので不具合等，必要に応じての対応でよい．一方，P3 実験室は陰圧空調または内向きの気流が確保された実験室で，実験室からの排液は消毒剤またはオートクレーブで処理される等，管理に当たっては十分な経験と実験手技のみならず設備等についての知識も必要となる．実験室安全管理者は当該実験室内の差圧等の維持，扉のエアーロック状況，排水処理等が適切に行われていることを確認し，問題があればバイオセーフティ管理者へ連絡し改善を図る．実験室内の安全キャビネット，遠心機，オートクレーブ，インキュベーター，冷蔵庫，冷凍庫等の実験機器が正常に機能していることを確認する．同様に，問題があればバイオセーフティ管理者へ連絡し改善を図る．安全キャビネットについては新規の導入，保守・修理，廃棄，他部署への移動等について所定の届出をバイオセーフティ管理者へ提出する．年 1 回の保守点検の機会を利用し，保守に努める．

4-4-2　実験室使用者への教育・訓練

4-5 節のバイオセーフティ訓練プログラムを修了した新規使用者に対して，実験室安全管理者は当該実験室の使い方（入退室，日誌または実験ノート等の記帳等），基本的病原体取扱技術原則，配備機器の取扱い方法，病原体の保管等のバイオセキュリティ，病原体の飛び散り等の曝露時の対応，健康異常や地震・火災等の緊急時対応，病原体等の適切な発送方法，感染性物質の消毒・滅菌法，廃棄物の処理手順等について説明し，教育を実施する．病原体等の適切な発送方法については国内及び国際規則に基づき，基本的三重梱包法と正しいラベリング・マーキング，必要書類の作成等についての十分な訓練が必要である．このように実験室安全管理者はきわめて重要な役割を果たす．

4-4-3　実験室使用者への情報の周知

実験室安全管理者は，バイオセーフティ管理者から各部署に対して出された連絡内容を実験室使用者に確実に周知徹底させる必要がある．安全キャビネット及び P3 実験室点検プログラム等，健康診断，血清保存，特定病原体の保有，年末年始の実験室の利用届，避難訓練の他，多くの連絡事項がある．また，実験室安全管理者は各部署からバイオセーフティ管理者へ提出する書類の確認を行う．病原体の受入，分与がある場合は事前に内容を把握し，所定の受入，分与様式に実験室安全管理者として署名捺印する必要がある．P3 実験室の使用の場合には取扱申請書類を確認し，実験室安全管理者として同様に署名捺印する必要がある．その他，安全キャビネットの保管管理に関する届出，P2，3 実験室責任者指名・変更届，P3 実験室時間外使用届等がある．

当該実験室の入口の扉には国際バイオハザード標識を掲示し，実験室安全管理者の氏名，オフィス電話番号，緊急時連絡用の連絡電話番号を表示しておく．当該実験室で緊急事態が発生した場合には，直ちに対応する．[杉山和良]

4-5　教育・訓練プログラム

WHO の「実験室バイオセーフティ指針」（第 3 版）では，訓練の重要性について下記のように記している．

実験室の作業者を守るための安全設備や，安全器具がいかに完備されていても，実験作業者が犯しやすい過誤や適切でない実験操作によって，その効果が得られないことが多い．実験室内で起こりうるリスクについて熟知し，これへの対策について十分に教育して，実験作業者や補助職員に安全に対する意識を常に持たせることが実験室事故や実験室内感染を予防する上で重要である．安全対策に関する研修は実験室管理の第一条件であり，実験作業者や補助職員の基本的訓練に取り込むことにより，職員の安全作業が確立されることから，継続的に繰返し行うことが重要である．

実験室安全管理者は，バイオセーフティ管理者や他の担当者とともに実験作業者や補助職員の訓練において重要な役割を担う．

4-5-1　訓練プログラム

WHO の「実験室バイオセーフティ指針」（第 3 版）では，訓練プログラムについては以下のように紹介されている．

持続的な，作業中の安全訓練プログラムが実験室職員と補助職員に安全を意識し続けさせるのに必須である．実験室安全管理者はバイオセーフティ管理者と他の人材の助けにより，職員訓練に中心的な役割を果たす．バイオセーフティ訓練，すべての安全と健康訓練の有効性は，実に管理部門の参画，動機づけ要因，十分な初めの職業訓練，良好なコミュニケーション，究極的には機関の目標と目的の設定に依存しているのである．以下が，効果的なバイオセーフティ訓練プログラムの枢要な要素である．

① 必要性の評価：　この過程は関係する仕

事，重要性の順番（頻度，枢要性，複雑さに関して），それらを達成するのに必要な各段階の詳細を明らかとすることである．

② 訓練目標の確立： これらは訓練を受けた人が訓練後，作業中に実際にみせることが期待される観察可能な行動である．目標は，ある活動または行動が行われるときの条件と要求される熟達のレベルを自覚することである．

③ 訓練内容と手段の明確化： 内容は訓練を受ける人が行動目標に合うようにできるよう習得すべき知識または技能である．仕事と仕事に要求される知識を有する者が，バイオセーフティ訓練プログラムの内容を定めるのが最もよい．その他の取組み方とは，問題解決実習の成果，または技能を使って起こした誤りを正す学習法の設計に焦点を当てる等がある．どの教え方（講義，テレビでの教育，コンピュータでの教育，相互作用ビデオ等）が他のものより優れているかは明らかではない．多くは明確な訓練の必要性，訓練を受ける人のグループの構成等によって決まる．

④ 個々人の学習の差異についての考慮： 効果的な訓練は，訓練を受ける人の性質または属性を考慮に入れなければならない．個々人もグループも素質，読み書きの能力，文化，話し言葉，事前訓練の技能レベルで異なってくる．

⑤ 学習条件の明確化： 教育行事に当たって（例えば訓練コース，ビデオテープ，文書等）は技能の習得または教えられるトピックに矛盾したり，それを阻害すべきではないし，または無関係な内容のものであってはならない．例えば，もし教育の意図が問題解決技術の能力開発であるならば，教育的取組み方は機械的暗記より思考/理性的対応を強調すべきである．教育は生産的な行動ないし適切なフィードバック（積極的，正確，信頼性のある）を要求するものでなければならない．加えて，仕事と同様な条件下で実習の機会を与える教育行事は，技能を実際の仕事に移すことをさらに高める．

⑥ 訓練の評価： これは教育が意図した効果を果たしたか否かを決める上で手助けとなる情報を提供する．訓練評価は一般に以下の4つの型をとる．

- 提供された教育に対する訓練を受ける人の反応を評定する
- 訓練を受ける人の記憶ないし実行を評定する
- 仕事をするときの行動変化を評定する
- 機関目標または目的の点から眼に見える結果を評価する

訓練の成果の最も完全な評価は，4つの分野の各々についての評価すべてを含む．最も効率の低い評価方法は，実際の学習の程度にほとんど関係ない，訓練を受ける人の教育への反応のみを考慮することである．訓練の有効性についてはただ1つの評価法を用いるべきではない．

⑦ 訓練の改定： 訓練の評価は難しく，結果を判定するのに多くの判断基準が用いられるから，評価を行って，実行されている訓練計画が完全に成功しているか，失敗しているかを明らかに判定できることはまれである．評価した結果，訓練課程の決定の部分が，他の部分に比べてよりよく理解され，頭に残り，あるいは応用されているのが示されることが多い．訓練に力を注いだ後，結果として得られる知識や個々人の能力に，違いや差があることから，訓練に費やす時間を増やし，他の教育方法や，もっと有能な指導員を使う，等々考慮する必要性もあるものと思われる．

WHOは微生物学的安全訓練についての様々な手段を提供する．

以上が，WHOの「実験室バイオセーフティ指針」（第3版）に紹介されている訓練プログラムの要素である．

4-5-2　基本的コース及び訓練単元

指針の第３版では削除されたが，第２版に紹介された標準実験法についての基本的コース及び個々の作業者，補助職員のための５つの訓練単元を以下に示す．基本的コースは多くの実験施設に合うように修正することができるので，各機関で訓練を行う際の参考になる．課程 2～5 の詳細については第２版を参照されたい．

a.　基本コース：　標準実験法

（1）　一般

①　実験室内感染源

②　実験室災害：　ⅰ）生物学的，ⅱ）化学的，ⅲ）物理学的（火災・電気による災害を含む）

③　安全性に関する作業者の権利と義務

（2）　準備手順

①　実験室への入室

②　個人の衛生

③　防護衣

（3）　実験手順

①　機械的，またはその他のピペットエイドの使用

②　エアロゾルの発生を最小限にする

③　安全キャビネットの適切な使用

④　オートクレーブ等の滅菌器具の適切な使用

⑤　遠心機の適切な使用

（4）　緊急時手順

①　（実験室内での）応急手当

②　漏出と破損

③　事故

（5）　一般的実験室管理

①　ハザードの原因となる材料の保存

②　ハザードの原因となる材料の運搬

③　実験動物の取扱いと管理

④　節足動物，げっ歯類の侵入防止

（6）退室手順

①　ハザードの原因となる材料の廃棄：ⅰ）滅菌，ⅱ）焼却

②　汚染除去手順

③　個人衛生

b.　課程 1（基本課程）：　基本となる微生物取扱い技術

BSL-1 と 2 で働く研究者，技術職員のための課程（約 1 週間）

［講義内容］

（1）　ハザードに基づく微生物の分類：　個々の地理的地域での適用

（2）　実験室内感染：　どのように起こるか，感染の経路と様式

（3）　既知の事故による感染：　偶発的接種，こぼれ；発生防止と発生の可能性を最低限にする方法

（4）　空気で運ばれる感染性粒子による感染：いかにして感染性粒子（エアロゾル）が発生するか．

（5）　エアロゾルの測定と対策：　技術や機器を改善することによるハザードの軽減

（6）　防護衣，顔面と眼の防御，個人衛生，予防接種

（7）　安全キャビネット（クラス 1，及びクラス 2）

（8）　血液や体液の取扱いについての注意

（9）　感染性廃棄物の廃棄：　原則としてオートクレーブ，焼却機の使用法

（10）　消毒薬：　使用法と限界

（11）　実験動物棟：　汚染防止

（12）　実験室設計：　安全な実験室にするための原則

（13）　化学物質・発癌性物質によるハザード：　ドラフトチャンバー，汚染測定装置

（14）　電気，火災のハザード

（15）　実験室内事故に対する応急処置

（16）　緊急時作業手順

（17）　感染性材料の運搬と出荷

（18）　現在の作業基準の検証：　個々の研究室に即した計画の作成，安全管理者の役割，情報源

（19） 近代的機器のない場合の作業法

c. 課程 2： 安全な実験室環境

安全についての計画，安全のための組織について；上級の研究者，技術職員，建物の建設，維持，利用に関与する技術職員，建築職員，管理職員のための課程（2 日間）

d. 課程 3： 補助職員用

一般的に実験室の作業について訓練を受けていない補助職員のための課程（1 日間）

e. 課程 4： 安全管理職員用

バイオセーフティ管理者を対象とするものであるが，安全管理委員会の他の委員にも奨励されるべきである（5 日間）

f. 課程 5： リスク 3 あるいは 4 の微生物を取扱う専門職員用

リスク 3 あるいは 4 の微生物を取扱う専門の研究者，技術職員，安全管理職員に対するための課程（2〜3 日間）

以上が第 2 版に紹介されている．

4-5-3 感染研におけるバイオリスク管理講習

感染研では新規入所者に対して年間スケジュールに従い，2 ケ月に一度，4 時間程度のバイオリスク管理講習会を実施している．この中では「バイオセーフティ・バイオセキュリティの考え方」「感染研病原体等安全管理規程及び規則等と実験室安全管理の実際について」「動物感染実験におけるバイオセーフティ」「組換え DNA 実験の進め方の基本」とバイオセーフティの実践として「安全キャビネットの使い方」「汎用消毒薬の基本と使い方」及び「病原体等の輸送」等についての講義を行っている．講習の最後に試験を行い，合格者には BSL-2 の病原体等の取扱者として承認することを記した，修了証書を機関長名で発行している．

承認者は各部署において実験室責任者，先任研究者等から個別の P2 実験室の利用について指導を受ける．継続者に対するリフレッシュ講習会も 2 年に一度の割合で行っている．その他，連絡事項がある場合は臨時の講習会を開催して，新しい情報の提供を行っている．P3 実験室の新規使用者に対しては別途，講習会を実施している．病原体の取扱い資格を取って，本講習を受講後，さらに各実験室責任者等から実験室使用のオリエンテーションを受けて，初めて実験が開始できるようになる．外国人の新規入所者に対しても随時講習会を実施している．2 時間コースでバイオセーフティ・バイオセキュリティの考え方，感染研病原体等安全管理規程の説明，安全キャビネットの使い方等を説明し，エアロゾルコントロール，安全キャビネットの使い方についてのビデオ教材も使用して実施している．

4-5-4 バイオメディカルサイエンス研究会におけるバイオセーフティ講習

特定非営利活動法人バイオメディカルサイエンス研究会は，バイオセーフティ技術講習会（病原体等安全管理技術者養成講座）を開催している．この講習会は基礎コースと主任管理者コースからなり，毎年定期に開講している．平成 19 年度の基礎コースでは基礎微生物学，消毒及び滅菌法概論，バイオセーフティ概論，感染症疫学概論，事故・災害時のバイオセーフティ，動物実験施設のバイオセーフティ，遺伝子組換え技術安全対策，感染防止対策及び感染性廃棄物処理対策等の講義と施設環境消毒滅菌と防護衣，微生物取扱技術及び実験設備保守点検技術についての実習を実施している．同じく主任管理者コースではバイオリスクマネジメント，バイオセーフティの原理とバイオリスク，バイオセーフティの実際 I（ソフト面），同 II（ハード面），臨床検査におけるバイオハザード，医薬品製造におけるバイオハザード対策，動物実験管理技術とバイオハザード対策，遺伝子組換え技術とバイオハザード対策，医療廃棄物対策とバイオセーフティ等の講義と消毒・滅菌・廃棄管理，環境微生物制御管理，事故・緊急時対策管理，病原体等取扱方法の実践，実験設備機器管理及び小動物実験安全管理についての実習を実施している．

4-5-5　JICA地域研修バイオセーフティトレーニングコース

JICA（国際協力事業団）主催によるアジア地域のバイオセーフティ担当者を対象とした，新興感染症に関わるバイオセーフティ制御に関するトレーニングコースが2007年12月に感染研において開催された．3週間のコースでバイオリスクの考え方，バイオセーフティ，バイオセキュリティ，リスクマネジメント，実験室技術，安全キャビネット，封じ込め施設，消毒・滅菌，病原体輸送，動物バイオセーフティ，組換えDNA生物使用規則等の講義及びリスク評価，実験室技術，施設運営，安全キャビネットの保守，化学的消毒技術，ホルマリン燻蒸法，輸送方法等についての実習を行った．年1回の開催である．今年度は6ケ国7名の参加があった．3年間継続予定である．

4-5-6　WHOトレーナーズトレインコース

WHOのバイオセーフティトレーナーのためのテキストがおよそ20年ぶりに改訂され，刷新された．本テキストをベースに，2007年7月にWHOはシンガポール政府の協力を得て，アジア地域の関係者を集め，シンガポールでトレーナーズトレインコースを開催した．次回開催は未定のようである．

［杉山和良］

4-6　健康管理

4-6-1　健康と医学的管理

WHOの「実験室バイオセーフティ指針」（第3版）によれば，健康と医学的管理について以下のように記載されている．

雇用責任者は，実験室管理者を介して実験室職員のための適切な健康管理が実施されていることを保証する責任を負う．この健康管理の目的は，職業上罹患した疾患を追跡監視することである．これらの目的を達成する適切な活動は以下の通りである．

① 必要に応じ，能動あるいは受動免疫処置を行う．
② 実験室内感染の早期発見を容易にする．
③ 罹患しやすい者（例：妊婦や免疫障害を有する者）をリスクの高い実験室作業から排除する．
④ 効果的な個人防御具と手順を提供する．

4-6-2　作業者の予防接種

特定の病原体を扱って作業する場合のリスクは，個々の研究者に周知徹底されていなくてはならない．病原体を用いての作業を始める前に，曝露が起こった時にその場で利用できること，使うことになるかもしれないワクチンないし治療薬（例えば抗生物質）の認可状況及び有用性について評価しておかねばならない．既往の予防接種または感染で免疫を獲得している作業者もいるかもしれない．

特定のワクチンまたはトキソイドが現地で認可され，利用できるのであれば，曝露の可能性のリスク評価や対象者の臨床健康評価が行われた後に提供しなくてはならない．

事故による感染が起こった場合，特異的臨床症例管理を行う施設も利用できるようになっていなくてはならない．

4-6-3　BSL-1の微生物を取扱う実験室職員の健康管理指針

歴史的経験によれば，本レベルの微生物を取扱ってもヒトに病気を起こしたりあるいは獣医学的に重要な動物の病気を起こしたりする可能性は少ない．しかし，理想的には，既往歴の記録に基づく雇用前の健康調査を実験者全員に対し行うべきである．疾患や実験室内での事故については速やかに報告することが望ましく，また，標準微生物学的技術（GMT）を守ることの重要性を全対象者に周知させておくべきである．

4-6-4　BSL-2の微生物を取扱う実験室職員の健康管理指針

① 雇用前の，または配置前の健康診断が必要である．当該職員の既往歴を記録し，対象となる職業上の健康調査も行わなくてはならない．

② 実験室の健康管理者は疾病と欠勤の記録を保管しておかなくてはならない．

③ 妊娠可能年齢の女性に対しては，ある種の病原体，例えば風疹ウイルスに職業上曝露された場合に胎児に及ぶリスクについて周知させておかなければならない．胎児を防御するために取られる措置は，女性が曝露される可能性のある微生物によって異なる．

4-6-5　BSL-3の微生物を取扱う実験室職員の健康管理指針

上記，BSL-1，2に加え，

① BSL-3を扱う実験者全員に対し，健康診断を義務づける．健康診断では医学的既往歴の詳しい調査のみならず，業務に関連した身体検査も行うものとする．

② 十分な臨床評価の後，検査受診者には本人がBSL-3を扱う作業に従事していることを記載した健康診断連絡カードを渡す．このカードは保持者の写真入りで，財布に入る大きさとし，保持者は常時携帯することを義務づけられる．記載する連絡先人物の氏名は各部門で合意する必要があるが，実験室監督者，健康管理者，ないしバイオセーフティ担当者のいずれでもよい．

以上が第3版による記載である．

4-6-6　健康診断

通常，雇用事業者は作業員等の健康管理について労働安全衛生法，人事院規則等の国が定める規則に従い，定期の健康診断の機会を提供している．なお，労働安全衛生法第22条には，「事業者は，次の健康障害を防止するため必要な措置を講じなければならない．1．原材料，ガス，蒸気，粉じん，酸素欠乏空気，病原体等による健康障害等」となっている．

病原体等取扱者は通常の検査項目の他，化学物質，放射線物質取扱者と同じく，血液の性状についての検査項目，問診等を追加し検査するべきである．事業者は健康管理上必要と認められる事項について，作業員ごとの記録を作成し保存する必要がある．

4-6-7　抗体価の測定と血清保存

取扱う病原体について抗体価測定を事前に行っておくことが望ましい．病原体が体内に入るような曝露が起こった場合，曝露後の血清中の抗体価を測定することにより感染の有無について知ることができるが，事前の血清と比較することによりさらに正確な情報を得ることが可能となる．このために血清保存のプログラムは必要となる．血清保存は病原体取扱者全員について行うべきであるが，個人の承認を必要とする．承認者からの採血，血清分離を行い，血清をフリーザーに保管する．手続き，個人情報管理，血清の保管管理等はきわめて大変な作業である．

4-6-8　ワクチン接種

病原体及び臨床検体の取扱いに関し，個別の病原体等についてリスク評価を行って，ワクチン接種の必要性を決めることになる．ワクチン接種は，原則的には実験開始前に自己の判断と責任においてワクチン接種を行うことになる．ワクチンによっては有効性，副作用等で接種を勧めていないものもある．予防接種にあたっては「予防接種ガイドライン」を読んでおくことを勧める．わが国で利用できるワクチンは，

① 生ワクチン：　BCG，ポリオ，麻疹，風疹，流行性耳下腺炎，水痘，黄熱
② 不活化ワクチン：　DPT/DT，日本脳炎，インフルエンザ，B 型肝炎，破傷風トキソイド，ジフテリアトキソイド，A 型肝炎，狂犬病
③ その他：　ワクチニア（サル痘にも有効），肺炎球菌，ワイル病秋やみ（実験者への接種不要），コレラ（任意接種であるが WHO は推奨していない）

である．B 型肝炎は公的機関では担当部署にて取りまとめている．また，黄熱ワクチンは検疫所で実施している．なお，わが国ではペスト，髄膜炎菌，はぶトキソイドは入手不可能のようである（http://idsc.nih.go.jp/vaccine/atopics/atpcs003.html ）．

4-6-9　予防薬の準備

取扱う病原体に対して有効な薬剤がある場合は事前に用意し，配備しておくことが望ましい．取扱う実験等，個々のケースにおいてリスク評価を行って事前の服用，曝露後の服用等について手順を決めることになる．服用は医師の指示によるものであるが，緊急時は自己の判断と責任において行うことも想定して，事前に手順の確認を行っておく必要がある．

HIV 曝露後，短時間のうちに速やかに抗 HIV 剤を服用することが感染防御及び抑制を図る上で有効であることが知られ，実行されている．基本的には，

① 米国 CDC ガイドラインに準ずる
② 抗ウイルス薬の常備
③ 緊急時対応医師の確保
④ 緊急時簡易対処法の掲示
⑤ 対策の周知徹底
⑥ 対策のアップデイト案内

が行われている．

4-6-10　曝露時の対応

基本的には，

① 針刺し，切り傷等の場合は大量の水で洗浄する．石けん，消毒薬を用いることもできる．
② 実験室，研究室等多くの人に声をかけ，連絡，処置，汚染除去等の作業を手伝ってもらう（基本的に実験は一人では行わない）．
③ 有効な予防薬があれば手順書に従い服用する．
④ 緊急時対応の医師がいれば連絡する．
⑤ 必要に応じて医療機関の医師の診察を受ける（医療機関とは事前に緊急時の受入れについて打合せを行っておく）．

結核の場合，HIV に比べれば曝露してから医師の診療を受けるまで時間的猶予があるので，専門医師の指示によりイソニアジド（Isoniazid［INAH］）の服用を行う．その他，結核に有効とされる薬は，リファンピシン（RFP），エタンブトール（EB），ストレプトマイシン（SM），カナマイシン（KM），ピラジナミド（PZA）等である．これらのうち 3～4 剤を組み合わせて服用することとなる．

［杉山和良］

5
バイオセキュリティ

5-1　なぜ今バイオセキュリティか？

2001年9月11日のニューヨークの世界貿易センタービル・ツインタワーの航空機による破壊テロに続き，10月4日フロリダからワシントンDC，ニューヨークに波及した炭疽菌粉末入り封筒によるいわゆる炭疽菌テロで，22名の患者が発生（肺炭疽10例，皮膚炭疽12例）した．この騒ぎがおさまるのを機にして，病原体の保管管理に監視の強化が打ち出された．

米国では，2003年からSelect Agent Listに基づく対応を強め，管理を主とした法制化を行った（United States Select Agent Regulations）．具体的には，アトランタのCDCの一角にCDCとUSDA（米国農務省）の技術メンバーからなる特定病原体プログラム（USDA and CDC Select Agent Programs）を設定し，査察，監視体制を法制化し，法律違反にも技術陣に加えて，FBI，法務省を含む査察監視チームを置いた．

わが国でも2006年12月にテロ未然防止のための特定病原体管理強化を目的として，「感染症の予防と感染症の患者に対する医療に関する法律」を改定した．70余りの病原体株を指定し，一〜四種に分類し，取扱いと保管及び輸送について世界的にもかなり厳しい罰則規定がなされた．2007年6月1日に施行し，1年経過して多くの問題があることが判明してきている．すなわち，病原体輸送の規則が放射能物質（原子核物質）の輸送と同等の規制がなされたために，ごく少数のチューブ1本を送るにしても，二種，三種の病原体については多額の費用と人員が必要となる等々の理由で，サーベイランス用病原体等の輸送がピタッと止まってしまったことである．日本では輸送時通過する各県の公安委員会の許可をとって，しかも指定車でしか運べないのである．例えば，富山から東京まで運ぶとすると5つの都県を通るわけで，事前にすべての県の公安委員会の許可をとり，かつ指定された時間にその地点を通過せねばならないというものであり，書類のみで20万近くなる．

放射性物質は人の側におくだけで人はしばしば致命的な障害を受ける．しかし，病原体は一種（あるいはBSL-4）病原体入りチューブを素手で持っても感染することはありえない．つまり，核物質も病原体も同一に扱うというとんでもない法制化により，日本の感染症の重要な病原体サーベイランスが止まってしまう，壊れてしまう危機に陥っているといってよい．あの厳しい米国でも日本のような規制はしていない．　　［倉田　毅］

5-2　バイオセキュリティとは？

そもそも先述した如く，米国のテロ以後，最も注目されるようになったのがバイオセキュリティ（Biosecurity）なる用語である．この語は，生物学や医学の研究領域では特に新しいものではない．いくつかのバイオセキュリティ上の対応は，病原体を取扱う上での BSL-1～4 のバイオセーフティレベルの基礎となっているものである．特に警告の意を含めてバイオリスク（Biorisk）なる語も多用されるようになってきたが，本来の意味はすべてバイオセーフティの中に含まれるものである．

実験室のバイオセキュリティの強化が，バイオテロ発生を防ぐことになるかどうかは不明である．過去の例が必ずしも実験室から出たものかどうかがはっきりしていないものばかりだからである．米国バイオテロ（炭疽菌粉末）は，米陸軍でかつて開発した粉末菌であることから，一般実験室から持ち出されたものでないことは明らかである．日本のオーム真理教団の炭疽菌培養散布テロでも用いられたものは，米国の炭疽ワクチン株であったことが 7 年後に判明しており，いわゆる一般実験室由来ではない．

表 5-2-1 にバイオセーフティの考え方を示す．

5-2-1　バイオセキュリティの定義

通常，バイオセキュリティとは，① 病原体（病原微生物）の紛失，盗難，転用，及び意図的不正使用から守ることを指す．他には，② 畜産領域では動物のコロニーを病原体の意図的汚染から守ることも指している．

2001 年の炭疽菌テロ以後，施設内での病原微生物，生物剤，毒素等の扱い上での従来の対応の改善，見直し等を促進させることになった．

5-2-2　バイオセキュリティの目的

病原体や研究関連情報の盗難，紛失，あるいは意図的悪用を防止することにある．施設，研究材料，情報へのアクセスの制限により達成することができる．

5-2-3　バイオセーフティとバイオセキュリティ

この 2 つの概念はきわめて密に関連しているが，同一の概念ではない．バイオセーフティは，潜在的にリスクのある病原体に対するヒト，及び環境の曝露を最小限にするか排除するものである（minimize the risk）．またバイオセーフティは，実験室の設計，通行制限，職員等の専門知識，訓練，封じ込め機器（用具）の適切な使用，及び実験室環境における確実な感染性材料の管理方法を通しての，様々な程度の実験室のコントロールと封じ込めの実施により達成が可能となる．

バイオセーフティとバイオセキュリティの目的は異なってはいるが，その方策については通常相補的である．

5-2-4　バイオセーフティとバイオセキュリティの共通項目

バイオセーフティとバイオセキュリティは，① リスク評価，② リスク管理方法，③ 専門的技術と責任，④ 微生物等の研究材料の管理及び説明責任，⑤ 出入制限，⑥ 微生物の移動に関する書類の作成と安全輸送，⑦ 訓練，⑧ 緊急時の対応計画等々，共通の構成部分を有する．

5-2-5　病原体を取扱う実験室のセキュリティ

バイオセーフティプログラムがきちっと実施されている実験室では，生物剤のバイオセキュリティ上の要求項目の多くを満たしているといってよ

表 5-2-1　バイオセーフティの考え方

1.	バイオセーフティとは，バイオハザード防止対策＝知識・技術（ソフト面）と設備・施設（ハード面）全般をいう．
2.	バイオセーフティ技術は，微生物実験の安全性を担保する．
3.	バイオセーフティの原則は，1）自身が感染しない，2）周囲のヒトに感染させない，3）建物内の環境を汚染させないことの３点が基本である．
4.	封じ込めには，適切な微生物実験手技，一次封じ込め，および二次封じ込めからなる．
5.	病原体は，「リスク」にもとづいて，４段階に分類される．
6.	実験室作業は，病原体のリスクに対応した実験室で行う．

い．

・感染症法でいう特定病原体（米国では Select Agent）を扱っていない場合は，通常の BSL-2，BSL-3 実験室への立入制限と研修でよい．

・特定病原体を扱っている場合は，セキュリティ対策をそれぞれの病原体について実施しなければならない．

バイオセーフティとバイオセキュリティの概念図を示す（図 5-2-1）．2001 年前後でバイオセーフティについては何も変更はないが，セキュリティについては大きく変わり，格段に強化された．

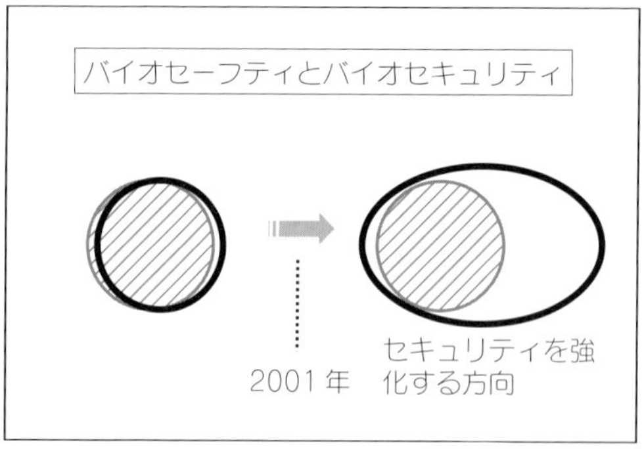

図 5-2-1　バイオセーフティとバイオセキュリティの概念

5-2-6　バイオセーフティとバイオセキュリティ上の差異について

① 職員等（研究者，技術者を含む）の適格性：　バイオセーフティでは，訓練及び技術的専門知識の証拠（訓練や資格等の証明書）を通して，作業を安全に行いうる資格があることの確認

この中で作業者が適切な材料管理手順を遵守することにより，病原体等の研究材料の管理に対する専門的責任が適切なレベルにあることを示す必要がある．

② 実験室への通行について：　バイオセーフティ対策では，作業の進行中は実験室への入室制限を必要とする．バイオセキュリティ対策では，必要に応じ実施施設や生物材料保管場所への通行を確実に制限あるいは遮断する．

③ 病原体等生物材料の輸送について：　バイオセーフティでは感染性生物材料の輸送については，安全な包装，封じ込め及び適切な輸送手順の厳守が求められ，バイオセキュリティでは潜在的リスクに相応した輸送の制限，追跡及び輸送の記録が確実に行われなければならない（特定病原体については二種，三種には厳重に対応規則がある）．

④ バイオセーフティ及びバイオセキュリティ計画の実施に当たって留意すべきこと：　実験室で作業する者，またその周辺にいる者（施設内）に対して，バイオセーフティ及びセキュリティの目的を十分に理解し，実施できるようにしなければならない．しかし，その行き過ぎにより研究や臨床診断作業に遅れを生じさせたり，活動の妨げになるようなことをしてはならない．双方がうまくかみ合っていくためには，双方の理論的根拠と対応する管理上の監視を理解させ，受け入れさせることが大前提となることを忘れてはならない．

バイオセキュリティ対策が，バイオセーフティ対策と相反することもしばしば生ずる．例えば標識（バイオハザードマーク）である．標準的なバイオセーフティ対策では，実験室内に存在する可能性があるリスクに対する人々の注意を喚起するためにドアに標識を掲示することが求められている．そこには使用病原体，責任者，連絡先（緊急時）が記載されている．この掲示はセキュリティ上からみると相反している．つまり，どんな病原体が保管されているか，扱っている人の名前等の掲示はしてはならない．この際，施設としての方針を出せばよいわけであるが，確認される（された）リスクとの均衡が必要となる．同様の意味でワクチンや薬剤の保管場所も外部の者にわかるようにしておくことは全く意味ないといってよいであろう．

5-2-7　リスク管理方法

実験室のバイオセキュリティのためのリスク管理のアプローチとして，① もし存在するとして，どの病原体の紛失，盗難，転用あるいは意図的な不正使用を防ぐためにバイオセキュリティ対策を必要とするかを明確にする．② その場合の防御対策及びその防御に関連する経費が確実にリスクとつり合うものとする．①により生ずるリスクは様々であるが，対応者，対応に必要な資金は無限にあるわけではないので，リスクを確認して優先順位をつけて対応しなければならないであろう．またすべての施設が同一の病原体を同一のリスク水準にランクづけ（リスクレベル）する必要はない．その施設の措置，設置場所，周辺との関連等々の要素をもとにして施設のリスク許容度を考慮するべきである．

5-2-8　バイオセキュリティ計画

実験室の研究者，監督する立場にある人は，感染性病原体やその毒素の管理に全責任がある．また，バイオセキュリティ対応の策定は，利害関係者を加えて共同で決める方がよい．同一の認識での対応が後の摩擦をなくしうる．利害関係者とは，管理責任者，科学者，人事関係者，情報技術者，セキュリティ，及び技術担当業者等，その施設に関わる人々を指し，これらの人々の意見を反映させていくことにより，真のバイオセーフティ，及びバイオセキュリティが確保できるのである．

5-2-9　バイオセキュリティリスク評価と管理

バイオセキュリティのリスク評価とその管理については，次の５段階に分けられる．

① 施設に存在する病原体等生物材料，保管場所と量を確認し，優先順位づけを行う（悪用の可能性，結果をふまえて）．

② 生物材料のリスクを分析し，その生物材料への脅威の順位づけを行う．

③ ある特定の生物材料により施設内で起こりうる可能性のある望ましくない発生事象についてのリスク評価－病原体等の保管してある場所へのアクセス，どのようにして望ましくないことが発生するか，また発生を防ぐための適切な場所とその防御手段，あるいは従来の防御手段がどのような方法により突破されるか－その脆弱性についての検討．

④ リスク管理全体の企画と方針策定：　管理者はセキュリティ計画の監視，実施，訓練及びそれらの維持に責任がある．そのうえでリスクの軽減に対しどのような対応を行っているかについて常時説明する必要がある．

⑤ 施設のリスクへの対応：　施設の管理者は常にセキュリティ上からのリスクを明らかにし，評価し，セキュリティ計画の策定，また施設のセキュリティシステム，訓練等を通して防御の目的を常に再評価していく必要がある．

表 5-2-2　バイオセキュリティ計画の重要項目

1. 計画の管理
2. 物理的セキュリティ－通行制限とモニタリング
3. 人事管理
4. 生物材料の保管と責任
5. 情報のセキュリティ
6. 生物材料の輸送
7. 事故，負傷等と緊急時の対応策
8. 報告とコミュニケーション
9. 研修と実習
10. セキュリティの更新と再評価
11. 特定病原体（感染症法 2007）（Select Agents：米）

5-2-10　バイオセキュリティ計画の重要項目

バイオセキュリティ計画にあたっては，表 5-2-2 に示すように施設全体が関わって対応しないとよい計画（プログラム）はできないし，実施も困難になる．

① 計画の管理：　施設管理者がまずセキュリティについて受け入れねばならない．

② 物理的セキュリティ手段の確保と，通行制限：　関係者以外は近づけさせてはならない．建物と敷地，実験室，及び病原体等の保管区域等について徹底した検討が必要である．通常は許可を受けた者のみに制限すべきである．一方，訪問者，職員等，管理担当者，学生，清掃員，危機管理要員，緊急時対応職員の入室の必要性も考慮しておくべきである．

③ 人事管理：　これには，リスクの高い病原体，重要な材料の取扱い，使用（研究，診断目的での），保管，輸送に関わる職員等，及びその他の担当者が，その役割について責任を十分確保することが含まれる．セキュリティプログラムの有効性は，何よりもまず病原体，毒素，機密情報に接する人々がいかに誠実に対応しているかにかかる．

④ 病原体等の登録と説明責任：　不必要となったリスクのある病原体等の登録，保管，使用，移動，及び滅菌廃棄を追跡するべく，材料の説明責任手順を確保すべきである．

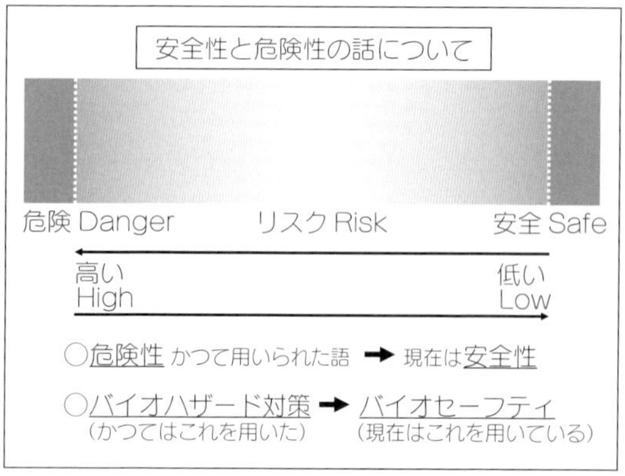

図 5-2-2　安全性と危険性

⑤ 情報セキュリティ：　バイオセキュリティ計画に関連した機密情報を扱うための方針を確立すべきである．機密とは，病原体，及び毒素のセキュリティに関連するもの，あるいはその他の重大なインフラ情報である．施設のセキュリティ計画，出入制限コード，病原体の登録記録，及び保管場所等が含まれる．その目的は，無許可の情報が流出しないよう保護し，適切なレベルの機密性の保持を確実にすることである．

⑥ 病原体の輸送：　病原体の輸送方針としては，施設内（実験室内），及び施設外への移動に対して，申告基準を含むべきであろう（これについては改正感染症法の中で厳しく規制されている）．

⑦ 事故，負傷，及び事件対応計画：　実験室のセキュリティ上では，事故，負傷あるいはその他の安全性の問題に対して施設内に入り

うる内部の緊急時対応要員（自衛消防隊のような），場合により公安職員も必要とする状況を考慮しておく必要がある．またその際に機密漏えい対等も予め含めておくべきであろう．緊急事態発生，及び健康確保，さらに実験室外，施設内，内容によっては施設外周辺への配慮は，バイオセキュリティに優先させねばならないといえよう．医療，消防，警察との連携を日頃より強化し，緊急事態に際しては，病原体の曝露を最小限にするべく，操作手順書（SOP）を用意すべきである．

⑧ 報告とコミュニケーション： バイオセキュリティの重要部分である連絡網についても前もって設置しておくべきである．この連絡網には施設の内外の機関も含める．機密の漏えい（病原体の紛失，異常あるいは脅迫電話），無許可職員等の制限区域内への立入り等の報告，及び調査に焦点を当てるべきであろう．

⑨ 訓練及び予行： 上記の各項目にあげた内容について新たに訓練をし，ごく普通に対応しうるまで訓練を行う必要がある．

⑩ セキュリティの更新及び再評価： 定期的に見直し，アップデートを図るべきである．

⑪ 特定病原体： 感染症法（2006 年 12 月成立）に従う．

5-2-11　リスクの考え方

リスクと危険は意味が異なる．危険の証明はきわめて簡単である．例えば，曝露された病原体により感染発症し，後遺症を残すあるいは死に至る．しかし日本人がきわめて簡単に口にする絶対安全の保証は，現在は不可能である．安全と危険の間の範囲をリスクというのが世界の共通の概念である．日本では完全に受け入れられているとはいいがたい状況であるが．リスクが高い（あるいは大きい）ということは安全の範囲から危険の方向へ近づいていることを意味する（図 5-2-2）．バイオセーフティあるいはバイオセキュリティの対応の目的は，すなわちこのリスクを最少に押さえ込むことである（minimize the risk）．

本章ではバイオセキュリティについて概説した．各施設は，必要に応じ建物のセキュリティと別に，病原体を取扱ううえでの対応手段等を確立すべきである．　　　　　［倉田　毅］

6
バイオテロリズム

「バイオセーフティの母親はバイオテロリズムである」という言葉がある．意外に思えるが，この皮肉な言葉は真実の一端を突いている．すなわち，第二次世界大戦後の米国と旧ソ連を中心とした生物兵器の大量生産競争が，副産物として病原微生物を取扱う際のバイオハザード対策の機運を生み出すことになった．敵国人を殺傷するための生物兵器を開発・大量生産する過程は，感染の危険性と隣り合わせにある．対策をとらねば，生産者側も死の危機に晒される．生物兵器の開発関係者から，バイオセーフティ対策が生み出されたのは当然の成り行きといえよう．病原体の物理的封じ込め施設の条件を規定したハード面と，具体的な取扱い・管理方法を定めたソフト面がともに，生物兵器の大量生産競争の間で確立され始めたのである．

本章ではまず，バイオセーフティに密接な関わりがある生物兵器とバイオテロの歴史から紹介したい．

6-1　生物兵器とバイオテロの歴史

生物兵器やバイオテロ兵器の開発・使用の歴史は，化学兵器の歴史に比べると新しい．周知のように，化学兵器が大々的に使用されたのは，欧州が主戦場になった第一次世界大戦（1914～1918年）のことである．大戦の中期から後期にかけては，イペリット等の致死性の高いガスが大量に使用され，目も当てられぬ惨状を呈した．化学兵器の死傷者は百万人以上にのぼった．なお，第一次世界大戦では，生物兵器が人に対しては使用されなかったが，ドイツ軍によって，炭疽菌が連合国側の家畜に対して使用されている．大きな被害は出なかったようである．

病原微生物を兵器化し，本格的に戦争に使用しようとした最初の一人は日本陸軍・731部隊長の石井四郎軍医である．そして，結果として不成功に終わったが，炭疽菌やボツリヌス毒素をバイオテロ兵器として使用したのも，わが国のオウム真理教である．日本人は生物兵器の開発とバイオテロの実行という2つの愚行で，拭いがたい不名誉な役割を演じたことになる．

6-1-1　731部隊とオウム真理教

石井たちが中国で行った，忌まわしい生物兵器開発・使用の歴史は，多くの成書で取り上げられている[1～4]．それらによると，石井は1936年に日本陸軍が樹立した傀儡政権・満州国の主要都市ハルピン市近郊に，731部隊の本部を設立している．731部隊で，生物兵器開発研究の対象とされた感染症は，炭疽，ペスト，コレラ，鼻疽，ブルセラ，野兎病，天然痘，ボツリヌス，赤痢，チフス，パラチフス，破傷風，ガス壊疽，結核，発疹チフス等である．要するに，致死率の高い，バイオセーフティ対策の対象になる微生物のほとんどが，生物兵器の候補とされていたのである．

731部隊の名前が，われわれ日本人に言い知れぬ忌まわしさを感じさせる理由は，生物兵器の開発使用に関与していたことにもまして，研究の過程で中国人捕虜たちに対して人体実験を行っていたという点にある．大量のコレラ菌を捕虜たちに強制的に飲ませたり，ペスト菌を保菌している蚤をかませて発症させたりする実験はまだ良い方であった．時には捕虜たちを野外に連れ出し，柱に縛りつけ，近くでガス壊疽菌を詰めた爆弾を破裂させて，ガス壊疽を発症させる実験も行われた．人体実験の犠牲者は苦しみもだえながら死ぬか，生きながら，解剖されて死ぬかであった．

731部隊はその全盛期には1ケ月あたり，300 kgのペスト菌や1,000 kgのコレラ菌等を生産できる能力を持っていた．こうした生物兵器の一部が，抵抗勢力の拠点である河川の上流に流されたり，爆弾に詰め込まれて投下されたといわれている．戦後ソ連や中国に逮捕された731部隊の関係者は，戦争犯罪人を裁く裁判で，人体実験を認めるとともに，生物兵器を使用したことを認める証言をしている．

このような悪行を行いながら，日本の敗戦によって終結した太平洋戦争後も，石井を含む大部分の731部隊関係者は罪を問われることはなかった．平穏のうちにというよりはむしろ，企業や研究所などの大幹部として出世を遂げ，生涯を終えている．731部隊の幹部たちは終戦直前に捕虜を殺し，部隊の建物もろとも焼き払っていた．証拠隠滅を図り，日本に逃げ帰っていたのである．

731部隊の悪行は米国占領軍の知るところであったが，ひそかに石井は占領軍と取引を図った．彼が出した条件は，生物兵器開発や人体実験の詳細なデータを米国に引き渡す代わりに，731部隊関係者の罪を問わないというものであった．この条件は米国の受け入れるところとなり，日本に逃げた関係者は誰一人として裁判にかけられていない．石井が取引を持ちかけた終戦間もない当時は，米国とソ連の冷戦関係が緊迫の度を増していただけに，米国側は石井の罪に目をつむってでも，生物兵器関連の資料が欲しかったのである[4)]．731部隊が行った人体実験に関する資料の中には，人に対する強毒病源体の致死数などを示す，どこにも得られないものが含まれていたはずである．

一方，オウム真理教が行った炭疽テロやボツリヌステロは，1993～1995年にかけて実行されている．これらは成功しなかったバイオテロ事件である．五千数百人の被害者を出した地下鉄サリン事件が実行される少し前の出来事である．

ボツリヌステロが不成功に終わった理由は不明であるが，炭疽テロが成功しなかった理由は明白である．オウム真理教のテロリストたちが知識不足で，炭疽菌のワクチン株をテロに使ったためである．ワクチン株にも毒性があるが，毒力は強毒株とは天地の隔たりがある．後にオウム関係者の自白に基づき，炭疽菌が散布された周辺からワクチン株の芽胞が回収された．これによりオウムが炭疽テロを試みたことが実証された[1)]．その後バイオテロの不成功から方針を転換し，彼らは化学テロ，すなわちサリンテロに向かったのである．

6-1-2　生物戦争からバイオテロへ

第二次世界大戦までに，生物兵器の製造を行ってきた国は，日本など数ケ国が含まれる．731部隊の例外はあっても，第二次世界大戦の終了時までは，生物兵器の開発研究は揺籃期にあったともいえる．

生物兵器の生産競争が拡大したのは，第二次世界大戦後の，ソ連と米国を盟主に仰ぐ東西両陣営間の対立以降のことである．両陣営ともに，軍事力で相手側に優位に立つという単純な戦略を採用したために，大量殺戮兵器の開発・生産に血眼になった．軍拡競争の中心になったものは核兵器の開発であったが，生物兵器も大きな役割を負っていた．この間に世界各地で行われた局地戦争で，生物兵器が使用されたという非難が双方から出されたが，確認はされていない．

こうした生物兵器の大量生産競争の中で，1969 年にニクソン大統領は方針を転換し，米国はすべての攻撃用生物兵器の開発研究を行わないという声明を発表したのである．

生物兵器開発の中止声明は唐突に出されたものであったが，十分に米国の国益を計算した上でのことであった．すなわち，米国のような，軍事力と経済力と技術力で抜きんでた国にとって，大量の生物兵器を持つメリットは大きくない．何よりも米国は大量殺戮兵器として，核兵器を有り余るほど沢山持っている．一方，世界の国々が生物兵器開発競争に参加してくると，安価に大量生産できることもあって，ほとんどの国が大量殺戮兵器の保持国になってしまう（生物兵器が大量殺戮兵器になる例として，50 kg の炭疽菌を人口 500 万人の都市の上空から散布すると，25 万人もの死者が出るという WHO のシミュレーションがある）．さらに核兵器に比べると，生物兵器は使用時に環境の影響を受けやすく，おまけにブーメラン効果がある．敵に使った生物兵器が回り回って自国民に感染し，甚大な被害を出す可能性がある．生物兵器は核兵器以上の殺傷力を持っているが，正確に敵国人だけを殺傷する兵器としては C クラス兵器である．

ニクソン声明以降，米国は攻撃用生物兵器の開発研究を全面的に中止した．ただし，防御用の生物兵器対策研究はその後も引き続き行われている．関連して米国が中心となり，1972 年に生物兵器に関する新しい条約がまとめられた．通常「生物兵器禁止条約」と呼ばれているものである．世界の大半の国が本条約に批准している．批准後は例外があったが，ほとんどの国が生物兵器の開発から手を引いたと思われる．感染症を起こす病原微生物を兵器化することには，多くの人が激しい嫌悪感を抱いていることが理由になっている．

世界レベルで見ると，1980 年代の半ば以降，生物兵器からバイオテロ兵器への移行が強まってくる．すなわち，国家レベルの生物兵器の使用ではなく，個人レベルのテロ兵器としての使用例や試みが多くなってきた．特に，未遂のものも含めると，このところ，急速にバイオテロ事件が多くなっている．その中で被害者を出した有名なものが，1984 年に行われたサルモネラテロと，2001 年に実行された炭疽テロである．ともに舞台は米国である．

6-1-3　カルトのサルモネラテロと恐怖の白い粉

サルモネラテロを起こしたのは，ラジニーシ教団というインド由来のカルトである．このカルトは愛と美とセックスを至上とした閉鎖的なカルトであった．カルトの本拠地があったオレゴン州の小都市で，地元住民と対立した末に，理性を失ったカルト側が町のレストランのサラダ等にサルモネラを混入して，食中毒を起こさせたというのが，テロの経緯である．使用されたサルモネラはネズミチフス菌（*Salmonella* Typhimurium）である．このテロでは 751 人もの食中毒患者が出たが，幸い死者はゼロであった．もっとも，多数の食中毒が発生したため，病院は患者で溢れ，町はパニックに陥った．教団側の関与が疑われたが証拠はなく，テロリストたちは捕まらなかった．しかし，1 年後に教団内部で仲間割れが起こり，食中毒事件が教団幹部の仕業であることが判明した[5)]．

ラジニーシ教団のサルモネラテロ以降，多くのバイオテロが米国を中心に起こっている．幸い，未遂のものや，実害の少ないものばかりであった．しかし，2001 年に起こった炭疽テロでは多数の犠牲者が出て，世界中を震撼させた．

炭疽テロでは，白い粉と混合した炭疽菌の芽胞を封書に入れて，封書の送り先や郵便局員に炭疽を起こさせている．粉末は簡単に舞い上がるように加工されており，「恐怖の白い粉」と呼ばれたことは記憶に新しい．このテロでの患者総数は 22 人で，そのうち 5 人が死亡している．肺炭疽患者と皮膚炭疽患者がそれぞれ11人で，死者はすべて肺炭疽患者である[1,6]．事件直後に日本でも，白い粉入りの封書を送りつける嫌がらせが各地で続出した．本物の炭疽菌を入れた封書はなかったが，日本人の中にも，出来の悪い者が相当数いることが証明された形になった．［三瀬勝利］

6-2　バイオテロの特性

先の炭疽テロ事件の経過から，テロリストにとって，バイオテロがきわめて魅力的な手段であることが明らかになった．すなわち，

① テロ兵器が肉眼では見えない微生物や毒素であるため，一般市民に多大の恐怖感を与える．また，被害者側の経済的損失も大きい．

② 炭疽菌芽胞のような安定なテロ兵器を使うと，秘密裏にテロを実行でき，運搬も楽である．

③ 微生物兵器の場合は被害者に症状が出るまでに時間がかかる（潜伏期がある）ため，実行犯は逃亡の時間を稼げる．

④ 実行犯はテロ兵器による感染を予防できる．

⑤ テロ兵器の製造には多額の費用を要しない．特別の施設も必要としない．

⑥ バイオテロ兵器の候補が多いために，相手側は対策を立てにくい．

上記の事項について，追加説明を加える．①のバイオテロが一般大衆に多大のショックを与えることは，米国の炭疽テロ直後の騒ぎの大きさからも明白である．また，経済的な損害が大きいことは，炭疽菌の除染の費用だけで約1兆円もかかったことから納得できる．②と③の理由から，炭疽テロの実行犯は現認されず，6年以上経過した今日も逮捕されていない．④の予防対策には，ワクチン接種や抗生物質の予防投与があげられる．例えば，炭疽テロを行う場合は，テロに使う炭疽菌に効く抗菌薬を予め飲んでおけば，感染するリスクを大幅に低下できる．⑤のバイオテロ兵器が安価に製造できるという点では，有名な例示がある．すなわち，1人を殺すには，核兵器では2,000ドルかかり，化学兵器では200ドルかかるが，バイオテロ兵器では1ドルですむ．実際，炭疽菌やO157を増やす場合は，費用がほとんどかからない．⑥のバイオテロ兵器の種類が多いという事実は以下でも述べるが，大半の病原微生

物や毒素がテロ兵器の候補になりうる.

【追記】 2008年8月7日の読売新聞によれば，米国司法省は「2001年に行われた米国の炭疽テロは米国陸軍感染症研究所の研究者ブルース・アイビンス氏の単独犯行である」と断定する発表を行った．同氏は炭疽菌ワクチンの研究者で，容疑者としての可能性が高いと判断され，事情聴取を重ねられていたが，2008年7月29日，大量の薬物を摂取して自殺している.

バイオテロの手段にもいろいろなものがある．テロ兵器をミサイルに搭載し，相手国の上空まで飛ばせて，空から散布する大規模方式から，食物に混入して個人を狙う小型方式まで様々である．米国の炭疽テロのように，テロ兵器を封書に入れて飛散させ感染させる方式は，当時は警戒されていなかったやり方である.

バイオテロの手段として最も普遍的なやり方は，ラジニーシ教団が採用した飲食物を狙うテロである．この方式が今まで試みられてきたテロの中で一番多い．病原微生物や毒素を飲食物に混入して，食中毒や腸管感染症を起こそうとするものである．下痢症を起こす微生物や，食中毒の原因になる毒素の混入が警戒されている．その上，呼吸器感染症等を起こすペスト菌をはじめとする強毒微生物の多くは，効率は悪くとも，腸管感染を起こすので，食品テロの手段となりうる.

食品テロに次いで採用される可能性の高いテロは，呼吸器を狙うテロである．スプレー技術の応用編として，テロ兵器を含むエアロゾルを散布するやり方である．また，2001年の炭疽テロは，このタイプの亜型とみなすこともできる．その他，病原体を感染させた動物や人を，相手側（国）に送り込み，伝染病を流行させるやり方も考えられる．感染者を潜伏期のうちに送り込めば，誰にもわからない．自爆テロの一種であるが，防ぐことは難しい.

本章では，ヒトを標的にするバイオテロのみを紹介しているが，バイオテロには農作物や家畜を標的にする農業テロ（アグロテロ）も含まれる．このテロでは，食物の根幹を破壊し，経済的な損失を与えることを目的にしている．米・小麦・トウモロコシ・大豆等の主要農作物を駄目にする病原菌を散布したり，口蹄疫ウイルス等のような家畜の病原体を感染させて，畜産業に打撃を与えるものが考えられる．アグロテロは相手が物言わぬ植物や家畜であるため，テロの実行が容易と思われる．人へのテロに劣らず，アグロテロへの警戒が必要であるが，ここでは文献をあげるにとどめたい[7].

［三瀬勝利］

6-3　バイオテロ兵器の分類と主な兵器

6-3-1　バイオテロ兵器の分類と要件

バイオテロ兵器は本体の違いによって，細菌兵器，リケッチア・クラミジア兵器，ウイルス兵器，真菌兵器，原虫兵器，毒素兵器，及び特殊兵器に分類されている．このうち，細菌兵器から原虫兵器までは微生物が兵器の本体であるため，一括して微生物兵器と呼び，微生物兵器，毒素兵器，及び特殊兵器に3分類する方法もある．なお，特殊兵器は遺伝子組換え技術を使った新規な兵器である．使用される可能性が高い特殊兵器としては，薬剤耐性遺伝子を組み換えた強毒細菌が考えられる．天然痘ウイルスとエボラ出血熱ウイルスを組み換えた特殊兵器等をあげる人もいるが，現状では開発される可能性は低い，と多くの専門家は見ている．

微生物兵器は潜伏期があるため，発症までに時間がかかるが，毒素兵器は症状が現れるまでの時間が短い．特殊兵器は警戒の必要があるが，主要なバイオテロ兵器の候補は細菌兵器，ウイルス兵器，及び毒素兵器に集中している．原虫の中にはマラリアのような致死率の高い病気を起こすものがいる．しかし，感染には蚊の媒介が必要なために，散布条件等に大きな制限がかかる．原虫兵器はテロ兵器として，それほど重要ではない．

バイオテロ兵器の有力候補になる第1条件は，毒力の強い微生物，もしくは毒素ということになる．もっとも，テロの目的によっては相手を殺さず，長期間苦しめる目的のテロもある．後者の場合は，ブルセラやQ熱コラシエラ等が候補になる．これらの微生物が起こす感染症は致死率は高くないが，長期間にわたって感染が持続し，なかなか治癒しない．

毒力が強いという要件を除く，バイオテロ兵器の要件としては，以下のものが考えられる．

① 安定で，持ち運びや散布が簡単である．

② 有力な予防法や治療法がない．

③ 感染力が強く，ヒトからヒトへの感染が起こりやすい．

④ 製造が簡単で，費用がかからない．

⑤ テロを実行した場合，現認がむずかしい．テロ兵器は無色無臭が望ましい．

こうした条件をみてくると，単に毒力が強いだけではバイオテロ兵器の要件を満たさないことがわかる．テロリストの側の都合が大いに関係している．また，2001年の封書テロに使われた炭疽菌は，④の条件を除くすべての条件を満たしている．炭疽菌は「バイオテロ兵器の帝王」と呼ばれているが，まさしくその通りである[8]．

6-3-2　主要バイオテロ兵器

米国 CDC（Centers for Disease Control and Prevention）では，バイオテロ兵器の危険度分類を発表しており，カテゴリーA，B，Cに3分類している．カテゴリーAは人に対する病原性の強さという点からも，公衆衛生に対する脅威という点でも，最も危険度が高いテロ兵器である．一方，カテゴリーBは広範な被害を及ぼすものの，病原性や公衆衛生に対する脅威の点では，カテゴリーAより若干劣る兵器とされている．なお，カテゴリーC兵器は，現在はバイオテロに使用される危険性は高くないが，将来は危険度が増すかもしれない兵器である（C兵器としてはハンタウイルスや特殊兵器があげられている）．

カテゴリーAにランクされている兵器は，炭疽菌の他に，天然痘ウイルス，ボツリヌス毒素，ペスト菌，野兎病菌，及びフィロウイルスやアレナウイルスに属する出血熱ウイルス（エボラ，マールブルグ，ラッサ等）の6種類があげられている．天然痘ウイルスがカテゴリーAに格付けされているのは，WHOが中心になって行った天然痘撲滅作戦の成功によって種痘が中止され，天然痘に免疫のない人が増加したためである．ボツリヌス毒素の場合は，地上最強といわれる毒力の強さに加えて，医薬品（眼瞼痙攣等の治療薬）として生産されているという側面もある．ペスト菌の病原性については，改めて説明する必要もあるまい．14 世紀の大流行では，ヨーロッパの人口の半数がペストで死亡したとも伝えられる．現在もペストは制圧されておらず，米国でも年間 20 人内外の患者が出ている．野兎病菌が高位にランクされているのは，兵器化に適した強毒株が見つかったためである．また，エボラ等の出血熱ウイルスがカテゴリー A にあげられているのは，高い致死率を示すだけでなく，良い治療法もないためでもある．

CDC のカテゴリー B 兵器には，先にあげた長期間相手に苦痛を与えるブルセラや，Q 熱コクシエラ（旧：Q 熱リケッチア）も含まれる．その他，類鼻疽菌，鼻疽菌，ウマ脳炎ウイルス，発疹チフスリケッチア，オウム病クラミジア，コレラ菌等の水性病原細菌，腸管出血性大腸菌（O157 など）やサルモネラ等の経口感染症起因菌等もカテゴリー B にランクされている．カテゴリー B 兵器候補のうちで，サルモネラはラジニーシ教団のテロに使われ，コレラ菌は 731 部隊が生物兵器として使用したとも伝えられる．ランクが一段落ちるからといって，軽視して良いわけではない．中でも O157 の病原性の強さは，1996 年に日本中に多発した大流行で証明済みである．患者数は少なくなっているが，現在でも日本中から O157 の患者の発生が報告されている．テロリストにとって，O157 の入手はそれほど困難でないかもしれない．また，東南アジアに定着している類鼻疽菌も，有効な抗生物質が少ないために，近年はテロ兵器として大いに警戒されている[8)]．

［三瀬勝利］

6-4 バイオテロへの対抗処置

CDC がカテゴリー A や B にランク付けした病原体に対する予防法や治療法については，本書の第Ⅱ部「バイオセーフティ各論」に記述されており，ここでは触れない．ただし，一言付け加えれば，カテゴリー A や B（特に A）にランクされているテロ兵器に対しては，良い予防法や治療法は少ない．まして，テロ兵器を浴びてひとたび発症すると，治療は難航する．その上，テロ兵器の候補が多いために，的確な情報がないと，有効な治療法があっても施せない．

こう考えてみると，重要なことはバイオテロを起こさない体制の構築であるというところに落ち着く．この点ではバイオテロをも念頭に入れて，2006 年末に感染症法が改正され，強毒病原体の保管・譲渡・運搬等に厳しい規制がかけられるようになったことは評価される．しかし，わが国はバイオテロ対策では，他の先進国に比べて，かなりの後れをとっている．例えば，病原微生物を扱う研究者たちを対象にした国定の「病原微生物安全管理規定」が存在しない．改正された感染症法が一部をカバーしているが，さらにまとまったものが必要である．また，将来は可能になるはずだが，現在のところ，すぐに稼働できる P4 の実験室が，わが国に存在しないことも大問題である．米国 CDC に比べると，国立感染症研究所の研究者数が少ないことも気がかりである（CDC の 1/20 にすぎない）．感染症研究所以外に，人の感染症を研究する国立研究所があればよいが，残念ながらそうではない．

世界情勢が一段と混迷の度を加えている今日，わが国はバイオテロと無縁ではあり得ない．かつて日本は，731 部隊やオウム真理教のバイオテロと関わりのあった国であることを，決して忘れてはならない．

［三瀬勝利］

◉文献

1） 山内一也，三瀬勝利：忍び寄るバイオテロ，NHK 出版，2003.

2) エド・レジス著，柴田京子訳，山内一也監修：悪魔の生物学，河出書房新社，2001.
3) ウェンディー・バーナービー著，楡井浩一訳：世界生物兵器地図，NHK 出版，2002.
4) 青木富貴子：731，新潮社，2005.
5) ジュディス・ミラー，他著，高橋則明，他訳：バイオテロ，朝日新聞社，2002.
6) 黒井文太郎，村上知巳：生物兵器テロ，宝島社，2002.
7) 三瀬勝利：ミルク・サイエンス **55**：217-226，2007.
8) Wilson T M et al: Agroterrorism, biological crimes, and biological warfare targeting animal agriculture. *In* Emerging Diseases of Animals (ed Brown C, Bolin C), ASM Press, 2000.

7
病原体の取扱い

7-1　病原体の実験技術

実験室関連感染事故の原因の多くは，未熟な技術や誤った機器の使用等，人為的なものに起因する．病原体を取扱うことによって発生する危害（hazard）には，分離培養による純化，濃縮，遺伝子操作による病原性や毒性の変化等が含まれる．そのため，市中等実験室外で受ける感染と異なる場合も多い．病原体を安全に取扱うには，病原体リスクグループに加えて，実験方法，実験環境等をさらに評価して決まるバイオセーフティレベル（BSL）に基づいて実施されるが，すべてのBSL において適切な実験手技（標準微生物学的実験手技，Good Microbiological Techniques；GMT）が求められる．GMT では，標準予防策を考慮した実験手技の他，施設に適合した緊急時対応，消毒や滅菌，運搬方法についての十分な理解と準備，実践が求められる．

7-1-1　GMT の実際

GMT の実験手技として，実験室における試料の安全な取扱い，ピペットエイドや生物学用安全キャビネット（BSC，安全キャビネット）の使用，感染性材料の散乱防止，遠心機，及び破砕や混和のための機器の使用上の注意，経口摂取や皮膚・眼への接触の回避，鋭利な器具による感染性材料使用の回避，血液，及びその他の生体材料の取扱い上の注意等，基本的な知識と実践が求められる．

a.　試料容器の選択と取扱い

破損や転倒時の漏出等，用いる容器の材質や構造に留意が必要である．スクリューキャップチューブは，インナーキャップでは液体がスクリュー部分に入りやすく，開閉時にチューブ周囲に飛び跳ね，汚染しやすい．薬品・温度・圧力等への耐久性も異なる．また，施設内移動や外部から送られてきた感染性試料の容器については，破損している可能性も考慮し，専用の移動容器の使用，開封場所や破損時の対応策を決めておく．

b.　エアロゾルや飛沫を発生させない操作

口を使ったピペット操作による誤飲感染事故が過去に発生したため，ピペットエイド等が用いられるようになった．しかし，これも操作を誤るとエアロゾルや飛沫を作りやすいので注意を要する．液体を混和中に泡立て，強制的に吹き出すことはエアロゾルを発生させる．細菌培養で汎用される白金耳も火炎滅菌等で菌体飛沫が飛び散りやすい．そのため，ディスポーザブル製品や薬品耐性な材質のものを十分準備し，使用ごとに消毒薬に入れ，洗浄・再滅菌後使用することが推奨される．封じ込め型の焼灼熱装置も有効である．やむなく火炎滅菌を行う場合，菌液が急激な加熱によって飛びやすいことを十分認識した上で，小さなループ径の白金耳を用い，低温の火炎下部の還元炎で加熱後，高温の上部酸化炎で滅菌する等，十分な注意が必要である．同様の注意は，塗抹染色の火炎固定にも求められる．BSC 内での風乾，ホットプレート等の使用によってエアロゾルの発生を抑えることが可能である．この方法はバイオハザード対策のみならず，急激な加熱による菌体の萎縮・変形を避け，より正確な細菌の形態観察をも可能とする．

BSC や安全ピペッターを含む安全機器や設備は，その機能や使い方を理解していなければ，求める機能を発揮させることはできず，むしろリスクを招く．遠心操作や混合・破砕においても，物理的に強い力が働き，エアロゾルが発生しやすいことを考慮した機器が開発されている．これらを使用する際にも適切な方法と適切な処理量に注意する必要がある．

c. ピペットやマイクロピペッターチップの取扱い

ピペットやマイクロピペッターチップは，病原体に直接触れるので使用中に他所に触れないように十分に注意する．また，これらの安全器具の表面のみならず，誤って器具本体の内部を汚染する可能性を考慮し，フィルター付きチップを使用することが推奨される．BSC 内でピペット操作を行う際は，病原体取扱い後のチップは BSC 内の汚染物廃棄入れに確実に入れる（図 7-1-4 参照）．BSC での作業中に頻回に手を出し入れすることは，BSC のエアカーテンを壊しやすく，BSC 内の汚染された空気を BSC 外に拡散させることにもなるため，汚染物廃棄入れを BSC 外（足元など）に置いて汚染されたピペットの廃棄に使用することはしない．

d. 鋭利なものの取扱い

医療現場での感染事故と同様，実験室・検査室でも注射針等鋭利なものによる外傷からの感染が起こる．そのため，ガラス製品，注射針やメス等の使用を極力避けることが原則である．使用する場合，リキャップ時に事故が多いため注射針はリキャップせず，使用後または破損した鋭利なものは，耐貫通素材の専用容器に廃棄する．

e. 消毒・滅菌

詳細は 7-4 節に述べられている．実験環境は施設における作業者共通の場であることを忘れず，必要な際は作業中の汚染を逐次除染する．作業終了後は必ず消毒を行い，次に使用する人への感染機会を作るようなことがあってはならない．

f. 感染性試料の保存

感染性試料の凍結乾燥や超低温保存では，開封や解凍における急激な圧力，温度の変化が容器の破損や病原体が飛散する恐れがある．そのため，容器の選択，保存条件，開封時にフェースシールドを着用する等，感染防御を考慮する．

GMT のより詳細な項目は，WHO の「実験室バイオセーフティ指針」に示されている．

7-1-2 標準予防策と感染経路予防策

病原体を取扱う施設では多くの臨床検体も取扱う．第 8 章に解説される標準予防策は，あらゆる生体材料は感染性の病原体の有無が不明のものが多いことから，院内感染対策として検討されてきたものである．あわせて，個々の感染経路を遮断する予防策を組み合わせる．

7-1-3 適切な個人防護具の選択，脱着と手洗い

病原体を取扱う上で，GMT，標準予防策，感染経路予防策とともに最も基本となる感染防御が個人防護具（Personal Protective Equipments；PPE）である．実験室で多用される白衣は，前開きによって襟元が大きく露出すること，作業内容によっては袖口が汚染されやすいので折り曲げた方がよいこと等，多くの PPE と同様，取扱う病原体，作業環境，作業内容を評価して適切に使用しなければならない．

次節に示されるように PPE には様々な選択肢がある．BSL を決定するための様々な因子を評価し，最も適切な PPE を選択，装着する．装着時は，ガウンの袖口を手袋で覆う等，露出面を極力なくする．ただし，過剰な PPE の選択と装着をすると，かえって不慣れな脱衣の流れになって動

作が不自然になり，汚染のリスクが増えることがあるので注意を要する．

a. 手袋

手袋は最も汚染されやすい．作業終了時には表面を確実に消毒するとともに，脱ぐ際に図 7-1-1 に示すように，表面に素手で触れないようにする．利き手で反対側の手袋の袖口の端の少し内側をつまむように反転させ，ガウンの袖が汚染されている可能性がある場合は，反転させて脱いだ手袋を使って，もう一方の手袋の手首部分をつまんで反転させて脱ぐ．

b. マスク

マスクの着用には，図 7-1-2 に示すように，顔とマスクの間に隙間ができないようにする．

c. 脱衣

表 7-1-1 に示すように，類似の作業内容においても違う場合がある．これは，個々の現場環境や作業者のスキル，実際の作業内容等を評価し，PPE の違いや場面によって，最も適切な方法を検討することが必要だからである．例えば，手袋を二重にした場合，それぞれの手袋を予防衣の袖の内外に装着した場合と 2 枚とも外側に装着した場合では，脱ぐ順序が異なる．従って，装着したものを，汚染度が高いと考えるものから順に外から内へ，上から下へ，汚染されている面を包み込むように脱ぐことが基本である．

d. 手洗い

手洗いについては，手の平の裏表だけでなく，指の間，親指の付け根，指先，爪の隙間，手首等汚れの落ちにくいところを知り，洗い残しのないように十分に行う．手洗い手順を図示（図 7-1-3）したシート等を手指消毒薬のメーカー等が配布しているので，手洗い場に掲示するとよい．

7-1-4　実験環境の評価と対応

病原体を取扱うエリアでは，“清潔”な場所と“不潔”な場所を意識し，ドアの開け閉めや空調の風向が影響しないように BSC を配置する．高濃度の病原体が置かれる培養器，フリーザー等の保管庫等も，作業者の動きに影響されにくい場所に設置する．また，機器のレイアウトや作業動線に注意し，作業者どうしが接触しないよう通路の幅に余裕を持たせる．余裕のある作業空間確保が作業領域の安全確保にもつながるので，過剰な消耗品等資材の実験エリアへの持込みを控え，整理整頓する．さらに，同室の作業者は互いに作業に影響を与えないように，作業エリアでは慌しい動きを慎しむ．急激な動作は空気の動きとなり，埃を舞い上げて試料汚染の原因にもなりかねない．

a. 作業面のレイアウト

BSC 内の使用時レイアウトを図 7-1-4 に示す．“清潔”と“不潔”を意識し，物の流れ，感染性物質や廃棄物の流れが，それぞれ交錯しないよう動線を考える．同時に，個々人が身体的癖に最もスムーズに対応する配置を考えて作業する．また，指先，ピペットの先端，開けた様々な容器等の口が，動作によって死角にならないように注意する．

b. バーナーによる上昇気流

細菌培養では，しばしばオープンの実験台上で作業が行われる．無菌操作においてそれが可能となるのは，ブンゼンバーナーによって発生する上昇気流によって無菌領域が形成されるからである．しかしながら，この無菌領域は一定ではなく，BSC のようなバリア形成にはならないことを理解し，作業動線や“清潔”と“不潔”の領域を明確に意識して作業する必要がある．

c. 実験機器以外の汚染

実験室には，実験機器以外に電話機やコンピュータキーボード等も置かれている．手袋をして病

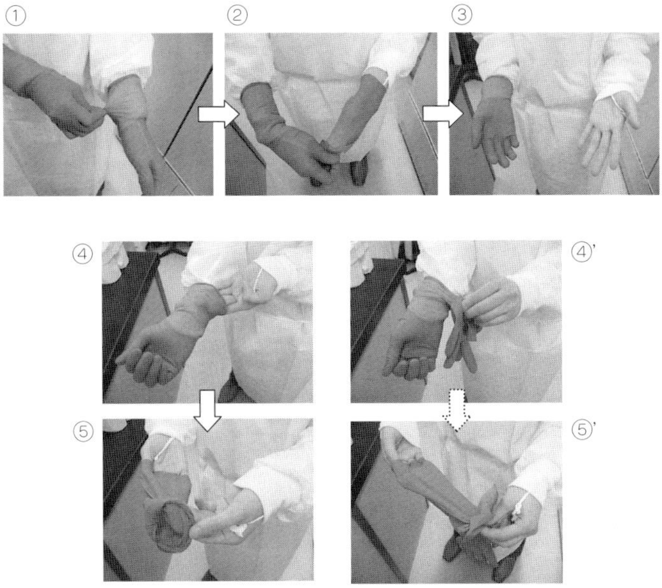

図 7-1-1　汚染した手袋のはずし方

通常①→②→③→④→⑤．予防衣の袖口が汚染した場合は，①→②→③→④'→⑤'の順で脱ぐ．

腕カバーなどを併用し，①～⑤または①～⑤'に統一しておくことが望ましい．

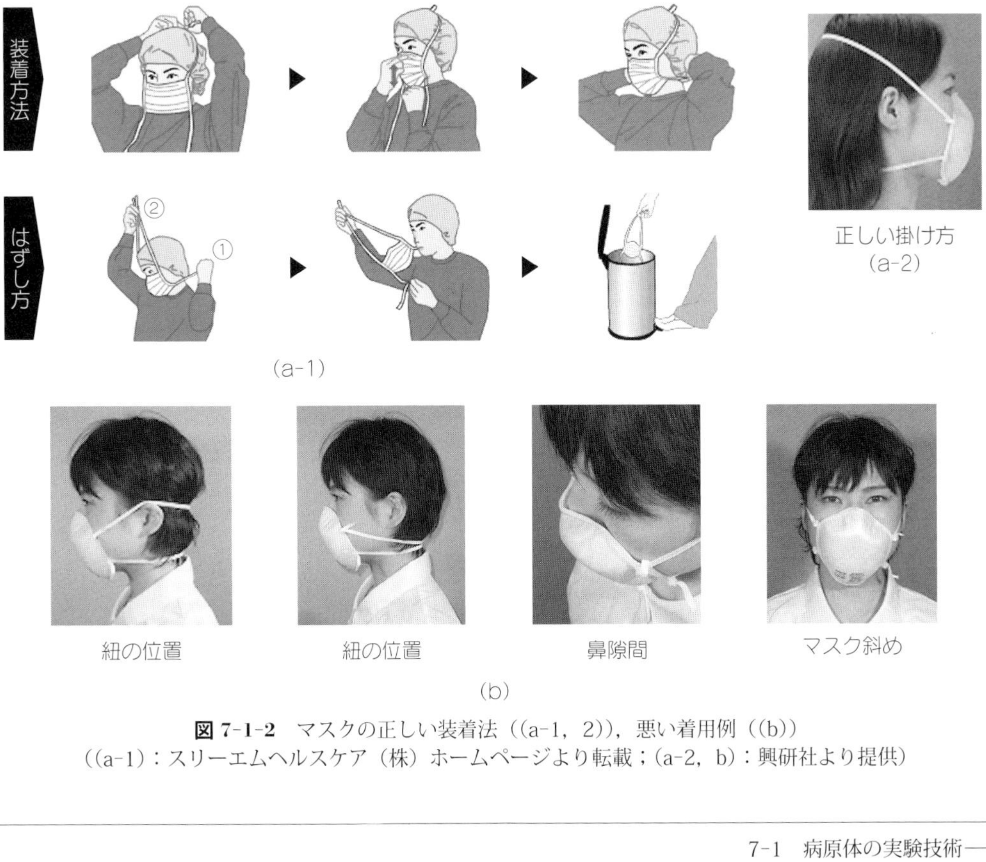

図 7-1-2　マスクの正しい装着法（(a-1，2)），悪い着用例（(b)）
((a-1)：スリーエムヘルスケア（株）ホームページより転載；(a-2，b)：興研社より提供)

表 7-1-1　病室から離れる際の個人防護具の脱ぎ方の手順（キンバリークラーク社資料より改変）

WHO
① ガウンを脱ぐ
② 手袋を外す
③ アルコールベースの手指消毒または手洗いをする
④ キャップとフェイスシールドをとる
⑤ 表面を触らないようにレスピレーター（マスク）をはずす
⑥ アルコールベースの手指消毒または手洗いをする
⑦ 病室から出る
⑧ アルコールベースの手指消毒または手洗いをする

CDC
① 手袋を外す
② フェイスシールドまたはゴーグルをとる
③ ガウンを脱ぐ
④ 病室を離れた後，表面を触らないようにレスピレーター（マスク）をはずす
⑤ アルコールベースの手指消毒または手洗いをする
⑥ 明らかな汚れを数回にわたり手洗いする
⑦ アルコールベースの手指消毒または手洗いをする

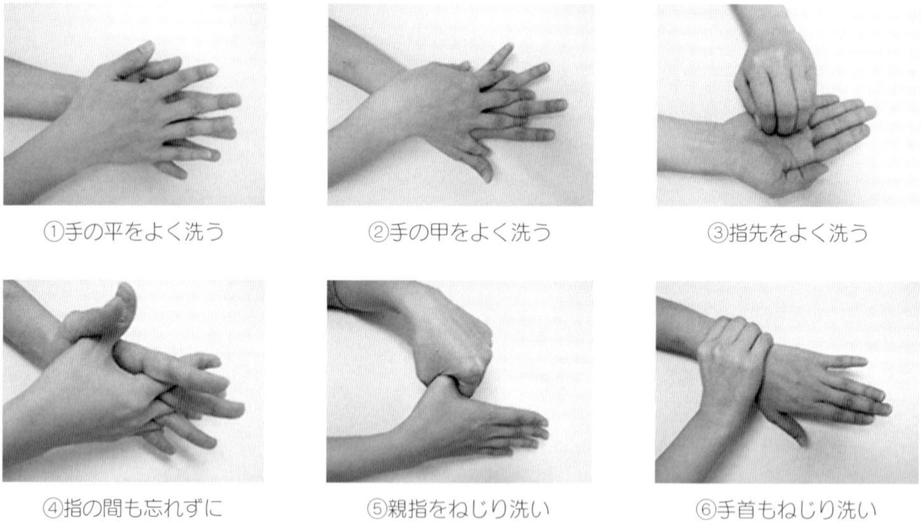

図 7-1-3　衛生的手洗い法

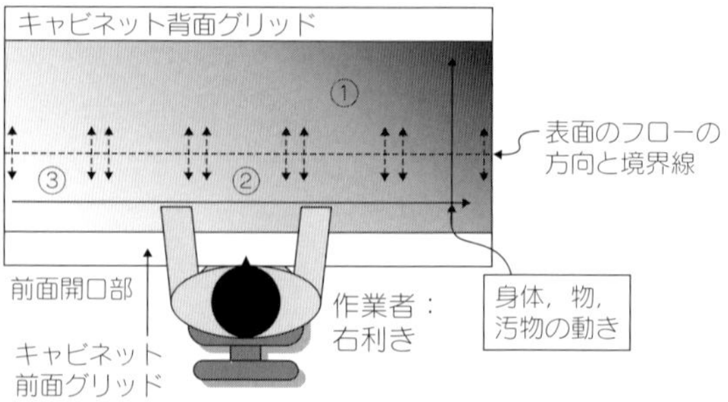

図 7-1-4　安全キャビネット内のゾーニング例
①汚染物廃棄入れ，②作業領域(十分に確保)，③未使用の消耗品や培地・培養液(初めに左手でつかむもの).

表 7-1-2　Biological Spill Kit の例

○	PPE（個人防護具）
○	取扱う感染性物質に適した消毒薬
○	紙タオルまたは他の吸収性の材料
○	塵取り，トングまたはピンセット付きの小さい使い捨てのほうき
○	バイオハザード廃棄物バッグ
○	多量の流出分のための防壁材料または流出分枕
○	鋭利な廃棄物の専用廃棄容器
○	警告標識
○	貯蔵容器
○	Spill 制御と浄化の手順シート

原体取扱い作業中に不用意にこれらに触れれば汚染すると認識しなければならない．その後に他の作業者が手袋をしないで触れると，実験室感染につながる．受話器を握ることによって汚染した手を，口，鼻，眼等の粘膜に近づけることになるので，作業者は手袋をしたままでは受話器等に触れない習慣をつけるべきである．ドアノブや試料を運ぶためのバスケットやワゴンも同様である．これらに触れる際は必ず手袋を脱ぐとか，病原体取扱い作業中は電話には出ない等のルールが必要である．

d.　RI や化学物質

実験室や検査室で取扱われる危険物は感染性のものばかりではない．多くの劇毒，引火性の化学薬品，放射性物質も用いられることが多いので，それらの取扱い注意も熟知し，事故時の感染性物質との複合的対応ができるようにしておかなければならない．

e.　Spill Kit

こぼれたりあふれた感染性物質による汚染の拡散防止，除染のための資材を組み合わせたものが Spill Kit である．市販の Biological Spill Kit もあるが，実験室や家庭等に常備しているような資材で組合せ可能である（表 7-1-2）．必要な際にすべてが一箇所に揃ってすぐに使える状態にあることが大切である．また，キット表面が汚染されないように，実験エリアと異なる場所で保管する．実験エリア汚染が発生したときは，初期対応として，警告を発すると同時に，汚染域を認識して紙タオル等をかぶせ，消毒薬をかける．汚染エリアを閉鎖し，空中に浮遊している可能性が落ち着くことを考慮するとともに，初期対応での消毒薬効果のために一定時間静置する．ときには，汚染を起こした者が混乱をきたしていることもあるため，まず警告を発することをルールとし，その後の対応は第三者が行うようなシステムも必要である．

7-1-5　実験室・施設のルール，法律に基づくルール，国際的ルール・基準

専門家であっても熟練度の違う者が同一の環境で働く現場では，科学的なエビデンスと評価に基づくコンセンサスの得られる取扱いルールと技術の導入が必要である．評価に基づかない強制的または個人的ルールは客観性がなく，病原体を取扱う現場に混乱をもたらし，安全管理に必要な協調性も脅かす．またほとんどの施設において，病原体の専門的知識や技術のないスタッフも多数存在するので，それらスタッフへの安全責任も考えなければならない．

安全な実験技術の適確な実施は，知識・ルール等のソフトと安全機器・設備のハードだけでは成立しない．２つを有機的に結びつけるスキル（個々人の技術，熟練）が必要となってくる．また，人が取扱う以上，ヒューマンエラーを完全に排除することは難しいことを認識しなければならない．安全な実験技術を発揮するためには，健康管理も重要である．一日の中でも，夜には疲労し，朝より集中力が落ちる．同一個人の技術レベルが健康状態にも影響されることを忘れてはならない．

現在，感染症法をはじめとする各種の法令が病原体の取扱いを規定しているが，相互関係において矛盾が生じており，病原体を取扱うためのバイオセーフティやバイオセキュリティ全般を網羅しているわけではない．従来から，専門家は病原体を安全に取扱う社会的責任があるが，良心に頼ってきた．しかしながら，Bio-ethics という言葉も

生まれており，専門家は改めてその責任の大きさについて再考し，病原体取扱いルールを今日的なレベルや要求に合わせて随時更新する心構えが必要である．［安藤秀二］

◉文献

1) 医療の安全に関する研究会安全教育分科会編：ユニバーサルプレコーション実践マニュアル，南江堂，1998.
2) 北村敬，小松俊彦監訳：実験室バイオセーフティ指針 WHO 第 3 版，バイオメディカルサイエンス研究会，2006.
3) 田村隆明：イラストで見る超基本バイオ実験ノート，羊土社，2005.
4) 中村敏一監訳：アット・ザ・ベンチ－バイオ実験研究完全指南，メディカル・サイエンス・インターナショナル，2000.
5) 中山宏樹，西方敬人：バイオ実験イラストレイテッド 1，分子生物学実験の基礎，秀潤社，1995.
6) 臨床に役立つ感染症検査，塗抹検査を中心とした微生物・寄生虫検査，臨床と微生物，31 巻増刊，近代出版，2004.
7) Fleming DO, Hunt DL: Biological Safety, Principles and Practices (4th ed), ASM Press, 2006.
8) World Health Organization, Laboratory Biosafety Manual (3rd ed), WHO, 2004.

7-2　実験機器の取扱い

7-2-1　生物学用安全キャビネット（安全キャビネット）の使用

a.　安全キャビネットの設置

微生物実験で使用する安全キャビネット（BSC）は，クラス 2 タイプ A あるいは B のものが多い．BSC の詳細については，3-5 節を参照していただきたい．

BSC は，その機能と性能が正常に発揮できる場所に設置しなければならない．BSC 開口部のエアーバリアーが正常に機能するためには，流入開口部気流風速が個々の BSC の設定範囲内に維持されることが必須である．一般的に，BSC の流入開口部気流風速は低速（0.4～0.6 m/sec 程度）であり，BSC の近傍の歩行や，窓の開閉，ドアの開閉及び室内気流等で容易に影響を受ける．そのため，BSC は通路，及び気流を乱すようなものから離して配置すべきである．

設置場所が適切であるか否かは，現場設置試験要領（JIS K 3800　バイオハザード対策用クラス 2 キャビネット，JACA Std. No.17b　クラス 2 生物学用安全キャビネット　現場検査マニュアル）によって，試験しなければならない．

b.　作業者

作業者は BSC を適正に使用することが重要である．BSC のファンの運転が安定し，流入開口部気流，及び BSC 内の下降層流が正常に形成されるまで，前運転が必要である．

作業者は，BSC へ腕を出し入れする際，腕をゆっくりと動かす等，前面開口部気流を乱さないように注意することが重要である．腕の出し入れにより，BSC の気流は乱れる．作業に必要なものは，操作を始める前に，すべてキャビネットの中に準備しておく．さらに，BSC 内での試料の取扱いは，気流が安定するまで時間をおいてから開始する．

作業終了後は，作業台面を消毒剤で清拭し，数分間後運転を行う．

c. 個人用防護具

BSC を使用する時には，必要な個人用防護具を装着する．防護服は，前着タイプが推奨される．手袋は，前着の手首の上までカバーする．必要に応じて呼吸用保護具等を使用する．

d. 試料の配置

BSC の正常な気流を確保するために，前面吸気グリルや奥部の吸気グリルを塞いではならない．BSC の中に搬入するものは，表面を除染しておいた方が望ましい．BSC 内の作業は，消毒剤で濡らしたマット等の上で行う方が，漏れや飛沫への対策となる．

試料や機器は，BSC の奥に置く方がよい．特に，エアロゾル発生の恐れの多い機器（例えば，ミキサー，ボルテックス，遠心分離器等）は，キャビネットの奥部に置くべきである．ただし，奥部吸気グリルを塞がないことが重要である．作業は，標準微生物取扱い手技に従い，清潔区域から汚染区域への一連の流れとして行う．

汚染廃棄物入れ，汚物用バイオハザードバッグ等のかさばったものは，BSC 内部の片側にまとめて配置する方がよい．特に，一般の非汚染物の廃棄物入れ（使い捨てピペットのシース等）も，キャビネットの外に置かない方がよい．廃棄物入れを使用するために頻繁に腕の出入りを行うと，気流を乱し，作業者と試料保護の両方を破綻させることになる．

e. 紫外線ランプ

紫外線灯は，紫外線照射量が適切であることを確認するために，紫外線強度をチェックする．不必要な曝露には十分に注意する．

f. バーナー

BSC 内でのバーナーの使用は気流を乱す．必要な場合は，マイクロバーナーあるいは飛沫対策のなされた電気炉（図 7-2-1）を推奨する．使い捨ての接種用ループは，バーナーを使わずにすみ，有用である．

g. 漏洩（スピル）

実験室使用者は，漏洩した病原体を処理できる技能を有し，それに関する実験室使用手順書や緊急時対策等を掲示しておくことが必要である．

BSC 内で感染性材料の漏洩が起こった場合，たとえ BSC のファンが稼動していても，直ちに漏洩物に対して除染を行うことが重要である．感染性材料に有効な消毒剤で清拭消毒するか，汚染物をオートクレーブバッグ等に封じ込め，オートクレーブ処理や薬液処理する．

h. 清掃と消毒

BSC の内部表面（特に作業台表面）は，使用の前後に，そのつど除染する．個々の作業終了時には，機器や器具等の BSC の中のすべてのものの表面を除染した後，BSC から取り出す．毎日の作業終了時には，作業台表面，側面，背面，及びガラスの内側表面を除染するべきである．BSC のファン停止前には，内部の空気を清浄化するために，数分間は後運転を続けることが重要である．

i. フィルターの除染

BSC のフィルター交換前，及び BSC の移動前には，BSC 内部全体を必ず除染しなければならない．最も一般的な除染方法は，ホルムアルデヒドガス燻蒸である．BSC のガス燻蒸は，有資格者が実施すべきである．

ガス燻蒸の場合，BSC はガス燻蒸ができる場所（BSC 周辺に作業空間がある）に設置し，ガス燻蒸時にガスが漏れず，燻蒸後に安全に排気ができるようにしておかねばならない．

j. 警報

BSC の前面ガラスサッシの位置警報の発報は，不適切な位置にサッシを動かしたことを意味する．

気流警報の発報は，BSC の気流の異常を示す．これは，作業者あるいは試料に対して，直接的に

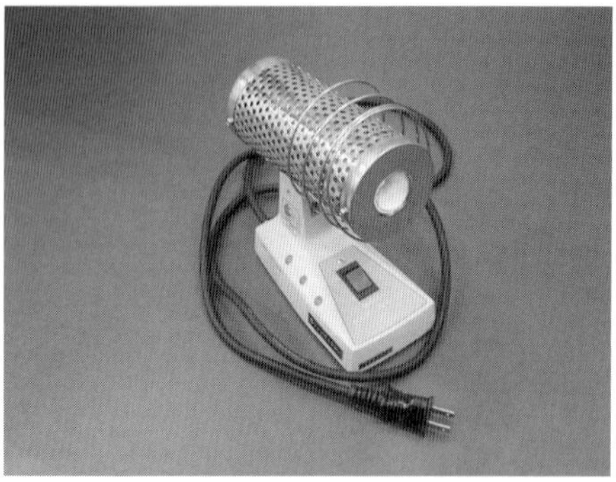

図 7-2-1 電気炉

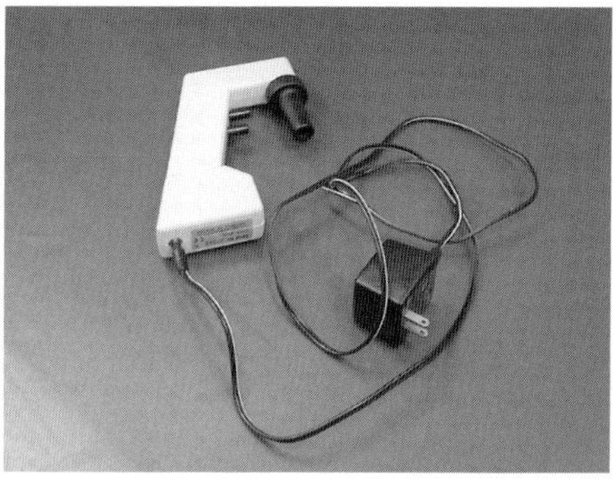

図 7-2-2 ピペットエイド

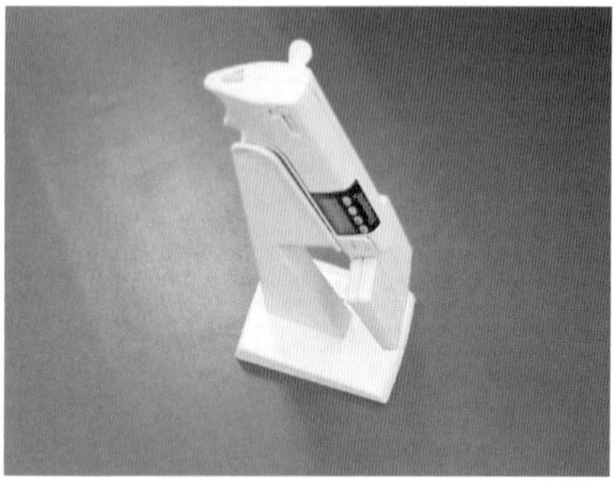

図 7-2-3 目盛付きピペッター

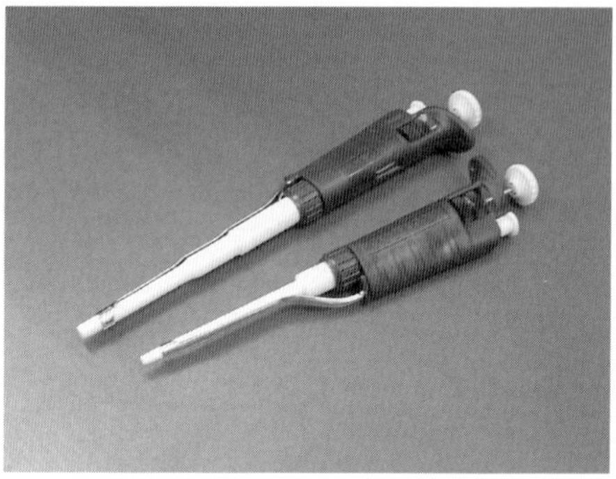

図 7-2-4 目盛付きピペッター

危険があることを示し，気流警報が発報したときは，作業を直ちに停止すべきである．そして実験室責任者あるいは施設担当者に通報し，指示を受ける．BSC 使用のトレーニングを行う場合には，警報発報時の対処法を明確化し，教育・訓練しておくべきである．

k. 点検

BSC は，その機能の維持と保全のために点検が必要である．特に設置時並びに定期的に，認定された技術者によって国内または国際的な性能基準に則って点検，調整を行わなければならない．

7-2-2 安全機器，器具

感染性材料を取扱う際には，感染性エアロゾルの発生防止と拡散防止に注意を払わねばならない．

感染性エアロゾルは，種々の実験操作により容易に発生する．例えば，感染性試料の混合，混入，研摩，振盪，撹拌，超音波処理，遠心等である．たとえ安全機器・器具を使用する場合でさえ，BSC 内で感染性材料を取扱うことが最良である．

a. ピペットエイド

ピペット操作は，ピペットエイド（電動式ピペット，図 7-2-2）を使用する．口によるピペット操作は禁止される．ピペットエイドが正常に機能するためには，点検とメンテナンスが必要である．電源不良，電池の消耗，ピペットを固定するガスケットの磨耗や緩み，内部フィルターの詰まり等により，ピペットから液体が漏れる可能性がある．

目盛付きピペッター（図 7-2-3，7-2-4）では，定期的な校正とメンテナンスが必要である．ピペッターの汚染防止のためには，フィルター付きピペットチップが有用である．

b. ホモジェナイザー，シェーカー，ブレンダー，ソニケーター，及び遠心機

ホモジェナイザー，シェーカー，ブレンダー等の粉砕装置や撹拌装置並びに遠心機等は，エアロゾルの発生と漏洩のリスクが高い．ホモジェナイザー等は，BSC 内で使用し，ふたの開閉も BSC 内で行う方がよい．

ソニケーターは，他の粉砕装置に比べ，特にエアロゾル発生，漏洩のリスクが高いので，必ず BSC 内，あるいは専用シールド内で使用すべきである．BSC 作業台表面，シールド内面，及びソニケーターの表面は，使用のつど，除染すべきである．

遠心機は，密閉式のローターやバケットを使用し，試料のセット及び取出しは BSC 内で行う．

c. 運搬容器，輸送容器

実験室間，他施設間の感染性材料の運搬や輸送のために，専用の運搬容器，輸送容器が必要である．容器には，内容物が漏洩しない密閉性と堅牢性が必要である．さらに，これら容器の内側には，内容物が漏洩しないように，液体を吸収できる十分な量の吸収剤を入れておく．梱包は三重構造以上を基本とする．

公共交通機関を使用する場合には，それらの運搬基準や規則に従う．国内外を問わず航空機輸送の場合には，IATA（国際航空運送協会；International Air Transport Association）の規則に従う必要がある．

d. 個人用防護具と防護服

個人用防護具と防護服は，エアロゾル，飛沫等の曝露や接種の危険性を最小にするための一次バリアーである．作業内容によって防護服及び防護具を選択し，使い分ける．感染性材料取扱い中は，防護服を着用すべきである．実験室を出る前に，防護服を脱衣し，さらに手を洗う．

e. 白衣，ガウン，カバーオール，プラスチックエプロン

白衣はすべてのボタンを掛けるかテープ等でとめる．長袖の前着あるいはカバーオールは，白衣より防護効果が高く，微生物学実験や BSC を用いた作業に適している．プラスチックエプロンは，液体に対してより強力な防護が必要な場合に，白衣やガウン等の上に着用する．これらの防護服は，実験室区域外で着用すべきではない．

f. ゴーグル，安全眼鏡，フェースシールド

作業内容によって，飛沫や飛来物等から眼と顔面の防護器具を選択し，使用する．ゴーグル，安全眼鏡あるいはフェースシールドは，実験室区域外で装着すべきではない．

g. 呼吸用保護具

特に高リスクの作業（例えば，漏洩した感染性材料の除染の場合等）を行う場合は，呼吸用保護具を用いる．リスク（曝露形態等，複数の場合あり）に応じた呼吸用保護具を選択する．

一般的に使用されるろ過式呼吸用保護具には，防塵マスク，防毒マスク，PAPR（Powered Air Purifying Respirator，電動ファン付き呼吸用保護具）（図 7-2-5，7-2-6）がある．サージカルマスクは，患者保護のためのみにデザインされており，作業者の呼吸防護用のものではない．

呼吸用保護具は，フィルターを交換することによりガス，蒸気，粒子あるいは微生物に対応できる．フィルターと呼吸装置の組合せが適正であることが必須である．呼吸用保護具は，作業者ごとに個別にフィットテストを行う．呼吸用保護具等は，実験室区域外で装着すべきではない．

h. 手袋

感染性材料を取扱っているときには，常に手の汚染の可能性がある．使い捨てのラテックス，ビニールまたはニトリルの手袋が広く使用されている．感染材料の取扱い後，BSC 作業後，及び実験室を退室する際には，手袋を廃棄し，さらに手を洗う．使用した使い捨て手袋は，感染性実験廃棄物として廃棄，処理する．

ラテックス手袋（特にパウダー付きのもの）による皮膚炎や即時型過敏症等のアレルギーの発生

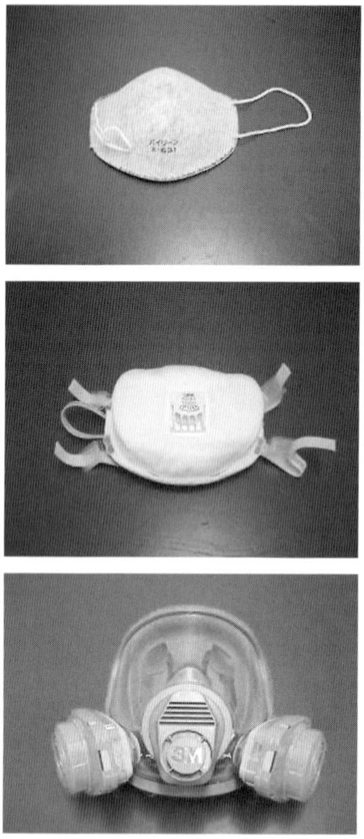

図 7-2-5　呼吸用保護具
上段より，N95 マスク，N95 排気弁付きマスク，HEPA 付き全面マスク．

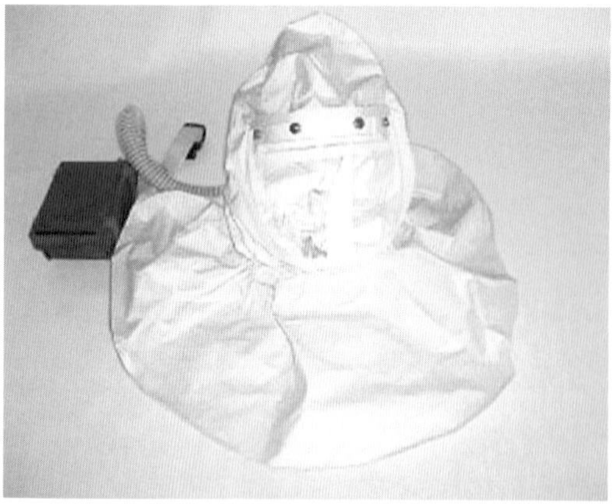

図 7-2-6　PAPR（Powered Air Purifying Respirator，電動ファン付き呼吸用保護具）

も報告されており，注意が必要である．切創の危険性がある場合には，ステンレスメッシュの手袋を装着するが，突き刺しは防護できないので注意を要する．手袋は，実験室区域外では装着しない．

i.　靴

足を衝撃や飛沫等から防護するために，つま先の開いていないものを使用する．　［篠原克明］

7-3　病原体の管理の方法

研究・教育機関や病院等の検査室で病原体が取扱われるが，第４章で述べられているバイオセーフティの組織体制に基づき，各機関の定める規程を遵守して病原体を管理することになる．感染症法で定められている特定病原体については法律を厳守しなければならない．

7-3-1　病原体取扱手続き

病原体取扱者は，規程等に定められた所定の手続きを経た後に初めて取扱いができるようにする．病原体の管理のためには病原体取扱者がバイオセーフティ・バイオセキュリティについての知識を十分に有し，実験室感染，及び病原体の盗難・散逸・発散を防ぐ知識，技術を十分に持つことが必要であるので，バイオセーフティ講習会受講が必須となる．講習受講者のみが病原体の取扱いを行えるようにする．

病原体のバイオセーフティレベル（BSL または P）により管理の程度も異なってくるが，P2 の管理区域の実験室安全管理者は当該病原体の保管管理，取扱いに責任がある．これらの病原体取扱者を指定された実験室において病原体の取扱いを許可し，取扱者の限定と把握を行う．BSL-3 の病原体の取扱いにおいては，さらに取扱い申請と承認のシステムが必要である．申請書には病原体の名称，取扱う目的，実験方法，取扱う期間，実験終了時の病原体の消毒，滅菌保管等の方法，病原体取扱者名とその者の病原体取扱経験，及び所定の講習会等の受講番号，その病原体を取扱う実験室名，及び病原体等取扱責任者等を記載し，バイオセーフティ委員会に提出し，委員会によって審査されるべきである．

機関長から取扱承認が得られた者は P3 の実験室での病原体の取扱いに先立って，当該バイオセーフティ管理者から，施設の説明，運営規則，使用方法，日誌の記入法等，施設使用についての講習を受ける必要がある．さらに当該実験室の使用に際しては，実験室の病原体等取扱責任者から利用にあたっての注意，機器の使用法，緊急時の対応等の説明を受ける．これが終了して初めて実験室の使用が可能となり，カードキー等のセキュリティ設備がある場合は，ゲート登録を行って管理区域へ入域させるようにする．これらの入域制限区域への入退出記録は印刷をして，元のデータファイルとともに適切に保管管理しなければならない．また，病原体を取扱わなくなった場合はゲート登録から削除しなければならない．感染症法による特定病原体であって BSL-2 の病原体についても同様の手続きが必要である．

管理区域内の機器の保守・修理・安全点検等のための一次的立入りについては規則等で認められることになる．これらの立入者については，事前の入室の連絡及び作業日時，立入場所，目的，作業内容，管理側の責任者，立会者，消毒方法または安全確認等についての記録をつけることが必要である．

7-3-2　病原体の保管・使用

機関が保有する病原体については，各部署単位での病原体保有リストを作成する必要がある．保有する病原体の名称，BSL，一次容器の種類，数量，保管条件，保管責任者，保管場所と保管場所（実験室・保管室）の責任者等に関する情報を盛り込む必要がある．同様に保管庫についても，保管場所（実験室），保管場所の運営責任者，保管庫名，保管庫責任者，保管庫の形態と温度条件，保管病原体の種類等についてのリストを作成することが必要である．

病原体を取扱う実験室については，実験室の名称，使用開始日，取扱う病原体の種類，実験室運営責任者，実験室の平面図（安全キャビネット，オートクレーブ，保管庫等の記載）等の内容を含んだ届出等により管理区域等を明確に把握しておく．実験室の使用を終了する場合にも，実験室の名称，使用終了日，取扱う病原体の種類，実験室運営責任者等の内容を含んだ終了の届出等により実験室の使用の終了を把握すべきである．病原体を新規に取扱う場合，内容に変更のあった場合は病原体の名称，BSL，取扱い，及び保管責任者等について届出を行う．これらの情報を基に病原体保有リストを更新してゆく必要がある．保管責任者は保有している病原体を廃棄するときは，廃棄届等により報告し，この場合も病原体保有リストを更新する必要がある．同様に保管庫リストに関しても内容の変更時は届出を行い，リストの更新を行う．

病原体の使用にあたっては，使用に関わる作業記録を必ずつけなければならない．所定の日誌または実験ノート等に取扱い病原体の使用，ワーキングに関しても量，及び保管容器の数の変動，病原体の消毒・滅菌等について記載する必要がある．保管庫には必ず保管庫責任者を置く．保管庫使用者，保管庫内の病原体の場所や保管庫の利用状況（アクセス），施錠記録がわかるような記録も必要に応じ用意する．また，保管庫には，バイオハザードマーク，保管庫名，保管する病原体のBSL（病原体の名称はバイオセキュリティの観点から記載しない），保管庫責任者，及び緊急時の連絡先を記入したラベルを貼っておく．保管庫は必ず施錠し，適切に鍵の管理を行う．最近ではセキュリティ向上のため，カードキー等を用い，事前登録者のみが保管庫にアクセスできるような機能を組み込んだ装置も市販されている．

特定一種，二種，及び三種病原体等の記帳事項については，以下が省令で定められている．

① 病原体等の，（ⅰ）受入れ・払出し・種類（毒素にあっては量についても），日時，保管の方法・場所，（ⅱ）使用に関わる病原体等の種類，日時，（ⅲ）滅菌等に関わる種類，滅菌等の日時，方法・場所
② ヒトについては，（ⅰ）実験室への立入者・退出者の氏名，日時（一種病原体等の場合は時刻も必要；点検の場合を除く），目的，（ⅱ）病原体等の受入者・払出者の氏名，使用従事者名，（ⅲ）病原体等の滅菌等の従事者名
③ 施設では点検等の実施日時，点検者名，内容・結果，措置内容
④ 教育では教育訓練の実施年月日，対象者・内容等

7-3-3 病原体の移動（分与・受入れ）手続き

病原体の取扱いは，単に各機関での実験室の中にとどまらない．すなわち，他機関との間での病原体の受入れ，及び分与に関しても病原体の取扱いに入ると考える．病原体の受入れについての届出または申請を行い，受入情況を把握する必要がある．同一機関であっても，異なった住所に事業所があり，公道を通って運搬が行われる場合は，外部機関と同じように必要な書類を提出し記録を残す必要がある．分与の場合は，分与を受ける機関においてバイオセーフティ管理が正しくなされていること，分与される病原体に対応した実験施設，設備が備わっている必要がある．少なくともこれらのことを確認できる書類の提出を求める必要があり，確認の上で分与すべきである．病原体保有リストにはこれらの受入れ，分与の実績についての最新の情報をもとに内容に変更のある場合は，更新する必要がある．

病原体を海外機関，WHO 協力センター，国内機関，同一機関であっても住所の異なる事業所等から受け入れる場合は予め届出を提出する．届出には受け入れる病原体の名称，輸入許可の有無または届出確認の有無，受入目的，受入相手の機関名，相手機関の移動責任者，連絡先（住所，電話，メールアドレス），移動方法（郵便，専門業者，持参等），受入責任者，受入実験室とその実験室の運営責任者，移動予定日等の内容を含むようにする．

a. 病原体等の分与

病原体等の分与にあたっては，分与先において病原体が適切に管理され取扱われなければならない．確認のためには少なくても，先方から病原体

等分与申請書の提出が必要である．申請書には病原体，株名，病原体の特性，数量，使用目的，使用施設での BSL，使用責任者，保管責任者（責任者は常勤の職にある者に限る），試験研究計画書，誓約書，事前に分与をする機関への問合せの有無と担当者等の項目を含むようにする．

b. 試験計画書の項目

試験計画書には以下の項目が必要と考えられる．

① 試験研究の目的，及び方法
② 使用場所
（1）所在地
（2）使用場所（実験室等）
③ 保管場所
（1）所在地
（2）保管場所（実験室等）
（3）保管方法
④ 使用期間
⑤ 保管期間
⑥ 汚染物質等の処理方法
⑦ 使用責任者（氏名，所属，及び役職，電話番号，ファクス番号，メールアドレス）
⑧ 保管責任者（氏名，所属，及び役職，電話番号，ファクス番号，メールアドレス）
⑨ 添付資料
（1）使用実験室に関わる P2 または 3 実験室認定証明書（実験室稼動開始日，セキュリティ体制，及びバイオセーフティ管理者名を記載し，代表者が記名・押印したもの）
（2）実験室平面図等：P2 の場合，ⅰ）実験室の位置を確認できるフロアー平面図，ⅱ）実験室平面図（オートクレーブ，安全キャビネットクラス名，及び病原体保管庫の配置）
（3）実験室平面図等：P3 の場合，ⅰ）実験室の位置を確認できるフロアー平面図，ⅱ）実験室平面図（オートクレーブ，安全キャビネットクラス名，パスボックス，及び病原体保管庫の配置），ⅲ）P3 のサポート区域，前室，実験室，及び空調機械室の平面図（P3 の空調システム図があれば提出）

c. 誓約書の分与条件

誓約書には以下の分与条件を含むべきである．

① 使用した病原体により汚染したあるいは汚染の疑いのあるものはすべて適切な消毒または焼却する等，当該病原体の散逸を防止するために必要な措置を講ずる．
② 移送に用いられた容器，及び包装物は適切に消毒または焼却する．
③ 使用記録簿を作成する．
④ 目的外使用，及び他への分与はしない．
⑤ 分与先が保管，及び使用上の安全について責任を負う．
⑥ 保管期間または試験研究終了の前に，申請者の機関に変更（合併等）があった場合は，遅滞なく書面等で通報する．
⑦ 試験研究が終了するまでの間に分与者から要請があった場合，病原体の保管情況等について書面等で報告を行う．
⑧ 分与の取消しが行われた場合は，直ちに分与者に返却または廃棄処分し，情況を書面で報告する．

d. その他の手続き

分与者は，分与が承認されたら病原体分与承認書を分与先代表者に発行する．分与の担当者は分与を行ったとき，病原体移動報告書を分与機関長に提出する．一方，分与先は受領したら受領報告書を，また，試験研究が終了したら試験研究終了報告書を分与機関長に提出する．

外国への病原体分与にあたっては MTA（Material Transfer Agreement）を用意し，国内と同様に，先方機関において病原体が適切に管理され取扱われることを確認する必要がある．

分与者が先方に対して研究または検査等の依頼のために病原体を提供する場合においても，分与者は機関長に対して分与届けを提出する必要がある．届出には分与する病原体の名称，輸入品分与許可の有無，分与目的，分与相手の機関名，相手機関の実験室の位置を確認できるフロアー平面図，及び実験室平面図，相手機関の移動責任者，連絡先（住所，電話番号，ファクス番号，メールアドレス），移動方法（郵便，専門業者，持参等），分与責任者，搬出実験室とその実験室の運営責任者，移動予定日等の内容を含むようにする．　［杉山和良］

7-4　病原体の消毒と滅菌方法

本節では実験・検査といった作業に伴う病原体あるいはそれを含む可能性の高い材料に対する消毒・不活性化，及び滅菌について言及する．その他一般的な消毒剤や滅菌装置，また院内感染対策等は，すでに成書が多数出版されているのでそちらを参照していただきたい．

また，消毒・滅菌等は一連の操作，それに伴うリスク，用いることの適正，労働衛生上の健康被害等，総合的な判断から薬剤や装置，方法を選択していくものであり，「この病原体にはこの薬剤，この方法」という王道的考え方はかえってさまざまなリスクを伴うことがある．

手段を選定する際には文献等を参照する，あるいは自身による評価を行う場合には，その一連の操作・作業に真にフィットしているのか，用いた評価方法は適切であるのかということは自身のみならず自身を取り巻く人々や組織，施設に対しても非常に重要であり，不適切であればバイオハザードを誘発しかねない．

7-4-1　バイオセーフティから考える病原体の消毒・不活性化

a.　実験・検査等の目的・要求から考える

実験・検査を行う場合，目的あるいは要求事項に伴った操作手順がデザインされる．以下にいくつかの例をあげる．

① 材料中の感染性を除去したい

② 材料中の感染性を除去し，その病原体の構造成分を調べたい

③ 材料中の感染性を除去し，その病原体に関する遺伝子について調べたい

④ 材料の感染性を保持し，その病原体を分離・増殖させたい

といった目的・要求があげられ，これに対応した消毒・不活性化・滅菌処置を施すことでバイオセーフティが達成される．

次に，これら各々の例について考察する．①は感染性物質以外の成分が対象であることが多く，その際には対象成分に影響のない手法によって感染性が除去されなければならない．②は病原体の構成成分ということで，例えば菌体のタンパク質抗原やLPS（リポ多糖類），またはウイルスの表面タンパク質等があげられ，①と同様にそれぞれの成分に応じた適切な処置により感染性除去を達成させる．この際，特にLPSは抗原抗体反応を潤滑にすべく高圧蒸気滅菌による処理を行う一方で，鞭毛抗原等デリケートなものはホルマリンによる固定を実施するといった両極端な処置を行うのである．③は対象がバクテリア・ウイルス・真菌・原虫，病原体感染細胞等様々で，ここからDNA・RNAを抽出することになる．これらも抽出する遺伝子が巨大分子なのか，低分子なのか，あるいは断片程度でよいのか等，感染性除去の手法も全く異なる．パルスフィールド電気泳動の染色体ゲノム調製のように，菌体を寒天にパッキングして酵素等により不活性化を行う場合もあれば，短時間の煮沸処理後遠心した上清をテンプレートとして使用する場合もある．④の場合は操作の一連で必要に応じて適切な除染処理が求められる．これは目的とする病原体はもちろん，材料中に混在している可能性が高い病原体についても考慮し，高度な感染性除去を必要とする対象に合わせることも同時に求められる．

このように，状況によってその方法は多彩であり，目的に応じ，適切でしかも煩雑でなく，かつ確実性の高い方法を選択していくことがバイオセーフティの第一歩となる．

b.　方法の組合せによるリスクの低減

感染性物質を取扱う上で，そのリスクを増大させる主な要因の1つは培養等による増殖を伴う操作が生じる場合であり，こうして生じたサンプルをいかに安全に処理をするかが実験・検査における消毒・滅菌の要となる．

最も確実な滅菌方法として高圧蒸気滅菌法が用いられているが，多くの滅菌器では概ね以下のような順序でプログラムが進行してゆく．

加熱・排気弁解放　→　排気弁閉鎖・加熱　→　滅菌　→　冷却・排気弁解放　→　終了．

ここで，感染性物質を高圧滅菌処理することを考えた場合，配慮すべきは第1段階の加熱・排気過程であろう．本来，高圧滅菌器は「清浄な物を無菌化する」という考えを基本に設計されており，また原理上も飽和水蒸気を満たすため，この第1段階は非常に重要なステップとなる．しかし増殖させた感染性サンプルで，特にエアロゾル化しやすいものであれば，この過程で外部に排出されてくる可能性は否定できない．そのため現在では「バイオハザード対策品」あるいは「感染性廃棄物用」として従来のものとは仕様を変えているものも散見される．それでは感染性サンプルに対する従来品の使用は不可能なのか？

問題点を整理してみると，「増殖された感染性サンプル」に対し「加熱・排気」という過程が組み合わさったことでリスクが増大し，このときエアロゾル化の効率は感染性物質の量に比例する．したがって，高圧滅菌を行う前に感染性物質量を減少させる処理を施すことで，リスク低減が達成可能である．方法としては薬剤による化学消毒や予備加熱が可能であるが，塩素系薬剤による消毒は機器の腐食や発生ガスによる健康被害を起こしかねないので中和処理を行う必要がある．エンベロープウイルスや栄養型細菌に対しては一部の界面活性剤が非常に効果的であり，機器に対する影響もほとんどない．予備加熱による消毒はは多くの感染性物質が100℃以下で消毒・不活性化されることを利用するもので，近年こうしたプログラムを採用した機器もみられる．

バイオセーフティを実施する上でハードへの依存は欠かせないが，それも「一方法」として考え，その動作・機能を十分理解しうまく組み合わせることで，バイオハザードに関するリスクはさらに低減することが可能となる．

7-4-2　具体的な消毒・不活性化・滅菌の方法について

a.　物理的方法──加熱

多くの感染性物質は70～80℃で20分以内に感染性が失われる．低温殺菌として汎用される60℃，30分による加熱処理では，一部のウイルスと芽胞形成菌を除き感染性物質が不活性化されるため，特に生物製剤の調製や血清等の殺菌にも取り入れられる．

ウイルスではカプシド構造を有するもののうち，エンテロウイルス，パルボウイルス，カリシウイルス等は耐熱性を有し，70℃以上での加熱処理が必要となる．このため血液媒介性のパルボウイルス等は血液製剤等に対し，高圧力による不活性化等が試みられている．芽胞形成菌でも高圧蒸気滅菌を用いなくても，100℃処理で不活性化が達成できる場合が多く，炭疽菌を含む *B. cereus* グループの多くは100℃，10分以上の処理で不活性化される（図7-4-1，7-4-2）．また，病原性物質を含有する材料の影響も考慮すべきであり，特にタンパク質成分が豊富であると処理時間の延長を要する場合もある．そして，培養上清に耐熱性毒素を含有する場合はタンパク質変性剤による処理をする等注意が必要である．

b.　物理的方法──紫外線

一般的な紫外線（ultraviolet light，UV）は近紫外線であり，A，B，Cの3種類に分類される（表7-4-1）．中でも「殺菌灯」としてはUV-Cが使用されている．消毒・不活性化は紫外線のDNAへの吸収による隣接T塩基の二量体化で引き起こされる．このとき，UV-Cの主波長である254 nmがDNAに最も効率よく吸収されるのである．

しかし，UV-Cは短波長であるためガラスや水等の影響を受けやすく（図7-4-3，7-4-4），また成書にあるデータはいずれも1,000 μW/cm^{2}前後という強い線量での殺菌データが多い．このため，消毒・不活性化等を行うには専用の照射装置を使用するのが望ましい．また，消毒・不活性化の対象となる微生物量と照射時間は比例関係にあるので，不活性化抗原等を調製する際にはより注意が必要である（図7-4-5，7-4-6）．

c.　化学的方法──汎用的な消毒剤その他

(1)　アルコール剤　実験室・医療現場等多彩な現場で用いられる消毒剤であり，通常エタノール70～80%で使用され，局方消毒用アルコールも概ねこの濃度範囲で規定されている．イソプロピルアルコールは単体としてよりも，酒税法等からエタノールとの合剤として使用されることが多い．使用時には常に新鮮な状態で保存できること，可能な限り十分な量を用いることに注意したい．院内感染例ではアルコール脱脂綿保存容器内でバクテリアの生存が確認されたケースもあり，また接触時間が短い場合は消毒効果にバラツキが生じる．SARSコロナウイルスの代替ウイルスとしてブタ伝染性胃腸炎ウイルス（TGEV）を用いてエタノールによる不活性化効果を検討すると，15秒接触ではエタノール濃度によって大きなバラツキが認められるが，60秒接触ではエタノール濃度40%でも高い不活性化効果が得られる（図7-4-7）．除染作業を行う場合も，噴霧より十分量を含浸させたペーパー等で拭き取ることが望ましい．

(2)　ハロゲン化剤　最もよく知られ使われているのが次亜塩素酸ナトリウム（NaClO）である．しかし製品形態としては雑品，食品添加物，医薬部外品および医薬品があり，消毒成分上重要な「有効塩素」の濃度表示は食品添加物と医薬部外品である．雑品の場合には保管状況もよいとはいえず，界面活性剤を含有するものが多いため使用には注意が必要である．また有効塩素濃度表示も有効期限があり，これを経過すると半減期が1～2年となるため，冷蔵保管をして劣化を遅らせることと有効塩素濃度の管理が非常に重要となる．

その他，排水消毒でよく使用されるジクロロイソシアヌール酸等は家庭用でも排水溝の防菌剤として使用されており，また途上国等ではクロラミンや高度さらし粉等が用いられている．殺芽胞効果が高く有機物の影響を受けにくいとされる二酸

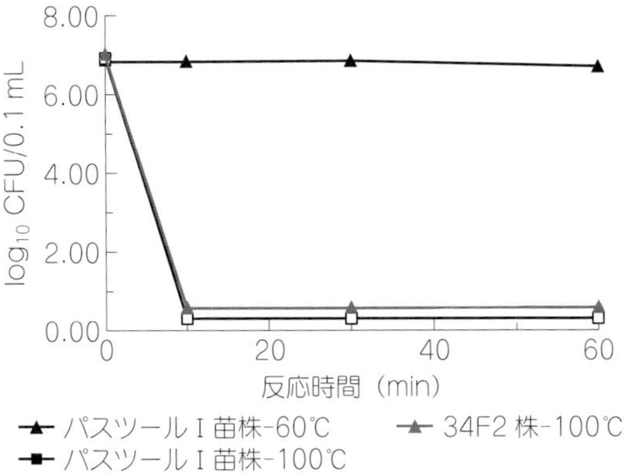

図 7-4-1　炭疽菌芽胞の熱感受性（100℃）

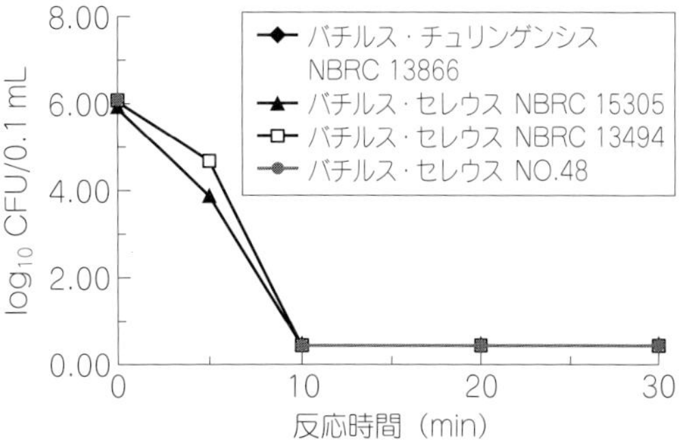

図 7-4-2　セレウス菌グループ芽胞の熱感受性（100℃）

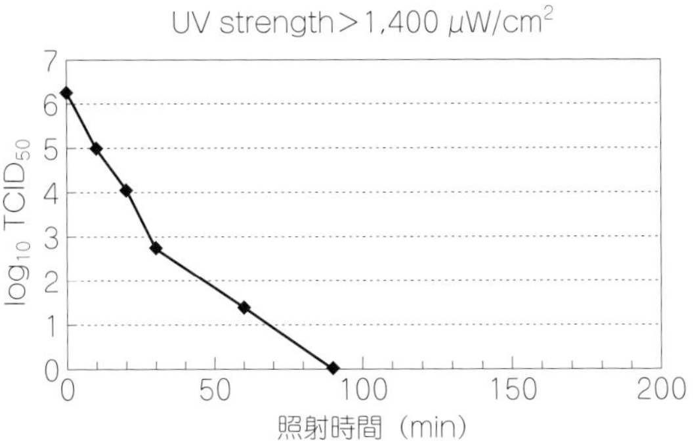

図 7-4-3　ネコカリシウイルス（FCV）の UV-C による不活性化（培養液量約 330 mL，深さ 1 cm）

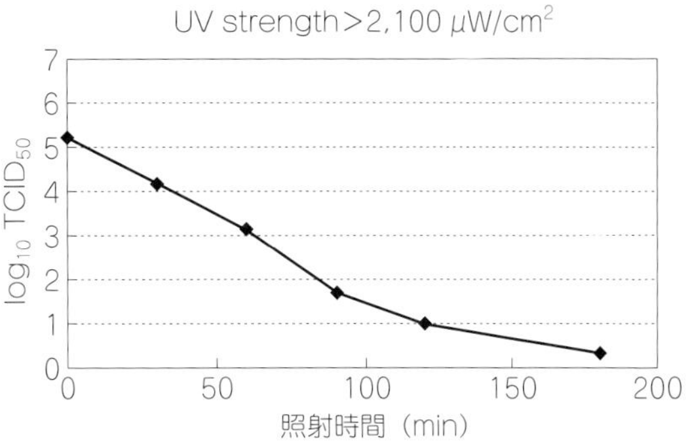

図 7-4-4　ネコカリシウイルス（FCV）の UV-C による不活性化（培養液量約 400 mL，深さ 2.5 cm）

表 7-4-1　近紫外線の種類と波長

種　類	波　長（nm）
UV-A	315～400
UV-B	280～315
UV-C	200～280

化塩素は，現在ガス燻蒸でホルマリンに代わる実績を出し始めているが，専用ジェネレーターと測定器が必要でありイニシャルコストも高いため，国内ではまださほど浸透していない．

ヨード剤にポビドンヨードが手指消毒目的でよく用いられている．消毒効果も高く手指洗浄剤の中で唯一ノロウイルスに効果が期待できるものでもある．ただし，個人差はあるものの使用頻度によっては手荒れを起こす場合があり，また独特の残り香もあるため用途目的を吟味する必要がある．

(3)　**酸化剤**　過酸化物の一部で消毒・不活性化に用いられるものがあり，代表的なものは過酸化水素（H_2O_2），過酢酸，過炭酸ナトリウムであろう．ただし自己反応性物質であるとその管理は慎重を要し，過酢酸等は PRTR（化学物質排出把握管理促進法）によるエタノール換算値で 500 mL 瓶 1 本がエタノール 18 L に相当するケースがある．また過酢酸溶液中の酸化物濃度の測定は特殊な試薬キットが必要であり，酢酸臭気も課題であり使用上のルール等をしっかりすべきであろう．過酸化水素や過炭酸塩は反応時に酸素ガスを発生する場合があり，感染性材料を直接処理する場合には蒸気発生を考慮すべきであろう．ま

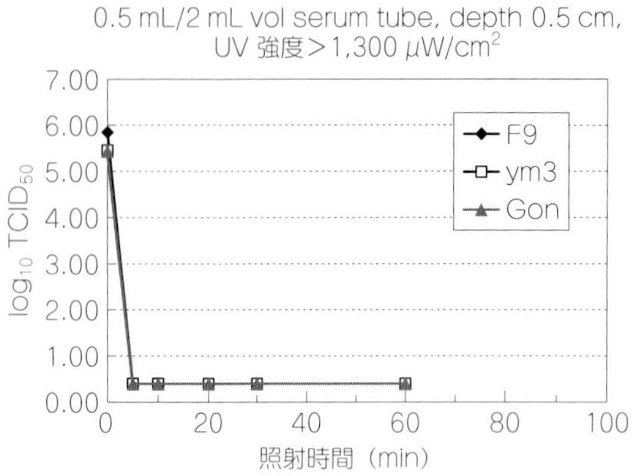

図 7-4-5　ネコカリシウイルス（FCV）3 株の UV-C による不活性化（ウイルス力価　10^5〜10^6TCID$_{50}$）

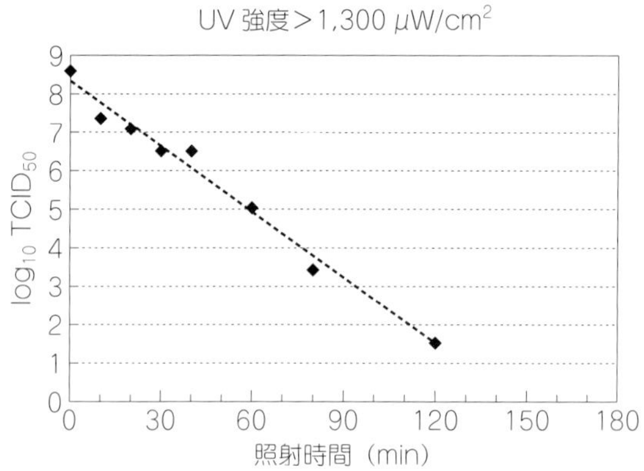

図 7-4-6　ネコカリシウイルス（FCV）F9 株の UV-C による不活性化（ウイルス力価　10^8TCID$_{50}$ 以上）

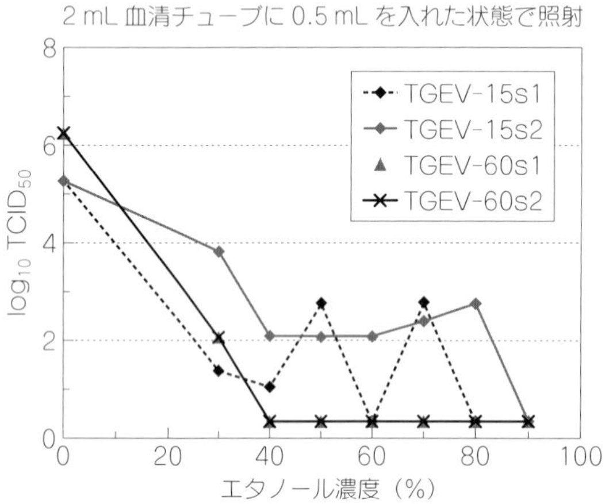

図 7-4-7　ブタ伝染性胃腸炎ウイルス（TGEV）に対するエタノールの不活性化効果

15 秒反応では結果が非常にばらつくが，60 秒反応ではぴったりと一致している．

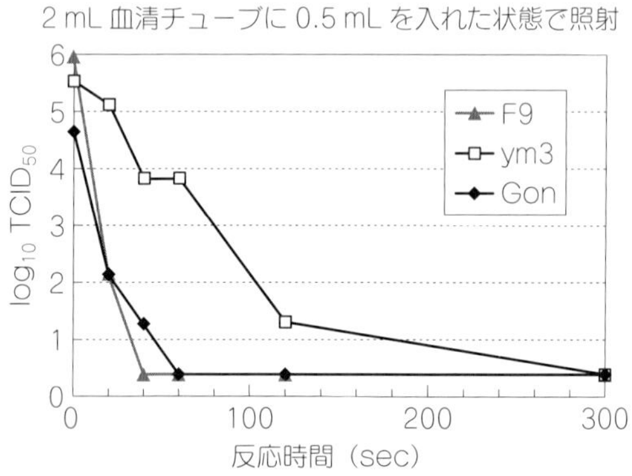

図 7-4-8　ネコカリシウイルス（FCV）F9 株の 1% 過炭酸ナトリウムによる不活性化効果

反応比率はウイルス：過炭酸ナトリウム＝ 1：4

F9 株は世界的にもよく使用されているワクチンシード株，ym3，及び Gon は臨床分離株．

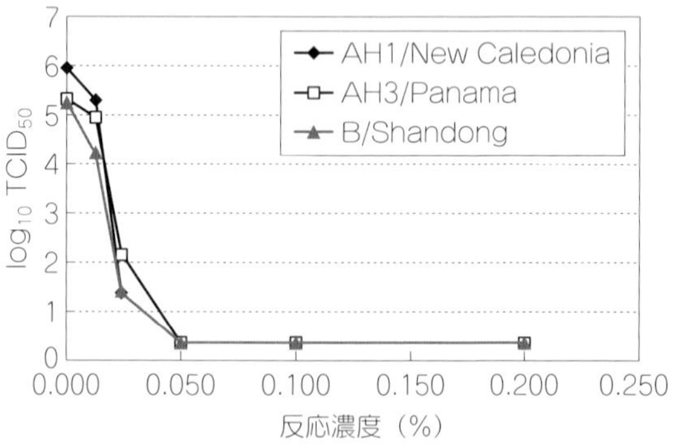

図 7-4-9　インフルエンザウイルス 3 株に対する非イオン系界面活性剤の不活性化効果（アルキルポリグリコシドによる不活性化）

反応比率は 1：1，反応時間は 2 分で検討．

た過酸化水素は近年特殊なジェネレーターによるガス燻蒸の実績が出てきているが，二酸化塩素と同様にイニシャルコストに課題がある．直近の検討では過炭酸塩にウイルス不活性化効果が確認され，扱いやすさ・入手のしやすさからも今後の応用に期待ができる（図 7-4-8）．

(4) **界面活性剤** 大きくは陰イオン系，陽イオン系，非イオン系，及び両性系の 4 種類に分類され，このうち消毒や不活性化に使用されるのはほとんどが陽イオン系，非イオン系，及び両性系である．これまで界面活性剤を用いた消毒あるいは不活性化の評価についてのよい手法が確立されていなかったが，近年界面活性剤の除去担体を使用することで，評価方法がかなり改善された．それにより陰イオン系においても，エンベロープウイルスに対して有効であるものが確認されており，ラウリン酸カリウムや直鎖アルキル系等があげられる．陽イオン系はいわゆる「逆性石けん」と呼ばれているもので，第四級アンモニウム塩が代表格となる．ジデシルジメジルアンモニウムクロライド（DDAC）は動物飼育器具や環境消毒用に用いられるようになったもので，特にインフルエンザウイルスに対しては他の第四級アンモニウム塩よりも高い不活性化効果が認められている．

非イオン系では Triton X-100 や NP-40 が不活性化剤としてよく知られているが，近年家庭用洗剤に使用されているグリコシド系やポリオキシエチレン系でエンベロープウイルスに対し非常に高い不活性化効果が確認されている（図 7-4-9）．両性系は脱脂効果が高いことから，フェノールに代わる対結核菌用に使用されることが多く，また有機物の影響も比較的受けにくいため排泄物の消毒にも適用できる．課題としては分解性がよくないため，今後環境への排出に対する配慮が必要であろう．

(5) **その他** ホルマリン類は加熱できない感染性材料の不活性化を目的として，スライドやマイクロプレート，形態観察用の菌体等に有用であり，施設の燻蒸や内視鏡消毒についても汎用されている．しかし，作業環境濃度に一定の基準があることや化学物質過敏症の原因物質であることを十分理解し，健康管理等に配慮することが重要である．

フェノールは環境への排水基準が設けられ，現在はほとんど使用されなくなっているが，トリクロサン等の誘導体については薬用石けんの殺菌・抗菌成分として使用されている．グルコン酸クロルヘキシジンは低刺激性・微香性であり，持続的な抗菌作用も持ち合わせているため，単体もしくはエタノール合剤としてスクラビングに用いられている．ただし殺菌・抗菌スペクトルが広くないことや有機物の影響を受けやすいことを十分考慮し，適正な用途で用いるべきである．

d. 消毒・殺菌・不活性化に関する評価について

病原性物質を含む微生物に対しての消毒・殺菌・不活性化については，これまで多くの研究者が様々な報告をしている．こうした報告を引用する，または同様の方法で検討を行う前に十分考慮すべきことがある．第 1 に，検討しようとしている消毒・殺菌・不活性化の方法について，こうした一連の方法を確実に停止あるいは中和させる方法を用いているかどうかである．第 2 として，こうした停止あるいは中和方法が目的とする微生物の増殖・生育に対し影響を与えないかどうかである．

第 1 の事項については特に化学的手法において目的薬剤の「希釈」に頼っているものが散見されるが，たとえ濃度が下がったとしても接触時間が長くなれば何らかの影響が出るものもある．これまで界面活性剤等で非常に効果が高いとされたケースを追試してみると，「希釈」だけでは反応が完全に停止していなかったということもあった．薬剤に関しては特に反応停止あるいは中和はこうした検討はもちろんのこと，混合禁忌について明確にしておかなければならないし，ともすれば誤飲時の対処等にも使用できる場合がある．また実使用上の効果を判断する場合にダイナミックレンジが広ければ広いほどよいのであって，「希釈」という行為は確実にこれを狭くするのである．

第 2 の事項については，発育阻害や培養細胞への影響を確認するための予備実験とコントロールというものをいかに設定するかである．反応停止や中和で対象となる微生物への直接的な影響はなくなるが，そのままの状況で培養増殖をした場合，バクテリアであれば増殖効率が悪くなり，ウイルスでは細胞への接着や細胞内での増殖に影響が出るため，見かけ上，効果が高くなることがありうる．また，比較するためのコントロールにこうした影響因子となりうるものが存在していなければ，見かけ上ダイナミックレンジが非常に広くなるため，さらに効果が高いと判断しかねない．界面活性剤やアルデヒド類，金属キレート，過酸化水素等はその傾向が強く，現在まで一部の界面活性剤と過酸化水素に関しては吸着ビーズやカタラーゼ処理等により改善が認められている．

こうした評価の結果をいかに解釈するか，あるいは方法の妥当性をどう判定するかは，経験とセンスに頼らざるを得ない部分があるため，「効果がある」という情報だけに踊らされずに，常に科学的見地からの冷静かつ多面的な判断，十分な予備実験と経験者へ助言を求めることをお勧めしたい．

［高木弘隆］

◉文献

1） 日本病院薬剤師会編：消毒剤の使用指針（第三版），薬事日報社，1991 年．
2） 小林寛伊：消毒と滅菌のガイドライン，へるす出版，2004．
3） 日本防菌防黴学会編：防菌防黴ハンドブック，技報堂出版，1986 年．
4） 高木弘隆，杉山和良：医学と薬学 **57**（3）：311-312，2007．

7-5　感染性試料の運搬方法

病原体等の輸送・運搬に関して，国立感染症研究所の規定「病原体等の輸送に関する取扱要領」（バイオリスク管理委員会等 2007 年：http://www.nih.go.jp/niid/Biosafety/yuso/yuso0708.html）に準拠して，以下記述する．

病原体等の輸送・運搬は，国立感染症研究所病原体等安全管理規程，感染症の予防及び感染症の患者に対する医療に関する法律（以下「感染症法」），並びに万国郵便条約の通常郵便に関する施行規則（平成 17 年 12 月 22 日号外総務省告示第 1373 号）第 130 条による他，WHO の「感染性物質の輸送規則に関するガイダンス」（以下，WHO 輸送ガイダンス http://www.nih.go.jp/niid/Biosafety/who/guidance_transport0708.pdf）に準拠して定められている．

なお，3-4-3c にも病原体等の運搬等について記載されているので参照のこと．また，結核菌の輸送に関しては大角ら[1]や切替[2]の解説を参考にされたい．

7-5-1　概　　要

キーポイントとして以下のことがあげられる．

① WHO の「感染性物質の輸送規則に関するガイダンス」に準拠すること（航空危険物規則書に準拠し，国内も航空機輸送があるので同様とする）．

② 輸送分類：　輸送・運搬する病原体等を感染症によって 3 種に分類する．

③ 容器：　各輸送分類に合う国連規格容器（感染研推奨容器）を使用する．

④ 包装，書類：　ダブルチェック（発送者と各機関における指定専門家によるチェック）する．

⑤ 発送及び受取り：　窓口を 1 本化し，発送荷物の発送先到着や受取荷物の確認をす

る．

⑥　感染症法に定められた特定病原体等の運搬：　法律に従って業者委託する．

7-5-2　取扱要領

a.　輸送分類

輸送・運搬する病原体等は，次の 3 種に分類する．

①　輸送分類（A）“赤”
②　輸送分類（B）“黄”
③　輸送分類（C）“青”

b.　輸送分類の基準

輸送分類の基準は，次の通りとする．ただし，分類の判断は，発送者（研究者等の専門家）の科学的判断によるものとする（表 7-5-1，7-5-2 参照）．

(1)　輸送分類（A）“赤”の基準

①　分離・培養された病原体等
②　その他，以下の臨床及び環境検体
　i）　BSL-4 病原体が含まれることが疑われるもの．
　ii）　BSL-2～4 の病原体が含まれることが確認されたもの．
　iii）　WHO 輸送ガイダンスにおいて例示されたもの．

(2)　輸送分類（B）“黄”の基準

輸送分類（A）“赤”，及び（C）“青”のどちらにも含まれない臨床検体及び環境検体．

(3)　輸送分類（C）“青”の基準

①　核酸またはプラスミド
②　診断用抗原物質で感染性のないもの
③　抗体検査のための陽性対照血清で感染性のないもの
④　遺伝子診断用の陽性対照の核酸断片
⑤　ワクチン（ポリオ，ワクチニアを除く）
⑥　感染性の疑いのない患者からの臨床検体
⑦　その他バイオリスク管理委員会（感染研）が指定するもの

c.　輸送容器及び包装の基準

輸送分類（A）“赤”，及び（B）“黄”の物品に用いる容器は，それぞれ「WHO 輸送ガイダンス」のカテゴリー A，及び B の包装基準に準拠する（図 7-5-1 参照）．

①（A）“赤”：　包装基準 P620 に準拠した包装容器（UN2814/UN2900）
②（B）“黄”：　包装基準 P650 に準拠した包装容器（UN3373）
③（C）“青”：　耐漏洩試験済みの一次容器と二次容器，容量，重量，用途に適した強度を持つ外装（三次容器）の三層から構成される包装容器（UN 規格品である必要はない）

d.　ラベル及び書類

包装容器に貼り付けるラベルと作成すべき書類について，国内輸送に関しては次の通りである．海外への発送は WHO 輸送ガイダンス及び国内関係法令に従うこと．

(1)　ラベル　ラベルには次の 6 種類がある．

①　輸送分類（A）“赤”の感染性物質用の危険物表示ラベル
②　その他の危険物質用の危険物表示ラベル
③　ドライアイスが冷却用に使用された場合のラベル
④　液体窒素用の危険物表示ラベル
⑤　超低温液体（液体窒素等）の取扱ラベル
⑥　50 mL を超える容量の輸送分類（A）“赤”の液体感染性物質を輸送する場合の天地無用ラベル

(2)　書類

①　危険物申告書（輸送分類（A）“赤”で航空機輸送が含まれる場合）
②　包装明細書
③　運送状
④　公安委員会の発行する運搬証明書（感染症法の一種～三種の特定病原体等に該当する場合のみ）

e.　発送手順

発送する病原体等の輸送分類，包装，表示，ラベル貼付，書類作成を以下の手順に従って的確に行う．

(1) 輸送分類の決定 発送する病原体等の輸送分類を 7-5-2b の「輸送分類の基準」や表 7-5-1，及び表 7-5-2 を参照し，輸送分類を決定する．

(2) 包装 包装容器は 7-5-2c の「輸送容器及び包装の基準」による容器を用いること．

(3) 表示 包装容器には各輸送分類のチェックシート（表 7-5-3～7-5-6 参照）の表示の項目に記載されている内容が外装容器に表示されているか，必ず確認すること．

(4) ラベル貼付

① 輸送分類（A）“赤”： 感染性物質であることを示す危険物表示ラベルを外装容器に貼付する．

② 輸送分類（B）“黄”： その他の感染性物質であることを示す危険物表示ラベルを外装容器に貼付する．

③ 輸送分類（C）“青”

④ 包装の中に液体窒素等を含む場合は，その旨のラベルを貼付すること．

(5) 発送時の書類 発送者，及び配送業者が作成すべき書類

① 航空輸送の場合は，危険物申告書（図 7-5-2 参照）

② 受取人の住所，包装容器の数，内容物の詳細，重量等を示した包装明細書

③ 運送状

④ 感染症法の一種～三種の特定病原体等（付録の「病原体等の名称と疾患名称の対照表」を参照）に該当する場合は，公安委員会の運搬証明書

(6) チェックシート，及び梱包の確認 輸送分類（A）“赤”，(B）“黄”，(C）“青” の病原体等の発送に際して，チェックシート，及び梱包等の確認をし，確認ラベルに記入する．

f. 運搬の届出と運搬証明書の交付

感染症法に基づき，一種～三種特定病原体等を運搬（船舶または航空機により運搬する場合を除く）する場合は，都道府県公安委員会に届け出て運搬証明書の交付を受けなければならない．

［堀田国元・本間玲子・鹿住祐子］

◉文献

1） 大門晃弘，高橋千恵子，堀場正英，村瀬良明，御手洗聡：結核 **83**（8）：591（2008）.

2） 切替照雄：BMSA 会誌 **20**（1）：8（2008）.

表 7-5-1　輸送分類一覧

	輸送分類（A）“赤”	輸送分類（B）“黄”	輸送分類（C）“青”
内容	（1）分離・培養された病原体 （2）その他，以下の臨床検体，及び環境検体 ① BSL-4 病原体が含まれることが疑われるもの ② BSL-2～4 の病原体が含まれることが確認されたもの ③ WHO 輸送ガイダンス別添 2 において例示されたもの	輸送分類 A，及び C のどちらにも含まれない臨床検体，及び環境検体	（1）病原体が存在しない，あるいは感染性物質を含んでいない （2）病原体が不活性化済みで，感染性がない （3）ヒトや動物に非病原性の微生物である （4）感染リスクがない環境検体（食品や水） （5）感染性の疑いのない患者からの臨床検体 （6）感染性を持たない核酸またはプラスミド （7）診断用抗原物質で感染性のないもの （8）抗体検査のための陽性対照血清で感染性のないもの （9）検査用の乾燥ろ紙血液 （10）便潜血検査用試料 （11）遺伝子診断用の陽性対照の核酸断片 （12）ワクチン（ただし，ポリオ，BCG，ワクチニアを除く） （13）除染済み医療廃棄物または臨床廃棄物 （14）輸血用または移植用の材料 （15）その他　（ダニ，ノミ等） ※具体例は表 7-5-2 参照
判定	UN2814 感染性物質 または UN2900 動物感染性物質	UN3373 生物学的物質 または カテゴリー B（患者検体）	危険物の輸送要件は適用されない
容器	UN カテゴリー A 容器 ＋ 危険物申告書	UN カテゴリー B 容器	感染研カテゴリー C 容器 （基本三重包装に従うもの） （A でも B でもないことを示すのが目的）
発送	公安委員会の運搬証明書の交付を受けなければならない 運搬受託業者は，現時点で日通		

＊　BSL 分類（BSL-2～4）と感染症法の病原体分類（一種～三種）の対照については付録の「病原体等の名称と疾患名称の対照表」を参照のこと．

表 7-5-2　輸送分類（C）"青"具体例（感染研）

感染性のないものは青分類．ラベルが貼られ，瓶等に入っていて製品として販売されているものは輸送要領の対象としない．

	具　体　例	参　考（理　由）
1	ヒトや動物に非病原性の微生物（BSL-1 相当）	
2	健常者からの臨床検体 ①便潜血検査用検体 ②糞便，尿，唾液，咽頭拭い液，等 健常動物からの臨床検体 ①糞便，尿，唾液，咽頭拭い液，等	「感染性物質を含む可能性の高い臨床検体」は（B）"黄" ノロウイルス陽性糞便等は（A）"赤"
3	感染性物質が含まれる可能性がほとんどないヒト及び動物の血清・血液 ①流行予測の抗体測定用 ②輸血用（移植用の材料） ③検査用の乾燥ろ紙血液	「感染性物質を含む可能性の高い血液や血清・血漿」は（B）"黄" 大量は別途
4	ワクチン（製品は対象としない）	ポリオ，及びワクチニアは（A）"赤"（生ワクチンで BSL-2 相当）
5	血液製剤・ヒト血漿	
6	抗血清 ①感染免疫血清 ②ポリクローナルとモノクローナル抗体（マウスやウサギ等の動物に抗原物質を免疫して得られたもの）	
7	各種タンパク質　（酵素等も含む） ①精製組換えタンパク質や固定した組換えタンパク質発現細胞を抗原とするもの（診断用抗原） ②不活化した精製ウイルスタンパク質や固定したウイルス感染細胞を抗原とするもの ③固定した全菌体細菌を抗原とするもの ④ヒトあるいは HIV 由来の精製タンパク質 ⑤質量分析等受託解析用 SDS-PAGE 用ゲル片	
8	感染性のない培養細胞・細胞培養液	
9	実験用に作成した緩衝液	
10	核酸 ① DNA ②合成 DNA（診断用プライマーやリアルタイム PCR 用プローブ） ③ RNA やクローニングされていない cDNA ④ PCR 産物	
11	プラスミド（単なるベクター用プラスミドと病原体遺伝子を含むプラスミド）	
12	ペプチド	
13	リポゾーム	
14	HPLC 用のカラム	
15	in house 診断キット（陽性対照に感染性がないもの）	
16	リポ多糖体，オリゴ多糖体，莢膜多糖体	
17	製品交付（菌株及び毒素を除く）	菌株及び毒素は（A）"赤"

表 7-5-3　チェックシート

例）国立感染症研究所における病原体等輸送に関わるチェックシート

国立感染症研究所病原体等輸送要領，及び WHO 病原体等輸送ガイダンスは，バイオセーフティ管理室の HP に掲載されている．特に，国連カテゴリー A に含まれる感染性物質の例については要参照のこと．感染症法 2007 では，一種，二種，三種病原体等は運搬について公安委員会の運搬許可証が必要．輸送分類は表 7-5-1，7-5-2 を参照して決めること．

NIID-Biosafety 番号：20　　-		平成　　年　　月　　日
荷送人：	所属部/室/センター： 室：	内線番号： E-mail：
受取人：	送り先住所：〒	電話： E-mail：
送付内容（病原体等名）：	一次容器の形状及び個数： オーバーパック使用時の二次容器個数：	輸送分類“赤”：□ 輸送分類“黄”：□ 輸送分類“青”：□
バイオセーフティ管理運営委員（サイン）： 所属（部/室/センター）		内線番号： E-mail：
バイオセーフティ管理室	（サイン）	年月日：
事務担当官	（サイン）	荷物の追跡結果： 年月日：

基本的三重包装法（basic triple packaging system）のチェックシート

チ　ェ　ッ　ク　項　目	OK	非該当
感染研（NIID）推奨容器を使用しているか		
容器の使用方法を HP 上で読んだか		
1.　検体を入れる一次容器は防水性で密閉性（防漏性）があるか		
2.　液体検体を吸水できる十分な吸水材を入れたか		
3.　一次容器に適切なシールを施したか		
4.　上記をクッション材とともに耐久性，防水性，密閉性（防漏性）のある二次容器に入れたか		
5.　複数検体を入れたか		
6.　複数検体の場合，個別包装し，相互に接触しないか		
7.　複数検体の場合，無関係な物質を入れた容器は入れていないか		
8.　複数検体の場合，液状検体を吸水できる十分な吸水材を追加したか		
9.　二次容器と適切なクッション材を出荷用外装容器に入れたか		
10.　送付一覧表を二次容器と外装容器の間に入れたか（UN2814，UN2900 の場合）		
11.　冷却剤は二次容器の外周囲に入れたか		
11.*冷却剤の種類は：（氷・保冷材・ドライアイス・他（　　　　　　　　） 注：液体窒素の場合は容器が破損しないもので，二次容器には 1 つの一次容器しか入れられない		
12.*外装容器は：　密閉（氷，保冷剤の場合）・ CO_2 が抜ける（ドライアイスの場合）		

＊　11 と 12 では適当な項目を○で囲む．このシートと相当する輸送分類のチェックリストの 2 枚を荷物に添付し，荷物は閉じずに，バイオセーフティ管理室でチェックを受け，感染研ラベルを貼付してもらう．

表 7-5-4　輸送分類（A）“赤”の包装，ラベル，書類のチェックシート

チェック項目	OK	非該当
感染研の移動許可証・移動届はあるか （分与要領 様式 8 移動承認書または様式 11 移動（分与）届受理書）		
病原体等は特定一種である		
病原体等は特定二種である		
病原体等は特定三種である		
上記に該当する場合，公安委員会への届出・証明書は揃っているか		
病原体等は特定一種から特定三種ではない		
荷送人は，輸送業者，荷受人と連絡がとれているか		
（包装：感染研（NIID）推奨容器（A）“赤”を使用）		
1.　容器の使用方法を HP 上で読んだか		
2.　検体量は適切か		
3.（道路・鉄道・海上輸送では固体検体 400 kg，液体検体 450 L）		
4.（旅客用航空機では，50 mL または 50 g）		
5.（貨物用航空機では，4 L または 4 kg）		
6.　50 mL 以上の一次容器は口が上を向いているか，天地ラベルを添付したか		
（表示）		
7.　荷送人の氏名・住所・電話番号の記載はあるか		
8.　輸送荷物を熟知している責任者（通常荷送人）の電話番号はあるか		
9.　荷受人の氏名・住所・電話番号はあるか		
10.　国連番号（UN）と正式輸送品目名（検体名）はあるか		
11.　UN2814「感染性物質（Infectious Substances Affecting Humans）」該当品		
12.　UN2900「動物感染性物質（Infectious Substances Affecting Animals）」該当品		
13.　上記 10～12 に該当はないが，当該包装が適切と判断されるものか		
14.　貯蔵温度の要件（オプション）＊具体的に記載		
15.　ドライアイスの場合，名称（DRY ICE），該当国連番号（UN1845）及び正味量（NET weight）		
（ラベル貼付）		
16.　危険物表示ラベル（カテゴリー A 感染性物質）を外装容器に貼付したか		
17.　危険物表示ラベル（その他の危険物質：遺伝子組換え微生物・生物 UN3245，ドライアイス UN1845）を外装容器に貼付したか		
18.　危険物表示ラベル（非引火性，無毒のガス）を外装容器に貼付したか		
19.　危険物表示ラベル（液体窒素等）を外装容器に貼付したか		
20.　50 mL を超えるカテゴリー A 液体感染性物質では一次容器の天地ラベルを外装容器に貼付したか		
（文書）		
21.　危険物申告書はあるか（国際航空輸送の場合，UN2814・UN2900 該当品）		
22.　包装明細書（packaging list）/見積送り状（proforma invoice）はあるか（国際航空輸送の場合）		
23.　輸出入許可証及び/または必要な場合，申告書等はあるか		
24.　運送状はあるか（air way bill 等，国際航空輸送の場合）		
（その他）		
25.　オーバーパック（overpacks：複数容器を入れる場合）を使用する		

表 7-5-5　輸送分類“黄”（B）の包装，ラベル，書類のチェックシート

チ　ェ　ッ　ク　項　目	OK	非該当
感染研の移動届はあるか（様式 11 移動（分与）届受理書）		
荷送人は，輸送業者，荷受人と連絡がとれているか		
（包装：感染研（NIID）推奨容器“黄”（B）を使用）		
1. 容器の使用方法を HP 上で読んだか		
2. 検体量は適切か		
3. （道路・鉄道・海上輸送では決められていない）（量：　　　　）		
4. （航空機輸送では，一次容器の内容物は 1 L または 1 kg まで）		
5. （航空機輸送では，1 個の外装容器当たり 4 L または 4 kg まで）		
（表示）		
6. 荷送人の氏名・住所・電話番号の記載はあるか		
7. 輸送荷物を熟知している責任者（通常荷送人）の電話番号はあるか		
8. 荷受人の氏名・住所・電話番号はあるか		
9. 国連番号（UN）と正式輸送品目名（検体名）はあるか		
10. UN3373「カテゴリー B の生物学的物質（Biological Substances, Category B)」該当品か？		
11. 貯蔵温度の要件（オプション）＊具体的に記載		
12. ドライアイスの場合，名称（DRY ICE），該当国連番号（UN1845）及び正味量（NET weight）		
（ラベル貼付）		
13. 危険物表示ラベル（その他の危険物質：遺伝子組換え微生物・生物 UN3245，ドライアイス UN1845）を外装容器に貼付したか		
14. 危険物表示ラベル（非引火性，無毒のガス）を外装容器に貼付したか		
15. 危険物表示ラベル（液体窒素等）を外装容器に貼付したか		
（文書）		
16. 包装明細書（packaging list)/見積送り状（proforma invoice）はあるか（国際航空輸送の場合）		
17. 輸出入許可証及び/または必要な場合，申告書等はあるか		
18. 運送状はあるか（air way bill 等，国際航空輸送の場合）		
（その他）		
19. オーバーパック（overpacks：複数容器を入れる場合）を使用する		

表 7-5-6　輸送分類（C）“青”の非感染性物質の包装，ラベル，書類のチェックシート

チ　ェ　ッ　ク　項　目	OK	非該当
荷送人は，輸送業者，荷受人と連絡がとれているか		
（包装：感染研（NIID）推奨容器（C）“青”または準拠品を使用）		
1.　容器の使用方法を HP 上で読んだか		
2.　検体量は適切か		
3.（道路・鉄道・海上輸送では決められていない）（量：　　　　）		
（表示）		
4.　荷送人の氏名・住所・電話番号の記載はあるか		
5.　輸送荷物を熟知している責任者（通常荷送人）の電話番号はあるか		
6.　荷受人の氏名・住所・電話番号はあるか		
7.　貯蔵温度の要件（オプション）＊具体的に記載		
8.　ドライアイスの場合，名称（DRY ICE），該当国連番号（UN1845）及び正味量（NET weight）		
（ラベル貼付）		
9.　危険物表示ラベル（その他の危険物質：遺伝子組換え微生物・生物 UN3245，ドライアイス UN1845）を外装容器に貼付したか		
10.　危険物表示ラベル（非引火性，無毒のガス：液体窒素）を外装容器に貼付したか		
11.　危険物表示ラベル（液体窒素等）を外装容器に貼付したか		
（文書）		
12.　包装明細書（packaging list）/見積送り状（proforma invoice）はあるか（国際航空輸送の場合）		
13.　輸出入許可証及び/または必要な場合，申告書等はあるか		
14.　運送状はあるか（air way bill 等，国際航空輸送の場合）		
（その他）		
15. オーバーパック（overpacks：複数容器を入れる場合）を使用する		

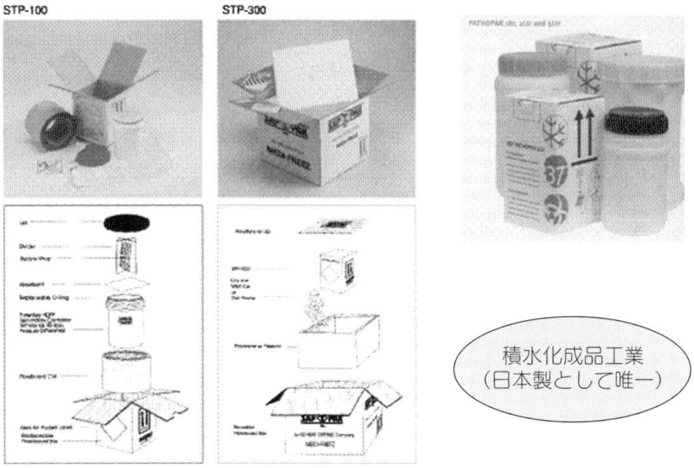

図 7-5-1　輸送容器（感染研推奨容器）

国内の病原体等の輸送についても航空機輸送が想定されることから国連（UN）規格品を使う.
注意：　プラスチックの二次容器内にドライアイスは入れない！　→　容器が破裂する可能性あり.

●セフトパック（http://www.saftpak.com/）：　STP-100（二次容器），STP-300（外装容器）
　家田貿易（株）扱い　http://www.ieda-boeki.co.jp/main/index1.html
●積水化成品工業　http://www.sekisuiplastics.co.jp/pdf/2007_5_31pressrelease.pdf
●バイオパック（包装方法の記載あり）「Air Sea ATLANTA」製　関東化学（株）扱い
●容器の購入
　［輸入品］　国連容器カテゴリー A，B についての問合せ先
　　（株）ワールド・クウリアー　(WORLD COURIER）営業部　　http://www.worldcourier.com
　　エム・アンド・ピー（株）　フランス　　http://www.undg.jp
　　家田貿易（株）　カナダ　セフトパック社，英国　エアシー　　http://www.ieda-boeki.co.jp
　　トレンドサイン　英国 DGP 社（2 リットル容器は小川培地試験管も可）　http://www.trend-sign.com
　　　取扱業者：　（株）スギヤマゲン　URL: http://www.sugiyama-gen.co.jp
　　　　　　　　　関東化学（株）　英国エアシー：　TEL: 03-3667-8061
　［国産品］　国連容器カテゴリー A，B についての問合せ先
　　積水化成品工業（株）第二事業本部流通資材事業部東京流通資材グループ　http://www.sekisuiplastics.co.jp/

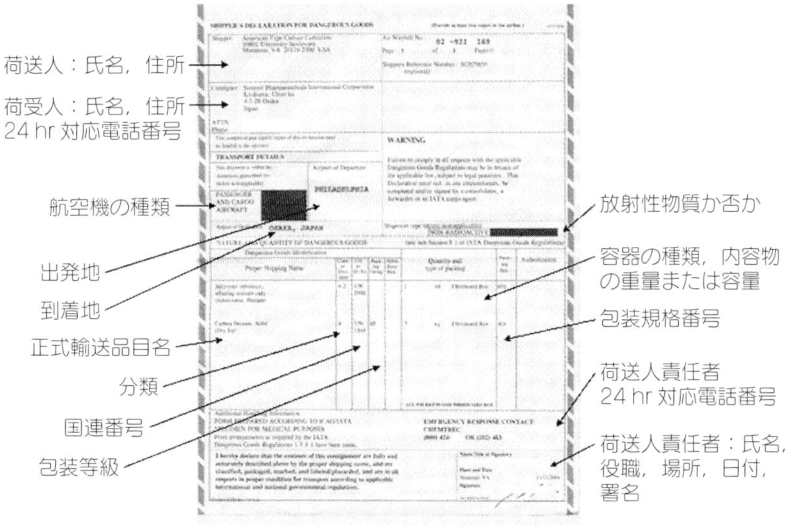

図 7-5-2　危険物申告書の記載例

7-6　災害・事故時対策

バイオセーフティの基本は，扱っている感染性微生物の物理学的・生物学的封じ込め（physical and biological containment）が確実に行われるように管理することである．封じ込めが維持できなくなる場合として，地震や台風等の自然災害，あるいは火災，原発事故等の大規模災害等により施設の機能が損なわれる場合が考えられる．人為的な災害としては，意図的に病原性微生物が施設外に持ち出され悪用されることも起こりうる．また封じ込めが損なわれる頻度が最も高いと考えられるのが，日常の検査・研究業務における感染性微生物の取扱中に起きるいわゆる実験室内事故である．

平常時はもちろんのこと，災害や事故等の非常時においても，感染性微生物の封じ込め機能が確実に維持される管理体制を各施設の実状に合わせて確立しておくことが求められる．

7-6-1　事例——自然災害による場合

1995 年 1 月 17 日午前 5 時 46 分に発生した阪神淡路大震災（M7.3）では，感染症の検査研究を行っている神戸市環境保健研究所において，感染性微生物の施設内封じ込めの維持が危ぶまれる危機的事態が発生したが，関係者が一丸となって対処した結果，施設外への漏出は未然に防止された．

2004 年 10 月 23 日午後 5 時 56 分に発生した中越地震（M6.8）においても，新潟市内にある新潟県保健環境科学研究所において，感染性微生物の実験室内への飛散漏出という事態には至らなかったものの，試薬瓶等の落下等による破損事故が起こった．

7-6-2　大地震における医科学系研究施設の被害の実態

阪神淡路大震災における医科学系研究施設における被害の実態と対応について，神戸市環境保健研究所は「阪神・淡路大震災の記録」にくわしく述べている．医療系研究施設が地震によってどのような被害を受けたのか，それにどのように対処したのか，そして今後に備えて何をなすべきなのかということを知る上でも貴重な記録である．

[阪神淡路大震災による被害内容]

① ほとんどの機器が床に落ちたり，転倒して壊れたり，据え付け位置から移動した．

② 冷蔵庫や冷凍庫の扉が開き，中のものがフロアーに飛散した．具体例として結核菌培養チューブがフロアーに散乱した．

③ 薬品庫から廊下に刺激性の白煙が漂い，爆発が 5，6 回起こった．

④ 電気・ガス・水道の供給がすべて停止した．

⑤ ディープフリーザーの運転停止により保存ウイルスが失活した．

⑥ 安全キャビネットのパイプが蛇腹構造をしていないものでは壁面に亀裂が入った．

⑦ 感染動物室のキャスター付きアイソレーターが室内を移動し，天井部の排気パイプが断裂し室内の気密性が維持できなくなった．

このように，大地震が発生すると，感染性微生物が施設外に漏出する危険につながる様々な被害が同時に多数発生する．

7-6-3　大規模災害時の感染性微生物封じ込め対策の要点

a.　施設の耐震構造

阪神淡路級の地震が発生すると，医科学系研究施設内にある器具の多くは転倒や移動等で損壊等の被害を受ける．感染性微生物を取扱う施設では，予め地震による揺れに十分対応できる耐震対策が必要である．それは建物の耐震強度を確保するだけではなく，できれば三次元的に振動方向に対して逆方向に打ち消す“免振”構造にすることが望ましい．

b.　施設内の機器等の固定

上記に加えて，施設内の機器を十分な強度で固定することも必要である．冷蔵庫や冷凍庫のドアは地震により開いてしまうので，開閉を防止する器具を取り付ける必要がある．

c.　安全キャビネットの配管

安全キャビネットや動物用アイソレーター等機器と壁面との配管は，蛇腹構造を持つ等の衝撃を吸収するような構造とする．

d.　薬品の保管

揮発性，刺激性，あるいは可燃性の薬品については，備蓄量を最小にすること．ガラス容器のものは容器ごとにクッション材で覆う等，移動や落下で破損しない保管方法を実施する．

e.　滅菌対策

感染性微生物の漏出を防ぐ個別の対応は必要であるが，それでも漏出した場合を想定して，扱っている感染性微生物に対して最も有効な薬物等による滅菌対策を用意しておく必要がある（7-4節）．

過去の事例に学び，個別の対策を考えることは重要であるが，それに先立って感染性微生物の管理体制について総合的な規則を策定することが重要である．規則の遵守のためには研究者等の専門家だけではなく，施設関係者全員に管理規定の周知徹底と具体的な役割を担わせ，封じ込めを可能とする実地訓練を実施して大規模災害に備えなければならない．

7-6-4　感染性微生物を扱う施設の管理体制について

感染性微生物の封じ込めを確実に行うには，医科学系研究施設の組織内に感染性微生物を管理する部署が設置され，同時に感染性微生物管理規定が整備されていることが必要である．また，大規模災害時を想定した体制を規定に盛り込むことが重要である．

a.　感染性微生物の保存状況の把握

保有する感染性微生物の種類と量とが規定により把握され，また譲渡や受入れによる種類と量の変動がしっかり把握されていなければならない．これがうまく機能しないと災害や事故が発生した場合の対応が適確にできない．

b.　複数の責任者による感染性微生物の管理

保有する感染性微生物の種類と保有量の把握については，実験担当者以外に管理部門の担当者等複数の人間の立会いに基づく記録作成と出し入れの管理とが必要である．これは，感染性微生物の悪意に基づく意図的な施設外持ち出しに備える上での基本になる．

c.　感染動物の管理

感染動物実験の場合には個体数の把握が重要であり，そのためには個体識別記録に基づく各ケージ内の動物数の把握が大事である．感染動物について飼育室内はもちろん，施設外への逃亡による感染性微生物の漏出に対処するためにも実数把握は重要である．たとえケージ内から動物が逃亡しても，フロアーと出入口とに段差を設ける等，室外に出られない工夫が必要である[1)]．

7-6-5　東京都の病院，医科学研究系施設における感染性微生物の封じ込め状況

東京のような大都市の特徴の 1 つとして，医科学系研究施設が多く存在することがあげられる．2005 年の調査では，東京都には感染症の診断，検査，治療，及び研究に関係する施設が 749 施設ある．感染症対応病院が 639 施設，感染性微生物を取扱う大学が 40 大学で 58 施設，国公立研究所 23 施設，医療系検査企業 25 施設である．こうした施設における感染性微生物封じ込めの機能を把握し，非常時に備えることは東京

都にとって緊急を要する課題であり，ここに示した施設についての実態を参考に，各自の所属する施設の大規模災害対策の改善に早急に取り組む必要がある．

a.　保有する感染性微生物の種類

東京都の医科学研究系施設の保有する感染性微生物を国立感染症研究所病原体等安全管理規程のバイオセーフティレベル（BSL）に従って示した（表 7-6-1，7-6-2）．万が一，施設の外に漏出した場合，ヒトの健康維持に重大な影響をもたらす感染性微生物が多種類保有されている．

b.　感染性微生物の管理部署及び管理規定

こうした感染性微生物を保有する施設において，管理部署及び管理規定の有無をみると，設置を検討中，あるいは実験担当者に任せているというところが，大学では 2 施設あり，国公立・企業系研究所でも 1 施設であった．また，医療系検査企業では 4 施設が管理部署・規定ともに存在しない．

c.　実験室内での事故対応システム

施設の規定に従って作成したマニュアルで事故に対処するシステムを持つのが，大学では 8 施設，国公立・企業研究所では 4 施設，医療系検査企業では 3 施設であった．

以上のように，感染性微生物の封じ込めを維持する基本体制の要である管理部署と規定の有無，及び実験室内事故対応のいずれについても不十分なまま感染性微生物を保有している施設が存在している．

d.　大規模災害を意識した感染性微生物封じ込め意識と管理規定への災害対策の盛り込み

感染症対応病院における感染性微生物封じ込めについて，「大規模災害を意識していない」か，「どちらでもない」と回答したのは，一般病院で 30 施設，大学病院で 3 施設，国公立医療センター等で 1 施設であった．「意識している」とした施設においても，「大規模災害時の対策を盛り込んでいる」としたのは一般病院で 1 施設，大規模病院ではなかった．大学では「意識している」が 10 施設，国公立企業の研究所で 5 施設，医療系検査企業 8 施設であり，「大規模災害対策を管理規定に盛り込んである」としたのは，それぞれ 2，5，及び 2 施設であった．

e.　耐震構造

地震対策としては，施設の耐震・免振・固定が大事である．感染症対応病院では，耐震構造が 30 施設で，うち 3 施設が免震構造であった．大学では耐震構造が 8 施設で，うち 2 施設が免震構造であった．国公立・企業研究所では耐震構造が 2 施設で，うち免震が 1 施設であった．耐震構造化はもちろんであるが，封じ込めの危険性がある階だけでも免震とする“フロアー免震化”も考慮すべきである．

f.　大規模災害時を想定した感染性微生物封じ込め能力に対する施設の自己評価

感染性微生物の封じ込めに対する施設の自己評価を，次の 3 選択肢から回答してもらった．

① 高い防災意識と感染性微生物封じ込め意識を持ち，実際上の対策を有する施設である．

② 大規模災害に対する防災意識があり，災害発生時の対策を立案する必要性を認識している施設であって，具体化を検討中である．

③ 防災対策・感染性微生物の封じ込め共に必要性は意識しているが，具体化に着手していない．

感染症対応病院では上記①と②がそれぞれ 1，及び 7 施設，大学ではそれぞれ 4，及び 1 施設，国公立・企業研究所では，それぞれ 1，及び 2 施設，そして医療系検査企業で①はなく，②が 4 施設であった．

以上の調査結果は，大規模災害時における感染性微生物の封じ込めに対する医科学系研究機関における具体的な対策が不十分なだけではなく，現行の対策を改善する必要性についての意識も高くないことを示している．

施設における感染性微生物封じ込めの機能が，

表 7-6-1 保有する微生物（ウイルス，及びクラミジア，リケッチア）の種類と施設数（管又他，2007）

	ウイルス，及びクラミジア，リケッチア	施設数
BSL-2	Hepatitis（A，B，C，D，E，G）	29
	Influenza（A，B，C）	9
	Herpes simplex（1，2）	4
	EB	3
	Human cytomegalo	1
	Human herpes（6，7，8）	1
	Japanese encephalitis	1
	polio（1，2，3）	1
	RS	2
	Chlamydia	2
BSL-3	HIV（1，2）	11
	West Nile virus	1
	Avian influenza	1
	豚コレラ	1
	口蹄疫	1

表 7-6-2 保有する微生物（マイコプラズマ，及び細菌）の種類と施設数（管又他，2007）

	マイコプラズマ，及び細菌	施設数
BSL-2	細菌 60 菌種	のべ 323
	うち	
	Bacillus	6
BSL-3	*Bacillus anthracis*	1
	Mycobacterium tuberculosis	30
	M. africanum	1
	M. bovis	1
	Salmonella Typhi	15
	S. Paratyphi A	12

平常時はもちろんのこと非常時においても確実に発揮されなければならないことから，早急に具体的な対策を立案しなければならない．

7-6-6　実験室における事故の実例

実験室内における感染性微生物の取扱い中に，実験者が意図しない形で封じ込めを制御できなくなることはいつでも起こる可能性がある．最近は安全キャビネット（BSC）や，無菌操作に関連する滅菌機材の進歩等で実験作業中に汚染事故が発生する機会は減っていると考えられるものの，細心の配慮が必要なことに変わりはない．また，研究施設で火災が発生することも想定し，感染性微生物の封じ込めを維持しつつ消火を行える体制が整備されていなければならない．

個々の実例には言及しないが，実験室や安全キャビネット内での感染性微生物による汚染や漏出等，様々な実験室内の事故については，インターネットを通じて多くのケースレポートを入手することができる．医療施設や医科学系研究施設で最も多くみられる手指の針刺し等の外傷からの感染を防止する上で有用なサイトを 1 つあげておきたい．事故の症例，防止対策，防止器具，啓蒙文書やポスター等の非常に有用な情報が得られる（CDC: Sharp Injury Prevention Program Workbook Home Page　http://www.cdc.gov/shapssafety/）．感染性微生物の管理に当たる者はこのサイトを積極的に活用していただきたい．

成書として実験室内で起こる可能性のある様々な事故の実例と解説を加えた『実験室の笑える？笑えない！事故実例集』も研究の途に就いた初心者には役に立つ．いずれにしても，日々の小さな事故の原因分析を行わずに日々実験をすることが大事故につながる危険性をはらんでいるということを認識すべきであろう．

7-6-7　事例――意図的人為災害による場合

感染性微生物が意図的に悪用されることで最も問題となるのが，研究施設の目的そのものが生物兵器を開発し，それを政治・軍事的に使用することであろう．生物兵器の研究目的は感染性や病原性を最大限に引き出すように開発改良を加えることであり，その過程において重大な汚染事故を引き起こすことがある．そうした事例から学ぶべきことも多い．

旧ソ連の生物兵器研究組織の頂点にいた一人である研究者ケン・アリベックの著書『バイオハザード』にはソ連の生物兵器研究所内で起こった感染性微生物の重大な漏出事故について詳細に記されている．以下にこれも含めての例を示す．

a.　スヴェルドロフスク事故

1979 年 3 月に起こったこの事故は，乾燥した炭疽菌を大量に製造するプラントにおいて，施設内と外部とを遮断する目的の大型エアーフィルターの交換取付けを忘れたために，炭疽菌を含むエアロゾルが大量に施設外の一般居住区にまで漏出した．フィルターの欠如は 5～6 時間であったが，漏出後数日後には炭疽による死者が発生し，道路を挟んで反対側の陶器工場では当日勤務の工員が全員死亡した．後のソ連政府の公式発表では，96 名が発病し 66 名が死亡したと伝えている．強い病原性を持った病原体，エアロゾル，フィルター，それにフィルター交換指示の伝達不備という 4 つの要因が重なり大惨事となった．さらに，状況の隠匿工作により迅速な事故対応が取れない事態が被害を拡大させた．

b.　マールブルグウイルス針刺し事故

1988 年 2 月に起こった．濃縮したマールブルグウイルスの病原性を調べるためにモルモットにウイルス液を注射しようとした際に，技師が研究者の手にウイルスを注射してしまった．研究者は事故後 3 週間で死亡した．この針刺し事故の背景には，厚手の防護手袋付き防護服を着用しなかったこと，動物を板に保定しなかったことがあげられる．作業時に研究者は薄手のゴム手袋を着用していただけであった．強い病原性のあるウイルスを安易に扱うという慣れが悲惨な結果を招いた．

c.　ラリー・ハリス事件

1995 年 5 月に，ラリー・ハリスは米国メリーランド州にある ATCC（American Type Culture Collection）にペスト菌を注文した．ATCC はハリスの要望に従ってペスト菌入りチューブを送付した．ペスト菌の入手に要したのはクレジットカードと偽のレターヘッド付きの便せんだけであった．この事件が発端となって 1996 年反テロ法が制定され，感染性病原微生物の発送を米国疾病対策センター（CDC）が厳しく監視するよう定めた．日本の場合，感染症法（感染症の予防及び感染症の患者に対する医療に関する法律）の一部改正が平成 18 年 12 月 1 日に成立した．改正の骨子は，本法によって分類された病原体について，所持または輸入の禁止，許可及び届出，基準の遵守等の規制を盛り込んだものであり，平成19年6月1日から実施された．

7-6-8　壊滅的な大規模災害の場合

大規模災害では，災害が発生した国だけでは対処困難な状況が発生することもありうる．

1986年4月26日未明，ウクライナのチェルノブイリ原子力発電所の爆発事故により強度の放射能汚染が起きた半径600 kmを日本の浜岡原発に当てはめると，本州のほぼ全域が汚染圏内に入る．こうした状況が起きた場合，汚染区域内にある感染性病原体取扱い施設ではどう対処するのか．中越沖地震によって原子力発電所が被害を受けたことは記憶に新しい．米国，フランスに次いで世界第3位，総数63基の原子力発電所を保有するわが国において，こうした壊滅的な大規模災害下における感染性微生物の封じ込めを維持することも想定内として検討しなければならない．

7-6-9　災害時も意識した管理体制と実地訓練の必要性

災害・事故時対策における感染性微生物の封じ込め対策は，平常時における封じ込め対策に基づき構築されるものであり，実際に大規模災害が発生した場合には施設外部への漏出が確実に阻止されなければならない．現実に実効性のある対策とするためには，よく練られた災害時対策マニュアルを作成し，これを用いた机上訓練，シミュレーションを行い，ついで本番さながらの実地訓練を実施する．そこで明らかとなった問題点を分析して再度マニュアルに反映させるということを繰り返さなければならない．こうした行動を継続することこそが非常時においても感染性微生物を確実に封じ込める効果を発揮するものであろう．

［菅又昌実］

◉文献

1）神戸市環境保健研究所：「阪神淡路大震災の記録」神戸市環境保健研究所報 **23**：71-84，1995.
2）菅又昌実：災害時に必要な医療支援とは．日本保健科学学会誌 **9**（3）：145-154，2006.
3）サイエンティフィックアメリカン編，横山あゆみ訳：感染症との闘い，日本経済新聞社，2005.
4）ケン・アリベック著，山本光伸訳：バイオハザード，二見書房，1999.
5）Workbook for Desigining, Implementing, and Evaluating a Sharps Injury Prevention Program (from Home Page of CDC) 1-155.
6）菅又昌実，他：大規模災害を想定した東京都の病院，医科学研究系施設における感染性微生物の封じ込め状況調査．都市科学研究 **1**: 41-51，2007.
7）田中陵二，松本英之：実験室の笑える？笑えない！事故実例集，講談社サイエンティフィック，2002.

7-7　感染性廃棄物処理方法

7-7-1　感染症法に基づく感染性廃棄物の判断

平成19年6月に改正感染症法が施行された．今回の改正では病原体の種別が新たに加わり，病原体等所持者の義務に関する法律が加わった．法律の改正に従って感染性廃棄物の処理方法を考察すると，新たにこれらに規定された病原体を施設内で同定した場合には，その感染性廃棄物を外部委託で非感染性処理しないで施設内で滅菌，無害化することが推奨される．病原体の発散行為，不法所持に処罰が加わっている．また今回の感染症法の改正では，結核予防法が廃止され耐性のものは二種に組み込まれた点を注意すべきである．病原体の種別と感染症の類別を明確に判断できる施設内での人員（病原体安全管理責任者）を確保する必要がある．

感染性廃棄物の判断については，感染症の分類に従い，治療，検査等に使用された後，排出されたものを感染性廃棄物とすることになっている．「① 感染症法の一類，二類，三類感染症，指定感染症，及び新感染症の治療，検査等に使用された後，排出されたもの，② 感染症法の四類，及び五類感染症の治療，検査等に使用された後，排出された医療器材，ディスポーザブル製品，衛生材料等（ただし，紙おむつについては，特定の感染症に係るもの等に限る）」が感染症の種類の観点からの感染性廃棄物の判断基準となっている．

病原体の種別が新たに判断基準に入るため，特定病原体等の種別に従い，「第一種病原体等」「第二種病原体等」が同定され，治療，検査等に使用された後，排出された医療器材，ディスポーザブル製品，衛生材料等が感染性廃棄物と判断された場合は1日以内の届け出後，直に施設内での滅菌，無害化を行う．

感染性廃棄物の判断基準を感染症法に従って客観的な感染症，臨床微生物の知識によって行う．学術的知識によって感染性を判断する．そのため各医療機関等では，実際に感染性廃棄物を排出する職域の従業者，それを管理する責任者が，改正感染症法の学習と臨床微生物学的な滅菌，消毒等の知識を復習し，普及に努めなければならない．知識を持たずに判断を行うと，誤った感染性廃棄物処理を行う可能性がある．感染性廃棄物の判断を多くの人が行えることになるので，判断する者がチームを作り，責任意識が増してくることから病院内での感染や医療施設内での感染症発生の回避につながるものと考えられる．逆に判断を誤ると，今回の改正感染症法では病原体安全管理責任者は罰せられることになる．また「感染性廃棄物管理者等は医師，看護師等の意見を聴取した上でマニュアルに基づき，施設内で発生する感染性廃棄物に該当する物を定める」．

感染性廃棄物の判断基準は何かというと廃棄物の形状，排出される場所，感染症の種類により判断することになった．平成16年の改正マニュアルの要点を引用する．

a.　感染性廃棄物の判断基準について

「廃棄物の形状」「排出場所」「感染症の種類」の観点から，医療関係機関等がより客観的に感染性廃棄物を判断できる基準である．

感染性廃棄物とは，医療関係機関等から発生する廃棄物で，

① 形状の観点

i）血液，血清，血漿，及び体液（精液を含む）（以下「血液等」という）

ii）手術等に伴って発生する病理廃棄物

iii）血液等が付着した鋭利なもの

iv）病原微生物に関連した試験，検査等に用いられたもの

② 排出場所の観点：　感染症の病床，結核病床，手術室，緊急外来室，集中治療室，及び検査室において治療，検査等に使用された後，排出されたもの

③ 感染症の種類の観点

i）一類，二類，三類感染症，指定感染症，及び新感染症の治療，検査等に使用された

後，排出されたもの

ii） 四類，及び五類感染症の治療，検査等に使用された後，排出された医療器材，ディスポーザブル製品，衛生材料等

通常，医療関係機関等から排出される廃棄物は，「形状」「排出場所」，及び「感染症の種類」の観点から感染性廃棄物の該否について判断できるが，判断できない場合は，血液等その他の付着の程度や付着した廃棄物の形状，性状の違いにより，専門知識を有する者（医師，歯科医師，及び獣医師）によって感染のおそれがあると判断される場合は感染性廃棄物とする．

一類，二類の感染症，指定感染症，新感染症では入院措置が必須であるが，これらの感染症病床等からは上記形状より判断して感染性廃棄物とされる．四類，五類の感染症では感染症病床以外の一般病床による場合があるが，形状により判断して感染性廃棄物を分別する．

四類，五類の感染症では特にその量が問題となる紙おむつに関しては，臨床微生物学的，感染症学的見地から原因微生物がそれぞれの感染経路，排出経路として尿，便，体液等に出現しない場合は感染性廃棄物としないという考え方になっている．例えば，B型のウイルス性肝炎では血液にその病原体が含まれるが，便や尿に排出されることがないので，それらの患者の紙おむつは感染性廃棄物とはみなさない．感染性の該非をよく確認して減量化に努めるべきである．小児科由来の紙おむつは感染性として一律に扱っている施設等がある．

b. 「鋭利なもの」の取扱い

特に非感染性の廃棄物であっても，鋭利なものについては感染性廃棄物と同等の取扱いとする．注射針，メス，ガラスくず等に関しては感染性廃棄物と同等に扱う必要がある．実際の廃棄物収集時の事故としては鋭利なものによるけがで感染が始まることが多いことからこのような考え方が導かれた．内容をよく観察して柔軟に対応すべきである．改正マニュアルの解説を引用すると，「医療器材としての注射針，メス，ガラス製品（破損したもの）等については，メカニカルハザードについて十分考慮する必要があるため，感染性廃棄物と同等の取扱いとする．透析等回路（ダイアライザー，チューブ等）については，これらに含まれている血液等が分離されず一体的に処分されていることから，感染性廃棄物に該当する．また，輸液点滴セット（バックを除く）については，血液等が付着している針が分離されず一体的に処分されていることから，感染性廃棄物に該当する」．

c. 血液製剤の取扱い

「血液製剤については，それ自体には感染性がないことから感染性廃棄物ではないが，外見上血液と見分けがつかない輸血用血液製剤（全血製剤，血液成分製剤）等は血液等に該当するものとする」ことになった．実際は免疫学的検査，遺伝子検査，生化学的検査を経て，ウイルスフリーに限りなく近い血液製剤であるが，過去に非加熱製剤のHIV汚染があったことから，十分注意すべきである．廃棄された時点で感染性でないと判断する証拠が現実的にはみあたらないためである．血液製剤は量が多いことから今後解決しなければならない問題である．

7-7-2　院内処理のすすめ

特定病原体等の種別が法律化されたことで，施設内処理を最優先させる必要がある．「感染性廃棄物は原則として医療関係機関等の施設内の滅菌装置で滅菌する」．特に，第二種病原体に含まれる炭疽菌は，芽胞を有することから化学的消毒剤の適用は注意を要する．感染性を失った処理残渣等は，非感染性廃棄物として処理できることとなる．あるいは再生資源化の方法を模索できる．感染性廃棄物の不法投棄問題を回避できる効果が期待できる．院内での感染性廃棄物の中間処理によって，施設外への排出者責任が大幅に緩和できることになる．しかし，損傷性廃棄物が感染性廃棄物と同等にみなされることから，廃棄物の分別排出の時点で注射針，メス等を除くとか，破砕処理

を行わなければならない．

7-7-3　非感染性廃棄物ラベルの推奨

非感染性廃棄物であっても，外見上，感染性廃棄物との区別がつかないこと等から，感染性廃棄物とみなされ，トラブルが生じることがある．問題解決のためには，医療関係機関等と処理業者との間の信頼関係を構築することが重要であり，医療関係機関等が責任を持って非感染性廃棄物（感染性廃棄物を滅菌，消毒処理したものや，判断基準により非感染性廃棄物に区分したもの）であることを明確にするために，非感染性廃棄物を収納した容器に非感染性廃棄物であることを明記したラベルをつけることを推奨する．

7-7-4　マニフェストの改正

平成19年の廃棄物処理法の一部改正を反映し，産業廃棄物管理票（マニフェスト）制度を見直し積極的に電子マニフェストを導入するよう求められている．また排出者責任の徹底等について，感染性廃棄物処理マニュアルの記述にも反映されている．

7-7-5　感染性廃棄物のマイクロ波処理

医療廃棄物の中では，感染性廃棄物の処理は従来から中間処理と最終処分に分けて，処理がなされてきている．最近の環境問題により感染性廃棄物をどのように中間処理すべきか，ダイオキシン問題によって，従来の焼却処理が行えず，溶融，プラズマ処理，乾熱滅菌，高圧蒸気滅菌，電子線滅菌，薬液処理等が対象となる．マイクロ波装置はあくまでも，病院内において感染性廃棄物を中間処理し感染性をなくして事業系産業廃棄物として外部に出し，コスト削減することを基本理念としている．

微生物不活化（栄養型微生物数100万分の1以下，*Bacillus* 属細菌芽胞数1万分の1以下の減少）に関する処理有効性の評価を受け，その後に許認可を得る．

採用する際は様々な要因や基準を考慮する必要がある．第1に，処理対象廃棄物種の問題である．導入しようとしている装置の処理対象物を十分に評価する必要がある．第2は処理量の問題である．一度の処理容量が1ガロンまたは5ポンド程度の小容量のものから，2 t，10 t 程度を一度に処理できる大型の処理装置まである．処理しようとしている医療廃棄物の特性と廃棄物量を十分調べる必要がある．第3は装置からの排出物の問題である．排出ガスに関しては，大気汚染の問題だけでなく，感染物質を含んだエアロゾルが発生する可能性があることも考慮する必要があり，HEPA フィルターや活性炭フィルターの装着必要性等も施設整備において考慮しなければならない．第4が最終処分の問題である．埋立処分場が要求している必要条件を十分理解しておく必要がある．後に述べるように，最近は固形燃料製造システムに組み込んだり，溶鉱炉に投入したり，非感染性になった医療廃棄物の再資源化，リサイクル化が実際に行われている．

a.　稼働後の実際

① バイオハザードマークをつけた段ボール，ビニール袋で集め専用カートにて回収する．注射筒等の損傷性のものや研究室からの感染性廃棄物は，専用プラスチック製 SD ボックスで回収する．これらは施設内の収集運搬に限るので，比較的安価なもので対応できる．

② 廃棄物処理室にマイクロ波装置，計量機，カート洗浄機を設置し，感染性廃棄物を滅菌減容化処理をする．

③ 現在1日約2 t 処理（付属病院，青戸病院，第三病院，柏病院）．

④ 感染性廃棄物（感染性おむつ，凝固させた血液を含む）は各病棟での一時保管後，すべて中央棟廃棄物処理室で集積し，マイクロ波処理し，事業系産業廃棄物として外部委託処

理する．

⑤　病理由来臓器や金属類は別にして堅牢な容器に詰めて，感染性廃棄物として外部委託処理する．

(1)　マイクロ波滅菌装置の使用における課題

①　ごみの内容物による破砕機の詰り：　マイクロ波装置には，第1，第2破砕機があるが，米国においては規制緩和により第2破砕機を使用しておらず実績データがなかった．注射針も細かく粉砕するため第2破砕機を使用したが，ごみの中に手術着，包帯，ガーゼ，タオル等の繊維の割合が多いと第2破砕機に詰りを起こした．これについては，第2破砕機の能力アップやスクリーンの改造を行い対処している．また，後に述べるように2次破砕操作を省き，リサイクル化，再資源化を行うことで，これらの問題を低減化することが可能である．

②　滅菌後の産業廃棄物の扱い：　最近の医療廃棄物の問題で，今回の新しい滅菌処理方法で生じた非感染性廃棄物として委託できる業者に，現物の廃棄物をみせて調査し，業者の比較検討を行った．注射針が問題であったが第2破砕機で処理したものであれば特に問題なく引き取りが可能で，また，埋立ての実績によりコストダウンも図れた．また，後に述べるように第2破砕機を省略し，非感染性になった廃棄物をリサイクル化，再資源化することが実用化されてきている．

③　臭気の問題：　排出されるごみから蒸気が出て臭気の問題が発生した．処理するごみに血液や汚物が多く含まれていると高温の滅菌操作において蒸気が臭気となっていた．米国においては，排出口は屋外に設置されていたが，東京慈恵会医科大学附属病院では地下3階の専用の廃棄物処理室で囲われているため，特に問題となった．対策としては，排気設備を増強し，オゾン脱臭設備を設置し，また排出部全体をビニールカバーで覆っている．

④　騒音の問題：　専用の部屋で囲い，内部に吸音材を設けているので外部に対する騒音は特に問題にならないが，室内作業員への騒音の問題がある．高速回転の第2破砕機において，ごみの内容によって大きな音が発生している．これは後に述べるように2次破砕操作を省くことで軽減できる．

⑤　安全性の確認及び滅菌試験

ｉ）　作業周辺部菌飛散検査：　滅菌装置や室内各所で，培地による拭取試験を行い，各所の菌の付着具合を検証した．最初は，数多くの雑菌やカビがみられ，室内を定期的に消毒するようにした．ただし，ヒト由来の病原菌やMRSAはみられなかった．

ii）　滅菌試験：　*Bacillus subtilis, Staphylococcus aureus, Enterococcus faecalis, E. coli, Pseudomonas aeruginosa* 等，主な病原菌を実際にマイクロ波滅菌装置に投入し，滅菌の検証を行った．*B. subtilis* は 10^{-8}，*S. aureus, E. faecalis*，*E. coli*，*P. aeruginosa* は 10^{-10} 以下に菌数が低下した．

iii）　生物指標：　感染性廃棄物中間処理新技術の承認に関するガイドライン（平成16年3月配布・厚生省）を参考に行っている．

⑥　経済性の問題：　理論的には，感染性廃棄物を非感染性にすることで特別管理廃棄物でなくなることから排出コストが削減される．実際は装置の維持費用が嵩むため，何とかして装置改良で費用の削減努力が必要になった．それでリサイクル化，再資源化をめざし，第2破砕機の処理工程を省くことを検討している．また針は分別排出をしているので，溶融化で金属回収を考えている．

(2)　実地調査に伴う再資源化の取組み

固形燃料化は Refused Paper and Plastic Fuel（RPF）とも呼ばれ，廃プラスチックと産業系古紙類を原料とした高カロリーの固形燃料である．医療廃棄物から排出される感染性廃棄物には上質のプラスチックと紙が多く，それらをRPFの一部として使いたいという考えである．

廃棄物処理法において，医療機関等から生ずる感染性廃棄物（感染性病原体が含まれ，もしくは付着している廃棄物またはおそれがある廃棄物をいう）は，特別管理廃棄物（特別管理産業廃棄物または特別管理一般廃棄物）とされており，密閉した容器での収集運搬，感染性を失わせる処分方法等が処理基準として定められている．

また，この処理基準等を補完するものとして，感染性廃棄物の判断基準及び医療機関等が感染性廃棄物を処理する際の注意事項を記載した感染性廃棄物処理マニュアルが，特別管理廃棄物制度に導入された平成4年に作成され，平成16年に改正されて医療現場等で広く活用されている．

感染性廃棄物処理マニュアルについては，行政改革推進本部規制改革委員会（現内閣府総合規制改革会議）が平成12年12月に取りまとめた「規制改革についての見解」において，感染性廃棄物の判断の多くを医師等に委ねていて判断基準が客観性を欠いている等の指摘がなされた．そのため環境省では，平成13年度から医師，学識者等の専門家による検討会を設置し，感染性廃棄物の判断基準等について検討を行ってきたところであり，今回，その検討結果を踏まえて，感染性廃棄物の判断基準の客観性の向上等を内容とするマニュアルの改正がなされた．さらに感染症法が一部改正され病原体の種別が導入された（改正感染症法）．これに基づいて感染性廃棄物の処理を再考する必要があり，具体的に考察した．

［保科定頼］

◉文献

1） 保科定頼：感染性方の観点からみた，改定マニュアルのポイント．月刊廃棄物 **30**（6），38-43，2004.
2） 感染性廃棄物処理対策検討会：廃棄物処理法に基づく感染性廃棄物処理マニュアル，2004.
3） 宮崎元伸：感染性廃棄物の新しいマニュアル」の概要，感染性廃棄物の判断基準：病院設備 **46**（2）：130-131，2004.
4） 沼尻千鶴：感染性廃棄物マニュアルが大幅改正－廃棄物の形状，排出場所等を明確に規定－．月刊環境未来 **130**（4）：4-5，2004.
5） 厚生労働省：感染症法に基づく特定病原体等の管理規制について」http://www.mhlw.go.jp/bunya/kenkou/kekkaku-kansenshou17/03.html.
6） 厚生労働省健康局結核感染症課：感染症の予防及び感染症の患者に対する医療に関する法律等の一部を改正する法律に係る病原体等所持施設向け説明会，2007.
7） 保科定頼：感染性廃棄物のマイクロ波滅菌とリサイクル化，再資源化の取り組み．医療廃棄物研究 **18**（2）：89-95，2006.

8
病原微生物の特性と対策

■ 8-1 原　　虫

（1）マラリア原虫，（2）トキソプラズマ，（3）赤痢アメーバ，（4）クリプトスポリジウム，（5）自由生活性アメーバ，（6）リーシュマニア原虫，（7）トリパノソーマ

■ 8-2 真　　菌

（1）ブラストミセス，（2）コクシジオイデス，（3）クリプトコックス，（4）ヒストプラスマ，（5）スポロトリクス

■ 8-3 細　　菌

（1）炭疽菌，（2）百日咳菌，（3）ブルセラ，（4）カンピロバクター，（5）ボツリヌス菌，（6）破傷風菌，（7）ジフテリア菌，（8）野兎病菌，（9）レジオネラ，（10）レプトスピラ，（11）らい菌，（12）抗酸菌，（13）結核菌，（14）淋　菌，（15）チフス菌，パラチフスA菌，（16）髄膜炎菌，（17）レンサ球菌，（18）類鼻疽菌，（19）サルモネラ，（20）コレラ菌，（21）赤痢菌，（22）ペスト菌，（23）腸管出血性大腸菌，（24）Q熱コクシエラ，（25）発疹チフスリケッチア，（26）発疹熱リケッチア，（27）つつが虫病リケッチア，（28）日本紅斑熱リケッチア，（29）ロッキー山紅斑熱リケッチア，（30）オウム病クラミジア，（31）肺炎クラミジア，（32）クラミジアトラコマチス

■ 8-4 ウ イ ル ス

（1）痘瘡ウイルス，（2）単純ヘルペス・水痘ウイルス，（3）アデノウイルス，（4）肝炎ウイルス，（5）インフルエンザウイルス，（6）麻疹ウイルス，（7）狂犬病ウイルス，（8）風疹ウイルス，（9）ポリオ・コクサッキー・エコーウイルス，（10）ロタウイルス，（11）HIV，HTLV，（12）日本脳炎・黄熱・デングウイルス，（13）SARSコロナウイルス，（14）ノロウイルス，（15）ムンプスウイルス，（16）ラッサ・リンパ球性脈絡髄膜炎・南米出血熱ウイルス，（17）ハンタウイルス，（18）エボラ・マールブルグウイルス

8-1 原　　虫

原虫は原生動物（Protozoa）を短く表す用語として使用されている．原生動物は動物界に重要な位置を占めていて門（Phylum）を形成する．大変に起源の古い真核生物である．単細胞で現代においても地球上に生きてゆく不思議な能力を有する微少な細胞動物である．ほとんどは顕微鏡でなければ見えない大きさであるが，中にはcm単位になるものもある．1,000種以上が記録されているが，ほとんどが自由生活を営んでいる．土壌中，水中に適応して生息している．動物として運動するが，そのシステムはアメーバ運動，ナメクジの様なグレガリン様運動，鞭毛や線毛による運動などである．生殖の様式は色々で二分裂や多数分裂など無性生殖をするもの，有性生殖と無性生殖と世代交番をするものもある．それらの中にヒトを含む動物に進入して共生したり寄生するものがある．ヒトに進入して大腸などで内容物を利用するが特にヒトの健康には大して影響しない原虫もある．寄生するものに疾病を起因するものがあり人間にとって問題になる．ヒトの免疫力で普段は問題にならないが免疫力が低下すると暴れ出して日和見感染を起こすものもある．微小なため病原微生物に入れられているが動物であり細胞動物として寄生虫に所属する．特に胞子虫類はすべて寄生に適応している．

ヒトに寄生し感染する経路としては吸血昆虫を介する経路，経口的に感染するもの，性交，口移しなどで直接感染するもの，などがある．人体内では細胞内寄生をするもの，組織内寄生をするもの，組織外寄生をするもの，などがある．それにより好気的代謝，嫌気的代謝を営むものがあり，中には世代によって，これを変換するものがある．中間宿主を経るものもある．

生命現象の研究対象としても大変に奥深いものを秘めている動物群である．

バイオハザードとしての原虫

自然界における感染経路で感染する場合と，それとは異なった様式で感染する場合とは区別して理解する必要がある．いずれも治療の薬物などがあれば対応ができるが，中には良い治療薬がなく人命に関わる事故が起こった事例も存在する．

それらは各論に記述されているが，特に注意を要する重要なものを列挙してみる．

赤痢アメーバはアメーバ赤痢を起こして粘血便，血便を起こしたり肝臓に膿瘍を作ったりして生命に関わる事がある．近年の公衆衛生の進歩で感染率は減少したが再び増加の傾向を見せているので油断ができない．患者の便に排泄される嚢子（シスト）が感染源として要注意である．病原性のある *Entamoeba hystolytica* と病原性のない *E. disper* が別種として分離されるようになった．ランブル鞭毛虫も扱いは同様であるが病原性は低い．

血液寄生原虫には今後も注意が必要である．まずマラリアは輸血マラリアという言葉もあるように血液が危険を有する．輸血のみならず針刺し事故にも注意を要する．再発を起こす三日熱マラリア，四日熱マラリアは肝臓の組織型原虫をもち症状だけでは判定できない事情があるために特に輸血では重要で注意しなければならない．

輸血ではトリパノソーマ病もある．特に南米のシャーガス病の病原であるクルズ・トリパノソーマは北米でも輸血事故が問題化しており，今後の日本でも注意をしておかねばならない．クルズ・トリパノソーマは歴史的には実験室での感染で致命例が知られており，治療に困難があるので特に問題である．

日和見感染ではトキソプラズマがエイズなどで脳炎を起因している．臓器移植の際にも問題視されている．クリプトスポリジウムは水系感染で大規模な流行を発生したり，エイズでも近年の問題となっている．カリニ肺炎で知られたニューモシスチス・カリニは近年遺伝子分析で分類上では真菌に移されてきたが原虫と真菌の境界的な生物といえよう．

［石井　明］

1　マラリア原虫

【病原体の特性，BSL】

ヒトに感染するマラリア原虫には4種類ある．熱帯熱マラリア，三日熱マラリア，四日熱マラリア，卵型マラリアである．きわめてまれであるが，サル独自のマラリア原虫が蚊を介してヒトに感染した例がある．ネズミやトリにもそれぞれに感染するマラリア原虫があるが，これらはヒトには感染しない．マラリア原虫の培養はヒト赤血球の添加が必須で，液体培地だけでは不可能である．長期間培養できるのは熱帯熱マラリア原虫だけで，三日熱マラリア原虫の培養はせいぜい1ケ月，他の原虫では培養は成功していない．このため培養をしながらの研究には，熱帯熱マラリア原虫が使われることがほとんどである．感染症法上，マラリアは四類感染症に分類されており，BSLはレベル2である．従って実験室でマラリア原虫を扱う時は，レベル2に対応した封じ込めを行う（WHOの「実験室バイオセーフティ指針」参照）．

マラリア原虫は一般に蚊によって伝播される．最初は肝細胞中で増殖し，次いで赤血球内で増殖し，さらに健常な赤血球に侵入し増殖を繰り返してゆく（図1）．赤内型と呼ばれるこの時期は，感染赤血球は48時間ごとに十数倍に増加する．末梢血液中の0.01％の赤血球に熱帯熱マラリア原虫が寄生すると，発熱の症状が出る．そのまま6日間放っておくと全赤血球の2％，8日後には30％の赤血球が寄生を受ける（図2左）．こうなると救命するのが難しくなる．ヒトへの感染はマラリア原虫を持った蚊に刺されることの他，マラリア患者の血液を針刺し事故または輸血により注入されることにより生じる．

針刺し事故によるマラリア：　マラリアのため入院した患者から採血を行った看護師がその針を自らに刺してしまい，そのためにマラリアに感染したが診断が遅れ，ついに死に至ったという報告が過去にある．現在では，針刺し事故に対する注意は肝炎ウイルス，HIV等マラリア以外にもよく周知されているが，人には不注意がつきものであるゆえ，針刺し事故がなくなることはないと考えた方がよい．

輸血マラリア：　マラリア感染を繰り返した人はある程度の免疫が確立され，症状を起こさない程度の原虫を保持しつつ日常生活を送ることができる．こうした人が善意で血液を提供してくれたとしても，輸血を受けた人にマラリアが発症する．現在輸血を扱う日本赤十字社では，過去，マラリア流行地に旅行した人からは帰国後1年間，マラリア流行地に居住した人からは帰国後3年間，献血は受け付けないことにしている．

ハマダラカからの感染：　大部分のマラリア感染はハマダラカによって引き起こされている．わが国にもマラリアを伝播するハマダラカが棲息していることには，注意を喚起しておきたい．ブタやウシ等の家畜を吸血しているため，ヒトに対する指向性が低下しているものの，北海道を含め全国的にシナハマダラカが棲息している．沖縄の八重山諸島には，戦時中多くの人々を熱帯熱マラリアによる死へと追いやったコガタハマダラカが棲息している．わが国には感染源であるマラリア原虫を持った人が少ないこと，これら野生ハマダラカは現在，もっぱら動物からのみ吸血しているため，日本においてはマラリアの伝播は45年以上起きていない．

しかし韓国ではマラリアが再興している．韓国では十数年にわたってマラリア伝播が途絶えていたものの，1993年になって北朝鮮との国境線沿いに三日熱マラリア患者が出るようになり，

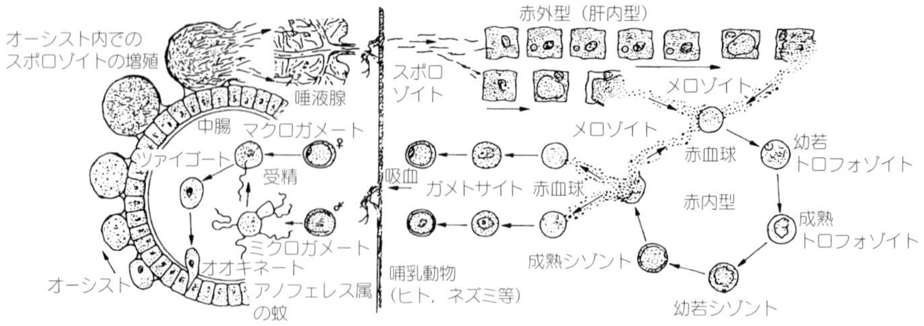

図 1　マラリア原虫の生活史（文献 1）より一部改変）

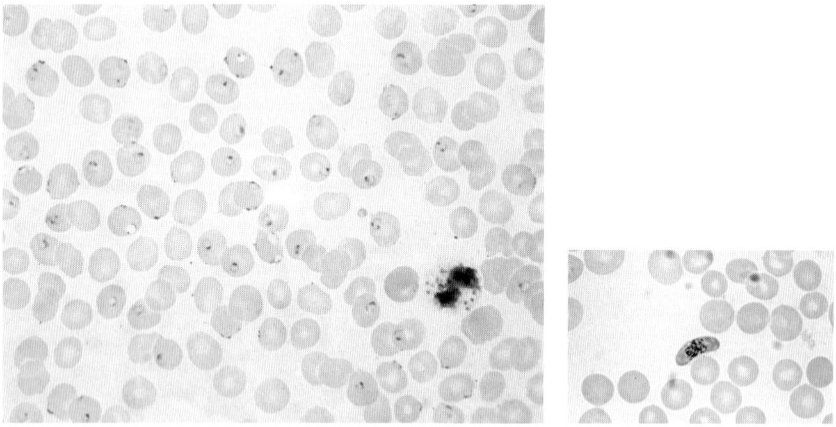

図 2　熱帯熱マラリア原虫
左：輪状体，右：生殖母体．ギムザ染色してある．

2000 年には 4,000 人余りの患者が出た．これは北朝鮮で三日熱マラリア患者が出ていて，感染蚊が国境を越えて南下しているためと考えられる．媒介蚊は日本にも棲息しているシナハマダラカである．

【実験室のハザード及び予想されるリスク】

針刺し事故が最も注意をするべき事項である．培養中の赤血球期の熱帯熱マラリア原虫を注射針によって注入した場合，たとえ一匹であったとしても原虫が侵入すれば，マラリア感染の危険性が生ずる．針刺しではなく，例えば眼瞼結膜に付着したとしても感染の危険性がある．あるいは鼻粘膜や口腔粘膜を通じても感染の可能性がある．ヒトマラリア原虫はヒトの赤血球内で増加するので，体内に侵入した原虫の数に応じて発症までの期間が異なる．数日のことが多いが，1 ケ月してから発症してくることもある．

針刺しあるいはこれに準ずる事故を起こした場合は，まずラボ内にこれを報告・周知させる．本人以外にラボのほかのメンバーにも知らせることで，事故を起こした人の体調を客観的にみさせ，発症を早い段階でみつけることができる．少なくとも 1 ケ月間は体調に注意し，熱感があった時には随時血液塗沫標本を作ってマラリア原虫の有無を確認する．

【予防法ー消毒・滅菌法ー】

赤血球期のマラリア原虫は赤血球と液体培地が必須なので，例えば乾燥により水分が奪われるとただちに不活性化あるいは死滅してしまう．または浸透圧の低い水に落とされただけで寄生している赤血球が壊れ，引き続き原虫も死滅してしまう．従って培養に使った容器や培地，実験を終えた原虫を含む赤血球等は，通常の水洗いで消毒・滅菌がなされると考えてよい．しかし実験室においてはマラリア原虫対策というより，使用している血清や赤血球に含まれているかもしれない，肝炎ウイルスあるいは未知のウイルスの存在に対する措置として，オートクレーブ（121℃，20 分）にかけることを推奨する．

【ハマダラカを使って実験をする場合】

蚊ステージにおけるマラリア原虫（図 1）： マラリア原虫は増殖を繰り返す無性原虫（図 2 左）の他，雄雌の性を持つ生殖母体（ガメトサイト）が生じてくる（図 2 右）．成熟した生殖母体をハマダラカに吸わせると，60 分以内に蚊の中腸内で受精を起こしツァイゴートを生ずる．ツァイゴートは運動性を持ったオオキネートとなって 24 時間のうちに中腸の外側へ出る．中腸内の無性原虫は他の赤血球とともに消化されてしまう．中腸の外側に寄生した原虫はオオシストと呼ばれ，数日から 10 日余りののちにその中に 1,000 余りのスポロゾイトを産する．スポロゾイトはオオシスト壁を破って蚊の体液中を流れ，胸部にある唾液腺に特異的に侵入する．唾液腺に侵入したスポロゾイトは唾液腺細胞を通り抜けて唾液管に至り，蚊が次の吸血をする時にそのヒトの皮膚内に注入される．スポロゾイトは皮膚内で回転運動をし，血管を探し当ててこれへ侵入，血流に乗って肝臓をめざす．

マラリア感染蚊を扱う時の注意： マラリアを感染させた蚊を使って研究する場合は，まずその蚊を逃がさないように封じ込めを徹底させる（「実験室バイオセーフティ指針」参照）．感染蚊の数を記録しておき，飼育期間中逃亡させないよう注意深く扱う．感染蚊を取り出したら，二酸化炭素麻酔または冷凍麻酔し，羽を切り取ったうえで解剖台に載せる．蚊の唾液腺から取り出したスポロゾイトは，HepG2 細胞に感染させて赤外型マラリア原虫として培養することができる．スポロゾイトを針刺しすると皮膚，肝臓を経て感染が成立するので，注意深い扱いが必要である．スポロゾイトは温度に対する感受性が強い．実験中は氷水（4℃）に入れておくが，室温（25℃）に置くと 60 分程度で感染力がなくなってしまう．スポロゾイトはまた浸透圧にも敏感で，水に入れるとすみやかに破壊されてしまう．従って上記の赤内型のマラリア原虫と同じ扱いで死滅させることができる．

マラリア原虫を持った媒介蚊は，与えているフルクトース液を取り除き，逃亡できないようケージを厳重に締めて放置しておけば，乾燥により 2 日間ですべての蚊が死滅する．積極的に蚊を死滅させたいなら，乾熱滅菌器にケージごと入れ 80℃，30 分加熱すればよい．　［松岡裕之］

◉文献

1） Warrell DA, Gilles HM: Essential Malariology 4th ed Arnold, London, 2002.
2） 田辺和裄ほか編：マラリア学ラボマニュアル，菜根出版，2000.
3） Park JW, Klein TA, Lee HC et al: *Am J Trop Med Hyg* **69**: 159-167, 2003.

COLUMN **バイオテロの材料としてのマラリア**

先進国ではマラリアの流行がないため，もしバイオテロにマラリアが使用されたなら，発見が相当遅れる可能性がある．ある日ある地下鉄駅あるいは車両内に感染蚊がバラ撒かれたとして，そこにいた不特定な人たちが蚊の刺咬を受けるだろう．マラリアを発症するには 2 週間程度を要するので，いつ感染したのかを特定することが難しい．また感染は無差別に起きるから，住所の異なる人々は別々の診療所を訪れるであろう．海外渡航歴のない人が多く発症するだろうから，それを診察する医師がマラリアを想定することも困難であろう．感染蚊作成にあたり薬剤耐性マラリア原虫を使用されたなら，感染者を助ける手だてはない．

バイオテロに使いにくい要因としては，ハマダラカを用意するのに困難を伴うこと．蚊への伝播を起こすのは生殖母体であるが，培養系において生殖母体を培養し，成熟させるには特殊な設備と技術を必要とすること，等が挙げられる．しかしマラリアを研究している者からみると，これらはさほど大きなバリアーにはならないと思える．

2　トキソプラズマ

【病原体の特性，BSL】

トキソプラズマ（*Toxoplasma gondii*）は胞子虫類に属する細胞内寄生原虫で，ネコ科動物を終宿主とし，ヒトを含む哺乳動物，鳥類など恒温動物を中間宿主とする代表的な人畜共通寄生虫の1つである．一度感染すると，休眠型の嚢子（シスト）を形成することにより宿主（患者）の防御免疫能から逃れるため，根治されることはなく，日和見感染病原体として終生感染が継続し，日本においても年齢×(0.1～1)％(例えば，30歳では3～30％）の感染率を示す．

トキソプラズマの生活環を図に示した（図）．トキソプラズマは終宿主であるネコの小腸上皮細胞内で無性分裂し，感染した上皮細胞を次々に破壊する．その間一部が生殖母体を形成し，成熟した雌性生殖体と雄性生殖体の有性生殖による融合体がオーシストに分化し，ネコの糞便中に排泄される．多くの場合，糞便中に排泄されるオーシストは未成熟で，外界で3～4日かけ感染力を持つ成熟オーシストとなる．湿った土壌では数週から数ケ月に及び感染性を保つため，子供の砂場遊びや汚染したネコ用トイレの砂の不用意な取扱い等から手や服に付着してヒトに経口感染する．また汚染土や河川水からガーデニングや生野菜摂取を介して経口感染する．

もう一方のヒトへの感染経路は，トキソプラズマに感染した食用家畜の筋肉内に存在する嚢子（シスト）の経口摂取であり，加熱不十分な調理の食肉・ハム等を食べることにより感染する（感染予防には肉中心部が70℃になるまで加熱することが必要であり，microwave cooking は hot spot と cold spot ができるので推奨されない）．実際に最も多い感染ルートは食用肉からの感染であり，中でも雑食性の豚肉からの感染が最も多い．草食性の牛や羊肉からの感染もあり，これらはオーシストに汚染した草，河川水等から感染したと考えられる．オーシストやシストは胃酸や消化酵素に抵抗性であることから経口感染が成立する．

ヒト等の中間宿主では，細胞内に寄生し激しく増殖して病原性を発揮する急増虫体（tachyzoite，タキゾイト）と，病原性は低く嚢子（シスト）を形成しシスト内でゆっくり増える緩増虫体（bradyzoite，ブラディゾイト）の2ステージをとり，宿主の免疫状態に応じてステージ変換を起こす．中間宿主が経口感染すると腸管に侵入したトキソプラズマは急増虫体にステージ変換し，リンパ行性あるいは血行性に体内を移行する．トキソプラズマ感染には臓器親和性がみられ，肺，肝，心，脳，骨格筋に好んで寄生し増殖して炎症を起こすが，宿主免疫反応が惹起されると緩増虫体へステージ変換してシスト形成により種を維持し，宿主の免疫能が低下する機会を待つ．妊婦の感染ではトキソプラズマは胎盤に親和性を示し，胎盤独自の防御免疫を突破した場合に胎児へ経胎盤伝播する．先天性トキソプラズマ症では，機能再生しない脳，網脈絡膜等の障害が強調されやすい．

ステージ特異的分子がそれぞれクローニングされているが，筆者らは宿主を死に到らせるトキソプラズマ由来分子 *T. g.* HSP70 のクローニングに成功し，*T. g.* HSP70 によるトキソプラズマ感染症ならではの病原性や自己免疫誘導等の宿主免疫応答を明らかにし，急増虫体を病原性の上からさらに，宿主の細胞や組織を破壊する増殖破壊型急増虫体と *T. g.* HSP70 を産生・分泌する強毒型急増虫体に分類している．

トキソプラズマは株により病原性が異なり，強毒株から弱毒株まで多様である．一方，トキソプラズマ症の病態像には宿主側の防御能力・遺伝的因子が大きく関与している．免疫能が正常な宿主は，ほとんど症状を呈さず不顕性感染として経過するが，AIDS や臓器移植，妊娠等で宿主が免疫抑制状態に陥ると発症する典型的日和見感染症である．また，遺伝的に抵抗性の宿主は強毒性トキソプラズマ株に対してもほとんど症状を呈さず，感受性宿主と比べ体内のトキソプラズマ数も少なく，同じトキソプラズマに感染しても宿主により症状は多様である．さらに，トキソプラズマの病原性は種間で異なり，マウスに弱毒性の株がヒトに弱毒性であるとは限らない．宿主の性差も関係し，オスはメスに比べ抵抗性である．

トキソプラズマの BSL は，研究用微生物安全管理委員会が定める微生物レベル（ヒトへの病原性）分類基準でレベル 2（ヒトまたは動物に病原性を有するが，微生物取扱者その他の職員，家畜等に対し，重大な災害となる可能性が低いもの）である．ただし，囊子（シスト）を取扱う場合には指定実験室を利用しなければならない．終宿主ネコを用いた感染実験に際しては，完全な排泄物処理を行いうるケージを用いてすべての排泄物を集め，実験終了後はケージ，及び実験室内を熱湯消毒しなければならない（オートクレーブまたは 70℃，30 分処理）．

【実験室のハザード及び予想されるリスク】

レベル 2 の微生物取扱実験室安全設備及び運営基準に従い，通常の病原性微生物用実験室を限定した上で用いる．実験進行中は一般外来者の立入りを禁止する．

急増虫体は酸に感受性で胃酸 pH により殺されるため経口感染力はないが，例外的感染経路として，研究者が実験中に誤って注射し感染することがある．急増虫体は細胞内寄生原虫であるため，宿主細胞がない状態で 24～48 時間以上 *in vitro* 培養を継続すると死滅する．

囊子（シスト）は乾燥すると死滅するが，湿った環境では 4～6℃ で 2 ケ月まで感染性を保つといわれる．オーシストは 4℃ で 27 ケ月まで感染性を保つ可能性がある．

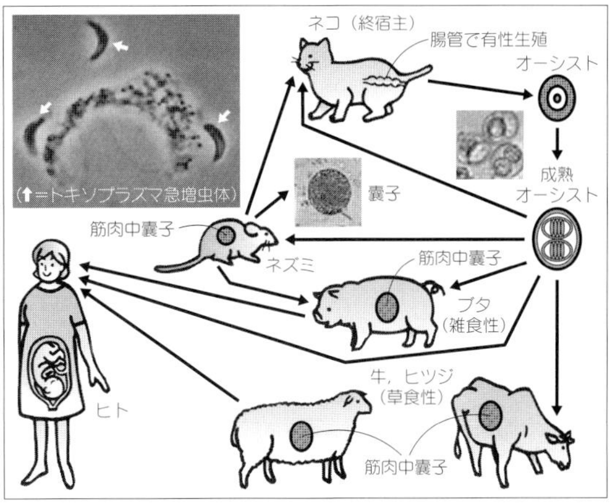

図 トキソプラズマの生活環

【予防法－消毒・滅菌法－】

予防には，手洗いの励行，食肉の十分な加熱，野菜・飲料水・ネコ糞便への注意を喚起することが必要である．

高度先進医療に伴う臓器移植により，移植臓器とともに感染臓器に含まれるトキソプラズマ囊子（シスト）が臓器移植を受ける患者（レシピエント）に移植され，臓器移植後の免疫抑制剤療法により患者にトキソプラズマ症を引き起こす医原病としての感染が問題となっている．既感染レシピエントが臓器移植を受け，免疫抑制剤投与により急性憎悪する場合もある．また，白血球輸血や骨髄移植による細胞内急増虫体の感染報告がある．欧米では，移植治療予定患者への予防投薬が行われており，日本においても推奨される．

実験室における消毒・滅菌法については，組織から分離された囊子（シスト）は 55℃，30 分で破壊されるといわれている．筆者らの教室では熱湯処理を 30 分行っている．［**青才文江**］

◉文献

1） 矢野明彦編著，青才文江・野呂瀬一美共同執筆：日本におけるトキソプラズマ症，九州大学出版会，2007.
2） Dubey JP, Beattie CP: Toxoplasmosis of Animals and Man. CRC Press Inc. Florida, USA. 1988.

3　赤痢アメーバ

【病原体の特性，BSL】

わが国では，赤痢アメーバという原虫名は従来，病原種である *Entamoeba histolytica* と非病原種である *Entamoeba dispar* を併せて指し示すものであったが，1990 年代の研究により，両者が独立種とされるようになってから前者のみを示すものと受け取られてきた．種名は Diamond and Clark による *Entamoeba histolytica* Schaudinn, 1903（Emended Walker, 1911）が一般に用いられるべきである．この決定がなされたのは，1997 年メキシコにおいて開催された WHO/PAHO/UNESCO の合同会議においてであったが，注目すべきは *E. dispar* のみの感染が確認されれば，この原虫が組織非侵入性であり，従って病原性を有しないので治療する必要がないと合意されたことである．つまり，疫学的には *E. dispar* 感染は糞便による食品，水等の汚染を意味するもので，相応の意味を持つが，バイオセーフティという観点からみれば意義をほとんど有しない．

E. histolytica の生活環は嚢子（cyst）（図 1a）と栄養型（trophozoite）（図 1b）から構成される．感染は 4 核を有する成熟型の嚢子の経口摂取のみによって起こる．嚢子内に存在する虫体は小腸で脱嚢し，盲腸に至って成熟した栄養型の虫体となる．この栄養型虫体は組織侵入能力を有し，大腸組織内に侵入して初めて病原性を発揮する．栄養型虫体の試験管内の培養システムは完成しており，大量に培養することも可能であるが，感染能力を有しないため実験室内感染や，環境由来の感染の原因にはならない．実験的に病原性を発揮させるには感受性のあるハムスターの肝臓，マウスの大腸内などに直接注射する必要があり，バイオセーフティの対象とはほとんどならない．しかし一方の嚢子は感染の原因となり，最近のわが国の感染事例を見ると，例えば知的障害者の更正施設での集団感染の特徴（同室内居住者に感染が最初に広がる）から推測できるように，感染性嚢子を保有する糞便による環境汚染から感染が拡大するものと想定される．米国の事例報告ではヒト・ヒトの感染が疑われたケースさえある．

以上よりわかるように，*E. histolytica* そのものは病原体としては確かにバイオセーフティ対応の対象となりうる．わが国では現行の規定では BSL-2 に属する病原体（個体に対する中程度の危険度，地域社会，環境，家畜等に対する低い危険度，実験室内で暴露されると重篤な感染を起こす可能性はあるが，有効な治療法，予防法があり，伝播の可能性は低い）として指定されているので，実験室の仕様等，規定通りに行われる必要がある．しかし，その背景となる病原体自身の特徴に関しては，上記のような事情があることを念頭に置くべきである．

【実験室のハザード及び予想されるリスク】

E. histolytica に関連した実験室のハザードは，上記のように感染能力を有する生鮮嚢子による場合しかありえない．しかし，通常この原虫は TYI-S-33 等の無菌培地，あるいは Balamuth 培地等の細菌共棲培地によって維持されており，現在まで培養システムの如何を問わず，試験管内で感染能力を有する嚢子の形成には成功していない．従って，大量にこの原虫を培養して種々の目的に使用するという実験システムの不備からハザードが生じる可能性はきわめて低い．実験室でのハザードの原因として考えられるのは，感染性嚢子を含む糞便を直接扱う場合にほとんど限定される．具体的には，糞便内嚢子を培養液に入れて栄養型虫体を分離培養する際，糞便検査を行って嚢子検出

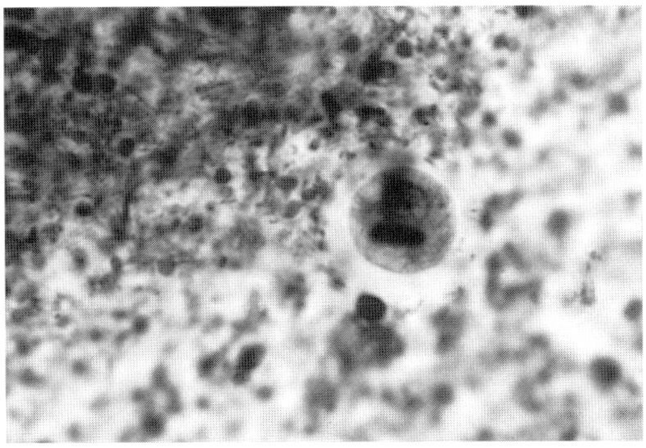

図 1a *Entamoeba histolytica* cyst（immature）
直径 12〜15 μm の球形で，1 核の未成熟な cyst．鉄ヘマトキシリン染色標本で，未成熟 cyst に特徴的な両端が棍棒状の類染色質体（chromatoid body）が濃染してみられる．

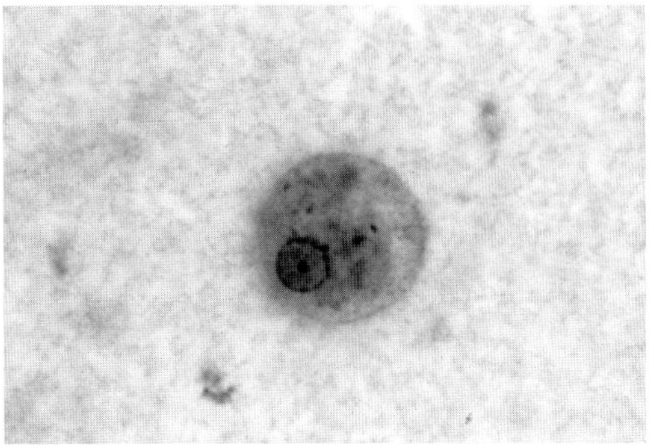

図 1b *Entamoeba histolytica* trophozoite
径 20〜50 μm の虫体で，活発に運動する．鉄ヘマトキシリン染色標本で，核の中央に特徴的な点状のカリオソームがみられる．固定しているため，形状が球形に変わっている．

を試みる際，あるいは糞便内から *E. histolytica* II kit 等を用いてこの原虫に特異的な抗原を検出・診断する際等が考えられる．糞便検査の場合は，しばしばホルマリン・エーテル法等によって固定後，嚢子の濃縮操作を加えたりするので，そのような時は実験室内でのハザードの危険性は大きく減弱する．

しかし，上記のような経緯で感染能力を有する成熟型の嚢子が経口的に摂取された場合，嚢子から脱出して成熟した栄養型虫体が盲腸をはじめとする大腸腔内に定着し，感染が成立すれば，大腸腔内で栄養型は分裂増殖し，嚢子を形成し，新しい感染源となる．被感染者が無症状であれば，これを無症候性嚢子保有者（asymptomatic cyst carrier）と呼ぶ．栄養型虫体が大腸腔内から大腸組織内に侵入し，*E. histolytica* がその病原性を発揮すれば，下痢，腹痛等を主症状とする腸アメーバ症（intestinal amebiasis）という病態を呈するに至る．臨床的には，この腸アメーバ症の多くは慢性腸炎に移行してゆくので，症状があれば治療の対象となるものの，一部急速に劇症化する場合を除き，緊急治療を必要とするわけではない．しかし，*E. histolytica* が大腸病変部から血行性に転移して起こる肝膿瘍［アメーバの転移によって形成される腸管外での病態を腸外アメーバ症（extrainestinal amebiasis）と呼ぶ．腸外アメーバ症の中では肝膿瘍形成が最も頻度が高く，わが国では筆者らがこれまで調査した事例では全体の 30 % 前後は肝膿瘍単独か，腸アメーバ症との合併例であった］を放置して，治療のタイミングを失するとさらに二次的な他臓器転移，直接進展等を起こすため，腸アメーバ症に比べれば致命率ははるかに高い．腸外アメーバ症に対して，筆者らは診断がほぼ確定した段階で可及的速やかに治療を開始するようにしている．

【予防法ー消毒・滅菌法ー】

現今の感染経路を考慮すると，症状の有無を問わず感染者から嚢子を駆除してしまうのが理想ではあるが，現実には無症候性の嚢子保有者の治療は不可能である．筆者らは，最も治療に難渋した施設内居住者で，繰り返し感染していた例の場合は，腸管から速やかに吸収され，組織内のアメーバに殺虫作用を示すメトロニダゾールのみでは感染を抑圧できず，ジロキサニド等いわゆる Luminal drug 使用によって，初めて嚢子除去が可能となった．

一方，感染経路を遮断するための対処は，筆者は施設内感染制御を通して以下のように考えている．遮断に重要なのは，嚢子をいかに効率的に殺滅できるかである．この点について，筆者らは熱処理，乾燥が最も確実なものと位置づけている．以下にこれに関連する要点を記載する．ちなみに，以前の研究によれば，糞便のまま通常の室温

（18～20℃）に置けば，3～6 日程度嚢子は生存するといわれている．

① まず第一に，ヒトに対して薬剤による予防投薬は選択すべきではない．

② 感染経路を遮断するには，上述のように感染源となる嚢子を殺滅することに尽きるので，糞便検査，抗原検査等で感染が確認された場合，その衣類等は非感染者のものと別に洗浄する．寝具等は日光，または乾燥機で十分乾燥させる．

③ 実験室内での対応も同様で，熱処理，乾燥を基本とする．嚢子を含む糞便で汚染されていることが目視でもわかる場合は，例えば施設内では水洗後，次亜塩素酸ナトリウム等に 20 分程度漬け置きし，その後 10 分程度煮沸消毒した後に乾燥させる．

④ 嚢子の汚染がありうると思われる実験室内，施設内の場所は水洗いの後，洗浄剤（逆性石けん等）で洗い，乾燥させる．

最近，赤痢アメーバ症は五類感染症として届け出数は明瞭な上昇傾向にある．その意味では実験室内，検査室内での診断目的のため，糞便を扱う機会も増えている可能性はあろう．特異的な対応策があるわけではないが，上述のように感染に至る経過を知れば，対応は困難ではない．

［竹内　勤］

◉文献

1） 竹内　勤，他：寄生虫の院内（施設内）感染対策．エビデンスに基づいた感染制御（第 1 集，基礎編），改訂 2 版，pp144-152，メジカルフレンド社，2003.

4　クリプトスポリジウム

【病原体の特性，BSL】

1912年にTyzzerらによってマウスの消化管組織に原生動物が見出され*Cryptosporidium parvum*と命名された．その後，マウスのみならず他の哺乳類，鳥類，爬虫類等からも見出され，約80種にものぼる多くの種が報告されるに至った．このように分類に関して久しく混乱がみられたが，近年，遺伝子の解析によりいくつかの種に整理された．今後の研究の発展によりさらに変更が加えられることも予想される．ヒト及び家畜に病原性を有していることが明らかな種として*Cryptosporidium parvum*がある．*C. parvum*の中でも遺伝子変異が認められ，いくつかのタイプに分けることができる．その中で，genotype 1と呼ばれるタイプがヒトに感染するとして*C. hominis*という種名が提唱されている．ここでは*C. parvum*と，最近ヒトへの感染性が示唆されておりかつ実験的にしばしば用いられることがある*C. muris*について述べることとする．

Tyzzerらの報告以来，疾患との関わりについては長らく不明であったが，1976年にヒトからの報告がみられ，さらにはHIV感染症の爆発的な流行や医療の発展に伴う易感染性宿主の増加につれ，難治性下痢性疾患と本原虫との関わりが注目されるようになった．当初，日和見感染症の起因微生物の1つとして認識されていたが，その後，易感染性宿主のみならず健常者においても下痢性疾患を引き起こすことが見出されるに至り，医学上，本原虫の重要性は急速に増している．

経口感染すると，激しい水様性の下痢症状で発症する．血便は認められない．健常者では1週間ほどで自然治癒するが，易感染性宿主においては長期にわたり激しい下痢症状が持続する．また，水道水を通じて大規模集団発生事例が報告されており，1993年に米国のミルウォーキーで40万人，わが国でも1996年に埼玉県下で約9,000人の集団発生が起こり，公衆衛生学的にも看過できない病原体である．感染症法では全数把握の五類に挙げられている．

本原虫は宿主の小腸粘膜の微絨毛内に寄生し，無性生殖世代と有性生殖世代とがあり，糞便内にオーシストの形で糞便とともに宿主体外に排泄される（図1）．オーシストの大きさは4.5～5.0 μmであり，オーシスト内に4個のスポロゾイトと1個の残体とが観察される．ヒトはオーシストを経口摂取することにより感染する．検査試料として取扱うのは主に患者から得られた糞便，あるいは飲料水であるが，これらの試料中に含まれているのはオーシストである．ヒトへ感染力を有しているのはオーシストのみである．

オーシストの同定には，ある程度の熟練が必要である．糞便中のオーシストを検出するには，ショ糖浮遊法でオーシストを集めたのち微分干渉顕微鏡下に生鮮標本を観察することが最も簡便である．オーシストの内部構造を観察しやすい．オーシスト内のスポロゾイト数が同定の根拠となる．また，抗酸染色を行うとオーシストが赤く染まり，本原虫を疑う1つの根拠となる（図2）．蛍光抗体法による同定キットも市販されている．水中のオーシストを検出するには，ミリポアフィルターを用いてオーシストを集めたのち同様の方法を試みる．

*C. parvum*はBSL-2に分類されている．

【実験室のハザード及び予想されるリスク】

本原虫のオーシストを数個経口摂取するだけでも発症するといわれており，また水中では数ケ月間感染力を保持している．そのため，オーシスト

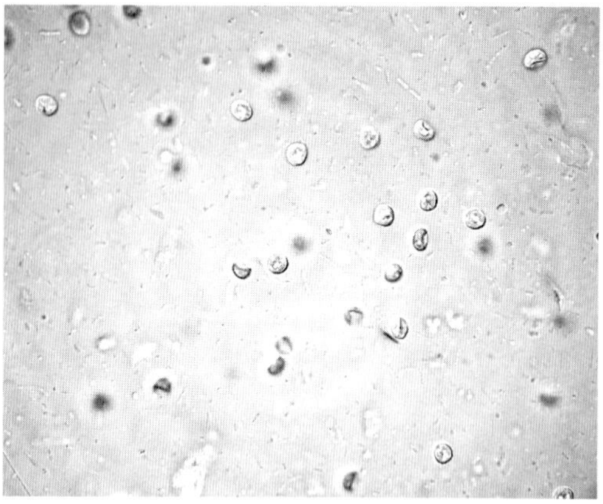

図 1　クリプト微分干渉（新井明治博士のご厚意による）

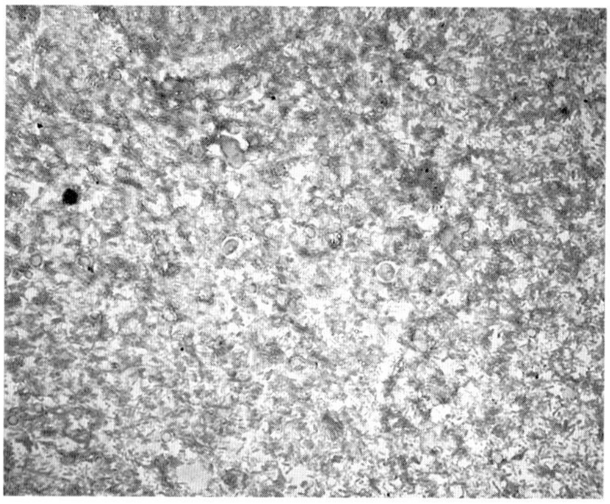

図 2　クリプト抗酸染色（新井明治博士のご厚意による）

が含まれていると予想される患者の糞便，あるいは液体試料の取扱いには注意が必要である．特に，患者の下痢糞便中にはきわめて多くのオーシストが含まれているため，注意せねばならない．いうまでもないことであるが，下痢性疾患患者由来の糞便はクリプトスポリジウム症以外のウイルス感染症，細菌感染症，及び原虫感染症の場合も想定されるため，BSL-2 レベルの取扱いとし，病原微生物が検出された時点で各微生物の取扱いに準じ対処すべきである．

動物実験を行う際は，糞便のみならずケージ全体の管理が重要である．

【予防法－消毒・滅菌法－】

上水道を通じ集団発生事例が複数報告されていることからもわかるように，通常の飲料水に用いられている塩素消毒ではオーシストを殺滅することは不可能であり，また通常の浄水施設で行っているろ過沈殿法による水処理によってオーシストを完全に除くことはできない．また，各種の消毒剤に対しても抵抗性で，逆にこの性質を利用し感染力を保持したオーシストを保存するのに用いている．10% ホルマリン，3% 過酸化水素水，5% アンモニア水，4 時間の乾燥，－70℃ の急速凍結でオーシストは死滅するといわれている．オーシストの高温に対する抵抗性は低く，熱湯処理や煮沸で感染力を容易に喪失させることができる．70℃，5 秒間，55℃，30 秒間で感染性を失う．1.2 μm 径のミリポアフィルターを使用すれば液体中のオーシストを完全に除去することができる．

［金澤　保］

◉文献

1）　Xiao L et al: *Cli Microbiol Rev* **17**: 72-97, 2004.
2）　Fujino T et al: *J Vet Med Sci* **64**（3）: 199-200, 2002.
3）　Matsui T et al: *J Vet Med Sci* **66**（8）: 941-943, 2004.
4）　山本德栄：最新医学 **54**（6）: 1553-1563，1999.

5　自由生活性アメーバ

【病原体の特性，BSL】

自由生活性アメーバは，池や水たまりをはじめ給水塔中やクーラーの冷却塔中等，われわれの周囲の様々な環境中に普通に見出される生物である．多くの種が知られているが，ヒトに病原性を有しているものとして *Naegleria fowleri*，*Balamuthia mandrillris*，*Acanthamoeba* 属の報告がある．*N. fowleri* による原発性アメーバ脳炎，*B. mandrillris*，及び *Acanthamoeba* 属による肉芽腫性アメーバ性脳炎は，いずれも重篤な臨床経過を呈する疾患であり，予後不良である．国内から 6 例が報告されている．国内症例はいずれも感染源は不明とされているが，海外における症例をみると，患者はプールあるいは湖沼で遊泳等をした後に発症している等，アメーバに汚染されていると考えられる水との何らかの接触が確認されている．遊泳中に水を吸い込むなどして鼻腔に侵入したアメーバが粘膜を経て嗅神経に沿って頭蓋内に侵入し，発症したものと推定される．あるいは，何らかの病原因子を獲得した株による感染の可能性も否定できない．

一方，*Acanthamoeba* 属のアメーバに起因するアメーバ性角膜炎は，コンタクトレンズの装着者にしばしばみられる疾患であり，国内では 1988 年に報告されて以来，多数の患者が確認されている．コンタクトレンズの保存液の管理が不十分であると保存液中にアメーバが繁殖し，コンタクトレンズ装着時に角膜にできた微小な傷からアメーバが侵入するものと推定される．激しい痛みを伴う難治性の角膜潰瘍が特徴的な症状である．

これらのアメーバには，栄養型（栄養型，図 1）と呼ばれ偽足を伸ばしてゆっくりと移動する，いわゆるアメーバ運動をしながら盛んに外界から栄養を摂取し分裂増殖する発育ステージと，硬い殻に包まれ休眠している嚢子（図 2）と呼ばれる異なった 2 つの発育ステージが存在する．高温や寒冷，あるいは乾燥等，栄養型として生存するのに不利な環境中においては，増殖を止め栄養型から嚢子へ変わり，外界が再び好適な環境になると嚢子から栄養型に変わり再び増殖し始める．栄養型は水中や湿気のある土壌中等の環境に存在するのに対し，嚢子は乾燥に強いためそれ以外の環境，例えば室内塵からも検出される．コンタクトレンズ保存液中にアメーバが生息するようになるのも，室内塵に混入している嚢子が保存液に混入するためであろう．

以上はアメーバによる直接の病害であるが，これとは別にアメーバ内に寄生している細菌による病害を忘れてはならない．特に，レジオネラ属菌 *Legionella* spp. がアメーバに寄生しており，アメーバ自体が菌の増殖の場になっている．レジオネラ属菌の中でも，*L. pneumophila* は 1976 年米国で本菌による肺炎の集団発生がみられて以来，新興感染症の起因菌の 1 つとして注目されているが，*Acanthamoeba* 属や *Naegleria* 属のアメーバから *L. pneumophila* が分離されている．*Naegleria* 属アメーバは 42～45℃ のやや温度の高い環境を好むため，温泉施設等の入浴施設の温水中で増殖することがあり，入浴施設で集団発生したレジオネラ肺炎の感染源として問題となった．以前，循環式入浴施設において感染したと推定されるレジオネラ肺炎患者症例が国内で散発したことは記憶に新しいが，この際にもアメーバの関与が注目された．

Acanthamoeba spp.，及び *Naegleria* spp. は BSL-2 に分類されている．

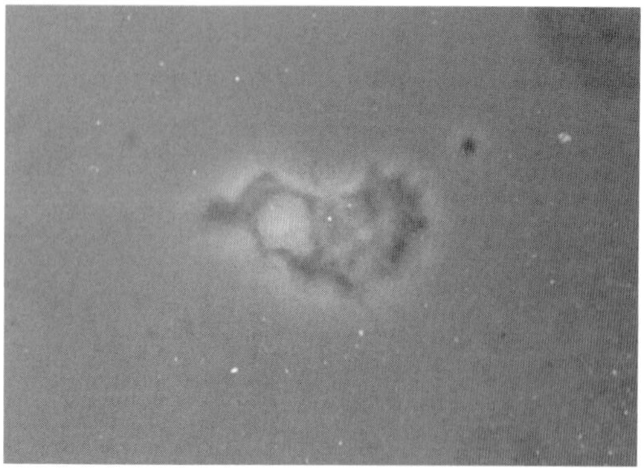

図 1　acanthamoeba 栄養型約 30 μm

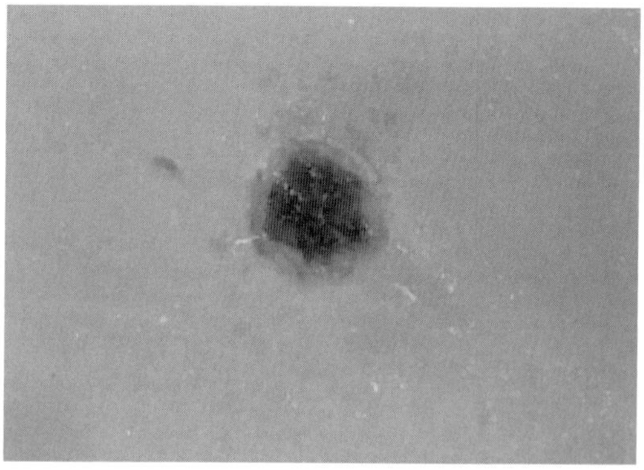

図 2　acanthamoeba 囊子約 15 μm

【実験室のハザード及び予想されるリスク】

先に記したように，自由生活性アメーバはわれわれの生活環境中に普通に存在している生物であり，ヒトに対し常に病原性を有しているというものではない．しかしながら，アメーバ性髄膜脳炎，原発性アメーバ脳炎，及びアメーバ性角膜炎をみると，ある種の自由生活性アメーバがヒトに対し直接病原性を発揮することは明らかである．栄養型に際してはレジオネラ菌の寄生を想定し，レジオネラ菌に準じた取扱いが必要となる．

【予防法ー消毒・滅菌ー】

アメーバ囊子は硬い殻に囲まれており，厳しい外的環境に耐えることができる．*A. castellanii* の囊子を用いた実験では，20% イソプロピルアルコール中で 6 時間，10% ホルマリン中で 30 分，3% 過酸化水素水中で 4 時間処理で死滅するという．また 65℃ で 5 分間以上の加熱処理は有効である．一方，栄養型は，塩素消毒その他の消毒薬，及び加熱で容易に死滅させることができる．しかしながら，栄養型のみが検体中に存在するとは限らないため，試料や実験に用いた器具等の消毒・滅菌はすべて囊子に準じた取扱いをすべきである．

［金澤　保］

◉文献

1）八木田健司，泉山信司：モダンメディア **52**（8）：252-259，2006.

2）Aksozek A et al: *J Parasitol* **88**（3）: 621-623, 2002.

6　リーシュマニア原虫

【病原体の特性，BSL】

リーシュマニア原虫（BSL-3）は，鞭毛虫類のトリパノソーマ科に属し，媒介者は体長2～3 mmの微小な吸血昆虫（サシチョウバエ）である．生活史上，無鞭毛型のアマスチゴート（2～5 μm）と，前鞭毛型のプロマスチゴート（15～25 μm）の2つの形態がある．前者は，短楕円形で大きな核と小さなキネトプラストを有し，細網内皮系細胞，特にマクロファージに寄生して分裂増殖を続け，宿主細胞が崩壊すると，遊離した原虫は周囲の細胞に貪食されて感染が広がる．一方，後者は，無鞭毛型が媒介昆虫の消化管内で1本の長い遊離鞭毛を持った形に形態転換し，縦二分裂で増殖する．ヒト寄生の原虫は20種前後が知られ，媒介サシチョウバエは30種以上にのぼる．伝播様式は，動物→サシチョウバエ→ヒトと，ヒト→サシチョウバエ→ヒトの2つがある．また，HIV/AIDSと本原虫の同時感染では，注射器の回し打ちによるヒトからヒトへの直接感染もみられる．

本症は内臓型と皮膚型に大別され，さらに次の6つの病型に細分される．

① 内臓型：　最も重篤で治療しない限り90 %以上の致死率を示す．病原虫は，*L.*（*L.*）*donovani* と *L.*（*L.*）*infantum*（＝*L.*（*L.*）*chagasi*）であり，インド，ネパール，バングラデシュ，スーダン，ブラジル等の熱帯や亜熱帯に広く分布する．別名カラアザール（黒熱病）やダムダム熱と称され，病原虫は脾臓，肝臓，骨髄等で増殖するため，脾腫，肝腫，リンパ節腫大，白血球・血小板減少症，高γ-グロブリン血症，間歇熱，造血機能障害による貧血等がみられる．

② 皮膚型：　潰瘍性，及び結節性の病変が単独または複数みられる．アジアやアフリカでは，*L.*（*L.*）*tropica* や *L.*（*L.*）*major* が原因虫である．また，テキサス南部からアルゼンチン北部では，*L.*（*L.*）*mexicana* や *L.*（*V.*）*braziliensis* グループが関与する．

③ 粘膜皮膚型：　中南米では主に *L.*（*V.*）*braziliensis*，アフリカでは *L.*（*L.*）*aethiopica* が原因虫である．皮膚型の臨床的治癒後，数年から十数年（平均約6年）経って鼻中隔や口唇部の欠損，咽頭や喉頭部組織の破壊を来たし，二次感染を伴って死亡することもある．

④ 汎発性皮膚型：　らい結節様病変が全身に広がる．患者はリーシュマニア抗原に特異的にアネルギーで，現存薬剤に抵抗性である．病原虫は，中南米では *L.*（*L.*）*mexicana* や *L.*（*L.*）*amazonensis* で，アフリカでは *L.*（*L.*）*aethiopica* である．

⑤ 播種性皮膚型：　潰瘍性病変が全身に広がるため，汎発性皮膚型と混同されるが，汎発型では結節性病変が潰瘍化することはない．

⑥ カラアザール性皮膚型：　内臓型の臨床的治癒後に出現する結節性皮膚病変で，汎発性皮膚型に酷似する．

本症の治療薬は5価のアンチモン剤が第1選択薬であるが，耐性株にはアンホテリシンBやペンタミジン等が用いられる．いずれの薬剤も副作用が強く，使用時には注意を要する．最近，経口剤のMiltefosineが出現し，インド，バングラデシュ，スーダン等で内臓型に使用されているが，皮膚型や粘膜皮膚型では評価が様々である．診断は，内臓型では骨髄や肝・脾の穿刺材料，皮膚型では病巣部の塗沫や生検材料を用いた寄生虫学的検査や種々の遺伝子診断がある．なお，内臓型では直接凝集反応やリコンビナント抗原（rK39）を用いたキットが有用である．

【実験室のハザード及び予想されるリスク】

通常の感染には媒介昆虫の存在が不可欠であり，飛沫感染や接触感染はきわめてまれである．しかし，本原虫は実験室内でNNN培地その他の血液寒天培地で比較的容易に培養でき，*in vitro* や *in vivo* の実験が可能である．このため，ピペットや注射器操作時の針刺し事故や傷口からの感染が報告されている．国内ではヒト吸血性のサシチョウバエは分布しないので，事故的感染や輸入症例由来の流行拡大は考えられない．

【予防法―消毒・滅菌法―】

実験・操作時には，消毒用アルコール綿や一般皮膚の殺菌・消毒薬等を常備しておく．万一，針刺し事故を起こした場合には，傷口を直ちに消毒すると同時に，十分に出血させて注入原虫の除去に努める．原虫は熱にきわめて弱く，50℃以上の温水では瞬時に死滅する．［**橋口義久**］

◉文献

1）橋口義久：日本皮膚科学会雑誌 **106**: 1471-1481, 1996.
2）橋口義久：医学のあゆみ **185**: 450-451, 1998.
3）橋口義久：医学のあゆみ **191**: 29-33, 1999.
4）Desjeux P: *Med Microbiol Immunol* **190**: 77-79, 2001.
5）橋口義久：医学のあゆみ **209**: 247-251, 2004.
6）橋口義久：World Focus. No. 72: 1-4, 2005.

7　トリパノソーマ

【病原体の特性，BSL】

トリパノソーマは *Trypanosoma* 属に属する原生生物（原虫）である．鞭毛とキネトプラストを持つのが特徴である．ヒトでは３種，*Trypanosoma brucei gambiense, T. b. rhodesiense*，及び *T. cruzi* が重要な病原体であり，これらは BSL-2 に分類される．トリパノソーマ感染症は，わが国の感染症法（感染症の予防及び感染症の患者に対する医療に関する法律）の規定する届け出疾患に含まれないが，日本赤十字社は感染既往のある人からの献血を禁じている．

T. b. gambiense，及び *T. b. rhodesiense* はアフリカトリパノソーマ症（睡眠病）の病原体で，アフリカに分布し，ツェツェバエの吸血により媒介される．ヒトへの感染後，血液中で分裂を繰り返し（図 1），リンパ節腫脹を主体とする急性期を経て末期には中枢神経症状が出現し，最終的には昏睡から死に至る．全経過は *T. b. gambiense* 感染では数ケ月～数年と長いが，*T. b. rhodesiense* 感染では数週間～数ケ月と短い．治療薬は存在するが，副作用が強い．

T. cruzi はアメリカトリパノソーマ症（シャーガス病）の病原体で，ラテンアメリカに分布して昆虫サシガメの吸血行為で感染する．流行地では輸血感染や母子感染も重要である．*T. cruzi* は細胞内に寄生して分裂し，感染細胞を破壊して血液中に現れ，標的細胞への侵入と破壊を繰り返す（図 2）．臨床像は複雑で，数ケ月の急性期と数年～数十年に及ぶ無症状期を経て慢性期に移行する．一方で，症状が現れない感染者も多い．心筋組織がダメージを受けやすく，急性期心筋炎はしばしば小児で致死的である．慢性期の心臓障害及び他臓器障害は予後不良で，突然死を招く．急性期には治療薬の投与が有効なことがあるが，組織破壊が進んだ慢性期に有効な治療薬はない．

動物に対する病原性に関しては，*T. b. rhodesiense*，及び *T. cruzi* はヒト以外の哺乳動物にも感染する（人獣共通感染症）他，実験的には *T. b. gambiense* もマウス等に感染できる．また，*T. brucei, T. congolense, T. evansi, T. vivax, T. theileri, T. equiperdum* は家畜の病原体として重要で，家畜伝染病予防法の中で監視伝染病に指定されている．取扱いは BSL-2 基準に準ずる．

【実験室のハザード及び予想されるリスク】

トリパノソーマは複雑な生活史を持ち，発育型として媒介昆虫体内で増殖する上鞭毛期型，昆虫体内で形成された終末錐鞭毛期型，哺乳類血流中に出現する錐鞭毛期型，及び哺乳類細胞内で増殖する無鞭毛期型（*T. cruzi* のみ）が存在する．このうち，感染性を有するのは終末錐鞭毛期型及び錐鞭毛期型であり，これらが混入した汚染物を介して感染する．

感染源となるのは，

① 感染哺乳動物の血液，組織液及び臓器
② ツェツェバエによる刺咬（*T. b. gambiense*，及び *T. b. rhodesiense*）
③ サシガメの尿（*T. cruzi* の終末錐鞭毛期型はサシガメ尿に出現する）
④ *in vitro* 培養で形成された錐鞭毛期型原虫

等である．特に *T. cruzi* に関しては，原虫株によって上鞭毛期型の培養液中に終末錐鞭毛期型が形成されるので注意が必要である．

実験室内における錐鞭毛期型の感染ルートとして考えられるのは，

① 人体内への直接注入（経血液感染）
② 結膜，鼻粘膜，口腔粘膜，気道等からの粘膜感染

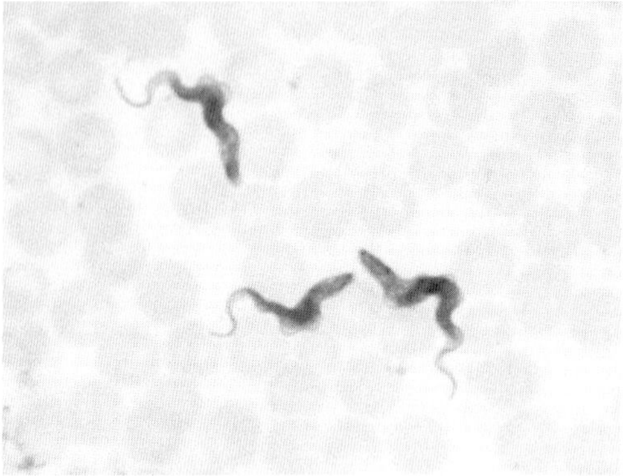

図 1　*Trypanosoma brucei gambiense*
血液中の錐鞭毛期型．ギムザ染色．

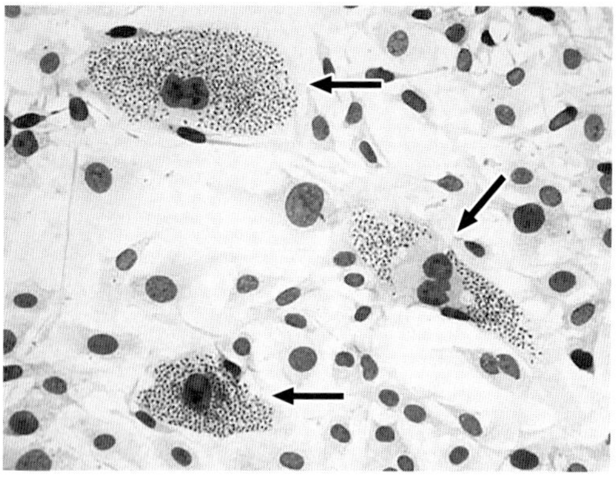

図 2　*Trypanosoma cruzi*
マウス繊維芽細胞内に無鞭毛期型が充満している（矢印）．ヘマトキシリンエオジン染色．

③　体表の傷口からの感染
④　エアロゾルの吸引

である[1]．これまでに，少なくとも *T. b. gambiense*，及び *T. b. rhodesiense* で 6 件，*T. cruzi* で 65 件の実験室内感染が報告され[2]，感染ルートが判明したケースの大部分は，針刺し事故による経血液感染（感染血あるいは培養錐鞭毛期型原虫を含んだ注射針が，手に刺さった，露出した腕を引っ掻いた，血は出なかったがかすった等）によるものであった．それ以外の事故として，粘膜感染（汚染物が眼に入った，遠心チューブが割れて感染血が顔にかかった等），及び皮膚の傷口からの感染（濃縮した原虫を含むガラスピペットで手を切った，擦り傷の上に培養錐鞭毛期型をこぼした，感染マウスの腹腔を素手で触った，原虫が付着したカバーガラスで手を切った，培養に使ったガラス器具に触れた等）と考えられる例があった．それ以外に，*T. b. rhodesiense* の感染したニワトリを抑えていただけの者が感染した例も紹介されている．感染ルートが不明なケースには，エアロゾルの吸引の可能性も含まれると考えられる．

【予防法ー消毒・滅菌法ー】

感染を防ぐためには，上にあげた① 経血液感染，② 経粘膜感染，③ 経創傷感染，④ エアロゾル吸引，のすべての感染ルートを遮断することが重要である．実験中は必ずゴム手袋を着用し素肌を露出させないようにして，病原体との接触機会を減らす．また，針刺し事故は動物感染実験の際に起きやすいので，動物の保定，及び注射器の扱いに十分慣れておくとともに，操作に細心の注意を払う．さらに，誤操作で手を刺すだけでなく，落下させて足等を刺す可能性も考慮する．②，及び④に対しては，手袋の着用に加えて，ゴーグルやフェイスガードを着用して飛沫感染を防ぐ．特に培養原虫を扱う際には，培養液に生じた気泡がはじけて飛沫やエアロゾルが生じやすいので，安全キャビネットを使用する．

トリパノソーマの消毒・滅菌法は BSL-2 基準に準拠する．また，トリパノソーマは熱や化学消毒薬に弱く，80℃，10 分の熱水消毒，及び 0.01 % 以上の次亜塩素酸ナトリウムへの浸漬（1 時間以上）で死滅する．感染動物を扱った解剖器具はこれらの方法で処理する．培養や採血に用いたプラスチック器具，培養液，及び血液等はオートクレーブ処理（121℃，15 分）後に廃棄する．培養液や血液の飛沫は，アルコール綿で拭い，乾燥させる．

事故に気づいたときには，治療の早期開始が重要であり，寄生虫学的あるいは臨床学的な徴候が現れるのを待たずに投薬による治療を開始すべきである．なお，トリパノソーマ治療薬は，熱帯病治療薬研究班を通じて入手可能である[3]．事故後は症状のモニタリング（発熱や感染部位近くの皮疹，腫れ，紅斑等）と平行して，血清学的検査，顕微鏡検査，及び PCR 診断を 4 週間以上続ける．

［奈良武司］

◉文献

1） Herwaldt BL: *Clinical Microbiology Reviews* **14**（4）: 659-688, 2001.
2） SECTION VIII-C, Parasitic Agents: Biosafety in Microbiological and Biomedical Laboratories（BMBL）5th Ed（Online version is only available）Centers for Disease Control and Prevention, U.S. Department of Health and Human Services and National Institutes of Health, USA, 2007.
3） ヒューマンサイエンス振興財団政策創薬総合研究事業「輸入熱帯病・寄生虫症に対する稀少疾病治療薬を用いた最適な治療法による医療対応の確立に関する研究」班（http://www.med.miyazaki-u.ac.jp/parasitology/orphan/index.html）

8-2　真　　菌

ヒト，及び（または）動物に感染して病気（感染症）を引き起こす潜在的能力を持つ真菌は，病原真菌 pathogenic fungus（または真菌性病原体 fungal pathogen）と呼ばれる．現在まで病原真菌として記載されてきた真菌菌種の数は 400 を超え，このうち国内では 50 種余りが感染患者または感染動物から分離されている．こうした病原真菌に起因する感染症は真菌感染症 fungal infection または真菌症 mycosis と総称される．

8-2-1　真菌による実験室内ハザードの状況

Pike が 1976 年に報告した 3,921 例にものぼる実験室感染についての調査によれば，真菌によるものが 353 例（9%）を占め，そのうち 5 例が死亡している[1]．また発生例数の年次推移をみると，ウイルスによる感染と同様に 1950 年前後まで急増を続け，それ以降も減少する傾向がみられない．これらの成績は，真菌による感染が実験室ハザードとして無視できない状況にあることを如実に物語っている．

この Pike によるサーベイ[1] からは，さらにいくつかの注目すべき点が示される．

① 真菌の取扱い場所（施設）が明記された 218 例のうち 155 例（71%）は研究施設の実験室での発生例であり，臨床検査室でのそれは 43 例（20%）にすぎない．

② 80% 以上の感染は明らかな事故や特殊な出来事に帰することができない．

③ 最大の感染要因はエアロゾル，次いで微生物（真菌）取扱い中である．

これらの事実を総合すると，研究施設のスタッフは臨床検査技師等と比べて病原真菌の安全な取扱いに関する知識や技術に乏しいまま不適切な操作を行い，実験者本人も気がつかないまま真菌を含むエアロゾルの吸入等によって感染を受けることが多い，という実験室内ハザードの実態が浮び上がってくる．それに加えて，濃縮された大量の生菌を実験の目的で取扱うことも実験室感染を増やす要因になることが指摘されている[2]．一般に実験室感染においてエアロゾルが大きな役割を果たすことは，大谷[3] によっても強調されているところであり，真菌の場合も決して例外ではない．さらに真菌（特に糸状菌）の特徴として，空中に伸びた菌糸の上に豊富に産生される分生子が容易に飛散することから，エアロゾルと同様に経気道感染を引き起こす危険性を持つことにも留意する必要がある．真菌による実験室感染については，さらにいくつもの著書や総説に事例がまとめられ，解説がなされている[4~7]．

一口に病原真菌といっても，菌種によって感染力や病原性に著しい差がある．その結果，臨床検査室や実験室における取扱い中の感染症（真菌症）の発生リスク，及び重症度も様々に異なってくる．それらの程度に基づいて，他の病原微生物群（細菌，ウイルス，原虫）の場合と同様に，真菌についても実験室内ハザードを回避して安全に取扱う手技・設備を定める基準とするための危険度分類がいくつもの関連研究機関または学会から提案されてきた．共通する基本的な分類方式は，すべての病原真菌を各々の危険度の高さに応じて，最も低いクラス 1 から最も高いクラス 3 までの 3 つのクラスに分類し，さらにクラス 2 については危険度が比較的低い菌種を 2a，より高いものを 2b とし，クラス 3 についても同様に 3a と 3b とに細分類するものである．代表例として日本医真菌学会からの試案[8] を表 1 に示す．この案では，危険度の高い病原真菌として，クラス 3b に 1 菌種，クラス 3a に 4 菌種，クラス 2b には危険度のより高い 5 菌種が各々ランクされている．

クラス 3a と 3b を合わせた 5 菌種については，危険度の他にも共通点がいくつか認められる．第 1 は，いずれも国内環境中での生息が確認されておらず，従って発症例はすべて国外の特定の流行地域で感染を受けたと考えられることから輸入真菌症 imported mycosis とも呼ばれる風土病型真

表1　実験室での危険性（ハザードリスク）の高い真菌一覧

菌種	危険度クラス[a)]	BSL[b)]	経気道感染リスクの有無	実験室感染事例の有無
*Coccidioides immitis**1	3b	3	あり	あり
Blastomyces dermatitidis	3a	3	あり	あり
*Histoplasma capsulatum**2	3a	3	あり	あり
Histoplasma farciminosum	—	3	あり	なし
Paracoccidioides brasiliensis	3a	3	あり	なし
Penicillium marneffei	3a	3	あり	なし
*Cryptococcus neoformans**3	2b	2	あり	あり
Sporothrix schenckii	2b	2	あり	あり
*Cladosporium carrionii**4	2b	2	なし	なし
*Cladosporium trichoides**4 (= *C. bantianum*)	2b	2	なし	なし
*Fonsecaea pedrosoi**4	2b	2	なし	なし
Aspergillus fumigatus	2a	2	あり	なし
Candida albicans	2a	2	なし	なし
*Exophiala dermatitidis**4	2a	2	なし	なし
*Microsporum canis**5	2a	2	なし	あり
*Trichophyton mentagrophytes**5	2a	2	なし	あり
*Trichophyton rubrum**5	2a	2	なし	あり

a）日本医真菌学会（試案）による．b）「国立感染症研究所病原体等安全管理規程」による．
＊1　感染症法において三種病原体に規定．＊2　2つの変種 variant（var. *capsulatum*, var. *duboisii*）を含む．
＊3　2つの変種 variant（var. *neoformans*, var. *gattii*）を含む．＊4　黒色真菌症（深部皮膚真菌症）の原因菌．
＊5　白癬（表在性皮膚真菌症）の原因菌．

菌症 endemic mycosis の原因菌で占められている点である．第2は，5菌種とも自然環境中や通常の培養条件下では多細胞性の菌糸として発育し（菌糸形発育），一方，感染した宿主の病巣組織内では単細胞すなわち酵母細胞（*Coccidioides immitis* のみは球状体 spherule）として発育する（酵母形発育）ことである．このように2つのタイプの栄養型を持つ真菌は，二形性真菌 dimorphic fungus と呼ばれる．クラス 2b にランクされる *Sporothrix schenckii* も同様の二形性真菌である．

クラス 3a の 4 菌種，及びクラス 2b の *S. schenckii* は，いずれも通常の培地に 25〜27℃で培養すると菌糸形発育を示し，35〜37℃ 培養では酵母形で発育することから，特に温度依存的二形性真菌 thermally dimorphic fungus と呼ぶことがある．なお，*Candida albicans* も二形性を示すが，本菌の場合には，培地上でも感染組織内でも酵母形と菌糸形が混在して認められ，この点で上述の典型的な二形性真菌とは異なっている．

平成 19 年 6 月に公表された「国立感染症研究所病原体等安全管理規程」においては，病原体等のリスク群分類がなされ，それに対応して実験室のバイオセーフティレベル（BSL）が定められている[9)]．これによれば，日本医真菌学会（試案）においてクラス 3a または 3b にランクされた輸入真菌症原因菌の 5 菌種はいずれも BSL-3 に，またクラス 2b の 5 菌種はすべて BSL-2 に，各々属するとされている．この点では国立感染症研究所のリスク群/BSL 分類は，従来の危険度分類と良く対応しているが，BSL-2 には従来分類クラス 2a の 6 菌種も含まれている点で異なっている．

本節では，BSL-3 および 2 にランクされている真菌の中で次の 5 菌種をとり上げた．

① *Coccidioides immitis*（コクシジオイデス）
② *Histoplasma capsulatum*（ヒストプラスマ）
③ *Blastomyces dermatitidis*（ブラストミセス）
④ *Sporothrix schenckii*（スポロトリクス）
⑤ *Cryptococcus neoformans*（クリプトコックス）

いずれも分生子やエアロゾルの吸入によって経気道的に実験室感染を引き起こした事例がある菌種ばかりであり，加えて直接接種による経皮感染も知られていることから，病原真菌または潜在的病原真菌に起因する実験室内ハザード，及びそれに対するバイオセーフティを論じる上でのモデルになるからである[2]．なお輸入真菌症，及び真菌症全般についての原因菌の特徴，疫学，診断法，治療・予防法等の詳細については，それぞれ文献[10, 11]を参照されたい．

また，酵母であるクリプトコックスを除けば，残りの 4 菌種はいずれも二形性真菌として通常培地上では菌糸形発育を行い，豊富に分生子を産生する．二形性真菌の菌糸形を含めて，糸状菌の菌糸は一般に酵母と比べて消毒薬に対する抵抗力が強く，従ってハザード対策の観点からは，標的真菌が糸状菌（または二形性真菌の菌糸形）かそれとも酵母かの違いは，適切な消毒薬の種類，及び使用法（濃度，作用時間等）を選択する上で重要な基準となる．　　　　　　　　　　　　**［山口英世］**

◉文献

1） Pike RM: *Health Lab Sci* **13**: 104-114, 1976.
2） DiSalvo AF: *Mycopathologia* **99**: 147-153, 1987.
3） 大谷明：臨床と微生物 **17**：373-376，1990.
4） 岩田和夫：II．諸種病原微生物によるバイオハザード． 3． 真菌によるバイオハザード，（岩田和夫編）微生物によるバイオハザードとその対策，pp51-60，ソフトサイエンス社，1980.
5） DiSalvo AF ed: Occupational Mycoses, Lea and Febiger, 1983.
6） Collins CH: Laboratory-acquired Infections. History, Incidence, Causes and Prevention, 2nd ed., Butterworths, 1988.
7） Pike RM: *Ann Rev Microbiol* **33**: 41-66, 1979.
8） 宮治誠：真菌誌 **34**: 220-229，1993.
9） 国立感染症研究所バイオリスク管理委員会編：国立感染症研究所病原体等安全管理規程，2007.
10） 厚生労働科学研究費補助金（新興・再興感染症研究事業）：輸入真菌症等真菌症の診断・治療法の開発と発生動向調査に関する研究班（国立感染症研究所生物活性物質部）：輸入真菌症診断・治療ガイドライン 2006，国立感染症研究所生物活性物質部，2006.
11） 山口英世：病原真菌と真菌症，改訂 4 版，南山堂，2007.

1　ブラストミセス

【病原体の特性，BSL】

ブラストミセス（*Blastomyces dermatitidis*）は，子嚢菌類に属する糸状菌 *Ajellomyces dermatitidis* の無性世代であり，不完全菌類の糸状菌として分類されている．

ブラストミセスは，ブラストミセス症（blastomycosis）または北アメリカ分芽菌症（North America blastomycosis）と呼ばれる全身性の膿性肉芽腫性病変を特徴とする慢性感染症の原因菌である．多くの場合，一次感染は肺に起こり，二次的に他の組織・臓器（特に皮膚，骨，前立腺，副腎等）に，また時には全身性に播種する．潜伏期は4～6週と比較的長い．健常者では良性に経過することが少なくないが，AIDS，骨髄・臓器移植，免疫抑制剤投与等による重度の細胞性免疫不全は，重篤化のリスク因子となる．

本菌の病原因子として最もよく知られているのは，その接着因子（*BAD 1* 遺伝子産物）である．以前WI-1と呼ばれたこのタンパク質は，本菌酵母形細胞の宿主細胞・組織への接着を促進する他，食細胞と結合して宿主免疫応答を修飾（TNF α 産生の抑制等）し，感染の成立・進展を助長する．

ブラストミセスの生息地は，米国東北部（特に五大湖周辺，ミシシッピー川流域，ウィスコンシン州）をはじめ，カナダ，アフリカ全土，中近東（サウジアラビア，イスラエル），インド，中米の一部地域等であり，主として土壌中に生息する．その結果，本菌で汚染された土壌または動物が感染源となり，空中に浮遊する分生子（無性胞子）を吸入することによる経気道感染，または感染動物との接触による皮膚・粘膜への直接接種によって感染が引き起こされる．わが国にとっては輸入真菌症の1つであるブラストミセス症の国内発生例は現在まで知られていないが，流行地との人的・経済的交流の状況からみれば，今後国内で発生する可能性は十分に考えられる．

ブラストミセスをサブロー・グルコース寒天等の通常培地に接種し，30℃以下の温度で培養すると，菌糸をつくって発育してくる（図1）．発育は遅く，コロニーが肉眼でみえるようになるまで7～14日間もかかる．コロニー表面の色調は，初め白色で，徐々に淡褐色に変わる．外観は羊毛状ないし無毛であり，細いしわをつくるかまたは平滑にみえる（図1）．この菌糸形発育培養を鏡検すると，分岐性有隔菌糸（直径2～3 μm）の先端部，及び短い側枝上に球形，卵円形または洋梨形の分生子（直径2～10 μm）が着生している像が観察される（図2）．

これに対して，本菌を1% グルコース添加ブレイン・ハート・インフュージョン（BHI）寒天，BHI 血液寒天，トリプティケース・ソイ寒天等の培地に35～37℃で培養した場合には，表面にしわのある盛り上った白色ないしクリーム色の酵母様コロニーが発育してくる．このコロニーは，大小様々なサイズ（直径5～30 μm）の酵母形細胞からなる．

BSLは3である．

【実験室のハザード及び予想されるリスク】

従来報告されたブラストミセスによる実験室感染の大半の事例では，培地上に菌糸形で発育した本菌の空中菌糸に形成された分生子が空中に飛散し，それを吸入した結果，経気道感染が起こったものと考えられる[1,2]．いったん感染を受けると，多くは原発性の急性または慢性の呼吸器感染症（肺ブラストミセス症）を，時には全身播種（全身性ブラストミセス症）を各々発症する可能性が

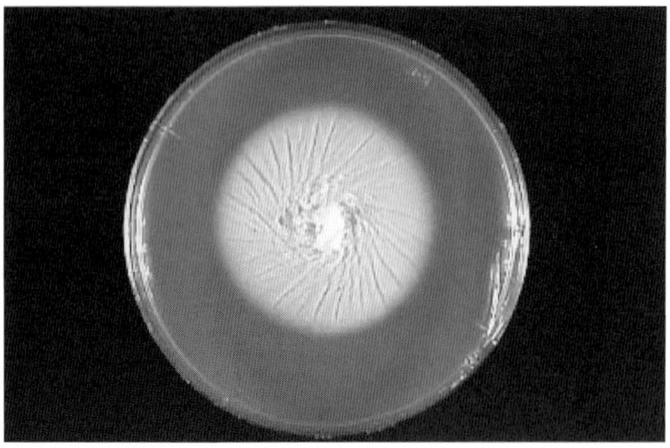

図 1　ブラストミセスのコロニー（菌糸形発育）

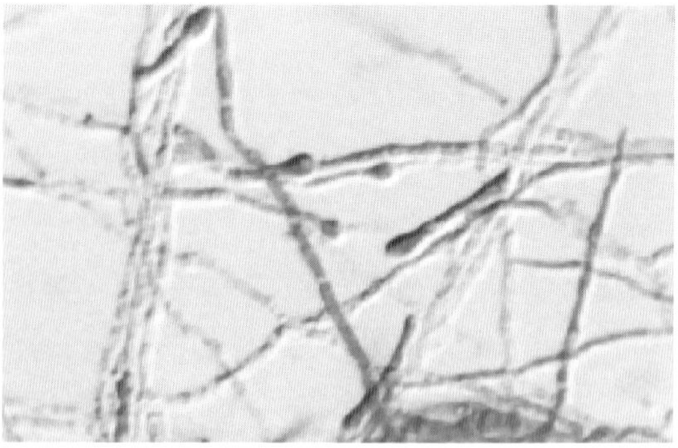

図 2　ブラストミセスの鏡検像（菌糸形発育）

ある．

また比較的まれではあるが，ブラストミセスの分生子が皮膚（特に皮膚の創傷部位）に直接接触して経皮感染を引き起こすことがある．実際に，腎移植を受けた人が，動物医療施設での診療中に針刺し事故によって全身性ブラストミセス症を発症したという事例が報告されている（ただし，腎移植が発症に関係したか否かは不明である）[3]．経皮感染の場合には，むしろ局所の皮膚組織内に肉芽腫性病変をつくるのが普通であり，本症患者の剖検時に直接接種により局所病変を発症したとする報告[4]もみられる．経皮感染によって局所に生じた肉芽腫は，普通，自然寛解すると考えられる[5]．

【予防法－消毒・滅菌法－】

ブラストミセスによる実験室内感染を防ぐためには，試験管内またはシャーレ内の寒天培地に発育させた本菌の取扱いに厳重な注意を払わなければならない．特に必要な注意点は，感染力の強い本菌分生子の飛散を可及的に防ぐこと，及び飛散した分生子を決して吸い込まないことである．この目的を達成するには，バイオセーフティに関する明確な意識と習熟した手技に加えて，すべての本菌取扱いをクラス 2A 以上の安全キャビネット内で行うことが推奨される．またブラストミセスの生菌を含む検体や培養を非密封の状態で放置することや，本菌を一般細菌やウイルスと同じ実験室内で取扱うことも，決して行ってはならない．

本菌の汚染が疑われる実験器具は，可能な限り取扱った実験室内で速やかに高圧蒸気滅菌（121℃，15 分）を行うか，または 0.5% グルタールアルデヒドまたは消毒用エタノールに 60 分間以上浸漬して消毒する．実験室内環境の消毒にも同じ消毒薬による清拭や噴霧が用いられる．実験者の手指その他の部位の皮膚消毒には，0.1% 次亜塩素酸ナトリウムまたは消毒用エタノールによる 1 分間以上の処置を行う．

安全キャビネットなしで大量の培養菌や感染動物を扱う場合には，イトラコナゾール，フルコナゾール，ボリコナゾール等の経口抗真菌薬の予防投与を受けることが勧められる．　**［山口英世］**

◉文献

1）　Denton F J et al: *JAMA* **199**: 935–936, 1967.
2）　Baum G L, Lerner P I: *Ann Intern Med* **73**: 263–265, 1970.
3）　Butka B J et al: *Am Rev Respir Dos* **130**: 1180–1183, 1984.
4）　DiSalvo A F: The epidemiology of blastomycosis, (eds Al-Doory Y, DiSalvo A F) Blastomycosis, pp75–104, Plenum Medical Book, New York, 1992.
5）　Larson D M et al: *Am J Clin Pathol* **79**: 253–255, 1983.

2　コクシジオイデス

【病原体の特性，BSL】

コクシジオイデス（*Coccidioides immitis*）は，不完全菌類に属する子嚢菌関連の糸状菌である．

コクシジオイデスは，米国南西部をはじめメキシコや中南米の乾燥地帯に風土病として流行するコクシジオイデス症（coccidioidomycosis）の原因菌として知られる．本症は，インフルエンザに似た急性ながら比較的良性の呼吸器疾患か，または皮膚，骨，関節，リンパ節，副腎，中枢神経系等に播種する慢性で悪性（時には致死的となる）の全身性疾患として発症し，最も危険な真菌症とみなされている．

コクシジオイデスは，流行地の乾燥した土壌中に菌糸形の状態で生息し，菌糸は夏季に地上に伸びて分生子（分節型分生子）を飛散させる．一次的侵入門戸は気道であり，分生子を吸入することによって経気道感染が起こる．本菌の分生子は，きわめて疎水性が強く，サイズの割に浮力が大きいために落下しにくい．その結果，野外では数百km先までも飛散し（特に気候が乾燥している場合），広い範囲で感染を起こす．

コクシジオイデスの分生子の感染力はきわめて強く，米国では毎年2万5千人ないし10万人が新たに発症すると推定されている[1]．感染者の約60%は無症状のまま経過し，残りの40%が急性または亜急性の肺炎症状を呈して発症する．この原発性肺感染の大半は自然治癒するが，約0.5%の症例に血行性播種が起こる．播種が全身諸臓器に及んだ場合には致死的転帰を辿ることが多く，特に中枢神経系が冒された症例は，治療しない限りほぼ100%死亡するとされている．また健常者に比べて，HIV感染者，臓器移植患者，高齢者等の感染，発症リスクは著しく高い[2]．

わが国ではこれまで50例余りの発症例が知られており，その約85%は米国において感染を受けたと考えられている．本症の国内発症例は近年増加する傾向にあり，毎年4～5例の発症が確認されている[3]．

これほど強い感染力と病原性を持つにもかかわらず，コクシジオイデスの病原因子については十分な解明がなされていない．現在のところ，本菌の組織侵襲型（酵母形）である球状体の細胞壁外層糖タンパク質（*SOWgp*遺伝子産物）がその候補の1つにあげられている．この糖タンパク質はラミニン，フィブロネクチン等との結合能を持ち，宿主免疫応答を修飾すると考えられる[4]．

コクシジオイデスは比較的発育の速い真菌である．サブロー・グルコース寒天，1%グルコース添加ブレイン・ハート・インフュージョン（BHI）寒天等に25～27℃または37℃で培養すると，1週間ほどでコロニーが肉眼でみえてくる．コロニーは初め湿潤し，扁平で平滑，灰色を帯びている．やがて（数日以内）白色，綿毛状の気菌糸が豊富に生じ，コロニー表面がけば立ってみえるようになる．さらに培養を続けると，灰色または黄褐色に着色した綿毛状の大きなコロニーに発達する（図1）．

本菌のコロニーがみえ始めた頃に鏡検観察を行うと，分節型分生子の形成を認めることができる．初めこの分生子は隔壁を持つ細い菌糸（有隔性菌糸）の側枝上に現れることが多い．側枝は菌糸よりも2倍ほど太く，多数の隔壁をつくっている．やがて菌糸や側枝に肥厚した壁を持つ樽形の分節型分生子（直径2～4×3～6 μm）が形成され，壁が薄く細胞内部が空になった細胞（解離細胞）と交互に並んでいる像がみられるようになる（図2）．解離細胞は壊れやすく，その破壊とともに断片化した菌糸から分節型分生子が遊離・

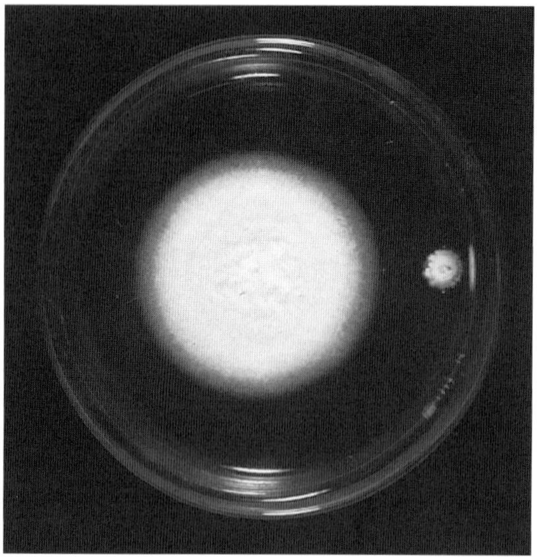

図 1　コクシジオイデスのコロニー（菌糸形発育）（千葉大学真菌医学研究センターホームページ，真菌・放線菌ギャラリーより許可を得て転載）

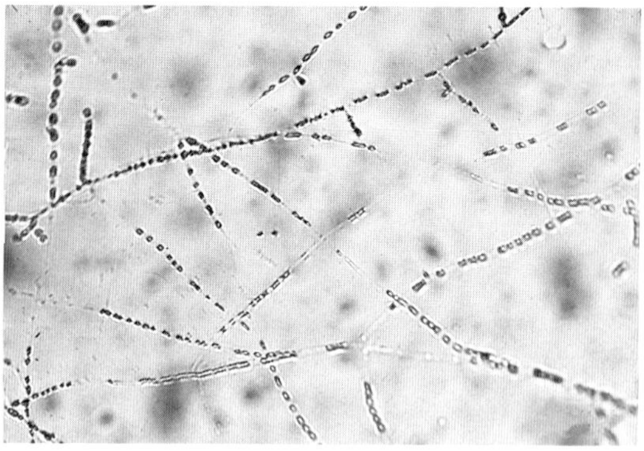

図 2　コクシジオイデスの鏡検像（菌糸形発育）（千葉大学真菌医学研究センターホームページ，真菌・放線菌ギャラリーより許可を得て転載）

放出される．分節型分生子，及び断片化菌糸はいずれも感染力のある粒子となる．

特殊な培地と培養条件での培養法，及び特殊な動物接種法を用いることによって，それぞれ *in vitro*，及び *in vivo*（感染動物組織内）においてコクシジオイデス症患者の感染組織内にみられるのと同様の球状体をつくらせることができる[5]．

BSL は 3 である．

【実験室のハザード及び予想されるリスク】

コクシジオイデスは，実験室内ハザードリスクがきわめて高く，真菌の中では唯一，感染症法で規定する「三種病原体」に該当する．本菌は国立感染症研究所病原体等安全管理規程においては，他の輸入真菌症原因菌と同列に BSL-3 に属するとされているが，日本医真菌学会提案の危険度分類表（試案）では最も危険度の高い真菌として唯一クラス 3b にランクされている（真菌概説表 1 参照）．実験室内で誤ってコクシジオイデスの分生子を飛散させた場合には，実験者は容易に経気道的及び経皮的な曝露を受ける[6]．本菌による実験室感染のリスクはあらゆる病原真菌の中で最も高いとみなされている[3,5,7,8]．事実，米国では 1950 年代の時点ですでに 200 例近くの実験室感染または臨床検査室感染の事例が報告されており，死亡例も少なくない[9]．この例数はサルモネラや赤痢菌のそれに匹敵する．コクシジオイデスによる検査室・実験室感染がこれほど多い理由は，本菌分生子がその強い感染力に加えて，空中に飛散・浮遊しやすい[9]ことにある．

コクシジオイデスの偶発的な感染は，感染力を持った本菌で汚染された器具を介した経皮的接種（特に針刺し事故）や感染動物による咬傷等によっても起こりうる．こうした場合には，局所皮膚に限局性の肉芽腫病変を生じるが，通常は自然寛解する．それ以上に危険なのは，感染動物を取扱っている際の経気道感染である．感染動物の尿中には本菌が含まれており，汚染されたまた床敷やケージを放置すると，菌糸形発育を行って分生子を形成し，経気道感染を引き起こす可能性があるからである（ただし確認された報告例はない）．

【予防法－消毒・滅菌法－】

コクシジオイデスの分生子はとりわけ感染力が強いので，培養その他の生菌を含む材料の取扱いに際しては最大限の注意と防護措置が必要である．具体的な事項を次にあげる．

① 培養にはできるだけシャーレ（平板培地）

を使用しない．止むを得ず必要な場合（巨大培養観察等）には，シャーレの蓋と本体との隙間をビニールテープで密封した後，注射針で数ケ所に通気孔を開けて培養する．

② 試験管培養には，綿栓の試験管よりもスクリューキャップ付き試験管のほうがよい．

③ 発育コロニーの観察は，シャーレや試験管のガラス越しに行う．

④ 鏡検観察は可能な限り殺菌処理（10% ホルマリン等で）した後に行う．

⑤ スライド培養は決して行ってはならない．

⑥ 発育した生菌を取扱う場合には，事前に菌（コロニー）を滅菌水で湿らせる．

⑦ 実験者は，扱う対象がコクシジオイデスという危険性の高い真菌であることを予め十分に認識しておく．

⑧ すべての操作にクラス 2B 以上の安全キャビネットを使用する．

コクシジオイデスを感染させた実験動物（マウス）の取扱いは，さらに危険性が高い．わが国でコクシジオイデスを用いた実験が可能な設備とスタッフを擁する唯一の施設として知られる千葉大学真菌医学研究センターにおける本菌感染マウスの取扱い方法は，次の通りである[5]．

① 飼育は，隔離された陰圧の部屋の中に置かれたグローブボックス（空気の出入口は HEPA フィルターで遮断）内で行う．

② ケージは頻繁に（1～2 日置き）交換し，汚染ケージ，及び汚物は室内か，またはバイオハザード対応の使い捨てオートクレーブバックに入れて密封した状態で室外へ運び出し，各々高圧蒸気滅菌を行う．

その他の本菌汚染が疑われる実験器具についても，できるだけ速やかに高圧蒸気滅菌（121℃，15 分以上）を行うか，さもなければ 0.5% グルタールアルデヒドまたは消毒用エタノールに 60 分間以上浸漬して消毒する．実験室内環境の消毒にもこれと同じ消毒液を用いて清拭または噴霧を行う．実験者の手指その他の部位の皮膚消毒には，0.1% 次亜塩素酸ナトリウムまたは消毒用エタノールを用いる．

また，感染リスクがとりわけ高い動物実験に際しては，必要に応じてアゾール系抗真菌薬経口剤（イトラコナゾール，フルコナゾールまたはボリコナゾール）の予防投与も考慮すべきである．

［山口英世］

◉文献

1） Drutz D J, Huppert M: *J Infect Dis* **147**: 372-390, 1983.
2） Pfaller M A, Wenzel R P: The epidemiology of fungal infections, (eds Anaissie E J et al) Clinical Mycology, pp3-19, Churchill Livingstone, New York, 2003.
3） 厚生労働科学研究費補助金（新興・再興感染症研究事業）：輸入真菌症等真菌症の診断・治療法の開発と発生動向調査に関する研究班（国立感染症研究所生物活性物質部）：輸入真菌症診断・治療ガイドライン 2006，国立感染症研究所生物活性物質部，2006.
4） Kirkland T N, Cole G T: Coccidioidomycosis: Pathogenesis, immune response, and vaccine development, (eds Calderone R A, Cihlar R L) Fungal Pathogenesis. Principles and Clinical Applications, pp365-399, Marcel Dekker, New York, 2002.
5） 宮治誠：真菌誌 **34**: 113-120, 1993.
6） Schwarz J: Laboratory infections with fungi. (ed DiSalvo A F) Occupational Mycoses, pp215-227, Lea and Febiger, Philadelphia, 1983.
7） 宮治誠：真菌誌 **34**: 220-229, 1993.
8） 国立感染症研究所バイオリスク管理委員会編：国立感染症研究所病原体等安全管理規程，2007.
9） Smith C E: *Bacteriol Rev* **25**: 310-320, 1961.

3　クリプトコックス

【病原体の特性，BSL】

クリプトコックス属（genus *Cryptococcus*）は，不完全菌類に分類される酵母（不完全菌酵母と呼ばれる）の1属であり，*C. neoformans* をはじめ *C. albidus, C. laurentii* 等いくつかの病原菌種を含んでいる．しかし，*C. neoformans* 以外の病原菌種による感染は高度の免疫不全に陥った患者にまれにみられるだけであり，大半のクリプトコックス症（cryptococcosis）は *C. neoformans* に起因する．

C. neoformans は，有性世代（完全世代）が担子菌類に属する糸状菌菌種 *Filobasidiella neoformans* であることが知られており，従ってその無性世代（不完全世代）ということになる．*F. neoformans* には2つの変種—*F. neoformans* var. *neoformans* と var. *bacillispora*—があり，それぞれの無性世代は *C. neoformans* var. *neoformans*，及び var. *gattii* と呼ばれる．

C. neoformans var. *neoformans* は，わが国を含めて世界中に広く生息する．一方，var. *gattii* の生息地域はオーストラリアを中心として熱帯・亜熱帯の特定地域に限られる．そのために欧米諸国と同様に，国内のクリプトコックス症患者，及び患獣（ネコなど）から分離される菌はすべて var. *neoformans* である．唯一の例外として，国内動物園で飼育されているオーストラリア産のコアラから var. *gattii* が分離された事例がある[1]．この理由から，ここでは *C. neoformans* var. *neoformans* のみをクリプトコックスと呼んでとり上げる．

クリプトコックスは鳥類との親和性が高く，ハトやニワトリの糞に豊富に存在する．そのためハト等の糞で汚染された土壌を含む粉塵が主な感染源になると考えられ，粉塵とととともに飛散するクリプトコックスの栄養形細胞（酵母細胞）または有性胞子（有性世代がつくる担子胞子）を吸入することによって肺感染が引き起こされる．肺感染で始まるクリプトコックス感染例の大半は，不顕性感染のまま終束する．その中には限局性肺病変を生じる例もあるが，それも多くは自然治癒に向い，比較的少数例のみが呼吸器症状や明らかな臨床所見を呈して肺クリプトコックス症を発症する．肺クリプトコックス症自体は，さほど重篤な疾患ではないが，長期間持続し，生体側の感染抵抗性が低下した場合等には全身の臓器，組織に血行性播種が起こる．その結果起こる全身性感染（播種性クリプトコックス症）に加えて，特にクリプトコックスが高い親和性を持つ中枢神経系に感染を起こす例が多くみられる（クリプトコックス脳髄膜炎）．これらの2つの病型はいずれも重篤な病態を引き起こし，適切な治療を施さない限り，予後はきわめて不良である．

わが国の健常者からの肺クリプトコックス症の発見率については，長崎地方の検診では，人口10万人当り約1例と報告されている[2]．クリプトコックスに対する感染抵抗性はもっぱら細胞性免疫に依存するため，AIDS患者におけるクリプトコックス症の発生率はきわめて高く（5％以上），しかもその多くは脳髄膜炎として発症する．このようにHIV感染はクリプトコックス症の最大のリスク因子となる．

クリプトコックスは，通常，カンジダやアスペルギルス等と同様に，日和見真菌，すなわち主として免疫能の低下した易感染患者（AIDS，白血病，悪性腫瘍等の罹患患者）に起こる真菌感染症の原因菌の1つに数えられている．しかし，多数ある日和見真菌の中では最も病原性が強く，健常者もしばしば感染を受ける．本菌による実験室

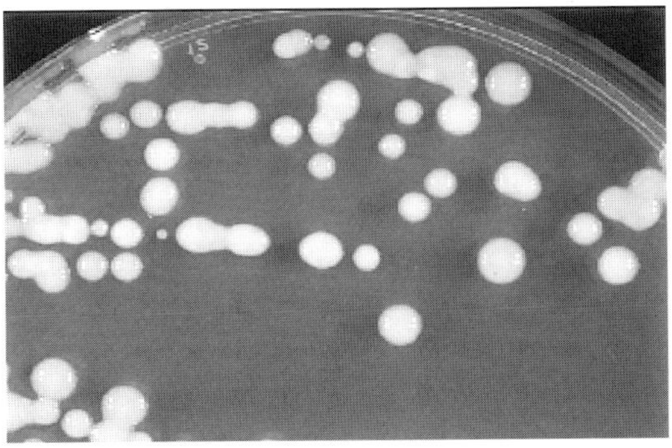

図1　クリプトコックスのコロニー

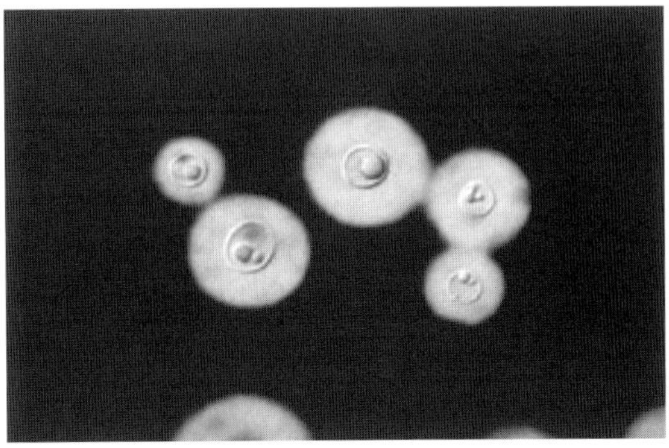

図2　クリプトコックスの鏡検像

感染が問題視される所以である．

クリプトコックスの病原因子については，カンジダと並んで研究が最も進んでいる．代表的な病原因子としては，莢膜（食細胞の貪食作用に対する抵抗性を与える），メラニン，及びメラニン合成経路上の中心的酵素であるラッカーゼ（酸化的殺菌等の宿主防御からの回避に働く）等がよく知られている．それに加えて，近年，これらの病原因子の発現を調節する病原因子や，不適環境への適応を促す病原因子も明らかにされている．

クリプトコックスは，培養条件の如何にかかわらず，常に出芽によって単細胞発育する酵母であり，分生子等の無性胞子もつくらない．本菌の最大の形態学的特徴は，細胞壁の外側に莢膜を保有することにある．クリプトコックスの莢膜は，グルクロノキシロマンナン（GXM）と呼ばれる多糖を主成分とし，GXM 分子の構造の違いによって抗原性が異なってくる．この血清学的特異性に基づいてクリプトコックスは，A, D，及び AD の 3 つの血清型に分けられる（*C. neoformans* var. *gattii* の血清型は B または C）．わが国のクリプトコックス症患者からの分離菌の 95% はタイプ A であり，残り 5% がタイプ D または AD である．クリプトコックスの莢膜は，上述したように本菌の主要な病原因子の 1 つであるばかりでなく，それを保有することによって菌は空中でも乾燥に耐えて長期間生存し，感染力を保持する役割も果たしている．

サブロー・グルコース寒天等の通常培地に 25～30℃ で培養すると（37℃ では発育しない株がある），2～3 日後に扁平かまたは隆起し，光沢のある粘稠なコロニーが発育してくる（図 1）．コロニーの色調は初めクリーム色であるが，次第に黄褐色に変わる．この培養を顕微鏡で観察すると，様々な厚さの莢膜に包まれた円形の細胞（直径 4～8 μm）のみが認められる（図 2）．

BSL は 2 である．

【実験室のハザード及び予想されるリスク】

クリプトコックスを含むエアロゾルの吸入によって経気道感染が引き起こされるリスクは，かなり高いと推測される．しかし，たとえ肺クリプトコックス症が成立して肺組織内に病変が生じたとしても，多くの場合は無症状であるために，胸部 X 線検査や血清学的検査を行わない限り，感染の事実に気がつかないのが普通である．しかし実験室感染のリスクは決して小さくないこと，また中枢神経系が冒された場合には致死的転帰を辿る場合が少なくないことを知っておく必要がある．エアロゾル化したクリプトコックスを大量に吸入する可能性のある操作は，特に危険性が高いと考えられる．経気道感染に加えて，実験室では直接接種による経皮感染のリスクも生じる．さらに本菌が感染動物の尿中に排泄されることから，動物自体のみならず尿で汚染されたケージや床敷を取扱う場合にも感染のリスクが生じる．

【予防法－消毒・滅菌法－】

クリプトコックスの感染力は，コクシジオイデスをはじめとする輸入真菌症原因菌ほど強くないもののの，いったん感染を受けるとかなりの危険性が予想されることから，実験室内では曝露を受けないための注意深い取扱いが要求される．特に危険視されるエアロゾル化した本菌の吸入は絶対に避けなければならない．従ってエアロゾルの大量発生が予想される実験操作は，必ず安全キャビネット（クラス 2A 以上）内で行うべきである．また，直接接種による経皮感染も起こりうることから，針刺し事故等を起こさないための注意も必要である．

本菌の培養，動物実験，その他の実験に使用した器具や汚染した器具については，できるだけ速やかに滅菌または消毒を行わなければならない．滅菌法としては，高圧蒸気滅菌（121℃，15 分以上）を行うか，さもなければ 0.01% 以上の次亜塩素酸ナトリウムまたは消毒用エタノールに 30 分間浸漬する．実験室内環境の消毒にも同じ消毒薬を用いて清拭や噴霧を行う．実験者の手指その他の部位の皮膚消毒には，0.1% 次亜塩素酸ナトリウムや消毒用エタノールによる 10 分間以上の処置または 10% ポビドンヨード，4% クロールヘキシジン，0.1% 塩化ベンザルコニウム等による 30 秒間以上の処置を行う．［**山口英世**］

◉文献

1） Makimura K et al: *Jpn J Infect Dis* **55**: 31-32, 2002.
2） 石黒美矢子，他：日呼吸器会誌 **38**: 903-907, 2000.

4　ヒストプラスマ

【病原体の特性，BSL】

ヒストプラスマ（*Histoplasma capsulatum*）は，子嚢菌類に属する糸状菌 *Emmonsiella capsulata* の不完全世代とされ，不完全菌類に分類される糸状菌である．本菌には3つの変種，すなわち *H. capsulatum* var. *capsulatum*, *H. capsulatum* var. *duboisii*，及び *H. capsulatum* var. *farciminosum* があることが知られている．また，var. *farciminosum* は独立菌種として *Histoplasma farciminosum* の菌名で呼ばれることもある．いずれも病原性を持つが，わが国（及び多くの諸外国）のヒストプラスマ属菌による感染症（ヒストプラスマ症 histoplasmosis）の圧倒的多数は *H. capsulatum* var. *capsulatum* に起因する．この理由から，ここでは *H. capsulatum* var. *capsulatum* を指してヒストプラスマと呼び，本菌についてのみ記述する．

ヒストプラスマに起因するヒストプラスマ症は，コクシジオイデス症と並んで，発生率及び重症度の点で最も問題の大きな風土病型真菌症である．主たる流行地は，インディアナポリスを中心に米国中央部のミシシッピー渓谷からオハイオ渓谷にわたっており，米国全土では毎年50万人以上が感染を受け，この国最大の風土病型真菌症である．米国以外にもヒストプラスマ症の流行範囲は広く，特に中南米，東南アジア，オーストラリア等でも多数の発症例が確認されている他，ヨーロッパ（特に地中海沿岸）でも散発的に発生している．

わが国においては，1990年代以降，発生例が増加し続けている．米国よりもむしろメキシコやブラジルでの感染例が多く，当地の洞窟探検による集団発生の事例が目立つ．またヒストプラスマ症は，コクシジオイデス症等と同様に輸入真菌症として扱われているが，海外渡航歴を持たない発症例もみられる．従って国内で感染が起こった可能性も否定できず，ヒストプラスマがわが国の環境中に生息するか否かは今後の重要な研究課題である．

ヒストプラスマは，流行地の土壌中に生息し，特にコウモリやトリの糞からは豊富に検出される．こうした地域の土木工事の際やコウモリが棲む洞窟内でしばしば集団感染が起こるのは，そのためである．

大半の感染は，土壌やコウモリ・トリの糞等の粉塵とともに空中に飛散したヒストプラスマの小分生子，大分生子，及び菌糸断片を吸入することによって経気道的に引き起こされる．その他には，感染ドナーからの臓器の移植により感染・発症した国内事例も知られている．

健常者に本菌が感染すると，1～3週間後に肺門リンパ節，脾臓等の網内系組織に肉芽腫が形成され，やがて多くは自然治癒に向かう．感染者の95％は無症状のまま経過するが，約5％が発症する．インフルエンザ様の症状で始まり，様々な程度の急性肺感染症状（悪寒，発熱，倦怠感，頭痛，筋肉痛，乾性咳嗽，胸痛，体重減少等）を呈してくる．しかし，これらの症状は大半の症例では自然寛解し，治癒する（急性原発性肺ヒストプラスマ症）．一方，約1％またはそれ以下の症例においては，感染が進行・増悪し，空洞を形成して喀血，呼吸不全等の肺炎症状を呈する（慢性空洞性肺ヒストプラスマ症）．さらに一部の症例では全身の網内系に播種し，しばしば重篤化する（播種性ヒストプラスマ症）．後二者の病型の症例については抗真菌薬による治療が必要となる．

ヒストプラスマ症に対する宿主防御は，主として細胞免疫能によって担われている．そのため健

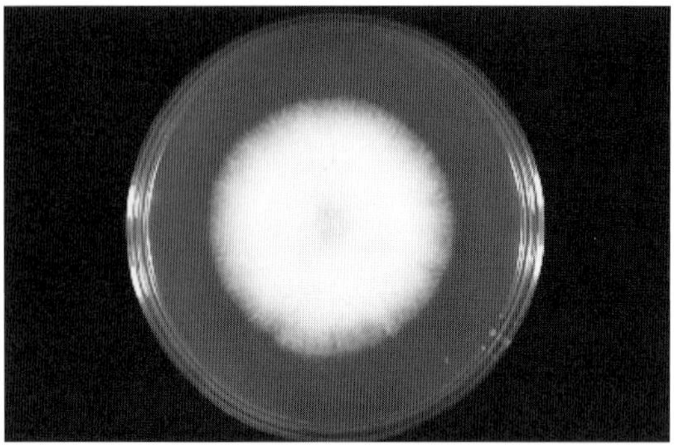

図 1 ヒストプラスマのコロニー（菌糸形発育）

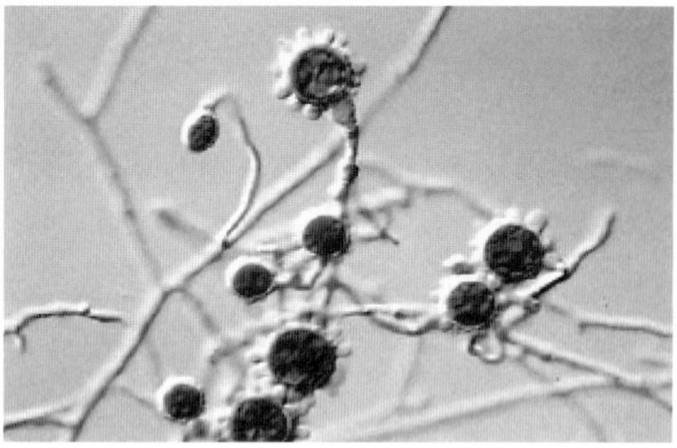

図 2 ヒストプラスマの鏡検像（菌糸形発育）

常者に比べて HIV 感染者の発症率はきわめて高く，しかも播種を起こして重篤化しやすい．

他の病原性二形性真菌の場合と同様に，ヒストプラスマの病原因子も明確でない．代表的な病原因子候補としては，酵母形（生体組織内環境）で特異的に発現される *CBP1* 遺伝子産物であるカルシウム結合性タンパク質がある．このタンパク質は，マクロファージ等の食細胞内の Ca^{2+} と結合して食細胞の殺菌作用を抑制すると考えられる．

ヒストプラスマは温度依存的二形性真菌であり，自然環境中では菌糸形発育を，また感染したヒトや動物の組織内では酵母形発育を，各々示す．25～27℃ で，サブロー・グルコース寒天等の通常培地に培養すると，菌糸形発育を行う．発育速度は遅く，成熟（分生子形成）するまで普通 15～20 日間かかる．コロニーは，初めの白色から徐々に黄褐色～褐色へと変わり，粉状ないし綿毛状の外観を呈する（図 1）．

この菌糸形発育菌の鏡検観察からは，大，小 2 つのタイプの分生子が認められる．培養の早い時期にみられるのは，球形，卵円形または洋梨形で表面が平滑な（時には棘状の）小分生子（直径 2～5 μm）であり，短い分生子柄の上かまたは菌糸側面に着生する．さらに数週間培養を続けると，細い管状の分生子柄に着生した大型で厚い壁を持つ円形～洋梨形の大分生子（直径 8～15 μm）が，前述の小分生子とともに観察される（図 2）．大分生子の表面は均等な間隔で生えた棘状の突起で覆われることが多い（図 2）．

一方，ヒストプラスマを栄養豊富な寒天培地（血液寒天，1% グルコース添加ブレイン・ハート・インフュージョン寒天等）に，35～37℃ で培養すると，湿潤性で白色，スムーズ型の酵母様コロニーが形成される．鏡検観察からは，このコロニーが小型で円形～卵円形の小分生子（直径 2～3×3～4 μm）からなることが認められる．

BSL は 3 である．

【実験室のハザード及び予想されるリスク】

これまで知られているヒストプラスマによる実験室感染の事例は，コクシジオイデスによるものと同程度に多く[1～3]，従ってその取扱いには最大限の注意と感染防止設備の使用が要求される．実験室内感染の感染様式は，流行地における自然感染の場合と同様に，気流に乗って飛散した本菌分生子を吸入することによる経気道感染である[3]．生きた菌糸形のヒストプラスマを含む土壌，患者由来検体，器具等はすべて感染源となるが，最も危険な感染源は菌糸形の培養菌である．特に通常の実験室内で本菌を培養したシャーレや試験管を開けた場合には，経気道感染のリスクがきわめて高くなる．

実験動物を使って感染実験を行う場合等に，ヒストプラスマで汚染された器具や注射器による切創や刺創を介して経皮感染が起こることがある[4]．ただし，こうした針刺し事故等によって生じるのは局所皮膚組織の肉芽腫性病変に限られ，しかもこうした限局性病変は普通は自然治癒する[4]．ヒストプラスマはそれを感染させた動物の尿中へも排泄され，床敷やケージが汚染される危険がある．汚染床敷等を介した実験室内感染の事例は報告されていないが，そのリスクは否定できない．

【予防法ー消毒・滅菌法ー】

ヒストプラスマは，コクシジオイデスと同様の強い感染力を持つ分生子をつくるので，その取扱いに際しては次のような注意が必要である．

① 培養は原則として試験管培養とし，平板培養についてはビニールテープ等で密封して外側からの観察に留める．

② 実験者のみならず同じ実験室内に出入りするすべての人にも，ヒストプラスマの取扱い中であることを周知させる．

③ 可能な限りクラス 2A 以上の安全キャビネット内で操作を行う．また，生きた本菌を含む検体や培養を非密封の状態で放置することや，本菌を他の真菌と同じ実験室で取扱うことは，決して行ってはならない．

本菌の汚染が確実かまたは疑われる実験器具については，できるだけ速やかに高圧蒸気滅菌（121℃，15 分以上）を行うか，さもなければ 0.5% グルタールアルデヒドまたは消毒用エタノールに 60 分間以上浸漬して消毒する．実験室内環境の消毒には，これと同じ消毒液を用いて噴霧または清拭を行う．実験者の手指その他の部位の皮膚消毒には，0.1% 次亜塩素酸ナトリウムまたは消毒用エタノールを用いる．

動物感染実験等，本菌への曝露が避け難い場合には，アゾール系経口抗真菌薬（イトラコナゾール，フルコナゾール，ボリコナゾール）の予防投与を考慮する．　　　　　　　　　**［山口英世］**

◉文献

1） Schwarz J: Laboratory infections with fungi.（ed DiSalvo A F）Occupational Mycoses, pp215-227, Lea and Febiger, Philadelphia, 1983.
2） Spicknall C G et al: *N Engl J Med* **254**: 210-214, 1956.
3） Murray J F, Howard D H: *Am Rev Resp Dis* **89**: 631-640, 1964.
4） Tesh R B, Schneidau J D: *N Engl J Med* **275**: 597-599, 1966.

5　スポロトリクス

【病原体の特性，BSL】

スポロトリクス（*Sporothrix schenckii*）は，子嚢菌類に属する糸状菌 *Ophiostoma schenckii* の不完全世代（無性世代）とされ，不完全菌類に分類されている糸状菌の 1 菌種である．

スポロトリクスは，スポロトリコーシス（sporotricosis）の原因菌である．スポロトリコーシスは，世界的に最も多くみられる深部皮膚真菌症（真皮や皮下組織を冒す真菌症）として知られ，わが国でも深部皮膚真菌症の大半が本症で占められている．スポロトリコーシスの発生率は，熱帯・亜熱帯地域で高いといわれる．日本は南米に次ぐ最多発生国とされており，年間 100 例を超す発症例があると推定される．症例数は 1950 年代から急激に増加したが，1980 年代以降は世界的にも減少する傾向にある．その理由としては，スポロトリクスに曝露される機会の多い（従って感染リスクの高い）農業従事者の減少が考えられる．

スポロトリクスは，通常，土壌中や植物・木材の表面等に生息している．本菌は地球上広く分布しているが，わが国を含む高温多湿の熱帯・亜熱帯地域には特に豊富に存在する．本菌の感染は，外傷を介して汚染土壌や汚染植物の棘等とともに菌が創傷・刺創部位から直接に皮膚や皮下組織に接種されることによって引き起こされる．そのために，こうした曝露機会の多い農業，造園業等の作業の従事者が罹患しやすく，また外傷を受けやすい顔面や四肢等が好発部位となる．

菌が接種されると，1〜3 週間またはそれより長期（時には 6 ケ月以上）に及ぶ潜伏期の後に，感染局所に一次病変が生じる．普通皮下結節として現れるが，やがて自潰し，潰瘍面を形成することが多い．このような皮下結節または皮下膿瘍の病変が四肢のリンパ管を経て上行性に連続して生じるのが最も特徴的な病型であり，（皮膚）リンパ管型と呼ばれる．一方，顔面や四肢の皮膚病変が最後まで局所に留まる病型があり，限局性皮膚型または皮膚固定型と呼ばれる．その他，血行性に播種して，骨，関節さらには諸臓器等全身を冒す病型や，経気道感染による肺原発性のスポロトリコーシスも知られているが，いずれもきわめてまれであり，わが国ではほとんど報告例がない．本症に罹患した場合には，その病型を問わず，抗真菌薬（イトラコナゾール等）療法，ヨードカリ療法，温熱療法等による治療が必要となる．

スポロトリクスは，温度依存性二形性真菌であり，自然環境中では菌糸形発育を行う一方，生体組織内では酵母形で発育する．また実験室で培養した場合には，培養温度，CO_2 分圧，培地組成によっていずれの発育形態をとるかが決まる．

サブロー・グルコース寒天等の通常培地に 25〜30℃ で培養すると，速やかに菌糸形で発育し，3〜5 日後にはコロニーが肉眼でみえるようになる．コロニーの色調は初め白色であるが，次第に黄色味を帯び，クリーム色から暗褐色に変わり，黒色を呈する場合も少なくない．気菌糸はあまり発達しないので，コロニー表面はけば立ってみえることがなく，平滑か，なめし革状か，またはビロード状である（図 1）．顕微鏡観察では，細い有隔菌糸（直径 1〜2 μm）と，菌糸からほぼ直角に伸びた細い側枝（分生子柄）の先端にロゼット状または花びら状に集簇するかまたは菌糸側壁に単独で付着する分生子が認められる（図 2）．この分生子は小型で（2〜3×3〜5 μm ），卵円形または洋梨形を呈する．

一方，ブレイン・ハート・インフュージョン（BHI）寒天，BHI 血液寒天等に CO_2 通気下，35

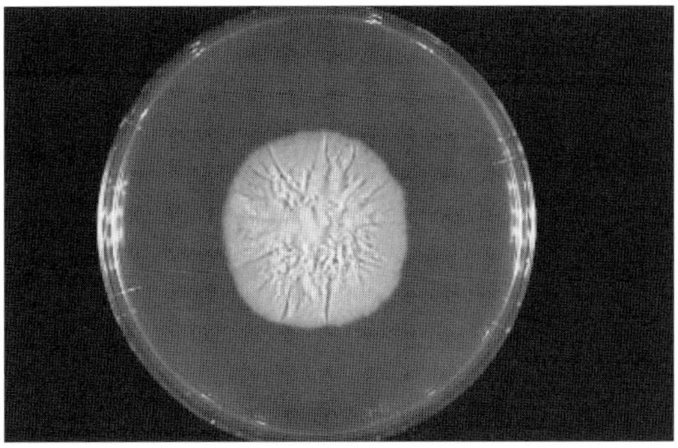

図 1　スポロトリクスのコロニー（菌糸形発育）

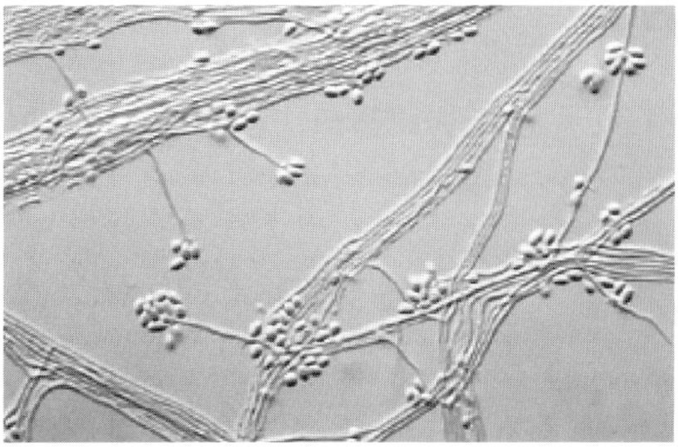

図 2　スポロトリクスの鏡検像（菌糸形発育）

～37℃で培養した場合には，酵母形で発育し，培養4～5日目からクリームまたは黄褐色，湿潤して平滑な酵母様コロニーをつくる．顕微鏡観察からは，このコロニーをつくっているのが様々な大きさ（1～3×3～10 μm）の円形，卵円形または葉巻形の酵母細胞であることが認められる．

BSLは2である．

【実験室のハザード及び予想されるリスク】

スポロトリクスの実験室感染については，1990年代初めまでに全世界で10例を超す発生例が報告されており[1～3]，その中にはわが国における事例[4]も含まれている．エアロゾル化した菌の吸入による経気道感染はむしろまれであり，大多数は直接接種による感染例と考えられる．Thompson & Kaplan[5]は，Hanel & Kruse[6]がレビューしたスポロトリクス実験室感染の7例に自験例を含む3例を加えた10例について感染経路を解析した結果，7例は手指や前腕の創傷部位の感染例，2例は菌糸形菌液が眼にはねた時に起こった結膜と眼瞼の感染例，そして残りの1例は感染動物の咬傷による感染例であったと報告している．さらに注目されるのは，何ら外傷のない皮膚への感染例が合わせて4例も認められたとする報告である[3,7]．

従って，スポロトリクスについては，経気道感染のリスクに比べて直接接種によって皮膚や粘膜に本菌が感染するリスクのほうが高く，しかも外傷のない皮膚でも感染が起こる可能性があることは重要視されるべきである．また，感染例の病型としては皮膚固定型が多いようであるが，中には皮膚リンパ管型に進展する例もみられる．いずれも完全治癒が得られるまで数ケ月以上に及ぶ長期間の治療（抗真菌薬療法，ヨードカリ療法，温熱療法等）が必要となる．

【予防法ー消毒・滅菌法ー】

先に述べたように，スポロトリクスは比較的まれとはいえ経気道感染を引き起こす可能性があり，また菌液が飛び散って眼に入った後に感染が起こった事例もある．従って本菌（特に濃厚な生菌菌液等）の取扱いは，安全キャビネット（クラス2A以上）内で行うべきである．さらに，スポロトリクスが外傷のない皮膚にも感染する潜在能力を持つことを考慮し，手袋や長袖のガウンを着用する等して，直接接種が起こりやすい手や前腕部を被覆保護する必要がある．

本菌の培養その他の実験に使用した器具や，本菌の汚染が確実かまたは疑われる器具については，できるだけ速やかに滅菌または消毒を行う．滅菌法としては高圧蒸気滅菌（121℃，15分以上）が，また消毒法としては0.5%グルタールアルデヒドまたは消毒用エタノールへの60分間以上の浸漬が適している．実験室内環境の消毒にも，同じ消毒液を用い，噴霧または清拭を行う．実験者等の手指その他の部位の皮膚消毒には，0.1%次亜塩素酸ナトリウムまたは消毒用エタノールを用いる．

［**山口英世**］

◉文献

1） Collins C H: Laboratory-acquired infections. History, incidence, causes and prevention, 2nd ed, Butterworths, 1988.
2） Goodman N L: Sporotrichosis. (ed DiSalvo SF) Occupational Mycoses, pp. 65-78, Lea and Febiger, Philadelphia, 1983.
3） Cooper C R et al: *J Med Vet Mycol* **30**: 169-171, 1992.
4） Ishizaki H et al: *J Dermatol* **6**: 321-323, 1979.
5） Thompson D W, Kaplan W: *Sabouraudia* **15**: 167-170, 1977.
6） Hanel E, Kruse R H: Laboratory-acquired mycoses. Miscellaneous Publication 28, pp. 29-31, Department of the Army, Fort Detrick, Fredrick, Maryland, 1967.
7） Schwarz J, Kauffman C A: *Arch Dermatol* **113**: 1270-1275, 1977.

8-3　細　　菌

生物は世代を経るごとに変化し，多様性を獲得して，外界に適応してきている．細菌も同様であり，遺伝子の変異や新規遺伝情報の獲得を重ね，新しい形質を発現してきている．新興あるいは再興感染症を起こす細菌類は，バクテリオファージやプラスミドという「動く遺伝体」を媒介とし病原性に関与する新しい遺伝情報を獲得したり，また遺伝子発現に関与する調節遺伝子に変異をおこし病原性遺伝子の発現の増減を経たりしてきている．堺市を中心に大規模な食中毒の集団事例をおこし，社会的にパニックを巻き起こした腸管出血性大腸菌 O157 は，志賀毒素遺伝子を取り込んだバクテリオファージを大腸菌に感染させることにより，自然界が新しい大腸菌を作り出した．また，「ヒト食いバクテリア」として致死率の高い劇症型レンサ球菌感染症の原因菌である A 群溶血性レンサ球菌は，病原性関連遺伝子の負の調節遺伝子に変異を起こすことにより，逆に病原性遺伝子群の発現を高めて人に対して強毒に変化した．

また一方では，感染症の治療のために用いるはずの抗菌薬が不適切に用いられると，自然の変異により出現した耐性菌が選択され，感受性菌を抑え蔓延する状況が発生している．それらは，院内感染菌として問題になってきている MRSA（メチシリン耐性ブドウ球菌），VRE（バンコマイシン耐性腸球菌），多剤耐性緑膿菌であり，また多剤耐性結核菌でもある．抗菌薬による治療が功を奏しない事態は細菌感染症の脅威でもある．

新しい形質を獲得した細菌が人の健康に障害をもたらすことが自然界で発生してきている傍ら，それらの病原体を人為的にバイオテロの道具として使うことも起こっている．記憶の新しいところでは，炭疽菌の粉末を封筒に混入させ殺戮の道具とした米国での事件である．その犯人が，軍事関連研究機関の研究者であると報じられたことは，研究者間に大きな衝撃を与えた．また，我が国ではオウム真理教の団体が，炭疽菌を噴霧したり（幸い，病原性因子の欠落した炭疽菌のワクチン株を用いていたが），ボツリヌス菌を用いてテロ行為を画策したりした．

自然発生的であれ，人為的であれ，病原体は常に人類に対し挑戦的である．それに対して戦いを続けるためには我々は，その病原体の真の姿を解明し，十分に理解しなければならない．細菌の章で述べられる各病原体の特徴は一つの参照になるものである．

［渡邉治雄］

1　炭　疽　菌

【病原体の特性，BSL】

炭疽菌（*Bacillus anthracis*）は，グラム陽性好気性ないし通性嫌気性芽胞形成桿菌で，人獣共通感染症，炭疽（anthrax）の原因菌である．生体内では栄養体（vegetative form）であるが，栄養分が不足すると，熱や消毒剤等に抵抗性が強い芽胞（spore）になる．芽胞は，適当な温度，pH，水分の存在で発芽し，再び栄養体になる．人工培地で竹節状の長い連鎖を形成するが，生体内では菌体表層に莢膜を形成し，短い連鎖状となる．莢膜形成は，炭酸ガス培養で，人工的に観察できる．

自然界で，炭疽菌は土壌中に芽胞として存在し，草食動物を中心に感染を繰り返す．芽胞は，生体内に侵入して栄養体となり，炭疽を起こす．栄養体は血液，体液，死体等を介して土壌や体表を汚染し，再び芽胞となり，環境を汚染する．人への感染はまれで，芽胞が汚染している地域で散発的に発生する[1]．

炭疽菌は，ヒトへの病原性の強さ，生物テロに実際に使用されたこと，米国 CDC の危険度分類等を考慮して，平成 19 年 6 月 1 日から施行された改正感染症法で，二種病原体に指定されており，その所持や保管・移動を規制し，安全管理の徹底が図られ，厳重な罰則規定が設けられている[2]．BSL は 3 である．炭疽は四類感染症に属する．

【実験室のハザード及び予想されるリスク】

炭疽菌を取扱う実験室では，従事者の安全の確保と外部への流出を防ぐ目的で，施設基準が細かく規定されている[2]．炭疽菌は容易に芽胞に変化し，空気中に飛散するので，取扱う際のハザードは，培養液の飛散とエアロゾルである．

ヒトの炭疽菌の感染経路は皮膚，腸，肺であるが，実験室内では，食品媒介感染症の範疇に入る腸感染は起こりにくい．皮膚の創傷が第 1 のリスク要因であり，次いで，芽胞やエアロゾルによる肺感染である．ヒトは炭疽菌に比較的抵抗があり，LD50 は皮膚感染で数百，肺感染では 8,000～20,000 芽胞数程度である．治療しないと死亡率は高く（それぞれ，～20% と>90%），急性敗血症によるショックが原因である．2001 年の炭疽菌テロにおける 10 症例では，潜伏期は 4～6 日，初期症状はインフルエンザ様で，発汗，空咳，呼吸困難，吐き気等が観察され，白血球数は平均 9,800 個/mL，好中球の増加，血清中トランスアミダーゼ活性の上昇，低酸素血症であった．7 例で縦隔炎が確認された．死亡率は 40% であった[3]．

糖尿病患者やステロイド投与患者等がリスクの増大要因となる．手術等の医療行為に伴い感染が発生した医原性感染事例も報告されている．野外では，羊毛，皮，骨粉を扱う業者，屠殺作業員，獣医師等が自然感染しやすい．治療は抗生物質投与が最も有効であるが，発症後は効果が低く，早期投与が必要で，耐性菌には抗生物質は全く効果がない点に留意する．芽胞は長期間体内で生存する可能性があり，抗生物質は 60～100 日間の長期投与が推奨される[4]．

【予防法－消毒・滅菌法－】

予防法には，曝露後の発症を防ぐための予防的抗生物質投薬とワクチン投与がある．ヒト用ワクチンは，莢膜非形成・毒素産生株の培養上清の明礬沈殿物を用いた不活化ワクチン BioThrax（AVA）が米国で認可されている．しかし，2 週間ごとに 3 回の皮下注射の後，半年ごとに追加免疫が必要で，副作用（過剰反応，頭痛，紅斑，圧痛，浮腫，痒み等）も報告されているため，現時点では軍関係者のみの使用に限られている．動物用には，34F-2株の芽胞懸濁液が使用されている．

炭疽菌の栄養体は脆く，通常の消毒薬で容易に死滅するが，芽胞は各種消毒薬に抵抗性が強い．芽胞の汚染の疑われる器物や排水等の滅菌は，121℃，15分以上の高圧蒸気滅菌が実際的である．それ以外は，10％ホルマリン，4％グルタールアルデヒド，0.01％以上の次亜塩素酸ナトリウム（浸漬1時間以上）等で行う．実験室は各種消毒剤で表面を何回か消毒し，密閉可能な場合，ホルマリンで燻蒸する．塩素水溶液は不安定で，金属や皮膚に対して腐食性が強く，有機物が存在すると効力が急激に落ちる欠点がある．

［牧野壮一］

◉文献

1） Guidelines for the Surveillance and Control of Anthrax in Humans and Animals, World Health Organization, 1998.
2） http://www.mhlw.go.jp/bunya/kenkou/kekkaku-kansenshou17/03.html.
3） Jernigan JA: *Emerg Infect Dis* **7**: 933-944, 2001.
4） http://www.cdc.gov/mmwr/preview/mmwrhtml/mm5042a1.html.

COLUMN ①

最近，肺炭疽に酷似した患者から，表1に従いセレウス菌が分離・同定されたが，炭疽菌と共通の毒素遺伝子が検出され，マウスに対し強い致死活性を示すことが報告された．今後，炭疽菌の分類に影響を与えるかもしれない（*Pro Natl Acad Sci* **101**: 8449-8454, 2004）．

表1 *B. anthracis* と *B. cereus* の主要な鑑別点

性質	*B. anthracis*	*B. cereus*
羊血液寒天上での溶血	−	＋
運動性	−	＋
γファージ感受性	＋	−
パールテスト	＋	−
PLET培地上の発育	＋	−

COLUMN ②

炭疽の治療には，ciprofloxacin, doxycycline, penicilinG等の抗生物質が最も有効である．炭疽菌は現在ほとんどの抗生剤に感受性であるが，耐性菌を人工的に作出可能である（*J Antimicrobial Chemo* **54**: 424-428, 2004）．

2　百日咳菌

【病原体の特性，BSL】

百日咳菌（*Bordetella pertussis*）はグラム陰性の短桿菌であり，ヒトの気道上皮に感染することにより乾燥咳嗽や発作性の咳を引き起こす．本菌は血液を添加した培地によく生育するが，必ずしも血液成分を必要としない．好気性菌である百日咳菌の至適発育温度は36℃であり，芽胞形性能，及び鞭毛を持たず，非運動性である．百日咳菌以外にヒトに感染する *Bordetella* 属細菌には，パラ百日咳菌（*B. parapertussis*），*B. holmesii* 等がある．

百日咳菌は種々の病原因子を産生するが，最も重要なものは百日咳毒素（PT）である．本毒素は *Bordetella* 属細菌の中でも百日咳菌に特有であり，白血球増多作用，ヒスタミン感受性亢進作用，インスリン分泌促進といった多様な生物活性を示す．百日咳菌は患者の上気道分泌物の飛沫や直接接触により感染し，経気道的に伝播される．初期段階として菌は，まず上部気道に感染し，次いで気管支，及び小気管支の粘膜上皮細胞または繊毛間で増殖する．感染は呼吸器系に限局すると考えられているが，血液中から百日咳菌が分離された症例も数例報告されている．なお，百日咳菌は麻疹ウイルスと並び高い感染力を有する（罹患指数，約85%）．

ワクチンの普及により世界の百日咳患者数は激減したが，発展途上国ではいまだ流行が認められている．わが国の百日咳患者の多くはワクチン未接種の乳幼児であり，年齢別には0～1歳児が半数以上を占めている．近年，米国ではワクチン効果が減弱した青年・成人層での罹患者が増加傾向にあり，わが国でも同様な現象が認められている（図1）．米国では医療従事者の1.3～3.6%が毎年百日咳に罹患するとされ，先進国では院内感染事例が散発している．なお，実験室内での感染は少ないが，国外ではワクチン製造所や大学における感染事故が発生している．

百日咳菌はBSL-2に分類されるが，高い感染力を持つため実験室内ではその取扱いに注意が必要である．

【診断・治療】

百日咳菌の潜伏期間は6～20日であり，通常7～10日である．発症から回復までに数週間以上を必要とし，病期によりカタル期（感冒症状，1～2週間），痙咳期（乾燥咳嗽と発作性の咳，3～6週間），回復期（6週間以降）に分けられる．なお，菌の排出は主にカタル期に行われる．

百日咳の診断は，長期間持続する咳や末梢血リンパ球の増多を指標に行われている．乳幼児では，長期の咳以外に特徴的な吸気性笛声（whooping）や咳き込みによる嘔吐（vomiting）が認められるが，成人患者では長期と発作性の咳だけのことが多い（表1）．また，リンパ球増多はほとんど認められない．そのため，他の疾患との区別がつきにくく，臨床症状からの診断は困難である[1]．

百日咳の実験室診断には，菌培養検査，血清学的検査，遺伝子検査がある．最も高感度なものは遺伝子検査であり，百日咳菌の挿入配列 *IS481* を標的としたPCRが世界的に用いられている．また，PTのプロモーター領域を標的にしたLAMP法（loop-mediated isothermal amplification）も近年開発され，PCR法より簡便かつ迅速に診断することが可能となった[2]．検査材料は患者の鼻腔分泌物が通常用いられるが，病日数や抗菌薬投与によりその陽性率は大きく変動する．そのため，検査が陰性となったからといって直ちに百日

表 1　成人百日咳患者の臨床症状

咳の症状	有症率%（平均）	咳の期間	報告者
長期の咳	79～97（85）	21 日以上	Postel-Multani et al, 1995 de Serres et al, 2000 Gilberg et al, 2002
発作性の咳	70～99（88）		Postels-Multani et al, 1995 Schmidt-Grohe et al, 1995 de Serres et al, 2000 Strebel et al, 2001 Gilberg et al 2002
夜間の咳	65～87（77）		Postels-Multani et al, 1995 Sentilet et al, 2001 Gilberg et al, 2002
吸気性笛声（whooping）	8～82（38）		Trolfors and Rabo, 1981 Postels-Multani et al, 1995 Schmidt-Grohe et al, 1995 de Serres et al, 2001 Gilberg et al, 2002
咳による嘔吐（vomiting）	17～65（41）		Trolfors and Rabo, 1981 Postels-Multani et al, 1995 Schmidt-Grohe et al, 1995 de Serres et al, 2000 Sentilet et al, 2001 Strebel et al, 2001 Gilberg et al, 2002

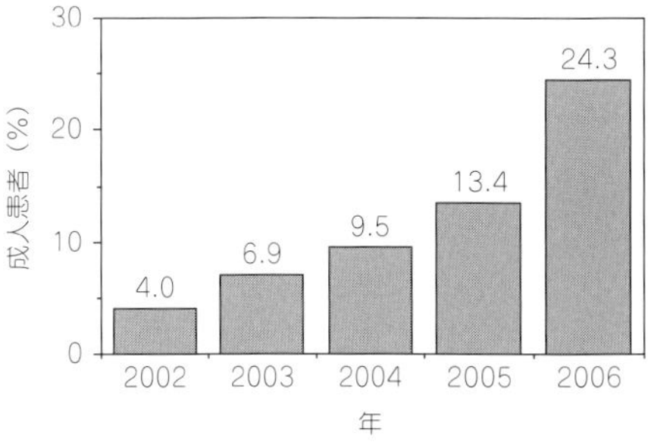

図 1　わが国の百日咳患者に占める成人患者の割合
（2002～2006 年，厚生労働省感染症発生動向調査事業による）

咳菌感染を否定することはできない．血清学的検査は乳幼児に対する感度は高いが，ワクチン既接種の成人では低い傾向にある．同様に，培養検査の感度も低く，実験室診断としては不適である．なお，検査の進め方に関しては，他の成書[3～5]を参考にして頂きたい．

百日咳の治療はマクロライド系抗菌薬の投与が有効であり，第 1 選択薬はエリスロマイシンである．発病日数がかなり経過した場合，咳等の病状改善効果の期待は薄いが，他方，特にワクチン未接種児への感染伝播を防ぐためにも抗菌薬投与は行うべきである．また，家族等の濃厚接触者に対しては，年齢やワクチン接種の有無にかかわらず，抗菌薬の予防投薬が望まれる．米国ではエリスロマイシン耐性菌の報告が数例あるが，今のところわが国では認められていない．一方，マクロライド系以外の抗菌薬に耐性を示す百日咳菌の報告例はない．

【実験室のハザード及び予想されるリスク】

百日せきワクチンによる免疫効果は 5～10 年程度と見積もられており，ワクチン既接種者である成人も本菌に対する感受性者である．そのため，百日咳が疑われる患者検体等を扱う際にも BSL-2 としての操作が必須である．ワクチン未接種児が百日咳菌に感染した場合，重篤化しやすく，わが国でも死亡事例が認められている．一方，成人が感染した場合，症状は軽く，脳症や死亡といった重篤症例はきわめてまれである（0.1％以下）．しかし，成人が百日咳菌を保菌した場合，本人が気づかないうちに乳幼児への感染源となることを考慮する．

【予防法－消毒・滅菌法－】

百日咳菌は消毒薬に対する抵抗性が弱く，ほとんどの消毒薬（70％エタノール，1％次亜塩素酸ナトリウム等）が有効である[6]．滅菌は高圧蒸気滅菌（121℃，15分）または乾熱滅菌（160～170℃，60分）により行う．また，百日咳菌は紫外線照射により容易に死滅する．なお，本菌の各種環境下での生存時間は，喀痰中で3～4時間，空気中で19～20時間，プラスチック上で3～5日間とされている．その他の予防法として，ワクチン接種があげられる．2005年に米国FDA（Food and Drug Administration，食品医薬品局）は，百日咳再興の防止を目的に，成人用ジフテリア・破傷風・百日咳せきワクチン（Tdap）の使用を認可した．このワクチンは青年・成人用に抗原量を変えたものであり，乳幼児用の三種混合DTaPワクチンとは区別される．Tdapは医療従事者をはじめとする感染ハイリスク者の予防に有効と考えられるが，わが国ではまだ認可されていない．　［**蒲地一成**］

◉文献

1）von Konig CH et al: *Lancet Infect Dis* **2**（12）: 744-750, 2002.
2）Kamachi K et al: *J Clin Microbiol* **44**（5）: 1899-1902, 2006.
3）厚生省監修：微生物検査必携，細菌・真菌検査第3版（F各論3，気道感染症），百日咳菌，F-62-75，財団法人日本公衆衛生協会，1987.
4）広範囲 血液・尿化学検査 免疫学的検査（第6版），百日咳菌，pp180-183，日本臨牀，2005.
5）図説 呼吸器系細菌感染症 疫学・診断・治療，百日咳菌，pp1-28，じほう，2006.
6）*Bordetella pertussis*-Material Safety Data Sheets（MSDS）-Infectious Substances, Public Health Agency of Canada（http://www.phac-aspc.gc.ca/msds-ftss/msds20e.html）.

3 ブルセラ

【病原体の特性，BSL】

わが国ではヒト，動物のブルセラ症とも最近でははほとんど発生していない．しかし食料や社会・経済面で動物への依存度が強い国や地域では，いまだに多くの患者が発生しており，公衆衛生面のみならず経済的にも重要な感染症の1つである．本症の主な分布域は地中海地域，西アジア，中東，及びアフリカとラテンアメリカの一部等である．

ブルセラ属菌は，グラム陰性，偏性好気性短小桿菌で，芽胞や鞭毛を持たず細胞内寄生性を有する．ヒトで感染報告があるのは主として *B. melitensis*（自然宿主：ヤギ，ヒツジ），*B. abortus*（ウシ），*B. suis*（ブタ），*B. canis*（イヌ）の4菌種である．現在は一属一種とされ，「*Brucella melitensis biovar*〜」と分類されるが，従来からの名称で用いられることが多い．

ブルセラ属菌は10〜100個と菌数が少量でも感染しやすく，環境，及び食品中で長期に生残する（表1）．汚染した乳や乳製品，食肉を加熱殺菌処理が不十分なまま摂取すること，感染動物との直接接触や，死体や流産時の汚物との接触，エアロゾルの吸入によって伝播する．動物のブルセラ対策が進んだ国では，海外からの帰国者，危険食品の摂食者，及び一部のハイリスク集団（酪農家，獣医師，と畜場従業員，実験室感染）に散発的に認められる．ヒト-ヒトの感染は，授乳，性交，臓器移植による事例が報告されているが，きわめてまれである．

症状は *B. melitensis* が最も強く，次いで *B. suis*，*B. abortus* となる．通常，潜伏期は1〜3週間であるが，時に数ケ月になることもある．症状そのものに特異的なものはなく，軽症では単に風邪様の症状を示す．総じて，他の熱性疾患と類似しているが，筋肉・骨格系に及ぼす影響が強く，全身的な疼痛，倦怠感を示す．発熱は主に午後から夕方に認められ，時に40℃以上となることもあるが，発汗とともに朝には解熱する．このような発熱パターン（間欠熱）が数週間続いた後，症状の好転が1〜2週間認められるが，再び発熱を繰り返す（波状熱）こともある．非常に再発しやすい感染症として知られる．病気の期間は，数週間から数ケ月に及ぶこともある．臨床症状により，急性型，限局型，慢性型に分けられる（表2）．未治療時の致死率は5%程度とされる．

ただし，*B. canis* はヒトへの感染力が弱く，まれに感染・発症しても気がつかない，もしくは風邪様の症状を示すにとどまることが多い．

BSLは3である．また，病原体の管理においては，*B. melitensis*，*B. abortus*，*B. suis*，*B. canis* が特定三種病原体に指定されており，その所持・輸送に関して厳しく制限されている．ブルセラ症は，感染症法では四類に指定されている．

【実験室のハザード及び予想されるリスク】

安全キャビネットが一般的になるまでは，実験室・検査室感染が最も多かった細菌の1つである．1976年にPikeにより報告された実験室感染サーベイランスによると，調査した実験室感染全体の10.8%がブルセラ属菌感染であった[1]．

安全キャビネットが普及した今日では，ブルセラ属菌であることがわかっている場合は，基本的な取扱いを守っている限りにおいては，それほど実験室感染のリスクは高くない．しかしながら，臨床検査室のようにブルセラ症であることが確定していない検体を扱う場所では，確定するまでに検査室感染してしまうリスクが依然高い．また，ワクチン株の培養中に感染・発症したケースも報

表1　環境・食品中でのブルセラ属菌の生残

環境・食品	季節・温度等	生残期間
直射日光下		4～5時間
湖水	8℃	>2ヶ月
土壌中	秋，水分90%	2～3ヶ月
糞中	21～24℃	<4ヶ月
糞尿中	液状	3～5ヶ月
流産胎仔中	日陰	6ヶ月
動物の飲水中		<4ヶ月
貯蔵庫の羊毛中		<4ヶ月
生乳	0℃ 25～37℃	18ヶ月 24時間
クリーム	4℃	6週間
バター	8℃	4～5ヶ月
チーズ類		1～4ヶ月
冷凍肉		数ヶ月
塩漬け肉		>3ヶ月

乳汁中の菌は，62.7℃，30 minまたは71.6℃，15 secで死滅．

表2　主なブルセラ属菌のヒトでの症状

菌種	症状・特徴
B. melitensis *B. suis* *B. abortus*	急性型：　発熱，悪寒，倦怠感，関節痛等が認められる．脾腫，リンパ節腫脹，肝腫大を認めることもある．発熱は午後から夕方にかけて認められることが多い． 限局型：　心内膜炎，肺炎，骨髄炎，膵炎及び精巣炎を認める場合が多い．心内膜炎はブルセラ症による死亡原因の大半を占める． 慢性型：　発症後1年以上にわたって脱力感や疲労感が続く．
B. canis	風邪様（発熱，悪寒，倦怠感）．感染に気がつかない（発症しないこと）も多い．

告されている[2]．ブルセラ属菌の動物用ワクチン株は，ヒトに対して病原性を有する．

実験室感染における症状は，通常のブルセラ症と同様である．

血液や関節液等患者検体中のブルセラ属菌の量は通常はあまり多くはなく，従って感染リスクも比較的低い．しかしながら，それら検体を増菌培養（とりわけ液体培地を用いて）すると，感染リスクは格段に高くなる[3]．通常の検査室で行う操作，すなわち培養液の攪拌や遠心，継代培養，カタラーゼテストやその他の生化学的性状検査を実施するだけでも，エアロゾルの発生や，予期せずこぼしてしまう危険性を高める．ただ，報告されている感染経路については，試験管や血液培養ボトルの予期せぬ破損によるエアロゾルが原因と考えられるものは，約20%程度と思いのほか低い．大半は，例えば培養プレートの匂いをかぐ，生菌を安全キャビネットの外で取扱う，手袋やマスク等を付けていない，口でピペット操作をする等，不適切で危険な取扱いをしたことに起因している[4]．

ブルセラ属菌の検査室における感染リスクは，ブルセラ症が通常発生している地域とそうでない地域で異なってくる．日常的にブルセラ症患者を診察する機会が多い，すなわちブルセラ症の流行地域においては，その臨床症状・患者の職業等からブルセラ症患者である可能性を予め判断しやすい．よって，その検体に関してもブルセラ症を念頭に置いた慎重な取扱いが行われやすい．ただし，流行地域ではブルセラ属菌に接する機会が多いというリスクがあり，また概して検査室における安全面でのハードウェアが不十分であることも多い．一方，ブルセラ症患者が発生していない，もしくは非常に少ない地域においては，ブルセラ症には特異的な症状がないこと等から，患者診断時にブルセラ症が考慮されないことが多い．従って，臨床検体に関してもブルセラ症であるとの危険性を認識しないまま取扱いがちであり，感染リスクを高めることになる[3)]．

API20NE（BioMerieux）等のキットを用いた生化学的性状検査が菌の同定に用いられるが，結果のプロファイルの類似性から *Moraxella phenylpyruvica* 等，他の菌と誤って同定されてしまうことがある．このような誤った同定は検査室感染のリスクを高めることになる[3,5)]．

曝露事故が発生した場合，直接病原体を取扱っていた者は予防投薬を受けた方がよい．同室内にいた者についても，曝露の程度により判断するが，健康状態のフォローアップは必要である．単独の薬剤では再発率が高いため，併用療法がとられる．具体的には，600～900 mg/日の rifanpin と 200 mg/日の doxycycline（急性ブルセラ症に対する WHO の推奨療法）を 3 週間にわたり投薬する．妊婦もしくは妊娠している可能性がある者については，trimethoprim-sulfamethoxazole を用いる．事故直後ならびに 2 ないし 3 週間後の血清抗体検査の結果，感染が成立したことによる抗体価の上昇が認められれば，さらに 3 週間，投薬を継続する．その後，定期的（2～3 週間ごと）に最低 3 ケ月間の血清抗体の検査や，必要に応じて血液培養等，細菌学的検査を実施する．感染の疑いが濃厚な時は，事故直後から授乳・性交等は避ける．

【予防法ー消毒・滅菌法ー】

ブルセラ症が疑われる患者の臨床検体の検査や菌の分離・同定を検査室に依頼する時には，ブルセラ症の可能性があること，そのため取扱いに特に注意する必要があることを，同時に伝えておくべきである．

臨床検体等を含めて，ブルセラ症が疑われる検体は BSL-2 実験室内で取扱う．ブルセラ属菌であることが確定した場合は，以降すべて BSL-3 実験室内で取扱う．

使用した器具等は，70% エタノールで消毒する．その他，環境には両性界面活性剤や次亜塩素酸ナトリウムも用いられる．汚物やオートクレーブ可能なものについては，オートクレーブ（121 ℃，20 分）処理を行う．

［今岡浩一］

◉文献

1） Pike R M: *Health Lab Sci* **33**: 41–66, 1976.
2） Montes J et al: *J Infect Dis* **154**: 915–916, 1986.
3） Yagupsky P and Baron E J: *Emerg Inf Dis* **11**（8）: 1180–1185, 2005.
4） Sewell D L: *Clin Microbiol Rev* **8**（3）: 389–405, 1995.
5） Robichaud S et al: *Clin Inf Dis* **38**: e119–e122, 2004.

4　カンピロバクター

【病原体の特性，BSL】

古くから家畜の流産の原因菌として注目されていたのは *Campylobacter fetus* であるが，ヒトへの感染については知られていなかった．1940～50 年代に，カンピロバクターがヒトの腸炎起因性に関連するという報告がされ始めた[1]．これまでに腸管感染症に関わるカンピロバクター属菌は，8 菌種がヒトや動物への病原性について報告されている．この中で，ヒトの食中毒原因菌としては *Campylobacter jejuni*，及び *Campylobacter coli* が重要であり，国内の食中毒菌起因菌はこの 2 菌種とされていることから，ここではこの 2 菌種をカンピロバクターとして述べる．

グラム陰性微好気性のらせん状細菌で，42℃で発育する．鞭毛を持ち，液体培地中ではコルク栓抜き様の独特ならせん運動をする．本菌の生化学的活性は乏しく，カタラーゼ，オキシダーゼ，硝酸塩還元性等を除き，他の菌で行われているような生化学的性状のほとんどが陰性である．血清型は，易熱性抗原による Lior の血清型別システム[2] と耐熱性抗原による Penner の血清型別システム[3] がある．BSL-2 の病原菌である．

本菌は，各種の動物の消化管内に広く分布していると考えられている．菌としての性質は，酸素や乾燥に弱く，生息していた消化管から環境中に放出されると容易に死滅すると考えられている．酸素に対する感受性は高く，大気の酸素分圧でも直接菌体が曝されると容易に死滅する．人工培地での増殖は良好であるが，長時間の培養等で，培養状態が悪化すると菌型は，らせん状から球形に変化（coccoid 化）し，このような菌型の変化が起こると継代が困難となる．球形となった菌体が再び増殖型に移行できるかについては，これまでに多くの論文が報告されているが，球形に変化した菌体を増殖型に移行させる確実な方法は提供されていない．

カンピロバクターによる食中毒は，集団事例，散発事例ともしばしば発生しており，現在，国内では事例数が最も多い細菌性食中毒の原因菌である．食中毒として厚生労働省に報告されていない散発下痢症はさらに多数存在すると考えられており，ヒトにおける急性胃腸炎の原因細菌としては，現在最も患者数が多い．

カンピロバクター腸炎の潜伏期間は，2～7 日で，平均 2～3 日である．主症状は下痢，腹痛，発熱，頭痛，吐き気で，一般的な感染性腸炎のそれに類似する．38～39℃ の発熱は半数以上の患者で認められ，40℃ 以上の発熱がみられることもある．感染により本菌に対する血中抗体価が上昇する[4]．*C. jejuni* 腸炎の経過後数週間後に，関節炎や全身性のギランバレー症候群が続発することがある[5]．カンピロバクター腸炎は，一般に予後が良好で対症療法のみで治癒するが，激しい症状や敗血症を発症した場合には適切な抗生物質治療が必要である．

カンピロバクターは，各種動物が腸内菌叢として保菌しており，鶏肉や内臓肉等の加熱不十分な焼肉料理による感染や水系感染が多い．カンピロバクターは，一方，大気中の好気的な培養では増殖せず，さらに 30℃ 以上にならないと増殖しないことから，食品や環境中では通常増殖できないと考えられている．一方，感染性は高く，食品等に付着した少量菌で発症しうると考えられている．実験的にもヒトへの感染は少量の菌数でも成立し，10^2 個のヒトへの感染実験で約半数の被験者が発症したと報告されている[6]．これは赤痢菌とほぼ同程度の菌数で発症することを示している．

本菌は，経口的に摂取することで感染する．感染菌数は少ないため，直接的な汚染と間接的な汚染を受けた食品が主な感染経路となる．加熱不十分な鶏肉や内臓肉及び生の鶏肉からの交叉汚染による食品，飲料水がヒトへの感染経路となる．食品中での増殖はみられず，死滅しやすい菌であるので，保存期間の長い加工食品では，感染が起こることはない．

カンピロバクターの病原因子として腸管内定着因子，細胞内侵入因子，コレラ毒素類似毒素，細胞毒素等が報告されているが，いずれの因子も臨床分離株に普遍的に存在していない等，病原的意義についてはまだ検討を要すると考えられており，カンピロバクターがヒトに感染し，下痢を発症するメカニズムは解明されているわけではない．

【実験室のハザード及び予想されるリスク】

本菌の取扱いは，P2の実験室内で行う．一般的なこのレベルの細菌と取扱いの注意点は同じである．本菌は経口的に摂取しなければ感染することはないが，感染可能な菌数が低いため，手指に本菌が付着していると交叉汚染等により感染が成立してしまう可能性がある．実験終了後，用いた器具や手指を良く洗い消毒することが重要である．

【予防法ー消毒・滅菌法ー】

本菌は，乾燥や高温で容易に死滅する．酸素に対する感受性が高いため，寒天平板上のコロニーも室温でしばらく大気中に曝しておくと死滅する．一方，飲料水や未殺菌牛乳によるヒトの集団感染事例の報告があるように，液体中での本菌の生存期間は長いと思われる．実験的にも液体培地中の本菌ではその生残期間が延長する傾向にある．実験に使用した培地類，器具等はオートクレーブによる殺菌を行う．乾熱滅菌も有効である．一般的な消毒剤はすべて有効に用いることができる．

［五十君靜信］

◉文献

1) 伊藤武：食水系感染症と細菌性食中毒，p123，中央法規出版，1991.
2) Lior H et al: *J Clin Microbiol* **15**: 761-768, 1982.
3) Penner J L , Hennessy J N: *J Clin Microbiol* **12**: 732-737, 1980.
4) 新垣正夫，他：感染症誌 **60**: 149-151, 1986.
5) Rhodes K M: *Br Med J* **285**: 173-174, 1982.
6) Black R E et al: *J Infect Dis* **157**: 472-479, 1988.

5　ボツリヌス菌

【病原体の特性，BSL】

ボツリヌス菌は，グラム陽性の耐熱性芽胞を形成し，自然界に広く分布している．本菌の産生する毒素は，自然界で最も毒性が高く，ヒトを含む種々の哺乳動物，鳥類に特異な神経症状を起こす．本菌は，食品内で産生された毒素を摂取して起こる典型的な毒素型食中毒であるボツリヌス中毒の原因菌として知られている．菌は産生する毒素の抗原性によりA～G型に分類されているが，毒素型と菌の性状は一致しない．生化学的な性状により4群に大別することができる．

第I群菌にはすべてのA型菌とタンパク質分解性のB，F型菌が属し，最も耐熱性の高い芽胞を形成する．第I群菌と *Clostridium sporogenes* とは毒素産生以外の性状で区別することは困難である．

第II群菌にはすべてのE型菌とタンパク質非分解性のB，F型菌が属し，比較的易熱性の芽胞を形成する．発育至適温度も最も低い．菌はタンパク質分解酵素産生能を欠くため，毒素は毒性の低いか，全く毒性のない前駆体の形で産生される．毒素が経口的に摂取された場合，消化酵素により腸管内で活性化されるが，*in vitro* で毒性を調べる際にはトリプシン処理が必要である．

第III群菌としてC，D型菌が属している．本菌は増殖に対して酸素許容量が低く，高い嫌気条件を必要とする．*C. novyi* が類似した性状を示す．

第IV群菌に属するG型菌は，他の群と異なり糖非分解性でリパーゼを産生しない．芽胞形成能が低く，また形成された芽胞の大部分は易熱性である．ボツリヌス菌以外に *C. butyricum*，*C. baratii* がそれぞれE，F型と非常に類似した毒素を産生することがわかっている[1)]．

毒素は単純タンパク質で，神経毒素（分子量15万）と分子サイズの異なる無毒成分が結合した複合体の形で産生される．毒作用の本体は神経毒素であり，無毒成分は経口毒として作用する際に消化管内での神経毒素の安定化に必要であると考えられている．神経毒素は生体内ではコリン作動性末梢神経に作用し，アセチルコリンの遊離を阻害することにより麻痺を引き起こすと考えられていたが，他の神経にも作用し種々の神経伝達物質の放出を阻害することが明らかになっている．

一本鎖構造で産生された神経毒素はトリプシン等の酵素で軽鎖（5万）と重鎖（10万）がSS結合で結ばれた二本鎖構造に変化する．重鎖C末端領域は標的部位であるシナプス前部の受容体認識部位であり，重鎖N末端領域は神経細胞内移行に関与すると考えられている．神経毒素は型に特異的な受容体に結合すると考えられ，現在までに同定されたA型とB型毒素受容体は，いずれもシナプス小胞に存在するタンパク質で，A型はsynaptic vesicle protein 2（SV2）[2)]，B型はシナプトタグミンであることが明らかになっている．すべての毒素が類似した作用を示すにもかかわらず，受容体が毒素の型により異なるが，このことは毒素間で重鎖C末端領域が他と比べ相同性のある部分が少ないことと一致する．

軽鎖間の相同性を調べた結果，中央部付近に亜鉛依存性プロテアーゼと類似したモチーフが存在し，実際に神経細胞質内で，軽鎖は神経伝達物質遊離機構に関与する3種のSNAP受容体タンパク質（シナプトブレビン，シンタキシン，SNAP-25）のいずれかを分解し，神経伝達物質の遊離を阻害することで毒作用を発現する．神経毒素は，神経伝達物質がシナプス前膜外に放出される際に起こるシナプス小胞と前膜の融合で前膜表面に出現する受容体タンパク質に結合し，さらにシナプス小胞のリサイクリング機構を巧みに利用することで，神経細胞内に侵入し毒素活性を発現すると考えられている[1]．

【実験室のハザード及び予想されるリスク】

ボツリヌス菌及び毒素の取扱いはBSL-2で行う．感染症法の改正で，菌及び毒素は二種病原体に指定され，保持した場合には1日以内（同定した次の日）に届ける必要があり，取扱いについても厳密な制限が設けられている．ボツリヌス毒素により起こるヒトの疾病は四類感染症に属し，毒素を経口的に摂取して起こる食中毒の他に，1歳未満の乳児や易感染性の成人の腸管内で菌が発芽・増殖して起こる乳児（様）ボツリヌス症，創傷性ボツリヌス症がある．すべての脊椎動物はボツリヌス毒素に感受性を有するが，中毒量あるいは致死量は毒素の型により異なる．

一般に，毒素活性はマウス腹腔内注射法による致死活性（$ipLD_{50}$）で表されるが，タンパク質当たりの活性で比較した場合，A，B，D型が同程度で，C，E，G，F型の順で活性が低く，E型毒素の活性はA型毒素の約10分の1である[1]．一方，サルに対する経口毒性は，その致死量をマウス$ipLD_{50}$で比較すると B<A<C<E<F<D の順になり，B型毒素に最も感受性が高く，D型毒素に最も感受性が低いと報告されている[3]．過去においては，実験操作のミスで毒素を誤って飲んだ事例はあるが，実験室内でのハザード対策で最も重要な点は，非経口的に毒素が体内に入ることである．毒素を経気道から吸入した場合，経口的に摂取するより非常に少ない量で発症すると考えられている[4]（表1）．サルへの実験の成績では，経口的に投与するよりも吸入による方が毒素型による毒性に大きな差がないことが指摘されている[5]（表2）．実験室内ではエアロゾル対策のためにゴーグルの装着，手袋の着用が必須である．

ボツリヌス症は食中毒の場合，通常12〜72時間後に出現するが，14日後に発症した例もある．一般的には潜伏期が短いほど重篤な症状を示すことが多い．最初に脱力感，倦怠感，めまい等の症状が現れ，さらに視力障害（弱視，複視，眼瞼下垂），発声困難，嚥下困難，口渇，嗄声が現れる．消化器症状としては，一時的な下痢に続く重度の便秘，腹部膨満，腹痛がみられる．他の症状としては，尿閉，血圧低下がみられる．筋麻痺も著明で握力低下，歩行困難になる．体温は性状で意識は明瞭である．死亡の原因は呼吸失調による．症状は最終的には完全に回復するが，軽度の脱力感，視力障害，便秘等は数ケ月間続くことがある．治療の原則は消化管からの毒素の排除と呼吸の確保である．治療として抗毒素の投与と対症療法が行われる．抗毒素の投与は症状にもよるが，なるべく早期に静脈内，または筋肉内，あるいは点滴注射する[4]．わが国では発生頻度の高いE型に対する単価ウマ抗毒素及び多価（A，B，E，F型）ウマ抗毒素の入手が可能である．

表1　ヒトに対するボツリヌス毒素の毒性（A型毒素）

投与法	予想致死量（μg）[1]
経口	70
静脈・筋肉内	0.09〜0.15
吸入	0.70〜0.90

1）Arnon S S et al（2001）．体重70 kgの成人，1 μg：50,000 $ipLD_{50}$として換算．

表2　ボツリヌス毒素のサルに対する毒性

毒素型	経口（MLD/kg）[1]	吸入（$ipLD_{50}$/kg）[2]
A	650	350
B	<200	7,500
C	1,500	331
D	1,000,000	1,585
E	8,000	−
F	150,000	135

1）Dolman, Murakami（1961），2）LeClaire, Pitt（2005）．実験に使用した毒素の純度は不明．MLD（最小致死量）とLD_{50}を同程度の活性とみなして列記した．

【予防法ー消毒・滅菌法ー】

ボツリヌス菌の芽胞，特に第Ⅰ群菌は最も耐熱性が高く，菌体を含む検体は高圧蒸気滅菌（121℃，15分間）の処理が必要である．加熱処理ができない場合は，0.01% 以上の次亜塩素酸ナトリウム溶液に 1 時間以上浸漬する．一方，毒素はタンパク質であるため，煮沸処理（1 分間）あるいは 2.5% 水酸化ナトリウム溶液（1 時間以上）に浸漬することにより不活化できる．欧米では，ボツリヌス菌及び毒素を取扱う研究者及び作業従事者には，トキソイドによる能動免疫が実施されている．わが国でも，破傷風トキソイドの調製に準じた方法でトキソイド（A，B，E，F 型）が作成され，その有効性は確認されている[6)]．バイオハザード対策の上でも，欧米で実施されているような研究従事者へのトキソイド接種が制度化されることが強く望まれる．　　　　［**小崎俊司**］

◉文献

1） 小崎俊司，他：ボツリヌス毒素．細菌毒素ハンドブック（桜井純，他編）pp86-94，サイエンスフォーラム，2002.
2） Dong M et al: *Science* **312**: 592-596, 2002.
3） Dolman C E, Murakami L: *Clostridium botulinum* type F with recent observations on other types. *J Infect Dis* **109**: 107-128, 1961.
4） Arnon S S et al: *JAMA* **285**: 1059-1070, 2001.
5） LeClaire R D, Pitt M L M: Biological weapons defense. *In*: Biological Weapon Defense: Infectious Diseases and Counterbioterrorism（eds Lindler L E et al）, pp41-61, Humana Press. NJ, 2005.
6） Torii Y et al: *Vaccine* **20**: 2556-2561, 2002.

6　破傷風菌

【病原体の特性，BSL】

破傷風菌（*Clostridium tetani*）は，芽胞を形成する偏性嫌気性桿菌である．増殖・発育に適していない環境下（好気的環境，高温，乾燥等）では，芽胞として広く世界中の土壌中に存在している．破傷風は伝染性の疾患ではなく，外傷，創傷部位から芽胞が侵入し，発症する創傷性感染症である．破傷風菌の芽胞は些細な創傷部位からでも侵入すると考えられ，侵入部位が特定されない事例も多い．発展途上国で報告される新生児破傷風は，出産時に不衛生な道具（灰で熱処理した竹ナイフ等）で臍帯を切断した後，芽胞が混入しているウシの油（ギー）等を切断面に塗布することで感染する．破傷風菌の芽胞は，創傷感染部位で発芽・増殖し，破傷風毒素を産生する．

破傷風毒素は，H鎖（100 kD）とL鎖（50 kD）がジスルフィド結合で結合したタンパク質毒素であり，ボツリヌス毒素と並びきわめて毒性が強い神経毒素である．末梢神経細胞の神経終末から侵入した破傷風毒素は，神経細胞の軸索内を上行性に移動して，中枢神経系に達した後，中枢神経細胞のシナプス終末に侵入する．その後，亜鉛依存性のプロテアーゼ活性を有するL鎖は，シナプス小胞からの神経伝達物質の放出に必須なタンパク質であるシナプトブレビン2を切断するために神経伝達物質の放出が遮断され，神経の刺激伝達を障害し，破傷風特有の麻痺が出現する．

破傷風は五類感染症全数把握疾患に定められており，診断した医師は7日以内に最寄りの保健所に届け出る．報告のための基準は，診断した医師の判断により，外傷の既往と臨床症状等から，破傷風が疑われる場合である．感染部位（外傷部位）からの破傷風菌の分離と同定，及び分離菌からの破傷風毒素の検出がなされれば（図1），病原体診断である旨を報告する．わが国では破傷風は1950年には報告患者数1,915人，死亡者数1,558人と致命率が高い感染症であった．1950年初期に破傷風トキソイドワクチンが導入され，さらに1968年には予防接種法によるジフテリア・百日咳・破傷風混合ワクチン（DTP）の定期予防接種が開始された．以後，破傷風の患者・死亡者数は減少し，1991年以降の報告患者数は1年間に50～100人となった．患者の大半は40歳以上で，乳児期及び12歳時に接種したトキソイドワクチンの効果がなくなり，抗体が十分でない年齢層である（図2）．ワクチン接種が徹底していない途上国では，まだ多くの患者が発生している．ことに分娩時感染による新生児破傷風は感染症対策として大きな問題である．

BSL-2に指定されている．

【実験室ハザード及び予想されるリスク】

破傷風毒素はボツリヌス毒素とは異なり，健常者が飲み込んでも腸管から吸収されないために発症しない．また，菌は経口的に摂取しても健常者の腸管内では発育・増殖はしない．実験室で起こりうる事故は，虫歯や創傷部位に濃厚な毒素を誤って触れ，その部分から毒素が吸収された場合が想定される．また，注射器に入れた毒素や菌液を動物に注射するときの針刺し事故も心配される．ワクチン製造等で大量の培養菌液の除菌操作時に加圧した部分からのエアロゾルによる暴露も起こりうることである．

【予防法―消毒・滅菌法―】

破傷風の予防には破傷風トキソイドが最も有効である．実験室等で破傷風菌と破傷風毒素を取扱う担当者には，ハザードリスクが低くても，破傷

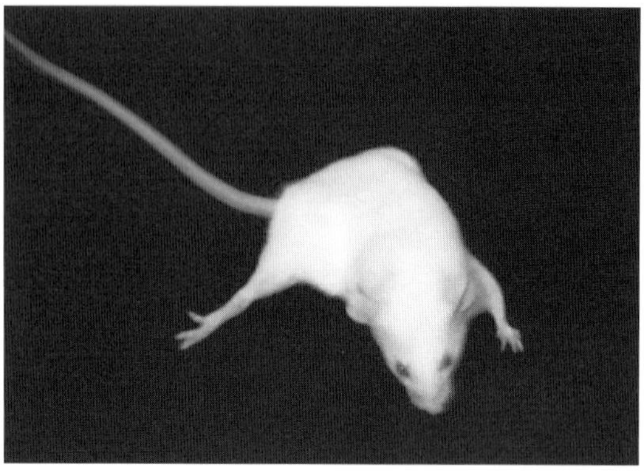

図 1　破傷風毒素によるマウスの麻痺症状

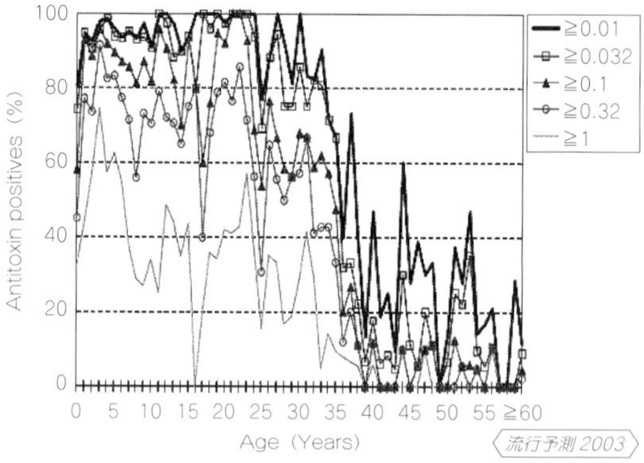

図 2　年齢別破傷風抗毒素保有状況，2003 年

風トキソイドワクチンの接種が必要である．日常生活で起こりうる交通事故等で破傷風菌の感染の恐れもあり，トキソイドワクチンの接種は不可欠である．現在，乳児期に精製百日咳ジフテリア破傷風混合ワクチンを 4 回，11〜12 歳時に沈降ジフテリア破傷風混合トキソイドを 1 回接種する．この完全な定期接種後 10 年以内（35 歳前後）では，感染の心配はないが，40 歳以上では抗体価が減少するため，検査，研究の従事者は沈降破傷風トキソイドによる追加接種が必要である．破傷風トキソイドワクチンを接種した場合でも，破傷風菌や破傷風毒素を誤って注射，吸入した場合は，曝露の程度により，緊急予防措置として市販されている抗破傷風ヒト免疫グロブリンの緊急投与の検討が求められる．

破傷風菌液も毒素も基本的に高圧蒸気滅菌処理を行う．

菌液を床等にこぼした場合，1〜2% 濃度のグルタールアルデヒドをしみ込ませた布や厚手の紙等で拭き取り，さらにたっぷり溶液をしみ込ませた布等を 3 時間以上処理する．浸潤箇所は可能な限り蒸発を避けるために蓋をするか，ビニールで覆って，毒素を不活化（無毒化）する．処理部分は水を含ませた布等で十分拭き取り洗いをする．使用した布等はすべて用意した滅菌缶に入れ高圧蒸気滅菌（121℃，15 分以上）した後に廃棄する．一般的に，アルデヒド類の消毒薬は呼吸器系や皮膚，眼・鼻等の粘膜を刺激するために，消毒後は十分な換気が必要である．また，過酢酸（0.3 w/v%）やヨード素化合物も芽胞に対する消毒効果があるが，この場合も刺激臭があるため防臭対策等の対処，取扱いに注意が必要である．アルコールは芽胞に無効なため，菌消毒の目的では使用は避ける．

毒素をこぼして高圧蒸気滅菌できない場合は，毒素はタンパク質のためにアルコールまたはアルカリ液で浸潤する．高濃度の毒素の場合は，菌液の処理と同様にグルタールアルデヒドによる処理を行う．

［高橋元秀］

◉文献

1）Finegold S M: Tetanus. In: Leslie Collier, Albert Balows, Max Sussman, editores. Topley & Wilson's microbioloy and microbial infections ninth edition. Newyork: Arnold 1999; 5; 693-722
2）福田 靖，岩城正昭，高橋元秀：感染症の話　破傷風　国立感染症研究所　感染症発生動向調査週報　2002　http://idsc.nih.go.jp/idwr/kansen/k02_g1/k02_15/k02_15.html
3）国立感染症研究所　細菌第二部 第三室及び感染症情報センター 第三室　破傷風　平成15年度（2003年）感染症流行予測調査報告書　http://idsc.nih.go.jp/yosoku/Annual_J/2003/pdf/03_09.pdf

7　ジフテリア菌

【病原体の特性，BSL】

ジフテリア菌（*Corynebacterium diphtheriae*）は，1884 年に Loeffler が培養に成功したグラム陽性好気性の単桿菌である．コロニーの形態，糖の分解能及び溶血性等の生化学的性状の違いにより，gravis, mitis, intermedius，及び belfanti の 4 種類のバイオタイプに分けられている．過去の国内外の感染報告では，バイオタイプと病原性の間に明確な報告はないが，gravis が比較的強い病原性，伝播性を有するという報告もある．塗抹染色で観察される形状はやや多形性であり，棍棒状，亜鈴状，柵状，松葉状，湾曲しているもの等が混在する．異染小体染色により菌体の末端に異染小体が観察される．

ジフテリア菌の主要な病原因子として，ジフテリア毒素が広く知られている．ジフテリア毒素の遺伝子はバクテリオファージに依存しており，バクテリオファージの溶原化により菌は毒素原性を獲得する．毒素は 535 アミノ酸からなり A-B 型の構造を持つ ADP-リボシルトランスフェラーゼで，標的細胞に侵入して，細胞内のリボソームのコンポーネントである elongation factor 2 を ADP-リボシル化して，タンパク質合成を阻害して毒性を発揮する．毒素はモルモット等の実験動物に対して高い致死性（100 ng/kg 体重以下）を発揮し，また強い細胞毒性を持つ．

わが国の感染症法では二類感染症として社会的影響の強い疾病として位置づけられている．ジフテリア，もしくは病原体保有者であると診断した医師は，最寄りの保健所長を経由して都道府県知事に届け出が義務づけられている．患者は第二種感染症指定医療機関に原則として入院となるが，無症状者は入院の対象とはならない．また，2001～2007 年間に 5 例のジフテリア様疾患の患者からジフテリア毒素を産生する *Corynebacterium* が分離された．患者への感染経路に動物（畜産動物，愛玩動物）の関与も疑われているため，国内分布，伝播性，病原性等について調査が開始されたが，この菌の取扱いは *C.diphtheriae* と同様に注意が必要である．

BSL-2 に指定されている．

【実験室ハザード及び予想されるリスク】

ジフテリア菌の取扱いは BSL-2 管理区域の安全キャビネット内で行う．特に菌液や毒素液の取扱いに際しては，エアロゾルが発生し，菌及び毒素が空中に拡散することを念頭に安全キャビネットの外で扱うことは厳禁である．患者の検体取扱時においては，操作中の感染を防ぐために，ゴム手袋とマスク着用をしたのち，操作後のキャビネット内のアルコール噴霧及び UV 照射による消毒により，実験室利用者の不慮の実験室内感染を防ぐ．

ジフテリアは呼吸器疾患であり，患者との接触で感染リスクの高い行動は，

- 感染患者と同じ家庭内で睡眠している場合
- 感染患者とキスまたは性交渉をした場合
- 感染患者への蘇生としてマウス to マウス等濃厚に接触した医療従事者の場合

等があげられている．そのため，ジフテリアを疑う患者とその検体を取扱う場合は，ジフテリア菌は伝播力が強いことを理解し，検査担当者及び医療従事者の慎重なハザード対策が求められる．

【予防法ー消毒・滅菌法ー】

ジフテリアの実験室診断の検査担当者，ジフテリア菌や毒素を扱う研究者はジフテリアトキソイドワクチンの接種が必須である．現行の予防接種

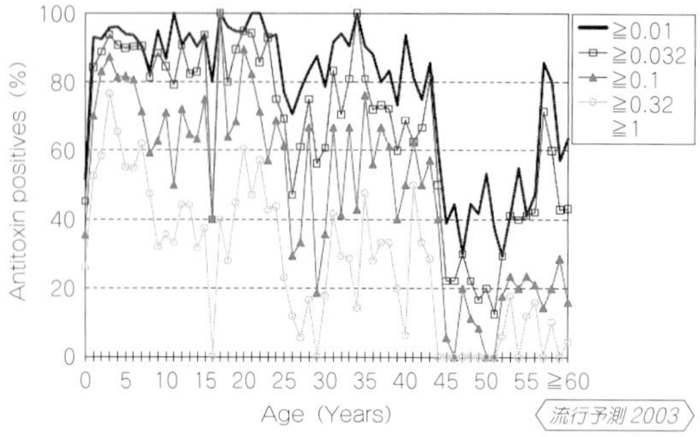

図 1　年齢別ジフテリア抗毒素保有状況，2003 年

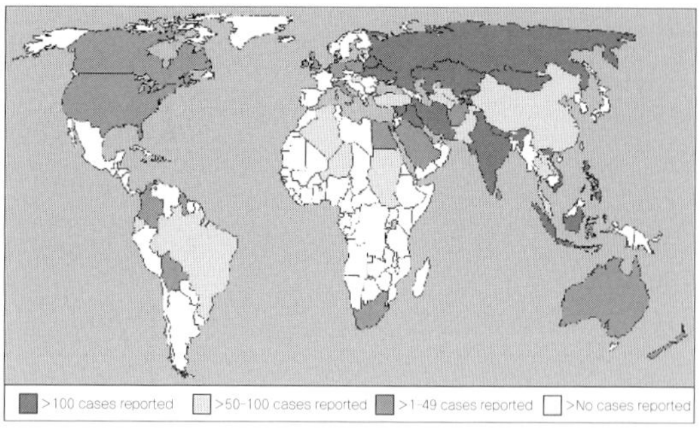

図 2　世界のジフテリア患者報告数（WHO，2005）

では，乳児期に沈降精製百日咳ジフテリア破傷風混合ワクチンを 90 ケ月で 4 回，11〜12 歳時に沈降ジフテリア破傷風混合トキソイドを 1 回注射することが推奨されている．この完全な免疫後で 40 歳前後までは 0.01 単位を保有することがわかっているが，検査，研究の従事者は成人用沈降ジフテリアトキソイドまたは沈降ジフテリア沈降破傷風混合トキソイドによる追加接種を勧める（図 1）．治療用ジフテリアウマ抗毒素が国有品としてジフテリア患者の治療用に用意されているが，ウマグロブリン製剤のために血清病が心配される．そのために，治療よりトキソイドによる予防手段の選択が賢明である．また，ジフテリアは国際的には蔓延している国が多く，熱帯地方では皮膚ジフテリアの報告もある．英国ではアフリカ旅行中に感染して，帰国後に発症した例もあり，輸入感染症として渡航先での感染のリスクは高いと考えて良い．商業，観光目的で渡航する機会が多くなった今日，相手先のジフテリア発生状況を考慮したワクチン接種が必要である（図 2）．

ジフテリア菌液及び毒素の滅菌は，基本的に高圧蒸気滅菌処理を行う．

実験室内におけるジフテリア菌の消毒法で一般的な化学的消毒薬は，第四級アンモニウム塩（オスバン，オロナイン-K，ジアミトール，ハイアミン等），両性界面活性剤（テゴ-51，エルエイジー等），次亜塩素酸ナトリウム（ミルトン，ピューラックス，テキサント，ハイポライト等），及びアルコール（消毒用エタノール，70 v/v% イソプロパノール）等が有効であり用いられている．物理学的方法としては，80℃，10 分の加熱，または熱水処理が有効である．

毒素をこぼして高圧蒸気滅菌できない場合は，毒素はタンパク質のためにアルコールまたはアルカリ液で浸潤する．高濃度の毒素の場合は，菌液の処理と同様にグルタールアルデヒドによる処理を行う．

［高橋元秀］

◉文献

1） Efstratiou A et al: *J Infect Dis* **181**: Suppl 1, S138–S145.
2） 高橋元秀，小宮貴子，岩城正昭：ジフテリア予防対策マニュアル　国立感染症研究所　2002 http://idsc.nih.go.jp/idwr/kansen/k02_g1/k02_14/k02_14.html
3） 高橋元秀，小宮貴子，岩城正昭：感染症の話　ジフテリア　国立感染症研究所 http://idsc.nih.go.jp/disease/diphtheria/manual.html

8　野兎病菌

【病原体の特性，BSL】

野兎病（tularemia）は，野兎病菌（*Francisella tularensis*）感染による急性の熱性疾患である．野兎病は動物由来感染症の一種であり，自然界において本菌は，マダニ類等の吸血性節足動物を介して，野生動物の間で維持伝播されている．

F. tularensis はグラム陰性の桿菌で細胞内寄生性を示すが，ユーゴン血液寒天培地，チョコレート寒天培地等でも増殖できる（図 1）．本菌は生化学的性状によって，複数の亜種に分類されている．亜種 *tularensis*（typeA）は主に北米に見出され，強い毒力を有する．死亡例の多くは本亜種感染による．近年，欧州でも存在することが明らかとなった．亜種 *holarctica*（typeB）は北米からユーラシアにわたる野兎病発生地域の広い範囲に分布し，毒力は弱く死亡例はまれである．この亜種による日本での死亡例はない．亜種 *mediaasiatica* は中央アジアの一部地域に分布し，毒力は比較的弱いとされる．亜種 *novicida* は主に北米に分布する弱毒力菌で，他の亜種とは血清学的に容易に区別できる．近年，Farlow らによる Multiple-locus variable-number tandem repeat analysis（MLVA）解析[1] では，米国における亜種 *tularensis* は，遺伝学的に 2 グループ（A. I. 及び A. II.）に分けられ，それぞれのグループは媒介マダニ種の存在地域と一致する可能性が示されている[2]．国内における同種のマダニは 2 属 4 種が知られているが，これらマダニの野兎病菌保有，媒介については不明である．

野兎病の汚染地帯は北半球（北米大陸，ユーラシア大陸，日本）に見出される．国内では，東北，信越及び関東地方以外にも東海，関西地方等で散発例が報告され，12 月のピークを含め年間を通じて感染例が報告されている[3]．欧州，旧ソ連では，しばしば大規模な流行が報告されている．1966～67 年にスウェーデンで大規模な集団発生が報告されたが，これは本菌に汚染された干し草が原因の飛沫感染による流行と考えられている．最近では，フランスで飛沫感染が原因と考えられる流行も報告された[4]．また，欧州では，ミズハタネズミによる水系汚染が原因と考えられる感染例も報告されている．米国では，中部，及び西部で感染例が多く報告される傾向がある[5,6]．

吸血性節足動物（サシバエやマダニ等）の刺咬による感染，環境中の汚染物質（感染野生動物，汚染水等）からの感染が知られている．国内では，感染野生動物との接触による経皮感染が主と考えられている．他方，国外では汚染水の飲用による経口感染，病原体の吸入による呼吸器感染も報告されている．自然界での保菌動物は，野生げっ歯類（ウサギ，野鼠，リス等）が主と考えられている．通常ヒト-ヒト感染はないため患者の隔離は不要である．

野兎病菌は BSL-3 での取扱いとする．

【実験室のハザード及び予想されるリスク】

野兎病菌は感染力が強いため，実験室内感染には十分注意する必要がある．野兎病が強く疑われる検査材料の検査は BSL-2 で行う．野兎病生菌を扱う場合は安全キャビネット内での操作が必要である．また，エアロゾル等が生じる操作（ピペット操作，撹拌，動物実験等）は BSL-3 にて行う．

野兎病の抗菌薬による治療はストレプトマイシン，ゲンタマイシン，ドキシサイクリン，シプロフロキサシン等が用いられる[7]．

【予防法ー消毒・滅菌法ー】

感染予防にロシアでは弱毒株（RV 株）を生ワクチンとして用い，年間 1,000 万人以上に接種し，流行を防止した（1950 年）．RV 株から改良された弱毒生ワクチン（LVS 株）があり，米国では実験室バイオハザード対策として 1959 年から使用されている．免疫は数ケ月から数年間持続する[3]．国内では野兎病感染予防を目的としたワクチンはない．

大規模な流行が起こった場合等においても，抗菌薬の予防的投与が必要となる場合がある．この場合，ドキシサイクリン，シプロフロキサシンの使用が推奨されている[7]．

野兎病菌は 55℃，10 分の加熱で不活化できる．また，菌で汚染された表面は 0.5% 次亜塩素酸ナトリウム（10 分），続いて 70% アルコールの噴霧を行うことで，消毒可能である．汚染器具類は，オートクレーブ滅菌を行う[3,7]．

［川端寛樹］

本原稿を執筆するにあたり，藤田博己博士（大原綜合病院），棚林清博士（国立感染症研究所獣医科学部）にご助言を賜りましたこと，深く御礼申し上げます．

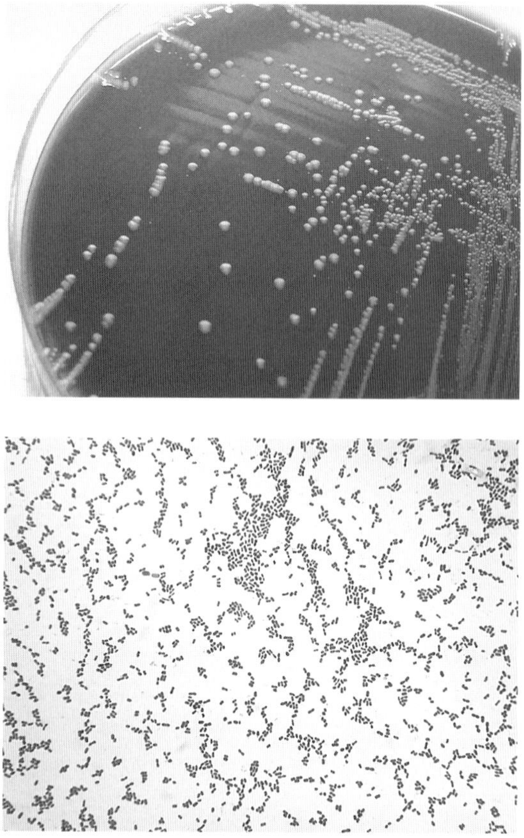

図 1 野兎病菌
上：チョコレート寒天培地，下：ギムザ染色（×1,000 倍）．

◉文献

1) Farlow J et al: *J Clin Microbiol* **39** (9) : 3186-3192, 2001.
2) Farlow J et al: *Emerg Infect Dis* **12**: 1835-1841, 2005.
3) 吉川泰弘，他：日医雑誌．**127** (8) : 1375-1377, 2002.
4) Siret V et al: *Euro Surveill* **11** (2) : 58-60, 2006.
5) Hayes E et al: *MMWR Morb Mortal Wkly Rep* **51**: 181-184, 2002.
6) Taylor JP et al: *Am J Epidemiol* **133**: 1032-1038, 1991.
7) Dennis DT et al: *JAMA* **285** (21) : 2763-2773. 2001.

9　レジオネラ

【病原体の特性，BSL】

レジオネラは水系・土壌に広く存在する細菌であり，ヒトに対する病原性は主に呼吸器感染症としてみられる．クーリングタワーの冷却水，循環式浴槽・温泉，噴水，豪華客船のシャワーヘッド等，われわれの身近なところに存在する水が汚染され，これを感受性宿主が吸入することによりレジオネラ感染が発生する．わが国では，1981 年に斉藤らによりレジオネラ肺炎の第 1 例目が報告されている[1]．それから今日まで，多くのレジオネラ症例が報告されているものの，その数は欧米に比べて明らかに少ない．まだまだ見逃されている症例が多数存在することを示唆する成績である．

BSL-2 に指定されている．

【細菌学的特徴】

レジオネラ属菌は，河川，池，土壌等，自然界に広く分布しているブドウ糖非発酵グラム陰性桿菌である．本菌群はアメーバ等の原虫や藻類の中で分裂・増殖することが知られており，臨床的に最も重要な *Legionella pneumophila* に加え，これまでに 40 菌種以上がヒトに対して病原性を示すことが報告されている．レジオネラの第 1 の特徴は，検体中（喀痰等）において通常のグラム染色では染色されにくいことがあげられる．第 2 の特徴は細胞内寄生性であり，ヒトのマクロファージや好中球等の貪食細胞の中で殺菌されずに増殖することが可能である（図 1）．第 3 の特徴は，本菌は通常使用される血液寒天培地等には発育せず，その分離培養には BCYE-α 培地等の特殊培地の使用が必須である．本菌のコロニーは乳白色大小不同の独特の酸臭を呈し，その発育が肉眼的に確認されるためには 3～7 日を要する．通常，呼吸器検体に対して使用される血液寒天培地やチョコレート寒天培地には発育しないことに注意しなければならない．従って，レジオネラは臨床サイドが疑って初めて培養されてくる細菌であり，逆に疑わなければ決して培養されてくることのない病原体であることを理解しておかなければならない．

【臨床的特徴[2～6)]】

レジオネラ感染症は 40～70 歳の男性に多く，市中肺炎症例の 3～5% が本菌によるものとの報告もみられる．宿主側の危険因子としては，高齢，喫煙，慢性呼吸器疾患等に加え，透析，ステロイド・免疫抑制剤投与等が重要である．以下に示すように，臨床的には肺炎とポンティアック熱が重要である．

（1）　ポンティアック熱

本症はインフルエンザ様症状を特徴とする急性レジオネラ症であり，肺炎を伴わないことからレジオネラ肺炎とは区別される．全身倦怠感，筋肉痛，発熱，悪寒戦慄，頭痛等のインフルエンザ様症状とともに，乾性咳嗽，めまい，嘔吐等の症状がみられる．通常，無治療においても 1 週間以内で軽快する．

（2）　肺炎

軽い咳，微熱程度のものから意識障害を伴う劇症肺炎まで多彩である．通常，潜伏期間は 2～10 日とポンティアック熱に比べて長い．病初期においては発熱，全身倦怠感，筋肉痛，食欲不振等の非特異的症状から始まり，次第に咳嗽，喀痰，胸痛等の呼吸器症状が全面に出てくる．レジオネラ肺炎患者にしばしばみられる症状として頭痛，傾眠，昏睡，脳炎症状等の精神神経症状があり，本菌肺炎を疑った場合には意識レベルの変化

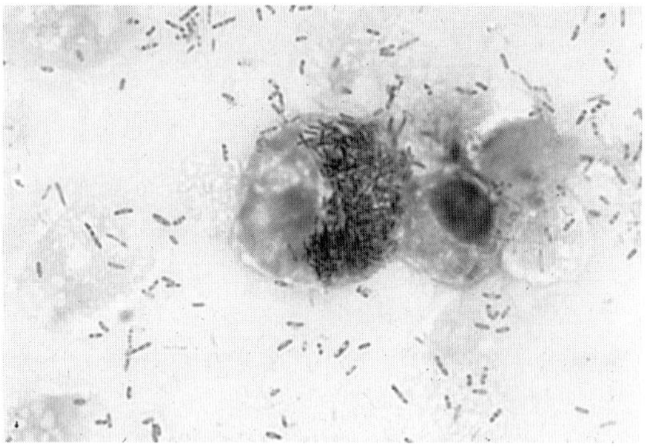

図 1　細胞内で増殖するレジオネラ

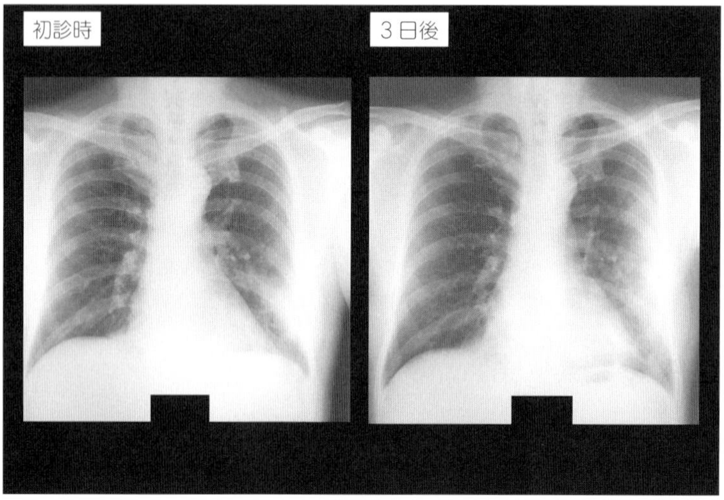

図 2　市中肺炎としてみられたレジオネラ肺炎症例
46 歳男性．市中肺炎としてペニシリン系抗菌薬の投与が開始された．
3 日目になって明らかな陰影の拡大が観察されている（左中下肺野）．

を注意して観察する必要がある．身体所見としては，肺野におけるラ音，胸部 X 線における肺炎の存在に加え，相対的徐脈，低血圧等もしばしばみられる．胸部 X 線では多発性陰影を示す頻度が高く，X 線所見に比べ低酸素血症が強いことも本菌肺炎の特徴の 1 つである（図 2）．レジオネラ肺炎においては肝機能障害，低 Na 血症，低 P 血症，尿潜血等の頻度が高い．確定診断はレジオネラの分離培養，特異遺伝子の検出，血清抗体価上昇，尿中抗原検出によりなされる．近年，尿中抗原により診断されるレジオネラ症の増加がみられているが，本法は基本的に *L. pneumophila* 血清型 1 を対象とした検査法であることに注意しなければならない．

【実験室のハザード及び予想されるリスク】

前述したように，本菌の感染はレジオネラで汚染された水がエアロゾルとなり，これを吸入することにより発症する．従って，実験室内ではレジオネラ菌液の扱いには十分注意しなければならない．菌液の調整，菌数定量，感染臓器の扱い等，本菌で汚染されている検体を使用する実験は安全キャビネット内で行う必要がある．レジオネラ属菌のヒトからヒトへの感染伝播は発生しないとされている．

【予防法ー消毒・滅菌法ー】

レジオネラ属細菌の抗菌薬耐性は報告されておらず，また消毒剤に耐性を示す株もほとんどみられない．菌液であれば 70% アルコール等通常の消毒液が有効である．ただし，自然環境ではレジオネラはアメーバと共存・共生関係にあり，この場合アメーバ内に生息するレジオネラは塩素等の消毒剤に対して耐性を示す．また，バイオフィルムを形成したレジオネラが消毒剤に対して抵抗性を獲得することも知られている．本菌で汚染された実験容器・器具はエアロゾルを発生させないように取扱いに十分に注意し，速やかに乾熱・蒸気滅菌により処理する．　　　　　　　［**舘田一博**］

◉文献

1） 斉藤　厚，下田照文，長沢正夫，他：感染症誌 **55**: 124-128, 1981.
2） Victor L Yu: *Legionella pneumophila*（Legionnaires disease）. 2087-2097. Principles and practice of infectious diseases. 4th ed Edited by Gerald, L Mandell et al Churchill Livingstone, New York, 1995.
3） Falco V, Fernandez de Sevilla T, Alegre J et al: *Chest* **100**: 1007-1011, 1991.
4） Kirby BD, Snyder KM, Meyer RD et al: *Medicine* **59**: 188-205, 1980.
5） Lieberman D, Porath A, Schlaeffer F et al: *Chest* **109**: 1243-1249, 1996
6） 山口惠三，舘田一博，石井良和，他：感染症誌 **71**: 634-643, 1997.

10　レプトスピラ

【病原体の特性，BSL】

Leptospira はBSL-2，感染症法第四類，家畜伝染病予防法の監視伝染病に指定されている．スピロヘータの一種で，細長いらせん状を呈し両端はフック状に湾曲している（図1）．1914年稲田龍吉らにより黄疸出血性レプトスピラ病（ワイル病）患者から初めて分離された．Korthof培地，EMJH培地等を用いて，好気的条件下28～30℃，1～2週間で増殖する．

げっ歯類をはじめ120種を超える多種，多様な動物から分離され，ヒトは終末宿主である．ネズミは長期間にわたりレプトスピラを腎臓に保有し，尿中に生菌を排出し，ヒトや動物は汚染された水，土壌を介して経皮，または経口感染する．高温多雨な地域に地球規模で蔓延し，時に大規模な発生がみられる．日本では古来より秋疫，用水病，七日熱等の秋季レプトスピラ病として知られていた．遺伝学的分類により *L. interrogans, L. borgpetersenii* 等13遺伝種に，さらに血清型（serovar）分類により250余りに分類される．

【実験室のハザード及び予想されるリスク】

実験者は，培養液や感染動物の尿中に排出されるレプトスピラに経皮，経粘膜，あるいは経口的に感染する可能性がある．口によるピペット操作は厳禁である．特に，動物接種時の針刺し事故や注射針の装着不備により菌体が飛び散り，眼や皮膚の微細な傷から感染する可能性がある．また，レプトスピラは健康な皮膚からでも侵入するといわれている．患者尿中にレプトスピラが排出されるが，日常的な接触ではヒトからヒトへの感染はまず考えられない．動物では個体間で尿を介した感染が起こる．

血清型Icterohaemorrhagiae とCopenhageniでは黄疸出血性レプトスピラ症（ワイル病），血清型Autumnalis（秋疫A型），Hebdomadis（秋疫B型），血清型Australis（秋疫C型）では秋季レプトスピラ症（秋やみ）を引き起こす．ワイル病は3～14日の潜伏期の後に発病する．

- 第1期（発熱期）：　突然の悪寒を伴う39～40℃に及ぶ発熱と頭痛，腰痛，全身倦怠感，結膜の充血，腓腹筋痛が起こる．結膜の充血は最も特徴的であり，第2～3病日には顕著となる．
- 第2期（発黄期，黄疸期）：　解熱傾向を示すが，黄疸は最高潮に達し，出血傾向が現れる．皮膚の点状出血，歯茎や口蓋の口腔内出血，鼻血，吐血，血便，眼球結膜の出血，喀血，血尿，頭痛，不眠，重症例では意識障害がみられる．
- 第3期（回復期）：　衰弱と激しい貧血がみられる．

秋季レプトスピラ症は一般に軽症とされるが，重症のものはワイル病と区別できない．治療には，日本ではストレプトマイシンを1日1～2gずつ，2～4日間筋注が推奨されている．

【予防法－消毒・滅菌法－】

日本ではヒトにはワイル病秋やみ混合ワクチン（Autumnalis, Hebdomadis, Australis, Copenhageniの不活化4価ワクチン）が，イヌにはIcterohaemorrhagiae, Canicolaの不活化ワクチンが使用される．通常の滅菌操作のみならず，乾燥すれば死滅する．逆性石けんや消毒用アルコール等，多くの消毒液に感受性である．しかしながら，中性から弱アルカリ性の湿った土壌や地表水中では数週間から数ケ月生存できる．　［増澤俊幸］

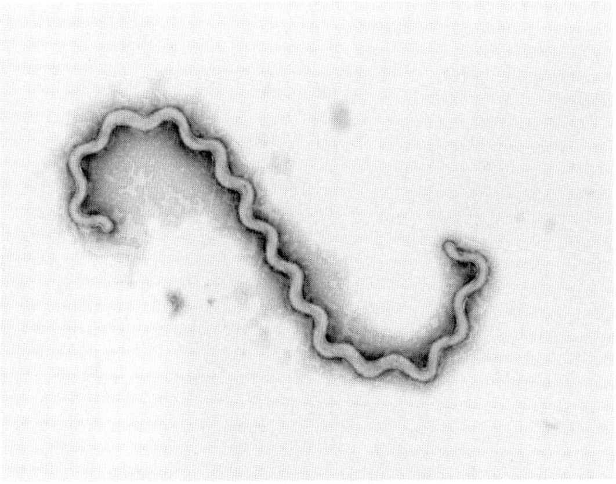

図 1　レプトスピラ *Leptospira interrogans* の透過型電子顕微鏡像
微細ならせん状を呈し，両端はフック状に曲がる．Interrogans の種名は“？”（インテロゲーションマーク）に由来する．

◉文献

1）World Health Organization（WHO）, International Leptospirosis Society（ILS）: Human Leptospirosis: Guidance for Diagnosis, Surveillance and Control. 以下の URL から pdf 版入手可．
http://whqlibdoc.who.int/hq/2003/WHO_CDS_CSR_EPH_2002.23.pdf
2）レプトスピラ研究班 WHO ガイダンス翻訳チーム：ヒトのレプトスピラ症の診断，サーベイランスとその制御に関する手引き（上記の日本語訳）．
http://wwwsoc.nii.ac.jp/jsb/h17update/lepto.html
3）Levet P N: *Clin Microbiol Rev* **14**: 296-326, 2001.
4）Faine S 著，吉井善作訳：レプトスピラ症病疫指針，内田老鶴圃，1987.

11 らい菌

【病原体の特性，BSL】

ハンセン病の起因菌であるらい菌（*Mycobacterium leprae*）は，1873年ノルウェーのGerhard Henrik Armauer Hansenによって発見された桿菌であり，抗酸菌属に分類される．バイオセーフティ上はBSL-2として取扱われる．1回の分裂に12日を要し，地球上で最も増殖の遅い遅発育菌である．らい菌の大きさは，長さ1〜8 μm，直径0.3 μmであり，他の抗酸菌と同様に厚い細胞壁に囲まれている．菌体最外層に，phthiocelol dimycocerosateとらい菌特異的抗原でもあるphenolic glicolipid-Ⅰ（PGL-Ⅰ）の脂質を主成分とする莢膜様構造が認められる．グラム陽性であり，抗酸染色（Ziehl-Neelsen染色）により赤く均一に染色される．らい菌は生体内では，30〜32℃の比較的低温で最も効率的に増殖するが，試験管内における人工培地下での培養は現在に至っても成功していない．生体内でらい菌に対し強い親和性を示す細胞は，マクロファージと末梢神経シュワン細胞であり，そのため，皮膚と末梢神経障害が主病変となる．後述の多菌型ハンセン病のように，きわめて大量のらい菌が感染し発症した症例においては，皮膚以外にも鼻粘膜・肝臓・末梢神経幹・骨髄等にらい菌の感染が認められる．

らい菌の感染ルートは経鼻粘膜飛沫感染であり，ヒトからヒトへの伝播が主ルートと考えられている．しかし，ヒト以外にもココノオビアルマジロ，マンガベイザル，チンパンジーにも自然感染例が報告されている．同時にハンセン病の濃厚流行地域では，井戸水等の自然環境中にもらい菌が同定されていて，かつ地域住民の鼻粘膜上には，高頻度にらい菌の存在が観察される．一般にらい菌の感染価は低く，かつ抗原性も弱い．らい菌に対する生体防御反応は，他の抗酸菌と同様，CD4陽性T細胞を中心とした細胞性免疫によって営まれている．抗原提示細胞であるマクロファージに感染するとファゴゾームを形成し，ライソゾームとの融合を抑制する．さらに，感染したマクロファージからは，免疫抑制性に作用するインターロイキン10（IL-10）が大量に産生されるため，らい菌に対する細胞性免疫反応（あるいは生体防御反応）は簡単には惹起されず，その結果としてマクロファージを中心に細胞内寄生性感染が誘導される．らい菌はマクロファージの中でゆっくりと増殖し，多菌型ハンセン病患者では，球状菌塊（globi）を形成することもしばしばである．

ハンセン病は，らい菌の感染から発症までに長期間を有するため，また診断が容易ではなかった等の要因により，その発症機構は未だ明らかにされていない点が多い．しかし，WHOはハンセン病の主な感染源は多菌型の患者そのものであろうと推察し，ハンセン病の制圧戦略として多剤併用療法の提案と浸透を図った．その結果として，1980年には1,000万人以上存在したハンセン病患者が，2005年には有病率は85％以上低下し，22万人にまで減少している．新患患者数も年々低下し，2005年には30万人を切るに至っている．また，日本国内における新規発症患者数も，最近では年間10人前後になっており，その大多数は在日外国人労働者である．なお，多剤併用療法施行患者の再発率は年間0.1％であり，2005年には世界中で3,000人弱の再発例が確認されている．

ハンセン病は，らい菌の感染によって発症する慢性炎症性疾患であるが，多彩な病型を呈する．1982年WHOは，病変部位のらい菌の有無によりきわめて簡単に分類する方法，すなわち少菌型と多菌型に大別する病型分類法を提示した．ハンセン病流行地域ではきわめて有用な分類法であり，病変部位生検標本中にらい菌が確認されれば多菌型と診断される．

ハンセン病の病型は，らい菌感染者のらい菌に対する免疫反応の質と強さに密接に関係している．少菌型では，病変部位に類肉芽腫が形成され，細胞性免疫が惹起される．インターフェロンγ（IFN-γ）産生性 CD4 陽性 T 細胞が重要な役割を果たし，この CD4 陽性 T 細胞の活性化には，CD1a 抗原陽性の樹状細胞が関与している．CD4 陽性 T 細胞の活性化に伴い，らい菌の増殖は抑制されるため，通常は少菌型ハンセン病患者病変部位にらい菌の存在は確認されない．従って，少菌型においては，皮膚病変を示す部位もきわめて少なく，皮疹は全身をくまなく探しても通常 5 ヶ所以内であり，全く存在しない症例も少なくない．

一方で，細胞性免疫の活性化に伴うシュワン細胞のアポトーシスはしばしば観察される．そのため，末梢神経の肥厚や知覚脱失を伴う末梢神経障害が頻発する．多菌型においては，細胞性免疫反応はきわめて弱いか欠如する一方，ポリクローナルに活性化した B 細胞が存在し，多数の抗体が産生されている．らい菌特異的抗原である PGL-Ⅰに対する抗体の測定は，補助診断法の 1 つとなる．細胞性免疫反応の欠如に伴い，らい菌は徐々に増殖しマクロファージ内でその数を増やす．重症例では，マクロファージ内に菌塊が観察され，マクロファージは泡沫状を呈す．泡沫状マクロファージは，活発に抗菌活性を呈しているのではなく，疲弊した像を示しているものと考えられ，集積したらい菌が菌体外に分泌した脂質成分が蓄積した状態と理解される．らい菌は全身に拡大し，左右対称性皮疹を誘導する．顔・口腔・咽喉頭・眼・鼻・耳が好発部位であり，頭髪・眉毛・睫毛の脱毛が起こる．知覚障害のある部分には自律神経障害が伴いやすく，発汗・皮脂分泌の低下が生じやすく，皮膚乾燥・魚鱗癬等を伴いやすい．

化学療法に伴い，らい反応と呼ばれる急性炎症を突如生ずることが多い．らい反応には，1 型らい反応（境界反応）と 2 型らい反応（らい性結節性紅斑）があり，前者は化学療法等に伴いらい菌が死滅し，らい菌抗原が抗原提示細胞に認識されることによって生ずるアレルギー性の強い細胞性免疫反応であり，後者は B 細胞のポリクローナルな活性化によって産生される免疫複合体（Immune complex）が組織や血管壁に沈着して誘導される．いずれも急性炎症像が主体であり，治療には免疫抑制剤が必要である．

ハンセン病の診断は，

① 皮膚症状（特に知覚障害を伴う皮疹）
② 知覚麻痺を中心とする神経症状（特に末梢神経の肥厚・腫脹）
③ 生検病理組織像
④ 皮膚組織液塗抹の抗酸菌染色または PCR 検査

が基本である．PCR 法においては，RLEP 配列または *HSP70*（*dnaK*）遺伝子の内部に設定されたプライマーが有用である．また，血清中の抗 PGL-Ⅰ抗体の測定は補助診断法として用いられるが，少菌型ハンセン病患者での有用性は低い．近年，らい菌の細胞膜に存在する Major Membrane Protein-Ⅱに対する抗体測定は，感度・特異度ともに PGL-Ⅰ抗原よりも優れ，多菌型患者で 82%，少菌型ハンセン病患者でも 40% が陽性であると報告されている．

ハンセン病の治療は多剤併用療法が基本である．耐性菌の出現を防ぐためにも単剤の使用は厳禁である．多剤併用療法には，一般的には，DDS・クロファジミン（B663）・リファンピシンが用いられる．多菌型ハンセン病では 1 年以上，少菌型ハンセン病でも 6 ケ月間の治療が必要である．WHO が多剤併用療法を提唱した根幹には耐性菌の出現を防ぐことがあったが，これら薬剤に対する耐性菌の出現も確認されており，近年では複数の薬剤に対して耐性を示す多剤耐性菌も報告されている．また，上記 3 剤に加え，ニューキノロン系のオフロキサシンが保険適応薬として認可されている．針刺し事故等の場合，予防方策としては，リファンピシン・オフロキサシン・ミノサイクリンの1回投与（ROM療法）が推奨される．

予防に *Mycobacterium bovis* BCGがワクチンとして用いられたことがある．しかし，その有用性は地域によって異なり，近年，全世界的な有用性は26%にとどまると報告された．従って，現在信頼しうるワクチンは存在しない．

【実験室のハザード及び予想されるリスク】

標準的BSL-2対策で十分対応が可能である．らい菌の取扱いは，BSL-2適合安全キャビネットを使用する．実験衣・マスク・手袋・帽子（Personal Protective Equipment）の着用が必要であるが，感染ルートは経鼻飛沫感染であることから，マスクと手袋の着用は必須である．らい菌感染者の中でハンセン病発症に至る確率は5%と考えられており，らい菌の増殖速度を考えれば，実験者の細胞性免疫能が正常に保たれていれば，リスクは低い．

【予防法ー消毒・滅菌法ー】

消毒には70%エタノールが有効であり，滅菌にはオートクレーブ（121℃，20分）が必須である．［**牧野正彦**］

◉文献

1） 牧野正直，他編：総説現代ハンセン病医学，第1版，pp1-468，東海大学出版会，2006.
2） Stoner GL: *Lancet* **2**: 994-996, 1979.
3） Ridley DS, Jopling WH: *Int J Lepr Other Mycobact Dis* **34**: 255-273, 1966.
4） Sieling PA et al: *J Immunol* **162**: 1851-1858, 1999.
5） Hashimoto K et al: *Infect Immune* **70**: 5167-5176, 2002.
6） Kimura H et al: *Scand J Immunol* **60**: 278-286, 2004.
7） Makino M et al: *Microbes and Infection* **9**: 70-77, 2007.
8） Maeda Y et al: *FEMS Microbiol Lett* **272**: 202-205, 2007.
9） 牧野正彦，他：*Jpn J Leprosy* **74**: 3-22, 2005.

12 抗　酸　菌

【病原体の特性，BSL】

ここでは，ハンセン病・結核以外の病原性抗酸菌感染症について，非結核性抗酸菌を中心に概説する．

すべての非結核性抗酸菌はBSL-2レベルで取扱われるグラム陽性の桿菌である．抗酸菌症の約80％は結核菌群の感染によって発症し，残りの20％が非結核性抗酸菌の感染によって誘導される．結核菌以外の抗酸菌は，従来は非定型抗酸菌と呼ばれたが，最近では米国を中心に非結核性抗酸菌と呼び方が変わってきている．日本においては，非結核性抗酸菌症のうち，70％を*Mycobacterium avium intracellulare* complex（MAC）が占め，他の20％が*M. kansasii*の感染で発症している．非結核性抗酸菌症は，日和見感染症として重要な位置を占めるが，最大の特徴は

① 土壌・水等，自然界に存在する環境菌であること
② 抗結核薬に対し抵抗性を示すこと
③ エイズ等，免疫機能低下を伴う宿主では播種性全身性病変を惹起すること
④ 一般的にヒトへの病原性は結核に比し弱く，ヒトからヒトへの伝播がないこと

である．同じ環境菌であってもMACと*M. kansasii*は様相が異なり，MACは自然界の土壌・水の中でよく発育し，健常者の喀痰からも分離されることがある．家畜，特にブタでは主要起因菌の1つであるが，ブタから分離されたMAC菌のヒトへの感染は確認されていない．ヒトと家畜とでは異なる菌株によって病変が発症するものと考えられる．従って，MAC菌の主なヒトへの感染源は自然界の水と想定されている．ただし，MACは*M. kansasii*と同様，水道水にも存在し，エイズ患者の播種性MAC症の原因となった例も報告されている．一方，*M. kansasii*が自然の土壌・水から分離されることはまれであり，水道水が主な感染源と想定されている．そのため，同一地域の水道水から繰り返し分離されることもしばしばである．

非結核性抗酸菌症の主病変部位は肺であるが，リンパ節・皮膚・軟部組織・骨格筋・滑膜・関節・骨への感染を起こすこともある．地域によって発症頻度・原因菌に大きな差があることも特徴の1つである．健康な肺に感染する一次型と，結核後遺症（瘢痕）・気管支拡張症等により破壊された肺組織に感染・増殖し発症する二次型，さらに免疫機能低下または不全に伴い発症する播種型が存在する．しかし，結核のように潜伏期間の有無等，感染から発症に至るまでの機序は明らかになっていない．

非結核性抗酸菌は，多くの健常者が既感染していること，環境菌であること，また慢性呼吸器疾患を有する患者では，気道に常在していること，排菌はするものの発症には至っていない状態（集積化“colonization”）があるため，非結核性抗酸菌症の診断は慎重であるべきである．診断は，病歴・臨床基準・胸部X線所見・細菌学的診断基準を総合して行う．臨床症状は様々であり非特異的であって，慢性的な咳・痰・倦怠感が最も多い．従って，特異的な臨床症状はなく，またツベルクリン反応に陽性となる症例も少ない．菌種特異的な抗原に対しては，遅延型皮内反応が陽性となる可能性が示唆されているが，診断用特異抗原の開発は進んでいない．胸部X線所見では，一般的には周囲の肺実質への浸潤が乏しい薄壁空洞が多く，経気管支的な広がりよりは周囲への連続的広がりを示し，胸膜への浸潤がより強くみえる．ただし胸水はまれである．従って，非結核性

抗酸菌症の決め手となる臨床所見上の特徴はなく，非結核性抗酸菌を分離・培養することが診断には不可欠である．

喀痰検査は少なくとも3回以上行い，連続的に2回以上同一菌が同定されたならば，治療を積極的に行うことが望ましい．起因菌の多くは遅発育型であるため，菌の培養には時間がかかる．検出可能な発育がみられるまでには，固形培地上で2〜4週間，放射性標識されたBACTEC12B液体培地で1〜2週間かかる．培養は通常35〜37℃で6週間行う．そのため，菌種の同定には迅速診断法が有用であり，DNAプローブとBACTEC NAPテストがしばしば用いられる．前者は，ribosomal RNAに相補的DNAプローブを用いる方法で，感度・特異度ともに優れている．結核菌用プローブとMAC用プローブが存在する．後者は，NAP（*p*-nitro-*α*-acetylamino-*β*-hydroxypropiophenone）と呼ばれる選択的発育阻害剤を利用して，結核菌と非結核性抗酸菌を判別する方法である．

治療は化学療法を基準とし，奏効しない場合は外科的切除を行う．非結核性抗酸菌は，一般的に抗菌剤に対して抵抗性である．*in vitro*の薬剤感受性試験では，抗結核剤のほとんどに耐性を示すが，その機序は不明である．近年，クラリスロマイシン等マクロライド系薬剤の有効性が確認され福音となっている．

生化学的性状により*M. avium*と*M. intracellulare*を識別することができないため，*M. avium* complex（MAC）として取扱われてきた．*M. avium*はトリ・ブタ等の動物に，*M. intracellulare*はヒトに肺炎を起こす抗酸菌として考えられてきた．しかし，分子生物学的技法の導入により，両者を明確に分けることが可能となった．その結果，ヒトから分離されるMACの約半数は*M. avium*であり，エイズ患者の50%が*M. avium*に感染していることが明らかになっている．*M. avium*はエイズに合併する抗酸菌中，結核を除く非結核性抗酸菌の90%を占める．罹患者全体では，男性が女性に比して2〜3倍多く，発症者の平均年齢は50〜60歳である．地域によって*M. avium*と*M. intracellulare*の分離頻度に差が見られ，関東・東北・北海道では*M. avium*が80%，*M. intracellulare*が20%，反対に中国・九州では*M. intracellulare*が70〜90%分離されている．発症機構として，肺内に何らかの局所的傷害が発生し，菌の排出ができなくなった結果，菌が増殖し発症に至る症例が多いと考えられている．

MACは*M. kansasii*と異なり毒力が弱く，上述のような肺内局所の抵抗力低下あるいは免疫力の低下で発症しやすい．自然界の水で良く発育し，自然の水が主な感染源となっている．抗結核薬に対する感受性は結核菌の1/10〜1/100と弱く，イソニアジドは全く無効である．しかし，抗結核薬の多剤併用療法を1.5〜2年間続けると，初回治療例の半数は菌陰性化するが，再発例では菌陰性化する症例は10%にとどまる．近年，ニューマクロライド系のクラリスロマイシンやアジスロマイシンの有効性が確認され，リファマイシンSの誘導体であるリファブチンは，リファンピシンより有効性が高いと報告されている．

*M. kansasii*は毒力が強く，基礎疾患のない健常肺にも結核様病変を作りやすい．*M. kansasii*の約25%は全く結核と区別がつかない病変を形成し，80〜90%に空洞影を認める．症例の40%が健康診断で発見されている．従って，起因菌の同定がきわめて重要となる．しかし，これまで*M. kansasii*を的確に診断する分子生物学的技法は開発されていなかった．近年，*dnaA*遺伝子が良き標的となることが向井ら[3)]によって明らかにされた．罹患者は圧倒的に男性に多く（男：女＝6.9：1），平均年齢は50歳である．自然界から*M. kansasii*が分離されることはまれであるが，人工の給水設備を通した水道水からしばしば分離される．しかし，詳細な感染ルートは不明である．化学療法に対して抵抗性ではあるが，基本的にはリファンピシン・イソニアジド・エタンブトールに対し感受性を有し，ピラジナミドには抵抗性を示す．結核の中等〜重症用治療法によりほぼ良好な成績が得られていて，12〜18ケ月間の治療で90%が菌陰性化する．再発率は10%である．*M. kansasii*は，アルカリ処理により発育

しなくなることがあるため，前処理には注意を要する．

非結核性抗酸菌に対するワクチンは皆無であり，BCG の有効性も全く不明である．

【実験室のハザード及び予想されるリスク】

P2 実験室での取扱いが不可欠である．安全キャビネットを使用し，Personal Protective Equipment（実験衣・帽子・マスク・手袋）の着用を励行する必要性が高い．特に，MAC はエアロゾルを高率に発生し，*M. kansasii* は健常肺にも病変を形成するため注意を要する．

【予防法ー消毒・滅菌法ー】

70% エタノール液で消毒が可能であり，滅菌にはオートクレーブ（121℃，20 分）処理が必要である．

［**牧野正彦**］

◉文献

1） 小山明編：非結核性抗酸菌症（非定型抗酸菌症），No. 11, pp1-108，財団法人結核予防会，JATA ブックス，1998.

2） 泉孝英監訳：米国胸部学会ガイドライン 結核・非結核性抗酸菌症診療ガイドライン（第 2 版），pp145-186，医学書院，2004.

3） Mukai T et al: *FEMS Microbiol Lett* **254**: 232-239, 2006.

13 結　核　菌

【病原体の特性，BSL】（表 1）

結核は古代から人類を脅かしてきた感染症であるが，未だ制圧されていない．結核菌既感染者は全世界で約 20 億人（日本：2,500 万人），年間新規患者数は 880 万人（日本：2.6 万人），罹患率（対人口 10 万人）は 140（日本：20.6），年間死亡者数は 200 万人（日本：0.23 万人）であり，現在においても甚大な健康被害を提供している．病変部位により，肺結核，肺外結核，粟粒（全身播種性）結核に分類される．

結核菌は *Mycobacterium* 属（抗酸菌）に属し，非運動性，芽胞や莢膜を形成しない好気性グラム陽性桿菌（長さ：2〜4 μm，幅：0.3〜0.6 μm）である．ゲノムサイズは約 4.4 Mb で GC 比 65.6 % である．遺伝学的にきわめて近縁の *M. bovis, M. africanum* や *M. microti* とともに結核菌群 *Mycobacterium tuberculosis* complex を形成している．結核菌群は生化学的にナイアシンを産生することで，非結核性抗酸菌やらい菌等の他の抗酸菌と区別される．抗酸菌細胞壁は脂質に富むため（乾燥菌量の 10〜40%，細胞壁の 20〜60%），通常のグラム染色法では染色されにくく，Ziehl-Neelsen 法や蛍光等の特殊染色（抗酸性染色）によって染色される．しかし，いったん染色されると塩酸等でも脱色されにくいことから抗酸菌（acid-fast bacilli）と呼ぶ．細胞壁糖脂質，特に，ミコール酸（mycolic acid）は染色性や細胞壁の疎水性に最も関与している．菌体表層の強い疎水性のため，乾燥，凍結や酸・アルカリ，消毒剤等に強い抵抗性を示し，宿主体内外で長期間にわたり生存する．

発育には適度の酸素（20%）を必要とし，炭酸ガス（5%）は発育を促進させる．しかし，嫌気状態でも完全に死滅することはなく，休眠状態（dormancy）として生存する．37〜38℃ を発育至適温度とし，至適 pH は pH6.8〜7.0 である．固形培地として，小川培地や Lowenstein-Jensen 培地等の卵培地，あるいは，Middlebrook 7H10 や 7H11 培地が使用されるが，遅発育性であり（倍加時間：16〜18 時間），コロニーの肉眼的な検出に 2〜3 週間以上を要する．遅発育性は検体培養による結核の診断を遅らせる一因となる．小川培地表面では「ロウ状」の光沢を持った R 型コロニーを形成し，乳白色〜淡黄色の色調を呈する．界面活性剤を加えずに液体培地に培養した場合，培地表面に肉眼的にコード状に発育する（cord 形成）．

喀痰に含まれる結核菌の飛沫核（空気）感染により，結核はヒト-ヒト感染伝播する．結核菌は病原性の高い細菌であり，わずか数個の菌を吸入することで感染が成立する．感染しても発病は生涯を通じて約 10% で，90% は感染した結核菌が休眠状態で宿主体内に残存する（persister）．

結核菌は外毒素や内毒素を産生せず，その病原性は宿主感染防御機構から逸脱して細胞内生存や増殖をすること，遅延型過敏反応を誘導することにより表現される．結核菌は細胞内寄生菌であり，宿主マクロファージに貪食された後，殺菌されずに増殖する．マクロファージ内では食胞体（ファゴゾーム）内に留まるが，ファゴゾームとリソゾームの融合（ファゴリソゾーム融合）を阻害することで，細胞内殺菌機構から逸脱する．

すべての結核菌株は BSL-3 である．

感染症の予防及び感染症の患者に対する医療に関する法律等の一部を改正する法律（改正感染症法）では，結核菌は特定病原体等に指定され，四種病原体等に，多剤耐性結核菌は三種病原体等に分類されるので，管理・取扱いに際し，同法を遵

表1　結核菌の特徴

細胞内寄生性	ファゴリソゾーム融合を阻害し，マクロファージ内ファゴソーム中で生存
遅発育性	倍加時間 16～18 時間 コロニー形成に 2～3 週間以上
細胞壁	脂質に富み（乾燥菌量の 10～40%，細胞壁の 20～60%），抗酸性を呈する 種々の環境や化学物質に抵抗性を示す
運動性	非運動性，芽胞非形成性，莢膜なし
遺伝子	ゲノムサイズ約 4.4 Mb，GC 比 65.6%
感染形式	エアロゾル：飛沫核（空気）感染
好気性	発育には酸素を要求し，酸素分圧の高い肺等で増殖 酸素が枯渇しても死滅せず，休眠状態となる
病態	慢性炎症，肉芽腫形成，乾酪壊死，空洞形成，線維化

表2　結核菌曝露に対する応急措置，及び事故対応

バイオセーフティレベル		BSL-3
感染経路		結核菌を含む飛沫核（空気）感染
応急処置	針刺し・怪我	血液を絞り出し，流水で洗浄後，傷口を消毒
	皮膚	流水で洗浄後，消毒
	口	うがい
	眼	流水あるいは滅菌生理食塩水で洗浄
	鼻	鼻腔洗浄
感染事故対応		応急処置と施設管理者への報告，医療機関を受診
緊急投薬		なし
有効な薬剤		発病予防にはイソニアジド（INH）投与，INH 耐性菌の場合，リファンピシン（RIF）投与
経過観察		定期健診による胸部 X 線撮影検査 結核菌特異抗原による末梢血 interferon-γ 遊離試験 ツベルクリン皮内反応検査 経過観察，曝露後 2 年間
臨床症状		針刺し・外傷局所では感染部位の炎症，所属リンパ節の腫脹 症状は2週間以上持続する咳嗽，喀痰や発熱が最も多く，その他，全身倦怠，血痰，胸痛，体重減少，寝汗や食欲低下等

表3　結核菌感染に対する予防措置

ワクチンの接種		BCG ワクチン
特異免疫反応試験	TST	ツベルクリン皮内反応（Mantoux） 48 時間後判定：遅延型皮内反応
	IGRA：QFT	末梢血細胞 IFN-γ 産生・遊離試験（IGRA，Quantiferon®）：*in vitro* 抗原；ESAT-6，CFP-10
発病予防内服		感染曝露が確認された場合，INH（300 mg/日，6～9 ケ月）投与，INH 耐性菌の場合，リファンピシン（RIF）投与
滅菌法		使用した器具はオートクレーブ 121℃，30 分による滅菌
消毒薬		アルコール類，フェノール類，アルデヒド類による消毒

守する．

【実験室のハザード及び予想されるリスク】（表 2）

結核菌は飛沫核（エアロゾル）により感染伝播するので，実験室においてはエアロゾルの発生及び吸引に留意する．1979～1999 年における実験室感染の原因病原体の中で，結核菌は最も頻度が高かった．針刺し，外傷等により菌が体内に入った可能性のある場合，緊急処置を必要とする．また，有効な抗微生物薬の投与を行う．針刺しや外傷では感染部位の炎症，所属リンパ節の腫脹が生じる．針刺しや外傷に対しては，血液を絞り出し，流水で洗浄後，創部を消毒する．体表面への付着が懸念される場合には流水で洗浄し，可能であれば消毒する．口腔内に入った可能性がある場合には十分にうがいを行う．感染事故対応は，針刺し事故等の場合には応急処置と施設管理者への報告，医療機関の受診を行う．なお，結核予防法は改正感染症法に統合され，結核は二類感染症に位置づけられた．この規程により，結核患者あるいは結核の疑い患者と診断するに足る高度の蓋然性が認められる場合，診察した医師は届出を直ちに行わなければならない．

臨床症状としては 2 週間以上持続する咳嗽，喀痰や発熱が最も多い．全身倦怠，血痰，胸痛，体重減少，寝汗や食欲低下等を伴うこともある．なお，約 20% は自覚症状の有無に関わらず，健康診断で発見される．

本菌の潜伏期間は長く，若年層の一次感染では 4～18 ケ月，既感染者の二次感染では長期経過後の発症もある．そのため，感染が懸念される場合，胸部 X 線撮影検査，感染曝露 6～8 週間後，結核菌特異抗原による末梢血 interferon-γ 遊離試験（Quantiferon® 陽性：0.35IU/mL 以上）やツベルクリン皮内反応検査（陽性，日本：紅斑≧直径 10 mm 以上，欧米：硬結≧直径 5 mm 以上）等を行い，2 年間経過観察する．なお，ツベルクリン皮内反応陽性は結核菌感染のみならず，BCG 接種や非結核性抗酸菌感染でもみられ，逆に，活動性結核の約 25% は陰性である．陰性は真の陰性（結核菌未感染）や偽陰性（結核菌既感染にもかかわらず，陰性）を包含し，偽陰性として，栄養障害，高齢者，免疫疾患，リンパ系悪性腫瘍，副腎皮質ステロイド薬療法，慢性腎不全，サルコイドーシス，HIV 感染者（AIDS を含む）や重症結核（播種性）等がある．従って，ツベルクリン皮内反応は結核の補助診断である．ツベルクリン皮内反応陽性は感染防御の指標とならないことも留意する．

【予防法ー消毒・滅菌法ー】（表 3）

結核の予防ワクチンとして，弱毒ウシ型結核菌由来生ワクチンの BCG が汎用されている．乳幼児における BCG 接種は有効とされているが，成人への効果は疑問視されている．結核菌を扱う業務に従事する前には，結核菌既感染の有無を確認しておくことが望ましい．確認にツベルクリン皮内反応，特に，結核菌特異抗原による末梢血単核細胞 interferon-γ 遊離試験が推奨される．予防内服にはイソニアジド（INH）が投与される．感染を受けたと判断される場合，INH300 mg を 1 日量として 6～9 ケ月投与する．感染結核菌が INH 耐性の場合，リファンピシン（RIF）を投与する．

結核菌は熱湯による煮沸 10 分間で完全に殺菌できるが，オートクレーブ（121℃，30 分）による滅菌が最も望ましい．消毒薬ではアルコール類，フェノール類，アルデヒド類が有効である．滅菌不可能な器具はグルタールアルデヒドに 30 分以上浸して消毒する． **［大原直也・小林和夫］**

◉文献

1） 泉孝英監修，冨岡洋海編：結核（第4版），医学書院，2006.
2） 光山正雄編：結核，医薬ジャーナル社，2001.
3） 小林和夫：マイコバクテリウム（抗酸菌）と感染症．山西弘一監修，平松啓一・中込　治編，標準微生物学（第 9 版），pp279-292，医学書院，2005.
4） 露口泉夫編：最新医学別冊 新しい診断と治療の ABC 41/呼吸器 6 結核・非結核性抗酸菌症，最新医学社，2006.
5） 四元秀毅・山岸文雄：医療者のための結核の知識（第 2 版），医学書院，2005.
6） Morens D M et al: *Nature* **430**: 242-249, 2004.
7） Stop TB Partnership. http://www.stoptb.org/
8） 厚生労働省．平成 18 年結核発生動向調査年報集計結果．http://www.mhlw.go.jp/bunya/kenkou/kekkaku-kansenshou03/06.html
9） World Health Organization. Tuberculosis http://www.who.int/mediacentre/factsheets/fs104/en/index.html
10） エイズ予防情報ネット http://api-net.jfap.or.jp/
11） 厚生労働省．結核・感染症に関する情報．http://www.mhlw.go.jp/bunya/kenkou/kekkaku-kansenshou.html
12） Centers for Disease Control and Prevention. TB guidelines. Infection contrl. http://www.cdc.gov/tb/pubs/mmwr/Maj_guide/infectioncontrol.htm

COLUMN **多剤耐性結核菌（MDR-TB）と超多剤耐性結核菌（XDR-TB）**

結核菌においても抗微生物薬耐性が問題となっているが，薬剤耐性結核菌で，INH と RIF に同時耐性菌を多剤耐性結核菌（Multidrug-resistant TB：MDR-TB），多剤耐性結核菌でフルオロキノロン耐性，かつカナマイシン，アミカシン，カプレオマイシン等，注射可能薬の少なくとも 1 剤以上に耐性の菌を超多剤耐性結核菌（Extensively drug-resistant TB：XDR-TB）という．薬剤耐性，特に，XDR-TB は抗結核化学療法がほとんど無効であり，生命予後も不良である．薬剤耐性結核菌に有効な新規抗結核薬の開発が希求されている．

14　淋　　菌

【病原体の特性，BSL】

世界で年間6,200万症例が存在するといわれている淋菌感染症は，多くの現代人を悩ましている性感染症の1つである．人類との関わりは古く，紀元前の古代中国やヘブライの頃より人類を脅かしていた．その起因菌は1879年にドイツ人細菌学者 Albert Neisser 博士により発見され，*Neisseria gonorrhoeae* と命名された．日本において淋菌感染症は五類感染症定点把握疾患に定められており，全国約900ケ所の性感染症定点より毎月報告がなされている．

淋菌感染症の原因菌である淋菌（*Neisseria gonorrhoeae*）は，髄膜炎菌（*Neisseria meningitidis*）とともに病原性 *Neisseria* 属細菌である．バイオセーフティレベルは BSL-2 に指定されている．また，本菌はグラム陰性の直径0.5～1.0 mm のソラマメ状球菌が2つ向き合わせた配列で存在する双球菌である．病巣から採取された膿や分泌物等において白血球内に存在する特徴的な形態が観察され，診断的にも重要である．

淋菌は外界の環境に対して非常に抵抗性が弱く，自然界ではヒトを宿主にしてのみ生育することができる．培養にはロウソク培養あるいは CO_2 インキュベーターを用い，CO_2 濃度5～10% で，36±1℃，24～48時間培養する．非常に死滅しやすい菌で，患者の粘膜から離れると数時間で感染性を失い，日光，乾燥，温度変化あるいは消毒剤で簡単に死滅する．このことを考慮し，検体採取から培養開始までの時間をできるだけ短くすることが重要である．

感染者とのあらゆる性行為が感染経路であり，性行為の形態により異なる部位へ感染を起こす（表1）．伝播した淋菌が尿道，及び子宮頸管あるいは咽頭，直腸上皮細胞，眼球結膜等の細胞に接着し，細胞内に侵入することで感染が成立すると考えられる．

男性では主に淋菌性尿道炎を呈する．感染すると，2～7日の潜伏期を経て尿道分泌物が出現し，排尿時に疼痛や熱感を生ずる．分泌物は，多量，黄白色，膿性である．また，菌体が尿道から上行性に侵入すると精巣上体炎や前立腺炎を起こすことがある．

女性では主に淋菌性子宮頸管炎を呈するが，自覚症状が乏しいことが特徴としてあげられる．上行性に炎症が波及していくと子宮内膜炎，さらに卵管炎等骨盤内炎症性疾患を引き起こす．また，女性は無症候キャリヤーになることが多いとされる．不顕性感染者が感染源になる可能性があること，さらに女性不妊の原因の1つとして考えられることから，十分な対応策が必要であると考えられる．泌尿生殖器感染以外では，咽頭への定着に関しても注意が必要であり，オーラルセックスによる感染数が増加傾向にある．

また，結膜への感染も重要である．成人では，性行為の1～3日後，強い結膜充血，浮腫，眼痛が起こり，大量のクリーム状の濃い眼脂が出る．新生児でも，生後1～3日で両眼性に強い結膜充血，浮腫が起こり，クリーム状の濃い眼脂が出る．成人でも新生児でも，重症化すれば角膜穿孔の結果，失明の危険性がある．時に淋菌の血流への侵入によって，菌血症を呈して播種性淋菌感染症に進展し，発熱や全身の関節痛，関節炎を起こすことがある．

【実験室のハザード及び予想されるリスク】

上述したように，淋菌の感染は粘膜へ接着することが必須である．そのため，淋菌による実験室内感染の危険性は，誤った注射器の使用による病

表 1　淋菌感染症と臨床検体

疾患名	想定される臨床検体
急性尿道炎	尿道分泌物及び尿
子宮頸管炎	子宮頸部擦過物及び分泌物
精巣上体炎	尿道分泌物及び尿
淋菌性咽頭炎	咽頭拭い液
直腸炎	便
播種性淋菌感染症	血液
関節炎	滑膜液

原体の粘膜部への曝露，あるいは感染性臨床検体が直接的あるいは間接的に粘膜へ接触することによりもたらされる．また，淋菌が含まれている可能性がある臨床検体としては，尿道・子宮頸部・結膜分泌物，滑膜液，尿，便，髄液等が考えられる．臨床上，淋菌感染症は性行為に関与した感染経路と産道における新生児の結膜感染とに限られるが，実験室内では曝露される可能性が高い粘膜部位は結膜である．安全キャビネットの適切な使用，及びグローブの着用と正しい実験操作及び手指の消毒によって，実験室内感染は避けることが可能である．

これまで症例数は少ないながらも，実験室内感染が報告されている．Diena らは，マウスを用いた淋菌の感染実験を行っていた実験従事者が淋菌性結膜炎を呈したケースを報告した[1)]．また，Bruins らは，注射筒から注射針をはずす際に淋菌を含む溶液が噴出し，実験従事者の顔面を汚染し結膜炎を呈したケースを報告した[2)]．これまでエアロゾルを介した感染例の報告はない．

【予防法ー消毒・滅菌法ー】

予防法としては，一般的な安全な実験操作を行うことが最も重要である．これまでの報告から，特に感染性臨床検体あるいは培養液を扱う際に必ずグローブを用いること，また使用中のグローブで顔面，特に眼周辺を接触しないことに留意すべきである．また，注射筒は安全ロックがかかるものを使用することが重要である．

淋菌は自然界では生存不可能であり，生物学的には比較的脆弱な細菌に分類されると考えられる．そのため，エタノールや次亜塩素酸を用いた一般的な消毒方法によって十分に殺菌可能であり，仮に実験室内の器具に付着したまま放置された場合でも，乾燥と栄養欠乏により自然死滅すると考えられる．一般的なオートクレーブの条件下で完全に滅菌することが可能である．

［**大西　真**］

◉文献

1） Diena BB et al: *Can Med Assoc J* **115**: 609-612, 1976.
2） Bruins SC, Tight RR: *JAMA* **241**: 274, 1979.

15　チフス菌，パラチフスA菌

【病原体の特性，BSL】

チフス菌，及びパラチフスA菌はともに，サルモネラ属菌に包括される．サルモネラ属は，*Salmonella enterica*，*Salmonella bongori*，及び*Salmonella subterrania*からなる．*S. enterica*は，*enterica*，*salamae*，*arizonae*，*diarizonae*，*houtenae*，及び*indica*の6つの亜種を含む．またサルモネラ属菌は，2,500種以上の血清型を包括している．*S. enterica* subsp. *enterica*はヒトから分離されるサルモネラ属菌のほとんどすべての血清型を含んでいる．*S. enterica* subsp. *enterica* serovar Typhi（略して*S.* Typhi；チフス菌），及び*S. enterica* subsp. *enterica* serovar Paratyphi A（略して*S.* Paratyphi A；パラチフスA菌）はそれぞれ，腸チフス及びパラチフスの原因菌である．腸チフス，及びパラチフスは，同菌によって起こる，局所の腸管病変ならびに細網内皮系での菌の増殖による菌血症を特徴とする感染症である．腸チフス・パラチフスは一般のサルモネラ感染症とは区別され，チフス性疾患と称される．パラチフスの原因菌として，他のサルモネラ属菌（*S.* Paratyphi B, *S.* Paratyphi C, *S.* Sendai）があるが，Paratyphi A以外は一般のサルモネラ症の原因菌として扱われる．

チフス菌，パラチフスA菌はともに運動性陽性の通性嫌気性グラム陰性桿菌で，腸内細菌科サルモネラ属に属す．これらは菌体抗原であるO抗原，鞭毛抗原であるH抗原，さらにチフス菌は莢膜抗原であるVi抗原を持ち，各抗原は当該菌の同定に利用されている．チフス菌の抗原構造式は，9, 12, Vi: d: -であり，パラチフスA菌のそれは，1, 2, 12: a: -である（O抗原：H抗原1相：H抗原2相の順に記載する）．これらの菌は通常使用される普通寒天培地等で容易に培養することが可能である．チフス菌及びパラチフスA菌は，上記のように*S. enterica* subsp. *enterica*（いわゆる生物群I）に包括されるが，一般的な生物群Iのサルモネラとは異なる生化学性状を示す．その主な特徴は以下の通りである

Typhi,

① アンモニウム培地（Simmons等）上で発育しない．

② オルニチンデカルボキシラーゼを産生しない．

③ 粘液酸を発酵しない．

④ ブドウ糖からガスを産生しない．

⑤ アラビノース，及びラムノースを発酵しない．

⑥ TSI（Triple Sugar Iron）培地における硫化水素産生性試験では凝水のみが黒変し，高層全体の黒変はほとんど起こらない

Paratyphi　A,

① リジンデカルボキシラーゼを産生しない．

② アンモニウム培地上で有機酸を利用しない．

③ 硫化水素を産生しない．

平成19年6月に施行された「感染症の予防及び感染症の患者に対する医療に関する法律等の一部を改正する法律」（いわゆる改正感染症法）では，腸チフス，パラチフスは三類感染症に指定され，患者（確定例），及び無症状病原体保有者（保菌者）を診断した医師は，速やかに最寄りの保健所を通じて都道府県知事等に届け出るように決められている．またチフス菌，パラチフスA菌は同法にて四種病原体等に分類されており，定められた施設基準，保管，使用，運搬，滅菌等の基準の遵守が求められている．また，チフス菌，パラチフスA菌ともBSL-3での取扱いが指示さ

れている．

【実験室のハザード及び予想されるリスク】

腸チフスは重篤な感染症であり，発展途上国を中心に発生している．自然界においてチフス菌はヒトが唯一のリザーバーであり，無症状保菌者も存在する．感染菌量は 10^3 未満と低く，潜伏期間は摂取菌量に依存して 1～6 週間と大きく変動する．自然界における感染様式は，患者もしくは無症状保菌者の糞便または尿によって汚染された食物や水を飲食することによる．腸チフスとパラチフスの臨床症状はほとんど同じであるが，パラチフスは腸チフスに比較して症状は軽い．

本疾患は曝露から通常 1～3 週間の潜伏期を経て発症する．経過は次の 4 つの病期に分けられる．

第 1 病期：　階段状に体温が上昇し 39～40℃に達する．比較的徐脈，バラ疹，脾腫の三主徴が出現する．

第 2 病期：　極期であり，39～40℃ 台の稽留熱になる．重症な場合では，意識障害を引き起こす．

第 3 病期：　弛張熱を経て徐々に解熱に向かう．下痢が止まり便秘に傾く．腸出血後に 2～3% の患者に腸穿孔が起きることがある．

第 4 病期：　解熱し，回復に向かう．

腸チフス，パラチフスには抗菌薬の投与による治療が行われる．以前の第 1 選択薬であったクロラムフェニコール，アンピシリン，ST 合剤に対する耐性菌の増加に伴い，現在ではフルオロキノロン系抗菌薬が第 1 選択薬として使われている．しかしながら，フルオロキノロン系抗菌薬の 1 つであるシプロフロキサシンに耐性または低感受性を示す株の存在が報告されるようになってきており，日本にもフルオロキノロン系抗菌薬に低感受性を持つチフス菌，パラチフス A 菌が，海外からの輸入事例として入ってきている．これらはフルオロキノロン系抗菌薬に耐性ではないが，フルオロキノロン系抗菌薬に対する MIC（最小発育阻止濃度）が感性株の約 10 倍またはそれ以上に高い．フルオロキノロン低感受性株による腸チフス，パラチフスでは，フルオロキノロン系抗菌薬による治療に反応せず，速やかに解熱しない．現在までにフルオロキノロン系抗菌薬による治療が奏功しなかった腸チフス，パラチフスの症例も多く報告されている．フルオロキノロン系抗菌薬の効果が望めない症例では第 3 世代セフェム系抗菌薬（セフトリアキゾン等）が使用される．現在のところ，第 3 世代セフェム系抗菌薬に耐性を持つチフス菌，パラチフス A 菌はほとんど報告されていない．

このように，腸チフス，パラチフスは実験室の作業員にとってハザードリスクの高い感染症である．実験室においては，経口感染ならびに，まれではあるが，腸管以外のルートによる感染に最も注意が必要である．当該病原菌は，患者あるいは保菌者の糞便，血液，胆嚢（胆汁）及び尿に存在しうる．また，実験室の外での二次感染も重要な問題である．実験室感染によるチフス菌感染の主な症状は，敗血症，頭痛，腹痛及び高熱等である．

【予防法ー消毒・滅菌法ー】

分離された当該病原体の取扱いには BSL-3 対応の操作，及び設備が求められる．上記改正法において「実験室」と規定される施設基準を参照し，遵守することが求められる．作業リスクに応じ，飛沫防護，マスク，実験衣，手袋等の作業者自身を防護する用具や安全キャビネットの使用が望まれる．明らかなエアロゾル発生のある操作，多量の飛沫が発生する可能性のある操作においては，特に注意が必要である．感染リスク軽減のため，頻繁かつ徹底した手洗いが望まれる．洗浄した手の再汚染を防ぐため，水道の蛇口の操作に気をつけたり，あるいは足ペダル等のリモコン操作が可能な流しを使用したりすることが特に望ましい．また，潜在的に汚染されうる実験器具及び備品を含めた作業面の適切な除染を心がけることが強く望まれる．なお，当該病原体を用いた感染実験を行う動物の飼育設備に関しても実験室内に設けることが，上記改正法で規定されている．

腸チフス，パラチフスの疑いのある患者の臨床検体を扱う場合には，上記改正法で「検査室」と規定される施設基準を遵守し，上記のような用具，器具等の使用における留意点を十分考慮して作業を行う．

チフス菌，パラチフスA菌に関しては，一般のサルモネラ属菌と同様にアルコール（酒精綿，スプレー等），次亜塩素酸等で殺菌，消毒が可能である．滅菌については，121℃，15分以上の条件での高圧蒸気滅菌による方法，もしくは有効濃度0.01%以上の次亜塩素酸ナトリウム水による1時間以上の浸漬をする方法が上記改正法において定められている．　［泉谷秀昌］

◉文献

1）坂崎利一，田村和満：腸内細菌（上巻），近代出版，2002.
2）廣瀬健二，渡辺治雄：腸チフス・パラチフス，感染症発生動向調査週報（IDWR），2002年第5週号，2002.
3）Centers for Disease Control and Prevention & National Institute of Health: Biosafety in Microbiological and Biomedical Laboratories（BMBL）5th ed, 2007.
4）厚生労働省，感染症の予防及び感染症の患者に対する医療に関する法律（平成10年法律第114号）等の一部を改正する法律（平成18年法律第106号）.

16　髄膜炎菌

【病原体の特性，BSL】

髄膜炎菌（*Neisseria meningitidis*）は，ヒトのみを宿主とするグラム陰性の双球菌である（図1）．

患者のみならず，健常者の鼻咽頭からも0.4〜30%の割合で分離される．この菌はくしゃみ等による飛沫感染により伝染し，気道を介して血中に入り敗血症を起こしたり，さらには髄液にまで侵入することにより髄膜炎を起こす．髄膜炎菌は莢膜多糖の種類によって少なくとも13種類のSerogroup（血清型）に分類されているが，起炎菌として分離されるものはA，B，C，Y，W-135が多く，その中でA, B, Cが全体の90%以上を占める．世界全体としては毎年30万人の患者と3万人の死亡例が出ているが，近年の日本では年間20例ほどの患者の報告しかない稀有な感染症となっている．日本ではB，及びY群髄膜炎菌が起炎菌として同定されることが多い．

髄膜炎菌を人工的に培養する場合には，比較的栄養価の高い培地を用いて湿潤下で行う．さらに，細菌密度が高くなった時や培養時間が長くなると，自己融解を起こして死滅する性質を持つ．そのため，実験室内でも一晩を超える培養やその後の常温・低温による保存では，数日間以内に確実に死滅する．長期保存するためには凍結保存がよい．

髄膜炎菌はBSL-2に指定されている．

【実験室のハザード及び予想されるリスク】

髄膜炎菌は，菌を含むエアロゾルを介してヒトからヒトへ伝播し，ヒトの鼻咽頭部に定着後にある条件下で発症すると考えられている．そのため，実験室内での感染は，エアロゾルを発生させる条件下（液体培養や菌液作製等）での作業中にエアロゾルを誤って吸引した場合が想定される．実験室内ではエアロゾルを発生させないよう作業工程を選択すべきである．髄膜炎菌はBSL-2に指定されているので，エアロゾルが発生する可能性がある場合も含めて安全キャビネット内で髄膜炎菌に対する作業を行う必要がある．また，仮に曝露されても必ずしも発病するわけではないが，曝露後に感染の危険性を感じた場合には抗生物質の予防内服を受ければ発症を阻止できる．髄膜炎菌の薬剤耐性はほとんど出現しておらず，一般的に髄膜炎に対して処方される抗生物質が有効に働くとされている．

【予防法ー消毒・滅菌法ー】

髄膜炎菌ワクチンの接種が予防法としてあげられるが，効果は血清群特異的である．また，conjugate vaccineは欧米での導入開始から7年ほど経過しているが，最新の報告でも現時点で一定の予防効果が確認されている．しかし，多糖体ワクチンは防御効果の持続性が2〜3年しかない．CDCはリファンピシンによる化学的予防法も推奨している．

髄膜炎菌は自然界では生存不可能であり，生物学的には比較的脆弱な細菌に分類されると考えられる．そのため，エタノールや次亜塩素酸を用いた一般的な消毒方法によって十分に殺菌可能であり，仮に実験室内の器具に付着したまま放置された場合でも，乾燥と栄養欠乏により自然死滅すると考えられる．また熱にも弱く，50℃で10分間処理した場合の生存率は0%である（筆者未発表データ）ため，一般的なオートクレーブの条件下で完全に滅菌することが可能である．

［高橋英之・渡邉治雄］

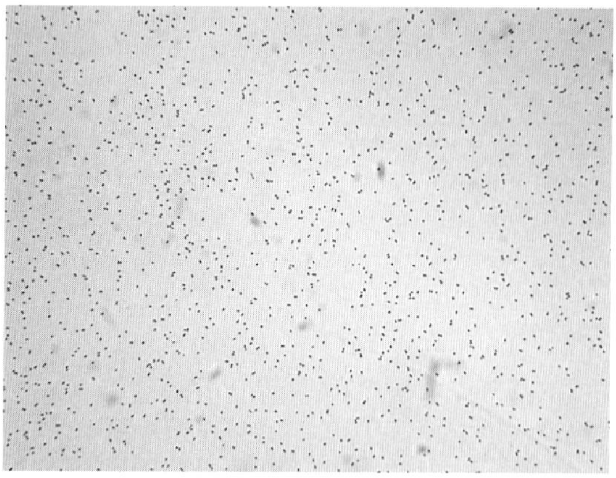

図 1　髄膜炎菌

◉文献

1）国立感染症研究所：病原微生物検出情報，髄膜炎菌性髄膜炎 1999〜2004, **26**（2）: 33-34, 2005.
2）Takahashi H et al: *J Med Microbiol* **53**: 657-662, 2004.
3）*WER* **74**: 297-304, 1999.

17　レンサ球菌

本項では，レンサ球菌全般のうち *Streptococcus* 属，及び現在では *Enterococcus* 属に分類されている菌種を取扱う．*Lactococcus* 属はヒトへの病原性が完全には明らかにされていないため，遺伝子組換え実験等 BSL を考慮する必要のある状況が考えられるが，ここでは割愛する．レンサ球菌と呼ばれる病原微生物は非常に多岐にわたるため，それらを表 1 にまとめた．レンサ球菌の分類は，種（遺伝子型），血清型，血液寒天培地での溶血性の主に 3 種の方法により行われ，それらが互いに必ずしも 1 対 1 で対応しない．また菌名の変遷も複雑である．現在，*Streptococcus* 属菌種は「乳酸を主要な終末代謝産物とするカタラーゼ陰性のグラム陽性球菌」と定義され，主要な *Streptococcus* 属細菌種は，主として 16SrRNA 遺伝子の塩基配列では，pyrogenic グループ，anginosus グループ，mutans グループ，mitis グループ，salivarius グループ，bovis グループ，その他の 7 グループに分類されている．バイオハザード対策では菌種としての扱いが重要であるので，菌種，血清型，溶血性の対応についても表 1 を参照されたい．

【病原体の特性，BSL】

レンサ球菌はその名の通り，菌が数珠上に連鎖して増殖する球菌である．発育至適温度は 37℃付近である．ほとんどの菌種はヒツジ血液寒天培地上等で，好気条件でも生育可能であるが，5% 程度の二酸化炭素存在下で発育が促進される場合が多い．大部分の菌種は通性好気性であり，ごく一部では偏性嫌気性の性質を示す．これらの菌のヒト感染症では咽頭炎等の適切な治療が行われれば良好な経過を辿るもの，齲歯を起こすもの等から致命率 50% に及ぶ劇症型感染症まで非常に多彩である（表 1）．

血液寒天培地上で培養した場合，その多くはコロニー周辺に溶血斑を形成し，その性状により α 溶血性，β 溶血性，γ 溶血性の 3 種に分類される．このうち，γ 溶血性菌と呼ばれる菌は明瞭な溶血斑を形成しない．最も特徴的であるのは β 溶血であり，溶血斑はほぼ透明になっている．一方，α 溶血は境界が不明瞭で緑色の溶血を示す．β 溶血を示すレンサ球菌は臨床上，特に重要と考えられており，ヒト由来の分離菌の大部分は *S. pyogenes* である（表 1 に示すように例外もある）．そのため，*S. pyogenes* は「β 溶連菌」と同義で扱われることがある．

臨床的には Lancefield の血清型により 19 種類に分類され，現在では，各血清型に対する抗体を用いた酵素免疫測定で型別が行われている．レンサ球菌の血清型は同一菌種で異なる血清型を示す場合があるが，ヒト由来の分離菌では，Lancefield の A 群に分類される菌はほぼ *S. pyogenes* である．そこで，A 群レンサ球菌（Group A streptococcus, GAS）と *S. pyogenes* はほぼ同義で扱われる場合がある．

レンサ球菌では BSL-3 以上に分類されている菌種は存在しない．一方，ヒト等への病原性に関する知見が不十分な場合等，BSL が明確に定められていない場合もある．現在，「遺伝子組換え生物等の使用等の規制による生物の多様性の確保に関する法律」においてクラス 2（BSL-2 相当）と明記されているレンサ球菌は，*S. agalactiae*，*S. dysgalactiae* subsp. *equisimilis*，*S. equi*，*S. pluton*，*S. pneumoniae*，*S. pyogenes* である．しかし他のレンサ球菌種でもヒトへの病原性を示すものがあり，例えば日本細菌学会のバイオセーフティ指針では，それらは BSL-2 に分類されている．

そのため，少なくとも表 1 の菌種については BSL-2 以上の取扱いを行う必要があると考えられる．

【実験室のハザード及び予想されるリスク】

レンサ球菌の感染は飛沫感染，また創傷等からの菌の侵入によって成立すると考えられている．従って，実験室レベルでは，ゴーグルやマスクの着用によるエアロゾル等による飛沫感染の防止，及び菌の接種実験時の針刺し事故への注意が必要となる．コロニー形成単位（CFU）測定に際して，超音波処理等により連鎖状態の菌を分断する作業が行われる場合があるが，この際のエアロゾル発生にも注意を払う必要がある．劇症型感染症の症例では，菌の体内への大量侵入がその発症原因となっている可能性があり，遠心操作等により濃縮された菌体を取扱う場合には特に注意が必要である．

レンサ球菌は芽胞を形成せず，一般に熱抵抗性や消毒剤に対する抵抗性は低いと考えられており，通常の殺菌処理が適切に行われれば排除は可能である．その一方，常温放置状態で菌が長期に生存状態を維持し，食中毒の原因となったと考えられる事例も報告されている．従って，実験室等での取扱い終了後には，紫外線やアルコール等による使用場所や使用器具の処理を怠ってはならない．

S. pyogenes のようにほとんどヒトにしか存在しない菌種から，*S. suis* のようにブタに存在しながら，ヒトへの大量曝露により重篤な感染症を起こす菌種まで，菌種により宿主域が異なっている（表 1）．これらの宿主域を決定している因子についてはまだ明らかになっておらず，遺伝子改変の宿主域への影響については十分に注意する必要がある．

他の細菌と比較すると，より多くの発熱毒素，溶血毒素等の種々の毒素や病原性因子を保有している（表 1）．レンサ球菌の毒素遺伝子と称されるものは「感染症の予防及び感染症の患者に対する医療に関する法律」において毒素として規定されているものではなく，また「遺伝子組換え生物等の使用等の規制による生物の多様性の確保に関する法律」における大臣確認実験の対象となる「供与拡散が半数致死量 100 μg/kg 体重以下の蛋白性毒素に係わる遺伝子を含むもの」にも該当しない場合がほとんどと思われる．しかしながら，これらの因子そのもの，及びそれらの発現制御を司る因子の分子生物学的改変が菌の病原性を高める可能性については，常に留意する必要がある．

ヒト病原体として特に重要なレンサ球菌のうち，*S. pyogenes* は抗菌剤感受性が比較的高く，ペニシリン系の薬剤がその治療の第 1 選択とされている．そのため，遺伝子組換え実験に繁用されるアンピシリン耐性マーカーの使用はこれら第 1 選択薬への耐性を付与することになり，注意が必要である．*S. agalactiae* は，テトラサイクリン系以外の薬剤には比較的高感受性である．一方，*S. pneumoniae* は臨床的には薬剤耐性化が進んでおり，現在奏功性があると考えられているフルオロキノロン，バンコマイシン，アモキシリン，セファロスポリン等への薬剤耐性を付与する分子生物学的改変には十分に注意を払う必要がある．また，*Enterococcus* 属へのバンコマイシン耐性付与も同様である．これらの遺伝子組換え実験には「遺伝子組換え生物等の使用等の規制による生物の多様性の確保に関する法律」における大臣確認実験に該当する可能性を考慮しなければならない．viridans 群とされるレンサ球菌や口腔レンサ球菌の臨床分離株は，かなり高頻度にペニシリン耐性を示すことが知られている．薬剤耐性化が疑われる株の遺伝子改変実施に際しては，事前に菌の薬剤感受性を十分調査することが望ましい．

【予防法ー消毒・滅菌法ー】

レンサ球菌のうちワクチンが実用化されているのは *S. pneumoniae* のみである．従って，物理的防御による感染成立阻止以外の防御法は限られている．菌の伝播性は他の菌に比べ特に高いとは考えられず，また感染に必要な菌量も BSL-3 の病原体等と比べて特に少ないとする知見はないので，実験室内では通常のバイオハザード対策を実施していれば防御は十分と考えられる．紫外線・

熱・消毒剤への感受性は比較的高いので，使用場所や器具に関してはこれらによる処置を実施し，汚染器具は適切にオートクレーブ処理を実施すれば良い．

菌取扱いに由来する感染が疑われる場合，使用菌種に応じた抗菌剤の投与が中心となる．*S. pyogenes* では β ラクタム剤，テトラサイクリン，マクロライド，フルオロキノロン等，*S. agalactiae* では，テトラサイクリンを除く上述の薬剤が有効な可能性が高い．薬剤耐性化した *S. pneumoniae* 臨床分離株や，バンコマイシン耐性 *Enterococcus* への感染が疑われる場合には抗菌剤治療が困難となる可能性がある．そのため，これらの菌の取扱いには十分注意が必要である．　［秋山　徹］

◉文献

1） 河村好章：モダンメディア **51**（12）: 313-327, 2005.
2） Facklam R: *Clin Microbiol Rev* **15**（4）: 613-630, 2002.

表 1　ヒトに病原性を

	種（subsp）	旧名・別名	Lancefield 血清型	起源
β溶血性				
	S. pyogenes	A 群レンサ球菌・β溶連菌	A	ヒト
	S. agalactiae	B 群レンサ球菌	B	ヒト，ウシ
	S. dysgalactiae subsp. *dysgalactiae*#		C, L	動物
	S. dysgalactiae subsp. *equisimilis*		A, C, G, L	ヒト，動物
	S. equi subsp. *equi*		C	動物
	S. equi subsp. *zooepidemicus*		C	動物，ヒト
	S. canis		G	イヌ，ヒト
	S. anginosus	milleri group	F, C, G, A	ヒト
	S. constellatus subsp. *constellatus*		−, F, A, C	ヒト
	S. constellatus subsp. *pharyngis*		C	ヒト
	S. intermedius		C, −	ヒト
	S. porcinus		E, P, U, V, none, new	ブタ，ヒト
	S. iniae	*S. shiloi*	−	魚類，ヒト
非β溶血性	*S. pneumoniae*	肺炎球菌	肺炎球菌抗原	ヒト
	S. bovis		D	ヒト，動物
	S. gallolyticus	*S. caprinus* 等	D, −	ヒト，動物
	S. infantarius		D, −	ヒト
	S. suis		Type 1-35 (R,S,T)	ブタ，ウシ
	S. mutans		−, E	ヒト
	S. sorbinus		−	ヒト，ラット
	S. cricetus		−	ラット，ヒト
	S. ratti		−	ラット，ヒト
	S. salivarius		K, −	ヒト
	S. vestibularius		−	ヒト
	S. sanguinis		H, −	ヒト
	S. parasanguinis		−, F, G, C	ヒト
	S. gordonii		H, −	ヒト
	S. mitis		−, K, O	ヒト
	S. oralis		−	ヒト
	S. cristatus		ND	ヒト
	S. infantis		−	ヒト
	S. perois		−	ヒト
腸球菌	*E. avium*		D	ヒト
	E. durans		D	ヒト
	E. facelis		D	ヒト
	E. faecium		D	ヒト

文献 1)，2) をもとに作成．ヒトへの病原性が確認されていない菌種は割愛した．*S. dysgalactiae* subsp. *dysgalactiae*，及
かなりの頻度で非β溶血性株を含む．

持つと思われるレンサ球菌種

ヒトの疾患	病原因子	16SrRNA 配列に基づく分類
咽頭炎，膿痂疹，猩紅熱，産褥熱，壊死性筋膜炎，劇症型感染症，リウマチ熱，糸球体腎炎	発熱毒素，ストレプトリジン S, ストレプトリジン O, M タンパク質，ストレプトキナーゼ，付着因子，スーパー抗原，プロテアーゼ等多数	
新生児髄膜炎		
未確認	M タンパク質，ストレプトリジン，スーパー抗原等かなりの部分が *S. pyogenes* と共通	pyogenic
壊死性筋膜炎，劇症型感染症	同上	
未確認		
腎炎		
敗血症		
ヒト尿路，腸管より分離		
ヒト呼吸器等より分離	ヒアルロニダーゼ	anginosus
ヒト脳，肝臓等より分離	シアリダーゼ，ヒアルロニダーゼ，インターメディリシン	
侵襲性疾患		pyogenic
肺炎，中耳炎等の小児疾患		mitis
癌患者より		bovis
癌患者より		
		その他
口腔，上部気道，齲歯		
口腔，上部気道，齲歯		mutans
口腔，上部気道		
口腔，上部気道		
口腔，上部気道		salivarius
口腔，上部気道，ベーチェット病？		
口腔，上部気道，心内膜炎		
口腔，上部気道		mitis
口腔，上部気道		
腸管常在，日和見感染		
腸管常在，日和見感染		
腸管常在，日和見感染		
腸管常在，日和見感染		

び *S. equi* subsp. *equi* はヒト病原性が確認されていないが，鑑別の観点から記載した．

18 類鼻疽菌

【病原体の特性，BSL】

類鼻疽菌 *Burkholderia pseudomallei*（*B. pseudomallei*）はグルコース非発酵性の好気性グラム陰性桿菌で，類鼻疽（メリオイドーシス）の原因菌である．べん毛による運動性を持ち，寒天培地上で特徴的な皺の寄ったコロニーを形成する（図1）．近縁種の鼻疽菌（*B. mallei*）は運動性を持たない．Heart infusion 寒天培地，MacConkey 寒天培地等の一般的な培地に好気的条件において37℃，1 日で発育する．しかし，土壌等の環境試料や臨床材料を直接培養する際には Ashdown 選択培地，または *B. pseudomallei* 選択培地（BPSA）が用いられる[1,2]．また，咽頭，直腸，創傷スワブからの菌体分離を試みる場合には液体選択培地を用いて増菌を行うこともある[1,3]．

メリオイドーシスは人畜共通感染症であり，タイ，ベトナム，マレーシア等の東南アジアと北部オーストラリアで特に多くみられる風土病であるが，インド，イラク，インドネシア，中南米等でも散発例の報告がある．*B. pseudomallei* は環境の変化に強く，酸性環境，貧栄養環境，乾燥，温度変化に適応する[1,4]．通常は患者発生地域の水田等湿った土壌や水中で生息し，農耕時やモンスーンの時期に傷口や呼吸器からヒトの体内に侵入する．特にモンスーン期には吸入による発症や重症化が報告されている[6]．経口感染として，オーストラリアで *B. pseudomallei* に汚染された飲料水が原因とみられるアウトブレイクの報告がある[5]．ヒトからヒトへの感染はほとんど報告されていない[1]．メリオイドーシスは日本においては輸入感染症と位置づけられ，これまでに 7 例の報告があり，東南アジアへの渡航歴と糖尿病歴のある患者が多い[13]．日本国内での感染発症例の報告はない．

病原性について詳しいことは明らかになっていないが，激しい症状を引き起こす菌である．pH4.5 の酸性条件下でも生育が可能であるため，マクロファージや好中球の中で生存できる．分泌性毒素として，プロテアーゼ，フォスフォリパーゼC，ヘモリジン，リパーゼ等を産生する．Type Ⅲ secretion system は *B. pseudomallei* が細胞内で生存するために重要な役割を果たしていると考えられている．代表的な内毒素は LPS である．また，スライム状のグリコカリックスを細胞膜表面に産生し，環境への適応力，抗生物質への抵抗力を持つ[1,9]．

発症までの期間は 2 日から 20 年以上と幅が広い．ベトナム戦争時に感染した米兵は最も遅い例では 29 年後に発症し，「ベトナムの時限爆弾」と呼ばれた．一般的には潜伏期間の平均は 9 日間とされている[1,7]．

メリオイドーシスの病形・症状には多様性がある．肺疾患が最も多く，敗血症に移行すると致死率は 8 割に達するとされる[8]．この他，体内の様々な臓器，皮膚，リンパ節，関節等に膿瘍をつくる．再発例は多く，適切な治療が行われた場合でも 10% の再発が起きるとされている[9]．発病の危険因子として，2 型糖尿病，慢性腎不全，肝硬変，過剰の飲酒等の基礎疾患があげられる[1,8〜10]．

メリオイドーシスでは初期治療が重要である．タイで行われている治療法では，急性期にセフタジジムもしくはイミペネムを 10 日から 4 週間投与し，維持療法として TMP-SMX（トリメトプリム-スルファメトキサゾール）合剤，ドキシサイクリン，クロラムフェニコールの 3 剤を 8 週間以上，経口投与する[1]．適切な抗生物質の投与が行われないと治療が困難になり，再発率が 30%

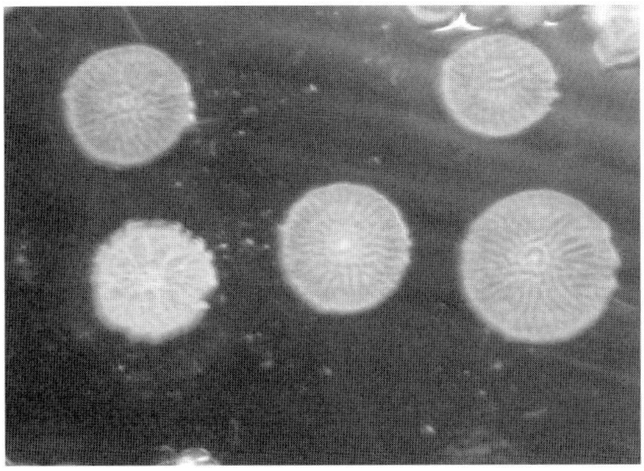

図1　寒天培地上のコロニー

まで高くなる．*B. pseudomallei* のワクチン作製は試みられたことがあるが成功していない．

前述のようにメリオイドーシスの病形・症状は多様で，病状からの診断は難しい．このため流行地域では多くの診断法が試みられている．

現時点で最も確実とされるのは培養法であり，選択培地を用いて血液，膿等からの菌体分離を行う[1]．

抗原の検出については，LPS や分泌性毒素に対するモノクローナル抗体を用いた ELISA 法等，いくつかの方法が試みられているが，市販品はない．免疫蛍光抗体法は特異性も感度も高く，判定までの時間が 30 分以内であり迅速な対応が可能であるが，実施できる機関が限られる上，抗体は市販されていない．

抗体の検出には特異性は低いが Indirect Haemagglutination Assay（IHA）がよく使われてきた．LPS や外膜タンパク質に対する IgG を検出する ELISA 法も検討され，IHA より感度も特異性も向上しているが，臨床で使用するには性能が不足している．この他，流行地では IgM と IgG を検出する市販のカードキット（Immunochromogenic card test）も使用されているが，抗体検出法は流行地域のように血清陽性の集団の中ではあまり有用ではない．日本ではこのキットは市販されていない．

遺伝子学的検査法としては，多くの方法が報告されているが実用的なものは少ない．PCR 法では，23S rRNA，16S rRNA，Type Ⅲ secretion system 等を標的領域とする方法が報告されている．16S rRNA シークエンシング法はよく用いられる方法である．最近 *groEL* 遺伝子シークエンシング法も報告されている．しかし，これらの遺伝子学的方法では近縁種の *B. mallei* との鑑別が難しい．最近，*B. pseudomallei* と *B. mallei*，近縁種で病原性を持たない *B. thairandensis* とを鑑別する real-time PCR 法が報告されている[1,9,12]．

【実験室のハザード及び予想されるリスク】

日本の感染症法では *B. pseudomallei* は特定病原体第三種に指定されており，BSL は 3 である．メリオイドーシスは疾病分類で四類感染症に分類されている．*B. pseudomallei* の疑いのある臨床材料は P2 の施設内で注意して取扱い，*B. pseudomallei* が分離された後は P3 で取扱う．*B. pseudomallei* は過去に実験室感染による発病の報告があり[11]，培養物からのエアロゾル感染の可能性があるので P3 指定実験室内で注意して取扱わなければならない．

【予防法ー消毒・滅菌法ー】

UV 照射，121℃，15 分のオートクレーブ，160～170℃ 1 時間の乾熱滅菌で死滅する．1% 次亜塩素酸ナトリウム，70% エタノール，グルタールアルデヒド，ホルムアルデヒドに感受性である（IOWA state university ;http://www.cfsph.iastate.edu/DiseaseInfo/factsheets.html）．

［堀野敦子］

（協力　早川　敏・藤田保健衛生大学病院）

◉文献

1） Cheng A C, Currie B J: *Clin Microbiol Rev* **18**: 383-416, 2005.
2） Howard K, Inglis T J J: *J Clin Microbiol* **41**: 3312-3316, 2003.
3） Wuthiekanun V et al: *J Med Microbiol* **33**: 121-126, 1990.
4） Tong S et al: *Microbiol Immunol* **40**: 451-453, 1996.
5） Currie B J et al: *Am J Trop Med Hyg* **65**（3）: 177-179, 2001.
6） Currie B J, Jacups S P: *Emerg Infect Dis* **9**: 1538-1542, 2003.
7） Currie B J et al: *Acta Trop* **74**: 121-127, 2000.

8） Currie B J et al: *Clin Infect Dis* **31**: 981-986, 2000.
9） N J White: *Lancet* **361**: 1715-1722, 2003.
10） Suputtamongkol Y et al: *Clin Infect Dis* **29**: 408-413, 1999.
11） Schlech W et al: *N Engl J Med* **44**: 599-605, 1981.
12） Wattiau P et al: *J Clin Microbiol* **45**: 1045-1048, 2007.
13） 渋谷英樹，他：感染症学雑誌 **81**（3）：297-301, 2007.

19　サルモネラ

【病原体の特性，BSL】

サルモネラ（*Salmonella*）は自然界に広く生息し，哺乳類，鳥類，は虫類，両生類等から分離される．また土壌や河川水等の自然環境からも分離されることがある．本菌は，腸内細菌科に属するグラム陰性，通性嫌気性の桿菌で，周毛性の鞭毛を持つ．本菌は，代表的な食中毒や散発下痢症の起因菌であるが，動物や環境中にはヒトに対して病原性を示さない菌もいる．チフス症の原因となるチフス菌（*S.* Typhi）やパラチフス A 菌（*S.* Paratyphi A）もサルモネラ属菌であるが，病原性や取扱い等が異なるため，ここでは除外する．

サルモネラ属は，分類学的には 2 菌種（*S. enterica* と *S.bongori*）6 亜属に分類される（表 1）．一般的に，ヒトから分離されるサルモネラのほとんどは亜種 I の *Salmonella enterica* subsp. *enterica* である．亜種 I 以外の亜種や *S. bongori* の多くは，は虫類や両生類等の下等動物，河川，下水から分離される．

一方，サルモネラでは，血清学的には O 抗原と H 抗原の群別が行われ，さらにその組合せによって，現在約 2,500 種類の血清型に分類されている[1]．亜種 I には約 1,500 種類の血清型が含まれ，代表的なものには，Enteritidis（O9 群），Typhimurium（O4 群），Infantis（O7 群），Thompson（O7 群），Newport（O8 群），Oranienburg（O7 群）等がある（表 2）．

サルモネラの病原機序としては，経口的に侵入した菌が，胃内で殺菌作用を受けても一部の菌が生存して小腸下部，特に回腸末端に到達して，回腸粘膜面（パイエル板）に接着，粘膜上皮細胞を破壊後，細胞内に取り込まれる．そして，細胞内で増殖して粘膜細胞を傷害し，同時に毛細血管の透過性を高めるため下痢が起こると理解されている．

従来，サルモネラの感染には比較的多量の菌が必要であると考えられてきた．しかし，実際に発生した食中毒調査の結果，発症菌数は従来考えられていたよりも少なく，10^1〜10^4 個程度であると現在では考えられている[2]．一方，食品を介さない水系感染や実験室内感染では，菌の胃内通過時間が非常に短く胃酸の殺菌作用をほとんど受けないため，より少量で発症するものと推定される．また，小児や高齢者，胃の切除者等はハイリスク者であり，感受性が高いため，より少量の菌で感染する．

主症状は，腹痛，水様性下痢（まれに重症例では粘血便），発熱等であるが，特に高熱（38〜40 ℃）を呈するのが特徴である．その他，嘔吐，頭痛，脱力感，倦怠感を伴う場合もある．小児では重症化しやすく，痙攣，意識障害，菌血症等を来すこともある．また，高齢者や基礎疾患のある成人のみならず，健康な成人においても下痢による脱水症状が激しく，重症化した事例や死亡例もあるので注意が必要である．食中毒の場合の潜伏時間は，約 8〜72 時間（平均 12 時間）である．感染期間は，通常 7 日〜3 週間程度であるが，排菌が数ケ月に及ぶ事例もある．

他の腸管感染症との鑑別は，臨床的には容易ではなく，原因菌の検出が決め手となる．

サルモネラ感染症の散発例や軽症のものは受診，届出がなされないため，発生状況の実態は不明である．食品衛生法に基づき報告された 2007 年の食中毒事件数[3] は，126 件，患者数 3,603 人であったが，散発患者数は，それよりかなり多いと推定される．サルモネラ食中毒は 1989 年以降，増加傾向であったが，1999 年をピークに減少している．

表1　サルモネラ属（Genus *Salmonella*）

種（Species）	亜種（Subspecies）*1		血清型（Serovers）*2 数	分布
S. enterica	subsp. *enterica*	（Ⅰ）	1,478	温血動物
	subsp. *salamae*	（Ⅱ）	498	冷血動物，環境
	subsp. *arizonae*	（Ⅲa）	94	冷血動物，環境
	subsp. *diarizonae*	（Ⅲb）	327	冷血動物，環境
	subsp. *houtenae*	（Ⅳ）	71	冷血動物，環境
	subsp. *indica*	（Ⅵ）	12	冷血動物，環境
S. bongori			21	冷血動物，環境
合計			2,501	

＊1　主に生物学的性状の違いによる．
＊2　Kauffmann and White の抗原構造表による．

表2　ヒト由来サルモネラの血清型（上位 15，地方衛生研究所・保健所からの報告数）

順位	2003 年		2004 年		2005 年		2006 年		2007 年	
1	Enteritidis	1433	Enteritidis	671	Enteritidis	725	Enteritidis	360	Enteritidis	576
2	Typhimurium	182	Typhimurium	122	Infantis	79	Typhimurium	73	Typhimurium	95
3	Infantis	106	Infantis	115	Typhimurium	63	Infantis	67	Thompson	83
4	Bareilly	71	Thompson	80	Thompson	61	Saintpaul	65	Montevideo	82
5	Saintpaul	62	Litchfield	51	Montevideo	50	Thompson	43	Saintpaul	72
6	Thompson	53	Saintpaul	42	Litchfield	35	Newport	33	Infantis	72
7	Agona	50	Agona	35	Saintpaul	34	Agona	31	Braenderup	52
8	Virchow	46	Virchow	30	Agona	23	Litchfield	25	Litchfield	27
9	Litchfield	40	Paratyphi B	23	Derby	20	Montevideo	20	Newport	22
10	Newport	22	Corvallis	22	Braenderup	20	Virchow	20	Schwarzengrund	20
11	Corvallis	20	Montevideo	19	Bareilly	16	Hadar	20	Agona	19
12	Oranienburg	18	Newport	16	Virchow	16	Stanley	16	Stanley	17
13	Montevideo	17	Stanley	12	Hadar	15	Paratyphi B	16	I 4: i:-	17
14	Braenderup	16	Braenderup	12	Schwarzengrund	12	Corvallis	13	Bareilly	17
15	Tennessee	15	Oranienburg	11	Oranienburg	12	Poona	12	Hedar	17
	Hadar	15								
その他		243		265		348		290		282
合計		2,409		1,526		1,529		1,104		1,470

病原微生物検出情報（国立感染症研究所）から作成

食中毒の原因菌の血清型は，*S.* Enteritidis（SE）が主体で，次いで *S.* Typhimurium や *S.* Infantis などである[4]．散発下痢症起因菌の血清型もほぼ同じである[5]．SE による食中毒は，主に卵（鶏卵）及び卵調理品を原因として発生しているもので，欧米諸国と同じ傾向である．すなわち，サルモネラに汚染されている卵を原材料とした食品である生卵入りとろろ汁，オムレツ，玉子焼き，自家製マヨネーズ等である．その他の血清型菌では，加熱工程のない食品（牛肉のタタキ，レバ刺し等），食肉調理品（特に鶏肉），ウナギやスッポン等が原因となりやすい．食中毒以外では，イヌやネコ等のペット類や，ミドリガメ等のは虫類の飼育水槽の水に接触後感染する例もある．

サルモネラの健常者保菌率は現在約 0.03% 程度と推定される．

わが国におけるサルモネラ食中毒の死亡例は，1976～2006 年までの間に 32 名報告されている．1976～1985 年までは当時の主要流行菌型であった *S.* Typhimurium によるものであった．しかし，1992 年に SE による死亡例が報告されて以来，1996～2006 年では 14 件中 12 例が SE によるものであった[4]．この他，食中毒と診断されない死亡例も相当数あると推定されるが，その数は不明である．

サルモネラ食中毒，及び感染源を特定するためには，まず糞便，食品，拭取り等の検査材料からサルモネラを分離しなければならない．そして，疫学解析マーカーとして，血清型別，薬剤耐性パターンやパルスフィールドゲル電気泳動法による DNA 解析が用いられる．

サルモネラ食中毒や感染症の治療は，乳酸菌等の生菌整腸剤の投与や輸液等の対症療法が中心となり，抗菌薬は軽症例では使用しないことが原則である．抗菌薬の使用は，腸内細菌叢を撹乱し，除菌を遅らせ，耐性菌の誘発，サルモネラに対する易感染性を高める等の理由で，米国では単純な胃腸炎に抗菌薬を投与すべきではないとの意見が一般的である．日本ではフルオロキノロン，ホスホマイシン，アンピシリン等が使用されている[6]．

最近，多種類の抗菌薬に耐性を示す多剤耐性菌やフルオロキノロン剤（ニューキノロン剤）に耐性を示す菌の出現が問題視されているが，サルモネラの血清型によってその傾向に違いが認められる．血清型 Typhimurium では耐性化が顕著であり，ファージ型 DT104 菌の増加が注目されている．この菌はアンピシリン，クロラムフェニコール，ストレプトマイシン，スルフォンアミド，テトラサイクリンの 5 剤に耐性を獲得していることが多い．DT104 型菌による感染症が問題視されるようになったのは英国が最初で，その後，米国，カナダ，オランダ等の欧米諸国でも注目されるようになった．日本では，1986 年に散発下痢症患者から検出されて以降，1997 年に東京都内の保育園で発生した集団食中毒事例で確認されている．最近ではさらに，フルオロキノロン剤に高度耐性を示す DT193 型菌や第 3 世代セフェム系薬剤に耐性の菌も分離されており，これらの拡大が懸念されている[7]．

【実験室のハザード及び予想されるリスク】

サルモネラは，感染症法では，特定病原体には指定されていないが，菌の扱いは BSL-2 で行う．

また，サルモネラは，大腸菌等に比べて乾燥に強く，ホコリ等の中でも長期間生存していることを認識しておくことも大切である[2]．

【予防法－消毒・滅菌法－】

予防法は，食中毒の予防と食品を介さない感染症の予防に大別される．

サルモネラ食中毒を予防するためには，主な原因食品となっている鶏卵，鶏肉，牛や豚のレバー等の内臓肉，ウナギやスッポン等の川魚類の喫食や取扱いに注意することである．食中毒予防のために，以下にあげる事項が重要である．

① 鶏卵は新鮮なものを購入し，必ず冷蔵庫内で保管する．生食する場合は，表示されている期限内に消費する．また，割卵後は，直ちに調理して早めに食べる．卵の割り置きは絶対にしない．

② 鶏刺しやレバー等の内臓肉の生食は避ける．特に，乳幼児や高齢者等のハイリスク者は生食をしないこと．

③ 加熱調理では，中心部まで 75℃，1 分以上の熱が通るように十分な加熱をすること．

④ 肉類，鶏卵，川魚類等を取扱った器具，容器，手指はそのつど必ずよく洗浄・消毒し，二次汚染防止に努める．

サルモネラ感染は，主に経口感染によるので，注意をすれば，感染予防はそれほど難しいものではない．乳児や小児は少量菌の摂取で感染するため，は虫類，イヌやネコ等のペット類と接触した後は手洗いを十分に行う．また，砂場で遊んだ後の手洗いも重要である．手洗い時に，石けんを使って２度洗いすることは非常に有効である．

サルモネラは，グラム陰性の無芽胞菌であるため，消毒・滅菌は，通常行う加熱や薬品による処理で十分に効果がある．

食品では，中心部まで 75℃，1 分の加熱が行われれば，サルモネラは死滅する．

感染症発生時の器具の消毒・滅菌は，流通蒸気法（100℃ の蒸気の中に 30～60 分接触させる），煮沸法（沸騰水中で 15 分間以上煮沸する），熱水法（80℃，10 分間の処理），高圧蒸気滅菌法（オートクレーブを用いて，121℃，15 分間滅菌）が使われる．また，消毒薬では，0.1%～0.2 w/v% 第四級アンモニウム塩または両面界面活性剤，0.01～0.1%（100～1,000 ppm）次亜塩素酸ナトリウム，消毒用アルコール等で対応できる．ただし，便等の有機物が多い場合の薬品による消毒効果は減少するので，注意が必要である．

［甲斐明美］

◉文献

1） Popoff MY: Antigenic formulas of the *Salmonella* serovars, 8th ed, WHO Collaborating Centre for Reference and Research on *Salmonella*, Institute Pasteur (2001).
2） 熊谷進（編）HACCP：衛生管理計画の作成と実践，4-44，中央法規出版（2003）.
3） 厚生労働省医薬食品局食品安全部監視安全課：平成 19 年食中毒発生状況，食品衛生研究，78-164，日本食品衛生協会（2009）.
4） 甲斐明美，小西典子：化学療法の領域 **23**: S-1, 113-120, 2007.
5） 国立感染症研究所：病原微生物検出情報 **27**: 191-192, 2006.
6） 相楽裕子：化学療法の領域 **23**: S-1, 61-67, 2007.
7） 泉谷秀昌，田村和満，渡邉治雄：化学療法の領域 **21**: 509-515, 2005.

20　コレラ菌

【病原体の特性，BSL】

0.4～1.0×1.0～5.0 μm 大のコンマ状に湾曲したグラム陰性桿菌．極単毛性鞭毛を有し活発に運動する．至適 pH はアルカリ側にあり，増菌培地としてアルカリペプトン水（pH8.4）が用いられる．白糖を分解するため，TCBS 寒天培地上で黄色のコロニーを形成し，類似する菌である腸炎ビブリオとは緑青色コロニーを形成することで色別できる．生化学的性状で区別できないコレラ菌であっても，血清学的に O 抗原性で 2 つに大別できる（図 1 参照）．つまり，O1 抗体で凝集する O1 型コレラ菌と凝集しない非 O1 型コレラ菌で，前者の菌はほぼ例外なくコレラ毒素（CT）を産生し，強毒性で激しい下痢（コレラ）の病原体となる．

本症は，感染症法では三類感染症と指定されているのに対し，後者は非 O1 型コレラ菌（Non-agglutinable *V. cholerae*: NAG ビブリオ）と総称され，一部の例外 O139 はあるものの，多くは CT を産生せず，弱病原性である．O1 型コレラ菌はさらに小川型，稲葉型，彦島型の 3 血清型に分けられる．また，O1 型コレラ菌は，生物学的性状からアジア型（古典型）とエルトール型に細分でき，疫学調査の指標等に利用される．

コレラ菌に感染した場合，典型例では水様性下痢（便は白濁し，米のとぎ汁様と表現される），腹痛等を訴えるが，発熱を伴うことはない．未治療では，脱水症に陥り，死に至ることもある（数％～50％）．BSL-2 である．治療は経静脈補液で脱水症に対するものが中心となる．経静脈の他に経口補液も可能である．抗菌剤投与は病悩期間を短縮するとされている．図 2 にコレラの発症に至るメカニズムの概略を示した．

【実験室のハザード及び予想されるリスク】

感染症法で四種病原体に指定されており，所持者に管理責任が負わされている．研究機関等の所持者は，BSL-2 病原体を扱うのに適合した施設で保管・使用し，移動に際しては運搬の基準を遵守する．また，取扱い終了時には可能な限りオートクレーブした後，廃棄する．オートクレーブ処理できないものについては，それぞれに適切な消毒剤を用いて消毒する．コレラ菌の消毒剤耐性は報告されていないので，特別な消毒剤を用いる必要はない．

コレラ菌は経口感染する代表的な細菌であるので，手の汚染には特に注意する．ヒトへの感染に要する菌数は，通常 10^5 個以上であるので，ピペットの口での操作等の特別な（基本的な）過ちを犯さない限り，感染リスクは高くない．なお，保管中のコレラ菌が盗難にあった時（警察官，海上保安官へ），災害を受けた際の応急措置届出書（地方厚生局へ）を提出する等が必要で一般社会への拡散を阻止する．コレラ菌を所持・輸入・運搬するに際しての許可あるいは届出は特に必要とされていないが，バイオセーフティ観点からの十分な配慮が望ましい．

組換え DNA 実験の場合，コレラ菌の病原性と強く関わっているコレラ毒素遺伝子の組換え微生物の作成実験等を計画した場合は，その妥当性を専門委員会等で審議し許可を得た上で実施し，バイオハザードの防止に努める．

【予防法－消毒・滅菌法－】

コレラ菌は芽胞を形成しない一般的なグラム陰性菌であるので，特別な消毒法・滅菌法を必要とするものではない．従って，ごく基本的な消毒剤・滅菌法で十分対応できる．コレラ菌のような

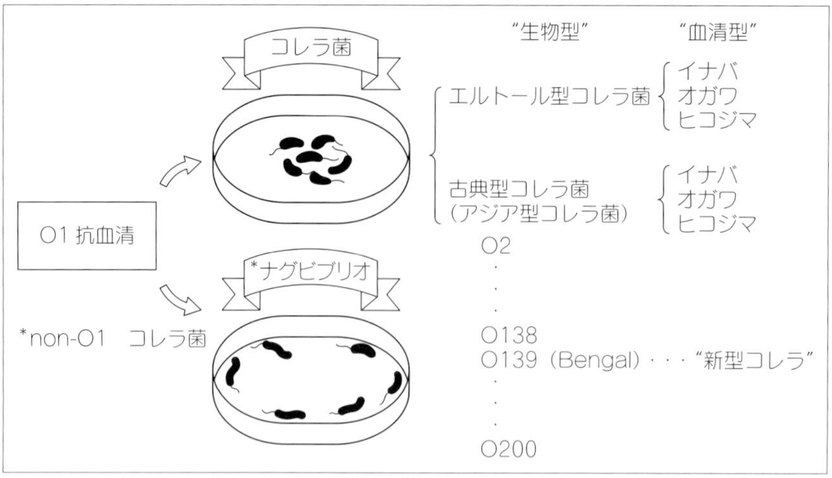

図 1　コレラ菌と NAG（Non-O1）ビブリオ
生化学的性状等でコレラ菌の一般的性状を確認した後，O1 に対する抗血清で凝集が起こるか否かで，まず，いわゆるコレラ菌と Non-O1（ナグ）ビブリオを区別する．

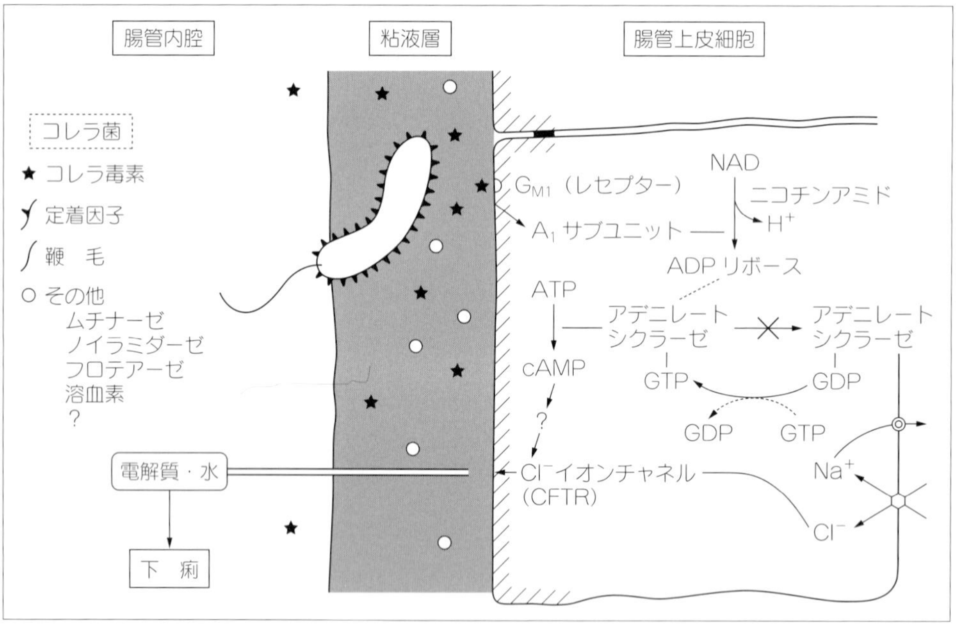

図 2　コレラ菌感染による下痢発現のメカニズム
経口摂取されたコレラ菌の一部は胃液の酸に耐え，小腸下部に到達し，付着・定着し増殖する．増殖しながら AB サブユニットからなるコレラ毒素を産生し，B サブユニットでレセプター GM1，ガングリオシドに結合，A サブユニットの持つ ADP リボシル化酵素活性により，アデニル酸シクラーゼを活性型（GTP 型）に変え，ATP をサイクリック AMP に変換する．この cAMP の上昇に反応して，CFTR が開口してクロールイオンが腸管膣へ移行することにより下痢が起こる．

BSL-2 を扱う施設ではオートクレーブは必ず設置されているはずなので，コレラ菌汚染が疑われるものは可能な限りオートクレーブ（121℃，15 分間）処理する．手指・机等オートクレーブ処理できないものは，アルコール系消毒剤，クロルヘキシジン，次亜塩素酸ナトリウム（0.01% 以上），界面活性剤（オスバン等）で消毒処理する．

コレラ菌のO血清型は200以上知られているが，この中でO1の他にO139という血清型の菌もCTを産生し，強毒性コレラ菌と考えられるので，O1コレラ菌と同様にO139も危険なコレラ菌としてWHOやわが国の感染症法では扱うことになっている．（三類感染症：四種病原体，BSL-2）．ただし，CT非産生性のO1やO139は対象外で，この場合はNon-O1/Non-O139と総称されるNAG（ナグ）ビブリオと同様に扱う（食中毒原因菌として取扱う）．　［本田武司］

21 赤 痢 菌

【病原体の特性，BSL】

赤痢菌（*Shigella*）は，腸内細菌科に属するグラム陰性の非運動性桿菌で，疾病「細菌性赤痢」の原因菌である．ディセンテリー菌（*S. dysenteriae*；A 群，12 血清型に細分類），フレキシネル菌（*S. flexneri*；B 群，13 血清型に細分類），ボイド菌（*S. boydii*；C 群，18 血清型に細分類），ソンネ菌（*S. sonnei*；D 群，1 血清型）の 4 菌種に大別される．

赤痢菌を原因とする腸管感染症である細菌性赤痢（Shigellosis）は，「感染症法」で三類感染症に位置づけられており，患者，及び無症状病原体保有者症例は届出対象である．赤痢菌は 4 菌種とも四種病原体に区分されており，BSL は 2 である．

赤痢菌 はヒトに高度の感染性を持ち，10 個内外の菌によっても赤痢を発症することが知られている．経口摂取された赤痢菌は胃を通過した後，大腸で増殖し，粘膜細胞に侵入，炎症，浮腫，潰瘍を形成する．潜伏期間は 1～7 日（通常 4 日以内であるが，感染菌量に影響される）である．その症状は，全く自覚症状のないものから軽度の下痢，重度の赤痢まで広範囲にわたる．典型的な症例は，全身倦怠感，悪寒，発熱で突然始まり，発熱 1～2 日後に，水様性下痢，腹痛，腹部の圧痛，血便あるいは膿粘血便，テネスムスを来す．S 字状結腸を侵すと，粘膜の出血性化膿炎，潰瘍を形成することがある．未治療でも，通常 1～14 日（平均 5 日）で症状は改善する．予後は概して良好であるが，一般的に乳幼児や老齢者では成人に比べ症状が重く，死の転帰をとることもある．原因菌種でみると，ディセンテリー菌を原因とする症例は重症の場合が多く，ソンネ菌の場合は軽症に経過する傾向にある．

経口摂取された赤痢菌は，腸管下部で増殖しつつ大腸，及び直腸パイエル板の M 細胞を通じて上皮細胞に低部から侵入する．取り込まれた赤痢菌は基底部でマクロファージに捕捉されるが，殺菌されず細胞死を誘導して遊離したのち，上皮細胞側低部のインテグリンに結合して侵入する．侵入後直ちにファゴゾーム膜を溶解し，細胞質内に遊離するや，菌の周囲に細胞骨格成分であるアクチンの重合によるアクチンフィラメントの凝集を引き起こし，その後菌体の一極からコメット状の凝集束を形成，そのプロペラ運動によって菌は一定方向に活発に推進されてさらに近隣の細胞に侵入する．このようにして菌が細胞に侵入してから約 6 時間後には，細胞の死と近隣細胞への感染が連続的に生じる．

なお，この複雑な感染機序を進めるために赤痢菌は多くのエフェクター（機能性タンパク質）を分泌しているが，それらの分泌機構や宿主標的分子が同定される等，より詳細な感染メカニズムが明らかにされつつある．赤痢菌を捕捉したマクロファージからはインターロイキン（IL）-1β の成熟化とその放出が行われ，また上皮細胞では菌から遊離される LPS が NF-κB の活性化と IL-8 の産生を促す．その結果，感染部位の粘膜固有層に強い炎症が生じるとともに粘膜組織に糜爛や潰瘍が形成され，粘血性分泌物を含む下痢を生じると考えられている．

細菌性赤痢は世界のすべての国にみられる感染症で，特に衛生環境の悪い熱帯・亜熱帯の発展途上国では高頻度に発生し，栄養失調と重なるため，小児の下痢症による死亡の半数を占めるといわれる．わが国における細菌性赤痢発生状況をみると，かつては下痢性疾患におけるきわめて重要な位置を占め，戦前そして戦後も 1960 年中頃までは，全国的に水系感染をはじめとする集団事例が多発し，その患者数も毎年 5〜10 万人にも及ぶ状態で「赤痢の国日本」と呼ばれるような状況にあった．その後，衛生状態の改善に伴い患者数は急激に減少し，1970 年代半ばには年間千人前後を数えるまでに至った．しかし，それ以降の推移をみると，これまで減少してきた発生数にほとんど変化がみられなくなってきている．これは，同時期頃より急増しはじめたわが国からの海外旅行者が，その旅行先で感染しわが国に持ち込む，いわゆる輸入事例が年々増加してきていることを反映している．近年は 500 名前後の患者数で推移しており，その 70〜80% は輸入事例である．

【実験室のハザード及び予想されるリスク】

前述したように，ヒトに対して赤痢菌は強い感染力を持ち，時として重篤な症状に陥らせる．しかし，BSL-2 に分類されていることからもわかるように，実験室においては適正な病原菌の取扱い方を厳守すれば，実験者や周辺のヒトに対して重大な災害を及ぼす可能性はほとんどない．もし実験室内で感染を起こしても，有効な化学療法剤があり，またその伝播は経口感染であることより，適切な処置がなされれば感染が拡大することはない．例外的に，感染菌がディセンテリー菌血清型 1 の場合，産生する志賀毒素の作用で溶血性尿毒症症候群（HUS）や脳症等の重症合併症を発症する可能性があるので，注意を要する．

【予防法ー消毒・滅菌法ー】

赤痢菌はヒト，及び一部の霊長類のみに感染する．従って，媒介者は患者あるいは保菌者であり，伝播のほとんどはそれらの糞便によるヒトからヒト，あるいは排泄物で汚染された飲食物を介しての経口感染である．これらのことより患者の完全な治療，保菌者の検索と除菌が予防策として最も重要である．除菌治療における第 1 選択薬は，成人で各種フルオロキノロン系薬剤，乳幼児ではホスホマイシンである．服薬終了後 48 時間以上経過後，24 時間以上の間隔をおいた連続 2 回の検便において陰性であれば，除菌したとみなす．

国内における集団発生の大半は保育園，幼稚園，小学校と低年齢層あるいは養護施設入居者等で発生している．これらにおいては感受性が高く衛生観念にも乏しいことに加えて，症状が軽いため細菌性赤痢との認識がなく拡大した事例が多い．本疾病をも念頭においた検査・調査が肝要である．また，輸入事例からの国内における二次感染も問題になっている．流行国への旅行や滞在する場合は，生水，生もの等リスクの高い飲食は避けること，帰国後下痢症状等を呈したら必ず受診し，細菌学的検査を受けることが拡散防止上，重要である．

上述したように，赤痢菌の感染経路は「糞便-経口」なので，患者・保菌者の糞便曝露防止が最重要点である．オムツ，シーツ，覆布等，糞便で汚染されるものは使い捨て品を用い，その汚染物はプラスチック袋で二重に密閉，外袋を消毒した後に運搬し焼却処分する．焼却できないものは密閉容器に入れ，容器の外側を消毒した後に運搬し適切に消毒あるいは滅菌処理する．糞便で汚染された可能性のあるトイレ，扉のノブ，水道蛇口，リネン等も消毒対象である．医療従事者等に関しては手洗い，及び手指消毒が重要である．すべての消毒薬が赤痢菌には有効であり，第四級アンモニウム塩，両性界面活性剤，次亜塩素酸ナトリウム，消毒用エタノール等を用途に応じて用いる．80℃，10 分間の熱水（70℃，1 分間や 80℃，10 秒間の熱水でも有効とされるが，安全を見込んでいる）でも死滅する．実験室において使用した菌株や器材は高圧蒸気滅菌して廃棄する．

［松下　秀］

22　ペスト菌

【病原体の特性，BSL】

ペストはBSL-3に指定されているペスト菌（*Yersinia pestis*）による全身性感染症である．ペスト菌は鞭毛を持たない楕円形のグラム陰性桿菌で，単染色法（例：ギムザ染色）により安全ピンのような両端染色（bipolarity）像を呈する特徴を持つ（図1）．実験室内では比較的栄養価の高い培地を用いて3日間程度培養するため，栄養要求性が高く，また成育も遅いと考えられる．

ペスト菌がノミの中腸や唾液腺内で増殖し，ペスト菌を持ったノミが吸血する時にペスト菌が血中に侵入し，ヒト体内で増殖すると様々な症状のペストを発症する．あるいはまれに，ペスト患者や感染動物（げっ歯類）及びその糞等への接触時に，傷口からもしくはエアロゾルの吸引によってもペスト菌が感染する．ペストは症状によって以下の3つに分類される．

① 腺ペスト：　ヒト・ペストの約80〜90%を占める．ペストに感染したノミの吸血により感染し，通常2〜6日の潜伏期の後，40℃前後の突発の発熱，頭痛，悪寒，嘔吐，筋肉痛，疲労衰弱や精神混濁等の初期症状から，鼠径部，腋窩，頸部のリンパ節の腫脹，さらに菌血症，エンドトキシンショック，DIC症状（手足の壊死，紫斑等により全身が黒色となるので，黒死病と呼ばれる）が現れ，2〜3日以内に死に至る．

② 敗血症ペスト：　ヒト・ペストの約10%を占める．一般的には腺ペストから敗血症に移行するが，時に局所症状がないまま敗血症症状が先行するのが敗血症ペストの特徴である．急激なショック及びDIC症状を起こし，死に至る．

③ 肺ペスト：　ヒト・ペストの約2%を占める．腺ペストの末期や敗血症ペストの経過中に起こる．肺ペスト患者から排出されたペスト菌エアロゾルの吸引によりヒト-ヒトの二次感染（secondary pneumonic plague）が発生し，さらなるペストの拡大を引き起こすことがある．39〜41℃の弛張熱，痛烈な頭痛，嘔吐，急激な呼吸困難，鮮紅色の泡立った血痰を伴う重篤な肺炎症状が起こり，多くの場合には2〜3日で死亡する．

【実験室のハザード及び予想されるリスク】

ペスト菌は自身に腸管細胞侵入能を保持していないため，他のエルシニア属の菌と異なり経口感染は起こさない．実験室内においては，菌を含むエアロゾル吸入による肺感染後の肺ペストや動物実験における針刺し事故による感染後の腺ペストや敗血症ペストを起こす危険性が考えられる．そのため，実験室内では液体培養や菌液作製時等にエアロゾルを発生させないように細心の注意を払うことが重要である．エアロゾルが外部に漏洩しない条件下（安全キャビネットの使用）で作業を行うべきである．

また，使用済みシリンジのリキャップ作業時に起こりやすい針刺し事故に関しても，極力そのリスクを減らすような努力をするべきである．不幸にも感染の危険に晒された場合には，速やかに抗生物質の投与を受ければ発症を防ぐことができる．ペスト菌の多剤耐性はマダガスカルで報告されているが，一般的にはペストの治療に抗生物質は有効であり，WHO及びCDCはストレプトマイシンを第1選択薬，ドキシサイクリン，クロラムフェニコール，シプロフロキサシン，ゲンタマイシンを第2選択薬として提唱している．

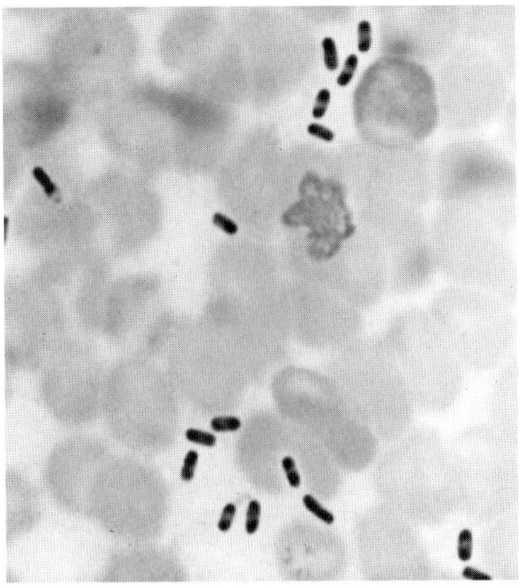

図 1　単染色法によるペスト菌の両端染色像

【予防法ー消毒・滅菌法ー】

ペストワクチンの接種が予防法としてあげられるが，発熱，発赤等の副作用があり，腺ペストに対してはある程度の防御効果があるものの，肺ペストに対しては全く防御効果がない．またその防御効果の持続もワクチン接種後 2 年程度で消滅してしまう．そのため，現状ではペストワクチンの使用は徐々に減ってきており，代わりに抗生物質を服用するといった化学療法的予防策が主流になってきている．

ペスト菌の化学薬品や熱に対する耐性はないと考えられ，エタノールや次亜塩素酸を用いた一般的な化学消毒法やオートクレーブ等の熱処理による条件下において滅菌することが可能である．

［高橋英之・渡邉治雄］

◉文献

1） Zhou D et al: *Microbe Infect* **8**: 273-284, 2006.
2） Perry RD, Fetherston J: *Clin Microbiol Rev* **10**: 35-66, 1997.
3） WHO: Epidemic and Pandemic Alert and Response. http://www.who.int/csr/don/archive/disease/plague/en/index.html（WHO homepage）, 2006.

23　腸管出血性大腸菌

【病原体の特性，BSL】

大腸菌 O157：H7 が原因となるハンバーガー食中毒事件が 1982 年，米国で発生した．この時の食中毒患者全員が血便と激しい腹痛を呈したことから，病名は出血性大腸炎，菌名は腸管出血性大腸菌（EHEC：enterohemorrhagic *Escherichia coli*）と名づけられた[1]．EHEC 感染症の潜伏期間は，通常 2～7 日で，軽症の場合，悪心，嘔吐，38℃ 以下の発熱と水様性の下痢を，重症化すると激しい腹痛を伴う血性下痢を呈する．特に小児や老人では，溶血性尿毒症症候群（HUS）や急激に進行する意識障害と痙攣を引き起こし死亡する場合もあることから，EHEC は世界的に重要な食中毒細菌として位置づけられている．EHEC は通常，無症状の状態で温血動物の腸管内に生息し，糞便で汚染された食肉や食材が感染源となる．一方，発症菌数が 50 個以下と少なく，ヒトからヒトへの感染も多く見られ，感染症の一面も持っている．

EHEC が他の下痢原性大腸菌と異なる最大の特徴は，約 1 pg という微量でアフリカミドリザルの腎由来細胞である Vero 細胞の 50% を致死させる Vero 毒素（VT）を産生することである[2]．この VT には，志賀赤痢菌が産生する志賀毒素（Stx）と酷似した VT1 と，生物学的性状は類似しているが免疫学的性状が異なる VT2 の 2 種類がある．VT は，志賀赤痢菌が産生する Stx との類似性から志賀毒素様毒素（SLT：Shiga-like toxin）とも呼ばれていたが，志賀毒素（Stx：Shiga toxin）と呼ぶことが提唱されている．Stx1 や Stx2 をマウスやウサギの静脈内に投与すると進行性の弛緩性麻痺を呈し死亡する．Stx のウサギに対する LD_{50} は 0.87 ng/kg（1,150,000 LD_{50}/mg/kg 体重）で，A 型ボツリヌス毒素や破傷風毒素（1,200,000 LD_{50}/mg/kg 体重）に匹敵し，細菌が産生するタンパク質毒素の中で最も毒性が強い毒素の 1 つである．ウサギを用いた動物実験から，Stx1 は血液脳関門を Stx2 は髄液脳関門を破壊し，脳内に到達していると考えられている．中枢神経障害を呈した動物の大脳，及び脊髄のミエリン鞘に Stx2 が結合していることも確認され，Stx は以前から神経毒素と呼ばれており，直接神経細胞に障害を与えている可能性も指摘されている[3]．

EHEC には様々な病原因子が知られているが，最も重要な病原因子は 2 種類の Stx である．Stx1，Stx2 とも分子量約 30,000 の A サブユニット 1 分子と分子量約 7,600 の B サブユニット 5 分子がベロ毒素を形成し，毒性を発揮する[2]．Stx は，B サブユニットを介して細胞表面に存在するレセプターである Gb3（グロボトリオシルセラミド）に結合し，細胞内に取り込まれた A サブユニットが RNA *N*-グリコシダーゼ活性に基づき 60S リボソーム亜粒子由来の 28S rRNA の 5' 末端から 4,324 番目のアデニンの *N*-グリコシド結合を加水分解し，細胞のタンパク質合成を阻害し細胞は死に至る[2]．Stx はアポトーシス活性も有しており，Stx の細胞毒性は細胞壊死というよりむしろアポトーシスに基づくといわれている．

Stx 以外の病原因子として，EHEC ヘモリシン，セリンプロテアーゼの EspP，カタラーゼ・パーオキシダーゼ活性を有する KatP，細胞膨化致死毒素（CDT），Subtilase，タイプ 2 分泌装置，タイプ 3 分泌装置や定着因子等がある[4～6]．定着因子として *eaeA* 遺伝子にコードされているインチミンが最もよく知られている．*eaeA* 遺伝子は Lee 領域と呼ばれるタイプ 3 分泌装置と宿主細胞内に打ち込まれるエフェクター分子がコードされている Pathogenicity island に存在する．Lee 領域以外のラムダー様ファージの特定の場所にも多数のエフェクター分子がコードされている．すなわち，O157 のゲノム上に存在するプロファージは様々な病原因子をコードしており，水平伝達によって O157 に持ち込まれたことを裏付けている．インチミン以外の定着因子として *eaeA* 遺伝子が陰性の non-O157 に分布している Saa（STEC autoagglutinating adhesin）がある．

大腸菌は，糖鎖抗原の O 抗原と鞭毛抗原の H 抗原の違いにより，現在それぞれ 178 種類と 56 種類に分類されており，この O 抗原と H 抗原の組合せで大腸菌の血清型が決定する．Stx を産生する血清型は現在までに少なくとも 100 種類以上あると報告されているが，患者から高頻度に分離され重症化に寄与している血清型は O157：H7 である．Stx を産生する大腸菌は STEC（Shiga toxin-producing *E. coli*）と呼ばれ，厳密には EHEC と区別される．STEC は，Stx を産生する大腸菌すべてを指し，EHEC は Stx に加え *eaeA* 遺伝子が陽性あるいは患者から分離された STEC を指す．

しかしながら，以下で述べる EHEC は STEC を指している．EHEC は，BSL-2 に属する．よって，BSL-2 の基準を満たした施設での取扱いが義務づけられている．すなわち，BSL-2 対応の安全キャビネットとオートクレーブを備え付けた実験室で，入退出時は履き物と実験着を取り替える必要がある．第 3 者の入室も制限されている．また，感染症法で三類感染症に指定されており，感染者（患者・無症状保菌者）が発生した場合，医師は直ちに最寄りの保健所に届け出る必要がある．さらに平成 19 年 6 月 1 日に施行された感染症法では，EHEC のみならず Stx についても四種病原体として定められており，感染症法第 56 条の 24（施行規則第 31 条の 30），25（施行規則第 31 条の 34），28 及び 29（施行規則 31 条の 38）に基づく施設の基準，保管等の基準，事故届及び災害時の応急措置を講じることが求められている．

【実験室のハザード及び予想されるリスク】

EHEC に汚染された可能性のある検体を検査目的で取扱う場合は，厳密に BSL-2 や四種病原体の取扱い基準を満たす必要はない．しかし，BSL-2 に準じた取扱いが望ましい．そのような検体から EHEC が検出されたら，直ちに BSL-2 や四種病原体の取扱い基準に準じて取扱わねばならない．実験室内で EHEC を培養する場合，ミストとして飛び散らない培養装置を用いなければならない．また，培養液を遠心分離器等で培養上清と菌体とに分離する場合も，ミストとして飛び散らないようにバイオセーフティ対策が施された遠心機を用いることが望ましい．

いずれにせよ培養液を実験で扱う場合は，ミストを口や鼻から吸い込まないよう使い捨てのマスクや保護用眼鏡を用いる等の注意を要する．特に，Stx の検出や精製を目的として培養液や菌体を超音波破砕する場合は，安全キャビネットの中で行うか，ミスト等の飛散を防止できる密閉された容器の中で行う必要がある．また，EHEC の培養液や Stx を精製する際に毒素サンプルをフィルターで濾過する場合，フィルターが目詰まりし圧が高くなった時は，無理に圧をかけずフィルターを交換する．万が一フィルターがシリンジからはずれ，Stx を含む溶液が飛び散り皮膚についたり眼に入った場合は，直ちに流水でよく洗い流す．また，菌を経口的に誤って摂取した場合は，下痢等の症状の有無にかかわらず直ちにニューキノロン系の抗菌薬を服用する．

【予防法―消毒・滅菌法―】

実験室内で EHEC を扱う場合は，必ず白衣を纏い，使い捨ての手袋を使用することが望ましい．白衣や手袋も汚染させないように気をつけなければならないが，万が一汚染した場合は，直ちにオートクレーブ滅菌を行う．手袋を着けていても，実験後には必ず石けんで手を洗う．オートクレーブ滅菌できないような場合でも 75℃，1 分以上の加熱をすれば EHEC を殺菌することができるので，ケースバイケースで対応する．あるいは，種々の消毒薬にも感受性を示すので，汚染したと思われる場所は逆性石けんまたは両性界面活性剤等を規定の濃度に薄めたものを布に浸して絞り，汚染したと思われる場所を拭き取る．噴霧は，かえって汚染を広げる可能性があるのでできるだけ避ける．また，用いる消毒薬には，伝染病予防法施工令第 3 条に基づく医薬品として，アルコール系消毒剤，界面活性剤系消毒薬剤，ビグアニド系消毒剤，塩素系消毒剤，フェノール系消毒剤がある．EHEC は，直接口に入れない限り発症しないが，少数の菌で発症するといわれているので，EHEC を扱った後は石けんと流水でよく手を洗う．特に，EHEC が触れた場合は，逆性石けんあるいは消毒用アルコールで消毒を行った後，石けんと流水で手を洗うことが重要である．

［**山崎伸二**］

◉文献

1） Riley LW et al: *New Eng J Med* **308**: 681-685, 1983.
2） 山崎伸二：化学療法の領域 **21**: 498-506, 2005.
3） 吉田真一，他：神経精神薬理 **19**: 275-285, 1997.
4） Hayashi T et al: *DNA Res* **8**: 11-22, 2001.
5） Paton AW et al: *J Exp Med* **200**: 35-46, 2004.
6） Janka A et al: *Infect Immun* **71**: 3634-3638, 2003.

24　Q 熱コクシエラ

【病原体の特性，BSL】

Q 熱コクシエラ（*Coxiella burnetii*）は，従来リケッチアに分類されていたが，最近の遺伝子学的な解析による分類では，レジオネラ目コクシエラ科コクシエラ属に変更された．細胞内でのみ増殖できる偏性細胞内寄生細菌であり，その大きさは 0.2〜0.4×1.0 μm で，菌の形態には大型菌体（LCV）と小型菌体（SCV）とがある．ともに感染性があり，LCV は浸透圧に対し抵抗性が低いが，SCV は芽胞様構造を示し，熱，乾燥，消毒等に抵抗性のため環境中で長期間安定である．そのためバイオテロへの懸念として，感染性のエアロゾルの散布や食品等への混入の可能性が指摘されている[1,2]．

Q 熱は，人獣共通感染症であり自然界ではマダニ等の節足動物やエアロゾルを介して，多くの野生動物，鳥類，また家畜や愛玩動物が感染し保菌している．ヒトへの感染源は，家畜の反芻動物（ウシ，ヒツジ，ヤギ）やネコ，イヌが多く，特に *C. burnetii* は感染動物の胎盤において高濃度に増殖するため，感染動物の出産，流産時に胎盤，尿，糞便等に環境が汚染され，病原体を含むエアロゾルを吸入して感染する．経口感染として，主にウシやヒツジの未殺菌生乳や乳製品を摂食し感染することがあるとされてきたが，実際にはまれと考えられている．Q 熱の患者は，欧米の一部の国やオーストラリアでは年間 50〜500 例程度の報告がある．わが国では感染症法の第四類感染症で全数把握疾患で年に数例〜40 例程度の報告がある．*C. burnetii* の実験室内取扱いは BSL-3 である[3〜5]．

【実験室のハザード及び予想されるリスク】

C. burnetii の取扱いは BSL-3 管理区域の安全キャビネット内で行う．通常の伝播様式は気道感染が主体であり，未治療患者や感染動物等の検体取扱時，増殖させた菌の精製時等における菌液の取扱いに際しては，エアロゾルが発生し，菌が空中に拡散することを念頭に安全キャビネット内以外で扱うことは厳禁である．操作中の感染を防ぐために，ゴム手袋とマスクを着用する．操作後のキャビネット内は，アルコール噴霧及び UV 照射による消毒滅菌により，実験室利用者の不慮の実験室内感染を防ぐ．

【予防法ー消毒・滅菌法ー】

ワクチンによる予防は，ヒトに対してオーストラリアでは *C. burnetii* I 相菌を精製しホルマリン不活化した Q 熱ワクチン（Q-Vax：Commonwealth Serum Lab）が 1989 年に開発され，2000 年から屠畜場の従業員や食肉業者等ハイリスク群に対して使用されている[5]．臨床効果は優れているとされるが，一般に広く使用するには副反応の点で問題があり，オーストラリア以外の国では政策的な実施はなされていない．わが国でも認可されておらず使用できない．

実験者の予防としては，前述の実験室ハザードで述べた内容を遵守することが重要である．一般的な予防対策としては，わが国では，愛玩動物との関連が多いとの報告があるので，ペットとの過度の接触を避けることや，触れ合ったあとには必ず手を洗うこと，キスをしたり口移しで食餌を与えたりしないこと等の一般的な注意の他，特にネコの出産時にはその排泄物の取扱いに注意する．流産胎盤等は焼却し，汚染された環境はクレゾール石けん液，5% 過酸化水素水で消毒する．ヒトからヒトへの感染はまれであり，患者を隔離する必要はない．ただし，輸血による感染事例や院内感染が疑われる事例の報告があり，患者血液の輸血を避けることや，治療前の肺炎例で咳のある患者では，患者，治療者ともマスク，手洗いをすることが望ましい．また，経口感染はまれと考えられるが，未殺菌の生乳や生チーズの摂取は避ける．

実験室内での *C. burnetii* 菌液の消毒，滅菌としては，実験に使用した器具等は基本的に高圧蒸気滅菌処理を行う．実験室内における消毒法で一般的な化学的消毒薬は，次亜塩素酸ナトリウム 0.1～1% 水溶液，及び消毒用エタノール，イソプロパノール（50% 水溶液）等が有効である[6]．

［**岸本壽男**］

◉文献

1） 岸本寿男，安藤秀二，小川基彦：Q 熱の現状と課題．柳原保武監修．高田伸弘ほか編 全国農村教育協会，205-217，2007 年 3 月．
2） 安藤秀二，岸本寿男：バイオテロリズムとダニ媒介性感染症．柳原保武監修．高田伸弘ほか編 全国農村教育協会，249-255，2007 年 3 月．
3） 渡辺　彰，高橋　洋：日本化学療法学会雑誌 **51**：461-469，2003．
4） 米国疾病管理予防センター（CDC）ホームページより：
http://www.cdc.gov/ncidod/diseases/programmes/en/vph/cards/pfever.html
5） オーストラリア保健省 Q 熱管理プログラム ホームページより：
http://immunise.health.gov.au/pfever/index.htm
6） 感染症法に基づく消毒・滅菌の手引き：厚生労働省通知（健感発第 0130001 号）平成 16 年 1 月 30 日．

25　発疹チフスリケッチア

【病原体の特性，BSL】

発疹チフスリケッチア（*Rickettsia prowazekii*）は，他のリケッチアと同様に細胞外では増殖できない偏性細胞内寄生細菌で，大きさはおよそ0.5×2.0 μmのグラム陰性桿菌である．発育鶏卵細胞やマウスL-929細胞等に対する高い感染性を持つ．*R. prowazekii*の亜型としてのE株は，鶏卵での長期継代によりヒトに対する病原性が低下しており，生ワクチンとして用いられる．*R. prowazekii*の感染による発疹チフス（epidemic typhus）は，シラミによって媒介されるリケッチア症で，戦争，貧困，飢餓等で衛生状態の悪い状況下でかつて流行したが，わが国では1958年以降発生の報告はない．ヒト以外のリザーバーとしてはムササビが知られている．再発性チフス（Brill-Zinsser病）も本リケッチアで起こる．感染症法では第四類感染症で全数把握届出疾患である．

患者を吸血してリケッチアに感染したコロモジラミが排泄する糞便や，つぶされた体液が感染源となり，それが刺し口や擦り傷等に擦り込まれることによって感染する．また，ヒトの密集した場所では，シラミの糞便で汚染された塵埃による経気道感染もありうる．感染シラミは吸血後2〜6日以内に糞便中にリケッチアを排泄するが，リケッチアは死んだシラミの体内でも数週間生残するとされる．糞便内でのリケッチアは，60℃の蒸気であれば20秒で死滅するものの，室温では2週間以上，ときに300日間も感染力を有していたとの報告がある．発疹チフス群リケッチアの中では最も重篤になり，高い致死率（10〜50%）が知られている．*R. prowazekii*の実験室内取扱いはBSL-3である．バイオテロにも使用されうる病原体として，取扱いには特に注意が必要である[1,2]．

【実験室のハザード及び予想されるリスク】

取扱いはBSL-3管理区域の安全キャビネット内で行う．未治療患者や感染動物等の検体取扱い時，増殖させた菌の精製時等での菌液の取扱いに際しては，エアロゾルが発生し，菌が空中に拡散することを念頭に安全キャビネット内で扱う．操作中の感染を防ぐために，ゴム手袋とマスクを着用する．操作後のキャビネット内は，アルコール噴霧，及びUV照射による消毒滅菌により，実験室利用者の不慮の実験室内感染を防ぐ．

【予防法ー消毒・滅菌法ー】

ワクチンは有効でありかつて使用されていたが，1960年代以降，患者発生がないため国内で製造している企業はない．実験室内での*R. prowazekii*菌液の消毒，滅菌としては，実験に使用した器具等は基本的に高圧蒸気滅菌処理を行う．実験室内における消毒法で一般的な化学的消毒薬は，次亜塩素酸ナトリウム0.1%水溶液，及び消毒用エタノール，イソプロパノール（50%水溶液）等が有効である[3]．　［岸本壽男］

◉文献

1）発疹チフス 感染症の話 国立感染症研究所ホームページより：http://idsc.nih.go.jp/idwr/kansen/k05/k05_09/k05_09.html
2）米国疾病管理予防センター（CDC）ホームページより：CDC. Diagnosis and management of tickborne rickettsial diseases: Rocky Mountain spotted fever, ehrlichiosis, and anaplasmosis---United States. MMWR 2006; 55: (No.RR-4).
3）感染症法に基づく消毒・滅菌の手引き：厚生労働省通知（健感発第0130001号）平成16年1月30日.

26　発疹熱リケッチア

【病原体の特性，BSL】

発疹熱リケッチア（*Rickettsia typhi*）は，他のリケッチアと同様に細胞外では増殖できない偏性細胞内寄生細菌で，大きさはおよそ 0.5×2.0 μm のグラム陰性桿菌である．発育鶏卵細胞やマウス L-929 細胞等に対する高い感染性を持つ．*R. typhi* の感染による発疹熱（murine typhus，endemic typhus）は，ネズミノミによって媒介されるリケッチア症で，自然界ではネズミとネズミノミの間で感染サイクルが維持されており，ヒトへはネズミノミが感染源になる．感染は，吸血ノミの糞中に排出されるリケッチアが，刺咬部位を掻いてできた傷口から侵入して起こる．ヒトからヒトへの感染はない．

古くから世界中で散発的な流行があるが，近年ではオーストラリア，中国，ギリシャ，イスラエル，クウェート，タイ，米国南部，スペイン，韓国等で報告されている[1]．わが国では 1950 年代以降は 4 例の報告のみである．輸入症例は 2003 年にベトナムで発症して帰国後確認された例ならびに 2008 年にインドネシアから帰国した 2 例の報告がある[2]．またインドネシアからヨーロッパに帰国した 3 例が 1997 年に連続して発症している．6～18 日間（平均 10 日間）の潜伏期間の後，頭痛と発熱で発症，その後発疹が出現する．発熱は弛張しながら 2 週間程度続く．症状は発疹チフスに似ているが，比較的軽症である．合併症や死亡例はまれであるが，ときに多臓器不全等の重症例があり高齢者では死に至ることもある．感染症法では報告義務のある疾患には含まれていないが，発疹チフスや他のリケッチア症との鑑別が必要な疾患として今後考慮すべき疾患である．*R. typhi* の実験室内取扱いは BSL-3 である．

【実験室のハザード及び予想されるリスク】

取扱いは BSL-3 管理区域の安全キャビネット内で行う．未治療患者や感染動物等の検体取扱い時，また大量に増殖させた菌の精製時等での菌液の取扱いに際しては，エアロゾルが発生し，菌が空中に拡散することを念頭に安全キャビネット内で扱う．操作中の感染を防ぐために，ゴム手袋とマスクを着用する．操作後のキャビネット内は，アルコール噴霧，及び UV 照射による消毒滅菌により，実験室利用者の不慮の実験室内感染を防ぐ[6]．

【予防法－消毒・滅菌法－】

実験室内での *R. typhi* 菌液の消毒，滅菌としては，実験に使用した器具等は基本的に高圧蒸気滅菌処理を行う．実験室内における消毒法で一般的な化学的消毒薬は，次亜塩素酸ナトリウム 0.1% 水溶液，及び消毒用エタノール，イソプロパノール（50% 水溶液）等が有効である[3]．

予防としてのワクチンはない．海外に渡航する場合，ネズミとの接触や，非衛生な滞在場所を避ける．滞在する場合はネズミの駆除と，殺虫剤の散布でネズミノミを駆除する．海外滞在中や帰国後に発熱，頭痛に発疹を伴った場合，本症を念頭に医療機関を受診する．

［岸本壽男］

◉文献

1）Global Infectious Diseases and Epidemiology Network: Travel-related episodes of endemic typhus（http://www.gideonline.com./blog/2008/04/12/travel-related-episodes-of-endemic-typhus/）
2）Takeshita N et al: Murine typhus-Japan ex Indonesia（Bali）. ProMED-mail. 20080410.1318.（http://www.promedmail.org）
3）感染症法に基づく消毒・滅菌の手引き：厚生労働省通知（健感発第 0130001 号）平成 16 年 1 月 30 日.

27　つつが虫病リケッチア

【病原体の特性，BSL】

つつが虫病リケッチア（*Orientia tsutsugamushi*）は，大きさはおよそ 0.5×2.5 μm で，他のリケッチアと同様に細胞外では増殖できない偏性細胞内寄生細菌である．本菌には血清型が存在し，Kato，Karp，及び Gilliam の 3 つは標準型と呼ばれ，その他にも Kuroki，Kawasaki，Shimokoshi 等新しい型も報告されている．これによるつつが虫病はわが国におけるリケッチア感染症の代表的なもので，感染症法により四類全数把握届出疾患で年間 400 例程度の報告がある．*O. tsutsugamushi* を保有するツツガムシに刺されて感染し発症する．潜伏期は 5～14 日で，39℃以上の高熱を伴って発症し，ダニの刺し口がみられ，その後数日で体幹部を中心に発疹がでる．この発熱，刺し口，発疹の主要 3 主徴は，ほとんどの患者にみられる．また，患者の多くは倦怠感，頭痛を訴え，半数に刺し口近傍の所属リンパ節あるいは全身のリンパ節の腫脹がみられる．治療が遅れて重症化すると播種性血管内凝固（DIC）等を来し，しばしば死亡例が報告される[1～4]．

O. tsutsugamushi の実験室内取扱いは BSL-3 である．

【実験室のハザード及び予想されるリスク】

取扱いは BSL-3 管理区域の安全キャビネット内で行う．未治療患者や感染動物等の検体取扱い時，増殖させた菌の精製時等での菌液の取扱いに際しては，エアロゾルが発生し，菌が空中に拡散することを念頭に安全キャビネット内で扱う．操作中の感染を防ぐために，ゴム手袋とマスクを着用する．操作後のキャビネット内は，アルコール噴霧，及び UV 照射による消毒滅菌により，実験室利用者の不慮の実験室内感染を防ぐ．

実験室感染で，特に針刺しや創傷感染では，局所にツツガムシの刺し口と同様の症状が現れる可能性がある．

【予防法ー消毒・滅菌法ー】

ワクチンはない．実験室内での *O. tsutsugamushi* 菌液の消毒，滅菌としては，実験に使用した器具等は基本的に高圧蒸気滅菌処理を行う．実験室内における消毒法で一般的な化学的消毒薬は，次亜塩素酸ナトリウム 0.1% 水溶液，及び消毒用エタノール，イソプロパノール（50% 水溶液）等が有効である[5)]．

［岸本壽男］

◉文献

1）ツツガムシ病　感染症の話．国立感染症研究所感染症情報センターホームページ 2002 年第 13 週号 http://idsc.nih.go.jp/idwr/kansen/k02_g1/k02_13/k02_13.html
2）吉田芳哉，古屋由美子：つつが虫病-再興感染症の波紋-ダニと新興再興感染症．柳原保武監修．高田伸弘ほか編，全国農村教育協会，19-22，2007 年 3 月．
3）IASR つつが虫病／日本紅斑熱　2005 年 12 月現在 Vol.27 p 27-28：2006 年 2 月 http://idsc.nih.go.jp/iasr/27/312/tpc312-j.html
4）米国疾病管理予防センター（CDC）ホームページより：CDC. Diagnosis and management of tickborne rickettsial diseases: Rocky Mountain spotted fever, ehrlichiosis, and anaplasmosis---United States. MMWR 2006; 55: (No.RR-4).
5）感染症法に基づく消毒・滅菌の手引き：厚生労働省通知（健感発第 0130001 号）平成 16 年 1 月 30 日．

28　日本紅斑熱リケッチア

【病原体の特性，BSL】

日本紅斑熱リケッチア（*Rickettsia japonica*）は，紅斑熱群リケッチアに属し，大きさはおよそ0.5×2.0 μmで，他のリケッチアと同様に細胞外では増殖できない偏性細胞内寄生細菌である．これによる日本紅斑熱はわが国における紅斑熱群リケッチア感染症の代表的なもので，感染症法により第四類全数把握届出疾患で年間50例程度の報告があるが増加傾向にある．*R. japonica*を保有するマダニに刺され発症する．発熱，発疹，刺し口が3徴候である．潜伏期間は2～8日で，頭痛，発熱，悪寒戦慄をもって急激に発症する．全身倦怠感の他，関節痛，筋肉痛，手足のしびれ感を訴えることもある．発疹は全身に広がるが，つつが虫病が体幹部にやや多いのに比較し，日本紅斑熱では手足等の末梢部に多い傾向にある．治療が遅れて重症化すると播種性血管内凝固（DIC）等を来し，しばしば死亡例が報告される[1～3]．*R. japonica*の実験室内取扱いはBSL-3である．

【実験室のハザード及び予想されるリスク】

取扱いはBSL-3管理区域の安全キャビネット内で行う．未治療患者や感染動物等の検体取扱い時，増殖させた菌の精製時等での菌液の取扱いに際しては，エアロゾルが発生し，菌が空中に拡散することを念頭に安全キャビネット内で扱う．操作中の感染を防ぐために，ゴム手袋とマスクを着用する．操作後のキャビネット内は，アルコール噴霧及びUV照射による消毒滅菌により，実験室利用者の不慮の実験室内感染を防ぐ．

実験室感染で，特に針刺しや創傷感染では，局所に刺し口と同様の症状が現れる可能性がある．

【予防法ー消毒・滅菌法ー】

ワクチンはない．実験室内での*R. japonica*菌液の消毒，滅菌としては，実験に使用した器具等は基本的に高圧蒸気滅菌処理を行う．実験室内における消毒法で一般的な化学的消毒薬は，次亜塩素酸ナトリウム0.1％水溶液，及び消毒用エタノール，イソプロパノール（50％水溶液）等が有効である[4]．

［岸本壽男］

◉文献

1） 日本紅斑熱　感染症の話．国立感染症研究所感染症情報センターホームページ：http://idsc.nih.go.jp/idwr/kansen/k02_g1/k02_25/k02_25.html
2） IASRつつが虫病／日本紅斑熱　2005年12月現在 Vol 27 p 27-28：2006年2月．http://idsc.nih.go.jp/iasr/27/312/tpc312-j.html
3） 馬原文彦：日本紅斑熱．新興感染症の黎明．ダニと新興再興感染症（SADI組織委員会編）全国農村教育協会，pp. 15-18，2007.
4） 感染症法に基づく消毒・滅菌の手引き：厚生労働省通知（健感発第0130001号）平成16年1月30日.

29　ロッキー山紅斑熱リケッチア

【病原体の特性，BSL】

ロッキー山紅斑熱リケッチア（*Rickettsia rickettsii*）は，紅斑熱群リケッチアに属し，大きさはおよそ0.5×2.0 μmで，他のリケッチアと同様に細胞外では増殖できない偏性細胞内寄生細菌である．これによるロッキー山紅斑熱はアメリカ大陸における代表的な紅斑熱群疾患で，*R. rickettsii*を保有するダニに刺されることで感染する．刺されて3〜12日して頭痛，全身倦怠感，高熱等を伴って発症する．刺し口や黒色斑は通常みられない．高熱とほぼ同時に紅色の斑丘疹が手足等の末梢部から求心性に多発し，部位によっては点状出血を伴う．リンパ節腫脹がときにみられる．CRP陽性，白血球減少，血小板減少，肝機能異常等は日本紅斑熱と同様で，治療が遅れると中枢神経系症状，不整脈，乏尿，ショック等の合併症を呈し，死亡率も高い[1]．輸入リケッチア症として留意が必要である．*R. rickettsii*の実験室内取扱いはBSL-3である．

【実験室のハザード及び予想されるリスク】

取扱いはBSL-3管理区域の安全キャビネット内で行う．未治療患者や感染動物等の検体取扱い時，増殖させた菌の精製時等での菌液の取扱いに際しては，エアロゾルが発生し，菌が空中に拡散することを念頭に安全キャビネット内で扱う．操作中の感染を防ぐために，ゴム手袋とマスクを着用する．操作後のキャビネット内は，アルコール噴霧，及びUV照射による消毒滅菌により，実験室利用者の不慮の実験室内感染を防ぐ．

【予防法－消毒・滅菌法－】

ワクチンはない．実験室内での*R. rickettsii*菌液の消毒，滅菌としては，実験に使用した器具等は基本的に高圧蒸気滅菌処理を行う．実験室内における消毒法で一般的な化学的消毒薬は，次亜塩素酸ナトリウム0.1％水溶液，及び消毒用エタノール，イソプロパノール（50％水溶液）等が有効である[2]．

［岸本壽男］

◉文献

1）米国疾病管理予防センター（CDC）ホームページより：
CDC. Diagnosis and management of tickborne rickettsial diseases: Rocky Mountain spotted fever, ehrlichiosis, and anaplasmosis---United States. MMWR 2006; 55: (No.RR-4).

2）感染症法に基づく消毒・滅菌の手引き：厚生労働省通知（健感発第0130001号）平成16年1月30日．

30　オウム病クラミジア

【病原体の特性，BSL】

クラミジアはDNAとRNAを有し，細菌に属するが，特異な性質を有する偏性細胞内寄生性グラム小球菌である．人工培地では増殖できず，細胞に感染して封入体を作り，その中で細胞からエネルギーを得て特異な形態変化をしながら増殖する．感染性を持つ基本小体と増殖型の網様体，中間体等の複雑な形態をとりながら，2分裂を繰り返した後，再び基本小体に変換される．感染細胞の中の封入体は巨大化し，やがて封入体膜の破壊，細胞膜の破壊でクラミジア粒子が排出され，次の細胞に感染する．基本小体は即時性の細胞毒性も持っている．

オウム病クラミジア（*Chlamydophila psittaci*）の培養細胞内での増殖サイクルは約48時間でクラミジアの中では最も増殖が早い．主にトリを宿主として，動物由来感染症としてヒトに肺炎等のオウム病を起こす．国内の愛玩鳥は健常でも数%程度*C. psittaci*を保有しているが，病鳥では，糞中に大量に排泄される．それが乾燥すると感染粒子を含んだエアロゾルとなり，それを吸入し経気道感染する．まれに経口感染もある．感染後1～2週間の潜伏期の後，突然の高熱で発症，高率に咳を伴い，気管支炎や異型肺炎を呈する．頭痛やめまい等の中枢神経症状と比較的徐脈，肝機能障害を示すことが多い．重症肺炎で初期治療が不適切な場合には，髄膜炎や多臓器不全，DIC（播種性血管内凝固症候群），さらにショック症状を呈し，致死的な経過をとることもある．感染症法の第四類感染症全数把握疾患で年に40例程度の報告があり，また集団発生も報告されている．通常の取扱いはBSL-2で，大量培養（10 L以上）の場合はBSL-3で取扱う．

【実験室のハザード及び予想されるリスク】

通常の取扱いはBSL-2，大量培養の場合はBSL-3管理区域の安全キャビネット内で行う．通常の伝播様式は気道感染が主体であり，未治療患者や感染鳥の糞便や臓器等の検体取扱い時，増殖させた菌の精製時等での菌液の取扱いに際しては，エアロゾルが発生し，菌が空中に拡散することを念頭に必ず安全キャビネット内で扱う．操作中の感染を防ぐために，ゴム手袋とマスクを着用する．操作後のキャビネット内は，アルコール噴霧，及びUV照射による消毒滅菌により，実験室利用者の不慮の実験室内感染を防ぐ．ヒト-ヒト感染の可能性はまれであるが，看護者が未治療の肺炎患者から感染した例があり，咳をしている患者には，患者，治療者ともにマスクを着用させる．

【予防法ー消毒・滅菌法ー】

ワクチンはない．実験室内での*C. psittaci*菌液の消毒，滅菌としては，実験に使用した器具等は基本的に高圧蒸気滅菌処理を行う．実験室内における消毒法で一般的な化学的消毒薬は，次亜塩素酸ナトリウム0.05%水溶液，及び消毒用エタノール，イソプロパノール（50%水溶液）等が有効である[1)]．飼育施設等での消毒については，小鳥のオウム病対策実施指針で，消毒法について推奨されるものが示されているので，参照されたい[2)]．

［岸本壽男］

◉文献

1）感染症法に基づく消毒・滅菌の手引き：厚生労働省通知（健感発第0130001号）平成16年1月30日.
2）小鳥のオウム病の検査方法等ガイドライン．厚生労働省ホームページより：http://www.forth.go.jp/mhlw/animal/page_b/b04-18.html

31　肺炎クラミジア

【病原体の特性，BSL】

クラミジアの基本的な特徴は他のクラミジアと同様であるが，肺炎クラミジア（*Chlamydophila pneumoniae*）はヒトを宿主とし，培養細胞内での増殖サイクルは *C. psittaci* の約 48 時間より長く 72～80 時間である．飛沫感染でヒトからヒトに伝播して主に急性呼吸器感染症を起こす．感染から症状発現までの潜伏期間は 3～4 週間と長いが，大量曝露の場合は短くなる可能性がある．肺炎発症の機序としては，上気道に初感染し下降して肺炎に至るものが主とされるが，上気道感染巣から血行性に至る経路もありうる．本菌による肺炎では非定型肺炎の病態を示し，クラミジアの即時細胞毒性や免疫反応の関与も考えられている．

疾患としては急性気道感染症，また慢性閉塞性肺疾患（COPD）を主とする慢性呼吸器疾患の感染増悪，及び肺炎である．発症年齢がマイコプラズマ肺炎と異なり，小児のみならず，高齢者にも多く，家族内感染や集団内流行もしばしば見られる．最近，*C. pneumoniae* は血管等に慢性感染も起こしうることが明らかとなり，動脈硬化性疾患に関わる疑いが指摘されている．感染症法では第五類感染症の定点報告疾患である[1,2]．取扱いは BSL-2 である．

【実験室のハザード及び予想されるリスク】

取扱いは BSL-2 管理区域の安全キャビネット内で行う．通常の伝播様式は気道感染が主体であり，未治療患者検体や，増殖させた菌の精製時等での菌液の取扱いに際しては，エアロゾルが発生し，菌が空中に拡散することを念頭に必ず安全キャビネット内で扱う．操作中の感染を防ぐために，ゴム手袋とマスクを着用する．操作後のキャビネット内は，アルコール噴霧，及び UV 照射による消毒滅菌により，実験室利用者の不慮の実験室内感染を防ぐ．咳をしている患者には，患者，治療者ともにマスクを着用させる．

【予防法ー消毒・滅菌法ー】

ワクチンはない．予防については，飛沫感染をする他の病原体と同様に，うがいや手洗い等の励行とマスク程度の予防策が一般的と考えてよい．実験室内で *C. pneumoniae* の実験に使用した器具等，菌液の消毒，滅菌としては，基本的に高圧蒸気滅菌処理を行う．実験室内における消毒法で一般的な化学的消毒薬は，次亜塩素酸ナトリウム 0.05％ 水溶液，及び消毒用エタノール，イソプロパノール（50％ 水溶液）等が有効である[3]．

［岸本壽男］

◉文献

1）岸本寿男，安藤秀二，小川基彦：日本内科学会雑誌 **94**：2267-2274，2005.
2）クラミジア肺炎（オウム病を除く）感染症の話．国立感染症研究所感染症情報センターホームページ（http://idsc.nih.go.jp/idwr/kansen/k02_g1/k02_07/k02_07.html）
3）感染症法に基づく消毒・滅菌の手引き：厚生労働省通知（健感発第 0130001 号）平成 16 年 1 月 30 日.

32　クラミジアトラコマチス

【病原体の特性，BSL】

クラミジアトラコマチス（*Chlamydia trachomatis*）はヒトを宿主とし，性器クラミジア感染症や新生児クラミジア肺炎等を起こす．クラミジアの基本的な特徴は他のクラミジアと同様であるが，培養細胞内での増殖サイクルは *C. psittaci* の約 48 時間より長く 72～80 時間である．生物型としては，性感染症と，古典的なトラコーマを起こす生物型トラコーマと，性病性リンパ肉芽腫症（鼠径リンパ肉芽腫症，第四性病）LGV の 2 つがある．生物型トラコーマの通常の感染では症状発現までの潜伏期間は数日～3 週間と幅があるが，大量曝露の場合は短くなる．

女性では子宮頸管炎や子宮付属器炎，肝周囲炎，さらに卵管への感染による癒着や通過障害で卵管妊娠や不妊を来す．また子宮頸管炎の母体からは分娩時，母子感染を起こし，児に封入体結膜炎や新生児肺炎を高率に発症する．男性では尿道炎，精巣上体炎等を引き起こす．また口腔性交による咽頭感染の頻度も高く．成人で咽頭炎や結膜炎の症例が報告されている．LGV のクラミジアによる感染症では，鼠径リンパ節の腫脹，化膿を起こし，放置すれば陰部の象皮病等を起こす．現在わが国での LGV の発症はまれで，輸入感染症としてときに発生がみられる．性器クラミジア感染症は，感染症法では定点報告の五類感染症であり，現在，最も頻度の高い性感染症である[1,2]．実験室内での取扱いは BSL-2 である．

【実験室のハザード及び予想されるリスク】

取扱いは BSL-2 管理区域の安全キャビネット内で行う．通常の伝播様式は接触感染が主体であるが，未治療患者検体や，増殖させた菌の精製時等での菌液の取扱いに際しては，エアロゾルの発生を念頭に必ず安全キャビネット内で扱う．操作中の感染を防ぐために，ゴム手袋とマスクを着用する．操作後のキャビネット内は，アルコール噴霧，及び UV 照射による消毒滅菌により，実験室利用者の不慮の実験室内感染を防ぐ．

【予防法－消毒・滅菌法－】

ワクチンはない．実験室内での菌液の消毒，滅菌としては，実験に使用した器具等は基本的に高圧蒸気滅菌処理を行う．実験室内における消毒法で一般的な化学的消毒薬は，次亜塩素酸ナトリウム 0.05% 水溶液，及び消毒用エタノール，イソプロパノール（50% 水溶液）等が有効である[3]．

［岸本壽男］

◉文献

1）性器クラミジア感染症　IASR 1999～2003 年 Vol.25 p198-199 2004 年 8 月：http://idsc.nih.go.jp/iasr/25/294/tpc294-j.html

2）性器クラミジア感染症　感染症の話．国立感染症研究所感染症情報センターホームページ：http://idsc.nih.go.jp/idwr/kansen/k04/k04_08/k04_08.html

3）感染症法に基づく消毒・滅菌の手引き：厚生労働省通知（健感発第 0130001 号）平成 16 年 1 月 30 日．

8-4 ウイルス

ウイルスは細菌，真菌，寄生虫と異なり，自己増殖できず増殖には生きている細胞を必要とする点，他の病原体と異なる特徴を有する．ヒトへの感染経路は多様であるが，通常，粘膜から感染する．したがって，感染経路となる臓器は眼（結膜），呼吸器，消化器，泌尿生殖器である．例外的に，節足動物媒介性ウイルスや動物由来ウイルス（例えば，狂犬病ウイルス）のように，皮膚から直接体内に感染するウイルスもある．各種のウイルスが通常どの感染経路でヒトに感染するかは，それぞれのウイルスが自然界においてどのように存在し感染環を形成しているかによって規定されていると考えられる．しかし，状況によっては，通常の感染経路とは異なる経路でヒトに感染することが可能である．例えば，多くのウイルスは皮膚の傷を通して，また注射針等により直接体内に入る経路によっても感染が成立し，発症することとなる．

実際，過去にも，研究室や検査室等でウイルスやウイルスを含む検体（血液等）を不適切に取り扱ったことにより感染した例が多くの国で報告されている．2003 年シンガポール[1]と中国，2004 年台湾において研究者が SARS コロナウイルスに感染した例が記憶に新しい．それ以外にも，1994 年米国で，ブラジル出血熱の病原ウイルスであるサビアウイルスにウイルスの分離中に感染するという事例が報告された[2]．また，1997 年米国においてサルから B ウイルスに感染した事例[3]，2002 年米国において 2 名の研究者が感染した動物の脳を採取中に針刺し，切り傷によってウエストナイルウイルスに感染した事例が報告されている[4]．さらに，近年 2005～2007 年米国において実験中のワクシニアウイルス感染が 5 例発生したことも報告された[5]．日本においても 1985 年，日本各地において 100 人以上の研究者がラットからハンタウイルスに感染するという事例が発生した[6]．一方，これら希で，多くの検査室，研究室では扱うことのないウイルスによる感染事例ばかりではなく，例えば血液を扱う検査室等において B 型肝炎ウイルスに感染した例も報告されている[7]．

実験室や検査室における感染例の調査は過去に種々の形で行われ発表されてきたが，調査結果からみると，ウイルスによる感染件数は，細菌に比し少ないようではあるが，各国の多くの施設において発生していることも事実である[8, 9]．近年，バイオセーフティ教育が多くの施設で広く行われており，バイオセーフティの理解は近年格段に進んでいると考えられる．しかし，ウイルスによる実験室感染事例はやはりなくなっているわけではなく，ウイルスバイオセーフティの教育は今後もますます重要となる．

各ウイルス種は細菌，真菌，寄生虫と同様に，病原体のリスク群分類を基準に，さらに取扱様式，国内の存在，治療法や予防法の存在等の項目を評価し，バイオセーフティレベルが決められている[10]．ウイルスにはレベル 2，レベル 3 の病原体はもちろんのことエボラウイルス，ラッサウイルス等レベル 4 のウイルスが存在する．本稿においては，単純ヘルペス，水痘，インフルエンザ，麻疹ウイルス等多くの研究室で扱われているウイルスから，痘瘡，ラッサ，エボラ，マールブルグウイルス等レベル 4 に分類され，一般の研究室では取り扱うことのないウイルス種まで広く取りあげられている．ワクチンが実用化されているウイルスが限られているだけでなく，治療薬としての抗ウイルス剤はさらに限られており，治療法の多くは対症療法である．その点からも，ウイルスを扱うにあたってのバイオセーフティは一層重要であるといえる．　［倉根一郎］

◉文献

1） Lim PL et al: *N Engle J Med* **350**: 1740-1745, 2004.
2） Gandsman EJ et al: *Am Ind Hyg Assoc J* **58**: 51-53, 1997.
3） CDC: *MMWR* **49**: 1073-1076, 1998.
4） CDC: *MMWR* **51**: 1133-1135, 2002.
5） CDC: *MMWR* **57**: 401-404, 2008.
6） Kawamata J et al: *Lab Anim Sci* **37**: 431-436, 1987.
7） Masuda T et al: *Kansenshougaku Zasshi* **65**: 209-

215, 1991.
8) Grist NR et al: *J Clin Pathol* **44**: 667-669, 1991.
9) Walker D et al: *J Clin Pathol* **52**: 415-418, 1999.
10) 国立感染症研究所：国立感染症研究所病原体安全管理規定，平成 20 年 6 月.

1　痘瘡ウイルス

【病原体の特性，BSL】

痘瘡（天然痘）は，痘瘡ウイルス（図 1）によるヒトの感染症で，かつて最も恐れられたウイルス感染症である．痘瘡ウイルスは，通常，飛沫感染により呼吸器系粘膜で感染が成立し，その後局所リンパ節で増殖後，全身へ広がる．潜伏期は約 12 日間（7〜17 日）で，急激な発熱，頭痛，悪寒の症状を呈して発症する．第 3〜4 病日頃には一時的に解熱傾向となる．これとほぼ同時に発疹が出現する．発疹は，口腔，咽頭粘膜に出現し，その後，顔面，四肢，全身に出現する（図 2）．発疹は，紅斑→丘疹→水疱→膿疱→痂皮と規則正しく進行する．痂皮が脱落して治癒する場合は 2〜3 週間の経過をとり，色素沈着や瘢痕を残す．このような典型的臨床経過と比べてより重篤な出血型，融合型の場合は，致死率はきわめて高く 90% 以上である．

痘瘡には，このような大痘瘡（死亡率 30%）と 19 世紀後半にアメリカ大陸で出現した小痘瘡（死亡率 1%）があり，ウイルス学的にも識別可能である．世界保健機関（WHO）による痘瘡根絶計画が開始された 1967 年には，世界 31 ケ国で痘瘡患者が確認され，推定患者数は 1,000〜1,500 万人/年であった．根絶計画の遂行により，自然感染例では 1975 年にバングラデシュで最後の大痘瘡患者が，1977 年にソマリアで最後の小痘瘡患者が確認された．1978 年に英国で実験室感染者が報告されたのを最後に痘瘡は根絶され，WHO は 1980 年に根絶を宣言した．

痘瘡ウイルスは，ポックスウイルス科オルソポックスウイルス属に分類され，感染細胞の細胞質で増殖する 186 kbp の二本鎖 DNA を遺伝子に持つエンベロープウイルスである．オルソポックスウイルス属には，痘瘡ウイルス，サル痘ウイルス，ワクチニアウイルス，牛痘ウイルス等が含まれる．ヒトサル痘ウイルス感染症の重症例では臨床的に痘瘡に類似した症状を呈する．痘瘡ウイルスは，① ヒト以外の自然宿主を持たない，② 不顕性感染がない，③ 患者の識別が容易である，④ 伝播力が比較的低い，⑤ きわめて有効なワクチンがある，という特徴により根絶が可能となった．ヒトのウイルス感染症で根絶されたのは，痘瘡のみである．

通常，生ウイルスワクチンは，病原ウイルスを弱毒化したものが用いられるが，痘瘡ワクチンに用いられるワクチニアウイルスは痘瘡ウイルス由来ではないため，ワクチンから痘瘡が発生する可能性はない．痘瘡ウイルスがバイオテロに利用される危険性が指摘され，米国ではカテゴリー A 病原体に指定されている．日本では，平成 15 年 11 月の「感染症の予防及び感染症の患者に対する医療に関する法律」（感染症法）の改正に伴い，痘瘡は一類感染症に指定され，さらに平成 19 年 6 月の改正で，痘瘡ウイルスは特定病原体の一種病原体等に指定された．バイオセーフティレベルでは BSL-4 病原体に該当する．

【実験室のハザード及び予想されるリスク】

現在，痘瘡ウイルスは，米国とロシアの研究施設の 2 ケ所にのみ保存されている．WHO により，米国 CDC 及びロシア Vector の 2 研究機関でのみウイルスの取扱いが承認されていて，これ以外の国，施設では P4 施設であってもウイルスの保有，取扱いは禁止されている．このため，バイオテロ等により日本で患者が発生し，ウイルスが分離されない限りウイルスを取扱うことはない．患者からの感染は主に呼気からの飛沫感染であり，根絶前の報告では患者 1 名からの 2 次患者発生は通

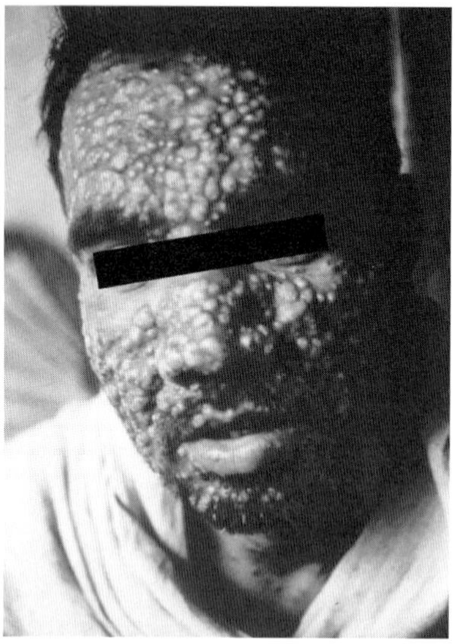

図1　痘瘡患者（インド・ビハール州，1974年，国立感染症研究所提供）

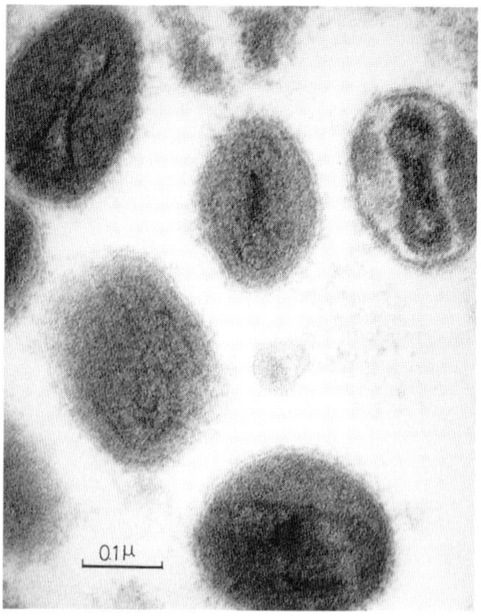

図2　痘瘡ウイルスの電子顕微鏡写真（国立感染症研究所病理部提供）

常1～2名とされている．現在，日本では種痘歴のない人口は3,000万人以上であるため，患者からの二次患者発生率はこれ以上になると想定される．万一，バイオテロ等により痘瘡患者が発生した場合は，社会的パニックとなることが想定される．

【予防法－消毒・滅菌法－】

痘瘡根絶時に使用された痘瘡ワクチンは，初種痘児100万例に数例の頻度で発生する種痘後脳炎等の重篤な副作用が問題となった．日本では1976年以降，定期種痘は廃止されている．近年，バイオテロ対策として副作用のほとんどないワクチンが製造されているが，一般には市販されていない．厚生労働省では，天然痘対応指針を作成して患者発生時の対応方法を取りまとめている．指針は，厚生労働省のホームページで公開されている．

痘瘡ウイルス感染後4日程度までに種痘すれば発症を阻止できるか，発症しても軽症の経過を取ると考えられているため，バイオテロ等で患者が発生した場合には，接触者への迅速な種痘が行われるべきである．抗ウイルス薬としては，Cidfovir，その誘導体で経口投与可能なhexadecloxypropyl-cidofovir（HDP-CDV）がウイルスのDNAポリメラーゼ阻害効果を，SIGA-246とSTI571が細胞外外被ウイルス産生阻害効果により有効であることが実験的に確認されている．

痘瘡ウイルスは，アルコール，ホルマリン，紫外線，次亜塩素酸ナトリウム等によって，容易に不活化される．汚染の可能性のある場合の消毒・汚染除去に関しては，天然痘対応指針を参照されたい．

［森川　茂］

2　単純ヘルペス・水痘ウイルス

【病原体の特性，BSL】

ヘルペスウイルスは，エンベロープを持つ大型（120～240 kb）の二本鎖DNAウイルスであり，魚類・鳥類を含め様々な宿主に広く存在する．宿主域・標的組織・増殖性・遺伝子構造の違い等から，3亜科に分類される．ヒトを本来宿主としてするものとして，単純ヘルペスウイルス1型（HSV-1），同2型（HSV-2），水痘帯状疱疹ウイルス（VZV）をはじめ8種類が知られる（表1参照）．加えてサルを宿主とするαヘルペスであるBウイルスは，ヒトに致死的感染を引き起こす．

ヘルペスウイルスに共通する特異的な生物学的現象は，初感染後，ウイルスが宿主に終生継続して存在し，特定のウイルス遺伝子産物のみしか発現しない潜伏感染を成立させることにある．発熱，月経，精神的ストレス，免疫機能の低下等が引き金となり再活性化し，回帰感染症を起こす．αヘルペスでは神経系細胞にウイルスが潜伏し，再活性化の際には神経下行性に皮膚粘膜に到達する．

ウイルス粒子の構造は，ウイルス糖タンパク質を含む脂質二重膜からなるエンベロープ，正20面体のカプシド，その両者の中間に存在し遺伝子発現の調節等に重要な役割を果たすウイルスタンパク質を含む非定型的な構造テグメント，そしてウイルスゲノムよりなる（図1参照）．

ほとんどのヘルペスウイルスは，多くの人が感染済みであることや，免疫抑制等のリスク要因を持つ特定の群を除けば，深刻な疾病をもたらさないことから，BSL-2病原体に規定されている．

HSVには様々な疾病病態がある．初感染の多くが無症候であるが，皮膚・粘膜感染としては乳幼児の歯肉口内炎・咽頭炎等が典型的である．アトピー性湿疹等の基礎疾患のある患者では，カポジ水痘様発疹を発症する．歯科医師等では，指の皮膚の小さな傷から感染し指先が赤腫するヘルペス性ひょう疽が知られ，患者への感染源ともなるので注意を要する．胎内感染はまれであり，主に産道感染により新生児ヘルペスが生じる．帝王切開によりその感染リスクを低減できる．なお，アシクロビル等の抗ウイルス薬による妊婦の再発抑制は，胎児への安全性の観点から議論のあるところである．

新生児ヘルペスは病態により全身型，中枢神経型，表在型に分類される．全身型では，早期に抗ウイルス薬を用いて治療しないと多臓器不全から致死的となる．中枢神経型では，脳炎を発症し重度の脳障害を生じる．表在型の予後は比較的よい．角膜への感染では，初期に結膜炎を呈し，回帰感染により角膜炎から角膜混濁による視力障害を引き起こす．ヘルペス脳炎はウイルス脳炎の半数以上を占める．突然あるいは気づかずに発症し，発症数日後に脳波異常・低密度障害が出現し，重度炎症では出血性や壊死性の急性炎症像もみられる場合がある．無治療の場合の致死率は高く，生存例でも永続的後遺症を残す．再活性化による回帰感染症としては，口唇ヘルペスや性器ヘルペスがよく知られている．

VZV初感染により水痘，再活性化により帯状疱疹が生じる．水痘は定点把握疾患であり，毎年20万人を超える発生がある．潜伏期間は10～21日．合併症として皮疹部の二次的細菌感染が多い．中枢神経系合併症としてまれに水痘脳炎を生じる．また，免疫不全，悪性腫瘍，移植患者等では重篤化するため，早期に抗ウイルス薬療法を行う．

表1 ヒトヘルペスウイルスと疾病

亜科	常用名	ICTV 名	疾病
アルファヘルペス	単純ヘルペスウイルス 1 型（HSV-1） 単純ヘルペスウイルス 2 型（HSV-2）	HHV-1 HHV-2	口唇ヘルペス，角膜炎，ヘルペス脳炎，新生児ヘルペス，性器ヘルペス
	水痘帯状疱疹ウイルス（VZV）	HHV-3	水痘，帯状疱疹
ベータヘルペス	サイトメガロウイルス（CMV）	HHV-5	先天性 CMV 感染症，日和見感染症移植拒絶，（動脈硬化？）
	ヒトヘルペスウイルス 6（HHV-6） ヒトヘルペスウイルス 7（HHV-7）	HHV-6 HHV-7	突発性発疹，日和見感染症
ガンマヘルペス	エプスタイン・バールウイルス（EBV）	HHV-4	伝染性単核球症，PTLD，上咽頭癌，バーキットリンパ腫，胃癌の一部
	ヒトヘルペスウイルス 8（HHV-8）	HHV-8	カポジ肉腫，PEL，MCD

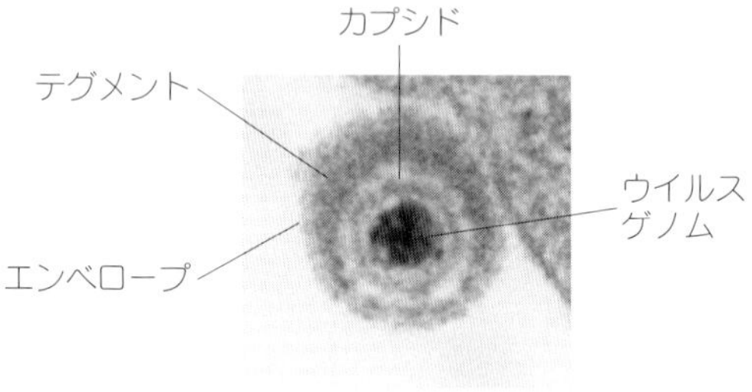

図1 ウイルス粒子の構造

【実験室のハザード及び予想されるリスク】

一般的な P2 レベル施設を用いて BSL-2 レベル材料を扱う知識と技能があれば，問題は発生しない．また，事故等の不測の事態においても，HSV・VZV は乾燥に弱いこと，熱に対し安定でないこと，アルコール等の有機溶媒に弱いこと，多くの成人ではすでに自然感染により免疫が成立していること，等から健康被害をもたらすリスクはきわめて低い．しかしながら，医療関係者のみならず実験従事者についても，水痘既往歴ないしはワクチン接種歴を確認しておくことが重要である．

ヘルペスウイルスは一般的な環境では長期に生存できないため，テロ等に用いられるリスクはない．しかしながら，天然痘をみたことのない医師にとっては，水痘の発疹を誤って天然痘と疑った結果として専門家が発疹の写真を検討することになった事例も過去にある．天然痘を疑う蓋然性が低い場合には，最も間違う可能性の高い VZV（及び HSV）について検査を行い天然痘否定試験とする仕組みが 9.11 テロ以降，米国 CDC 及び各州保健局でテロ対策の一環として確立している[1)]．検査法としては，発疹部をスワブで拭って，タンパク質変性効果のある薬剤をしみ込ませた特殊なろ紙に液体を吸い込ませたものを用いることで，患者材料を比較的安全に実験室診断のために輸送することを可能とし，検査部局においてこれらのろ紙に水や緩衝液を加え，加熱処理でウイルス DNA を回収し，LightCycler 等のリアルタイム PCR 法にて短時間に VZV であることが確認できる．

【予防法－消毒・滅菌法－】

消毒薬抵抗性はなく，2% グルタラール，消毒用アルコール，70% イソプロパノール，0.5% 次亜塩素酸ナトリウム，2.5% ポビドンヨード等により確実に不活性化ができる．

水痘ワクチン岡株は，日本で高橋理明らにより確立されたもので，WHO 専門委員会においてその有効性と安全性が確認され，現在世界各国で使用されている[2]．水痘の発症予防及び重篤化防止に有効であるのみならず，免疫低下に伴って発症する帯状疱疹の防止にも有効である[3]．また，水痘への曝露から72時間以内にワクチン接種をしても有効である．米国では全員接種となって以降，水痘及びその合併症等が激減しており[4]，わが国においても全員接種に移行することが望まれる．

水痘患者を発端として，空気感染により医療機関や学校等において水痘の突発的流行（outbreak）がみられる．この対策にはワクチン接種が最も有効である．また，ワクチン接種が不可能な群については，水痘に対する曝露から72時間以内に高力価抗VZV抗体（わが国では市販されていないため，静注用ガンマグロブリン製剤で代用）を投与することにより発症予防・重篤化阻止ができる．空気感染予防策として，病院では，対象患者の病室を陰圧とすることや，供給空気を全外気方式にすることが望ましい．また，水痘患者が多数発生した場合には，多床室や病棟全体を使用して集団隔離またはコホーティング（同一感染症による患者を1つの病室に集めて管理する方法）を行う管理が必要となる．学校保健法での登校基準は，「すべての発疹が痂皮化するまで出席停止とする．ただし，病状により伝染のおそれがないと認められたときはこの限りではない」と水痘患児の登校制限を実施している．こうした隔離対策に一定の効果はあるが，発疹が顕著になる前に感染する可能性もあるため，隔離のみによらずワクチンでの対策をとる必要がある．

HSV，VZV，Bウイルスを含む材料等での針刺し事故，サルによる擦過傷等では，事故部位の洗浄後，抗ヘルペスウイルス薬の投与を行う[5]．

［井上直樹］

◉文献

1） Seward J F, Galil K, Damon I, Norton S A, Rotz L, Schmid S, Harpaz R, Cono J, Marin M, Hutchins S, Chaves S S, McCauley M M: *Clin Infect Dis* **39**: 1477-1483, 2004.
2） Takahashi M, Asano Y, Kamiya H, Baba K, Ozaki T, Otsuka T, Yamanishi K: *J Infect Dis* **197**: S41-4, 2008.
3） Oxman M N, Levin M J, Johnson GR, Schmader K E, Straus S E, Gelb L D, Arbeit R D, Simberkoff M S, Gershon A A, Davis L E, Weinberg A, Boardman K D et al: *Eng J Med* **352**: 2271-2284, 2005.
4） Seward J F, Marin M, Va'zquez M: *J Infect Dis* **197**: S82-89, 2008.
5） Cohen J I, Davenport D S, Stewart J A, Deitchman S, Hilliard J K, Chapman L E, and the B Virus Working Group: *Clin Infect Dis* **35**: 1191-1203, 2002.

3　アデノウイルス

【病原体の特性，BSL】

呼吸器感染，腸管系感染，及び眼感染症，さらに泌尿生殖器系感染症と多彩な感染症を引き起こす．BSL-2 である．

直径約 80 nm の正 20 面体構造を持ち，エンベロープを持たない二本鎖 DNA ウイルスであり，物理的に比較的安定なウイルスである．

ウイルス表面の 20 面体が 252 個の細かい粒子によって構成され，12 個の頂点がペントンベースと，そこからアンテナのように突き出したファイバーであり，残りの 240 粒子がヘキソンタンパク質である（図 1）．ヘキソン，及びペントンベースからなるタンパク質の殻の中に長さ約 35,000 塩基対の二本鎖 DNA を持つ[1]．

細胞表面のレセプターにファイバーで結合して，細胞内取込みにより細胞内に入る．細胞内に入ると，タンパク質の殻は除かれ，アデノウイルス DNA は細胞の核に入る．核内で DNA の複製，構造タンパク質（ヘキソン，ペントンベース，ファイバー）の過剰な複製，ウイルス粒子の組立てが行われ，ウイルス粒子は細胞の核内に封入体が形成され，感染した細胞が破壊される．

少なくとも 51 種類の血清型があり，A～F の 6 種に分類される．血清型によってウイルスの増殖及び感染細胞の破壊の速度が異なる．後述のとおり，6 つの種によって関与する疾患及び培養細胞での増殖性等が異なる．アデノウイルスのうち，最も病原性が強いのは，肺炎等の呼吸器感染症を引き起こす 7 型（B 種）であり，流行時には死亡例が発生している．

近年は，強い感染性から遺伝子治療ベクターとして活用されている．

【実験室のハザード及び予想されるリスク】

実験室でのハザードとして留意すべき点は，このウイルスが眼を含む様々な器官に感染しうることである．また，UV 照射に強いことから，安全キャビネットの UV 照射後もウイルスが不活化していない可能性があることに留意すべきである．

アデノウイルスの潜伏期は，呼吸器系で 2～14 日，腸管系で 3～10 日，眼感染症で 7～14 日とされている[2,3]．

感染経路はアデノウイルスの種，及び血清型によって異なる．アデノウイルスは 51 種類の血清型が正式に認められ，それらは A～F の 6 つの種のいずれかに分類される．

アデノウイルスは，呼吸器からの飛沫感染や接触による感染で伝播することも多いが，主には糞便中に排泄されたウイルスによる糞口感染で感染するものと考えられている．呼吸器による感染は，B，及び E 種で多い．C 種は小児の糞便中に長期間排泄され，糞口感染により感染する．F 種は糞口感染でのみ流行すると考えられている．また，眼にウイルスが入る様々な経路が考えられているが，D 種では汚染されたタオル，指あるいはプール水等により感染すると考えられている．D 種の 19，及び 37 型は性行為によって性器にも感染することが知られている．

アデノウイルスのうち，流行性角結膜炎（epidemic keratoconjunctivitis, EKC）の起因ウイルスを取扱う際には，成人でも抗体保有率が低いので，実験者自身，及び周囲への感染拡大に留意が必要と考えられる．呼吸器感染症では，アデノウイルスに感染発症後 10 日間で二次感染の危険性は低くなる．しかし，EKC の場合は 14 日間にわたって，留意が必要とされている[2]．

病原性が強いアデノウイルス 7 型は，成人でも抗体を持たない可能性が高く，取扱いに特に注意するべきである．不顕性感染もありうるので，感染しないよう，実験室内での物理的封じ込めに留意すべきである．

【予防法ー消毒・滅菌法ー】

頻回の手指の衛生対策が重要である．また実験器具，及び試薬のアデノウイルス汚染に留意すべきである．

実験に際しては手袋，マスク，眼鏡等により感染を防御する．手袋は，ディスポーザブル手袋を用い，必要に応じて交換して使用済のものはオートクレーブ滅菌をして捨てる．

アデノウイルスの消毒には，塩素消毒が有効である．アデノウイルスの代表的な疾患である咽頭結膜熱はプール熱と呼称されることがある．アデノウイルスは眼，鼻・咽頭粘膜にウイルスを含んだ水が接触することで感染するため，プール水を消毒する必要がある．そのためプール水は遊離残留塩素濃度が 0.4 mg/L 以上，1.0 mg/L 以下となるように消毒を行うことと規定されている．次亜塩素酸ナトリウムは，塩素系消毒剤として推奨できるが，塩素ガスによる粘膜刺激性，金属腐食性等があるため，手や眼，及び金属性器具の消毒剤としては使用しづらい．しかし，汚染されたタオルや汚物等の消毒には，消毒効果が強力なため，有用である．器具等で材質的に耐えうるものは，1% 次亜塩素酸ナトリウム溶液[2] につけるか，オートクレーブ滅菌する．

アデノウイルスはエンベロープを持たない DNA ウイルスであり，消毒剤への抵抗性が強い．器具等の消毒には，ホルムアルデヒド，グルタールアルデヒド，フェノール等の変性剤が有効である．しかし，これらは毒性もあり，器具等をいためる可能性がある．上野ら[4] は，手指の消毒法として流水による洗浄，紙による拭き取り，さらにアルコール系消毒剤の擦り込みが有効であることを報告している．米国小児科学会感染症委員会[2] によると，アデノウイルスを皮膚や環境表面から除去することは困難であるので，根気強く手洗いを徹底し，感染者の看護を行う場合に使い

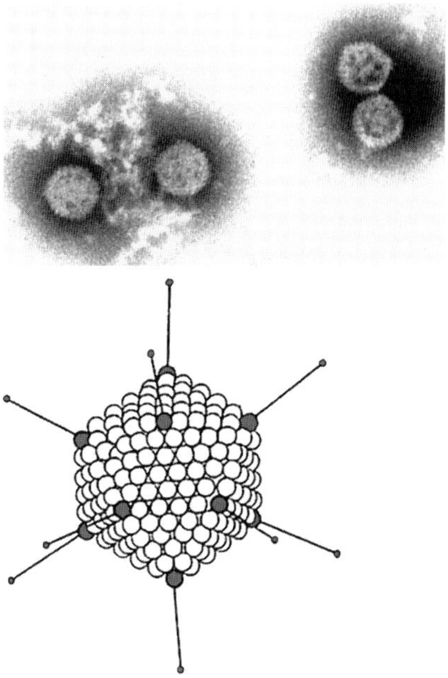

図 1　アデノウイルスの電顕写真，及び構造模式図

ウイルス粒子は正 20 面体で直径約 80 nm．240 個のヘキソン（図の○）と 12 個のペントンベース（図の頂点の●）からなる．内部に二本鎖 DNA（約 35,000 塩基対）を持つ．ペントンはペントンベース●からファイバー（図の突起）が突き出した形状である．

捨ての手袋が推奨されている．

アデノウイルス感染症に対する抗ウイルス剤はない．そのため，アデノウイルス感染症の治療は対症療法による．例えば，8 型による流行性角結膜炎では，適切な症状の治療をしないと眼に後遺症を残すことがあるので，眼科医の指示に従って適切な治療を受ける必要がある．眼科において，アデノウイルス感染時の眼脂及び涙液には大量のウイルスが含まれるので，タオルやドアノブ等を介した EKC の感染拡大に注意が必要である．

実験室においては多量のウイルスを扱うので，手袋，眼鏡，及びマスクの装着や安全キャビネット内におけるウイルス取扱いによって実験室内感染を防止することが重要である．安全キャビネット内は，アルコールによる二度拭きによって清掃する．UV 照射に強いとされるが，二本鎖 DNA ウイルスであり，UV が無効というわけではない．

［藤本嗣人］

◉文献

1） White DO, Fenner FJ: Adenoviridae. Medical virology, 4th ed, pp306-316, Academic Press, 1994.
2） 岡部信彦監修，米国小児科学会感染症委員会編：最新感染症ガイド R-Book2006，pp202-204，日本小児医事出版社，2007.
3） 青木功喜，井上幸次：日眼会誌：11-6, 2003.
4） 上野哲治，西城一翼：日眼会誌 **94**（1）：44-48, 1990.

4　肝炎ウイルス

【病原体の特性，BSL】

感染性肝炎の多くはウイルス性であり，現在ではA型，B型，C型，D型，E型肝炎ウイルスが原因ウイルスとして確認されている．F型は存在が確認されていない．G型肝炎ウイルスはGBVとも呼ばれるが，肝炎ウイルスであるかどうか確認されていない．ウイルス性肝炎には急性肝炎と慢性肝炎がある．感染したウイルスの種類や感染時期により，発症する肝炎の種類や予後が異なる．肝臓を主な標的臓器とするウイルスを肝炎ウイルスと呼び，肝炎ウイルス以外にもサイトメガロウイルスやEBウイルス等は肝炎を引き起こすことがあるが，標的臓器が肝臓のみでなく全身臓器に感染するため，肝炎ウイルスには含まれていない．国立感染症研究所の病原体等安全管理規程ではすべての肝炎ウイルスのバイオセーフティレベル（BSL）はレベル2と定められている．文部科学省による遺伝子組換え生物に関する規制においてもレベル2と定められている．各ウイルスの特性について述べる．

A型肝炎ウイルス（HAV）

ピコルナウイルス科に属するRNAウイルスである．患者の糞便中に排泄されたHAVが，水や食材を介して経口的に伝播して，急性肝炎を引き起こす．日本では大規模な流行はなくなり，飲食店を介した感染や，海外渡航者の感染がみられる．一般的に予後は良好で，持続感染はしないため慢性肝炎にはならない．小児期には感染しても不顕性感染か，軽い症状のことが多い．成人期に感染すると急性肝炎を発症する．潜伏期は2～6週間であり，発熱，全身倦怠感に続いて，黄疸が出現する．予後は通常良好で，肝機能異常は通常1～2ケ月で回復する．しかし，高齢者では劇症肝炎を発症することがあるため注意が必要である．肝外合併症としては，急性腎不全，貧血，心筋障害等が知られている．A型肝炎ウイルスには特異的な抗ウイルス薬等はないため，症状に応じて，入院と安静，輸液や肝庇護療法が行われる．

B型肝炎ウイルス（HBV）

ヘパドナウイルス科に属する不完全二本鎖DNAをゲノムとするウイルスである．血液，及び体液を介して感染する．わが国では母児感染（垂直感染）によりキャリアになることが多かったため，HBVワクチンによる母児感染対策事業が行われて成果を上げてきた．B型肝炎は主に血液を介して感染する疾患である．輸血，医療事故，性交渉等の水平感染と，母児感染による垂直感染が主な感染経路である．乳幼児期の感染ではキャリア化することが知られている．

B型肝炎ウイルスキャリアの多くは無症状のまま経過し，自然経過でHBe抗原陽性からHBe抗体陽性へとセロコンバージョンするが，慢性肝炎，肝硬変そして肝臓癌へと進展する例がある．また，C型肝炎とは異なり，無症候性キャリアや慢性肝炎からも発癌することがあるのがB型肝炎の特徴である．肝炎等を発病しないと病院を受診しないことも多く，B型肝炎ウイルスキャリアの正確な長期予後はわかっていない．成人期の感染では多くの場合，一過性の急性肝炎を発症した後，ウイルスが排除され治癒するが，まれに持続感染化することがある．急性肝炎の症状はA型肝炎ウイルスの場合と同様と考えられている．慢性肝炎の場合，無症状のことが多いが，肝機能異常が強いと倦怠感等を訴えることがある．肝硬変に進行しても代償期には症状は強くないが，臨床所見として，くも状血管種，手掌紅斑，脾腫，肝腫大等がある．非代償期になると浮腫，腹水，脳症，食道静脈瘤等を併発する．

B 型肝炎ウイルス感染の診断は，血清中のウイルスマーカーによる．HBs，HBc，HBe の 3 種類のウイルス抗原抗体系と HBVDNA 及び DNA ポリメラーゼ活性を測定する．HBs 抗原陽性は，B 型肝炎ウイルスの現在の感染を示す．HBs 抗体陽性は，過去の感染歴またはワクチン接種歴を示す．HBc 抗原は通常血中に出現しない．HBc 抗体陽性で抗体価が高い場合は，HBs 抗原が陽性のことが多く，現在の感染を示す．HBc 抗体の抗体価が低い場合は，HBs 抗体陽性のことが多く，過去の感染歴を示す．抗 HBc 抗体は最も早く出現する抗体であり，特に抗 HBcIgM 抗体が陽性の場合，B 型急性肝炎と診断する．HBe 抗原陽性の場合，血液中のウイルス量が多く，感染性が強いことを示す．抗 HBe 抗体陽性の場合，血液中のウイルス量が少なく，感染性が弱いことを示す．HBVDNA，及び DNA ポリメラーゼ活性は血液中のウイルスを反映する．

B 型肝炎ウイルスによる急性肝炎の治療は A 型肝炎の場合と同様，症状に応じて入院して安静，輸液等を行うが，まれに劇症肝炎を発症することがあるので，重症例では抗ウイルス薬（インターフェロン，及びラミブジン）の早期投与が望ましい．B 型慢性肝炎の治療は抗ウイルス療法が中心となる．インターフェロン，ラミブジンが使用されている．インターフェロンは当初期待されたよりも効果が低く，ラミブジンは耐性ウイルス出現の問題点がある．ラミブジン耐性ウイルスに対しては他の抗ウイルス薬（アデフォビル，エンテカビル等）を使用する．B 型肝硬変の治療は，保険適応の問題はあるが，ウイルス量が多く，トランスアミナーゼの変動がある場合は抗ウイルス療法の対象となり，状態に応じて，インターフェロン，ラミブジンを投与する．肝硬変が急性増悪した場合等には肝移植も考慮される．再感染率が高く，生存率が低い等の問題点が多かったが，抗 HBV 免疫グロブリンの大量投与やラミブジン投与により治療成績は向上してきている．

C 型肝炎ウイルス

フラビウイルス科に属し，約 9.6 kb のプラス鎖 RNA をゲノムに持つ．血液を介して感染し，多くの場合持続感染化する．感染すると急性肝炎を発症することもあるが，症状は軽度のことが多い．持続感染し，キャリアとなると慢性肝炎を発症する．10 年以上の長い期間を経て，肝硬変さらに肝臓癌に進展する．自然治癒はほとんどないと考えられている．臨床症状は B 型肝炎ウイルスの項で記述したものと差はない．慢性肝炎では多くの場合，無症状で検診の際に肝機能異常を指摘され診断されることが多い．HCV の感染は HCV 抗体検査，HCV コア抗原検査，及び RT-PCR 法による HCVRNA の検出で診断される．

C 型肝炎の治療は現在，インターフェロン単独，インターフェロンとリバビリンの併用療法が行われている．インターフェロンには通常のものとペグ化したものがある．その効果はウイルスの遺伝子型により大きく異なる．C 型肝炎ウイルスは 6 つの遺伝子型とその亜型に分かれるが，わが国では 1b が最も多く，2a，2b の順である．2a，2b はインターフェロン治療が有効であるが，1b は有効性が低い．特に 1b でウイルス量が多い症例は治療が困難とされている．現在，C 型肝炎ウイルスの NS3 プロテアーゼ阻害剤や NS5B ポリメラーゼ阻害剤が臨床試験中であり，新たな抗ウイルス療法が導入されることが望まれている．

D 型肝炎ウイルス

D 型肝炎ウイルスは，ウイルスの表面は B 型肝炎ウイルスの HBs 抗原で覆われている．内部に D 型肝炎ウイルスの RNA ゲノムとデルタ抗原を含んでいる．B 型肝炎ウイルスに感染した細胞でしか増殖できない．従って，D 型肝炎ウイルスは B 型肝炎ウイルスキャリアに重感染する．わが国では D 型肝炎ウイルスの重感染者は B 型肝炎ウイルスキャリアの 1% 以下と考えられており，特定の地域（長崎県や沖縄県の離島）を除くと，ほとんどまれな感染症である．

急性肝炎及び慢性肝炎を起こすが，いずれも D 型肝炎ウイルスの重感染により B 型肝炎ウイルス単独感染よりも重症化すると考えられている．診断は B 型肝炎ウイルス感染の診断に加えて，抗デルタ抗体（D 型肝炎ウイルスに対する抗体）

とD型肝炎ウイルスRNAを測定する．急性B型肝炎でデルタ抗体陽性ならば同時感染，慢性B型肝炎で抗デルタ抗体陽性の場合は重複感染が考えられる．

D型肝炎ウイルスに特異的な治療法は確立されていない．D型肝炎はB型肝炎ウイルス感染に依存するため，B型肝炎に対する抗ウイルス療法が行われる．また，D型肝炎ウイルスによる劇症肝炎，亜急性肝炎，肝硬変，肝細胞癌は肝移植の適応を検討する．予防に関しても，B型肝炎との同時感染はB型肝炎に対するワクチン接種で予防できる．しかし，D型肝炎に対する特異的ワクチンはないため，B型肝炎ウイルス持続感染者へのD型肝炎ウイルスの重複感染予防は，血液からの感染対策を講じるしかないのが現状である．

E型肝炎ウイルス

非A非B型肝炎ウイルスで経口感染するものがあることが想定されていたが，1990年にE型肝炎ウイルスが発見され，ウイルス性肝炎の大部分はA型からE型の5種類の肝炎ウイルスによることが明らかとなった．E型肝炎ウイルスは一本鎖のRNAをゲノムに持ち，最近Hepeviridae科に分類された．E型肝炎ウイルスは患者の糞便中に排出され，糞口感染により感染する．

E型肝炎ウイルスは熱帯，及び亜熱帯の発展途上国に常在し，流行を繰り返していて，衛生環境のよい先進国では旅行者が持ち帰る輸入感染症と考えられていた．しかし，最近になりわが国で家畜のブタや野生のシカ，イノシシ等からE型肝炎ウイルスやその抗体が検出され，ブタ肝臓や野生動物の肉，内臓の接種による肝炎発症が報告されている．従って，E型肝炎ウイルス感染症は人畜共通感染症として注目されている．

E型肝炎ウイルスは感染すると急性肝炎を発症し，慢性化はしない．臨床症状は他の急性肝炎と比べて特徴的な症状はないが，高齢者や妊婦に感染して劇症化したとする報告もあり，注意を要する．E型肝炎ウイルス感染の診断はウイルスRNAを血液中，及び便中に検出する方法と，E型肝炎ウイルスに対する抗体を検出する方法がある．E型肝炎ウイルスには特異的な抗ウイルス治療はないので，A型肝炎と同様に治療は対症療法を行う．

その他のウイルス

ウイルス性肝炎の大部分は，これまでに述べてきた5種類の肝炎ウイルスが原因である．しかし，これらの肝炎ウイルスが検出されない肝炎が存在し，新たな肝炎ウイルスの探索が続けられている．中でも，TTV，GBV-C/HGV，SEN-V等が話題となった．TTVとSEN-Vはいずれも肝炎患者血清中から分離され，サーコウイルス科に属する一本鎖環状DNAをゲノムに持つウイルスである．どちらのウイルスもヒトに持続感染化するが，肝臓だけでなく他の臓器にも感染し，肝疾患との関係は明らかではなく，今のところ肝炎ウイルスとは考えられていない．また，G型肝炎ウイルス（GBV-C/HGV）も肝炎ウイルスの候補として報告されたが，やはり現在では肝炎ウイルスとは考えられていない．GBV-C/HGVはC型肝炎ウイルスと同じフラビウイルス科に属し，ヒトに持続感染化する．臨床的にGBV-C/HGVが最も注目されている点はHIVと重感染すると，HIV単独感染よりも予後がよい点である．ウイルス間の何らかの干渉現象によると思われるが，詳細なメカニズムは不明である．

【実験室のハザード及び予想されるリスク】

肝炎ウイルスを含むと考えられる血液，体液，排泄物等の臨床材料を取扱う場合や，肝炎ウイルスを実験的に取扱う実験室では，ウイルス感染のリスクを予測し防止することが必要である．ハザードの主な原因は針刺し事故，傷のある皮膚への接触感染，結膜や粘膜への飛沫・接触感染，エアロゾルの吸入等である．これらは，微生物実験手技，及び知識の習熟，Personal Protective Equipmentそして物理的封じ込めにより回避することが可能である．特に，HBV，HCV，HDVだけでなく，主に経口感染するHAV，及びHEVも血液を介して感染することを知っておく必要がある．HAVでは血液を介した経路の方が経口感染よりも感染効率が高いことが知られている．また，ウイルスを高度に濃縮する作業は特にエアロゾルによる感染に注意を要する．

【予防法－消毒・滅菌法－】

A 型肝炎ウイルス，及び B 型肝炎ウイルスに対してはワクチンが開発されている．従って，医療関係者やこれらのウイルスを取扱う可能性のある場合は，事前にワクチンを接種しておくことを勧める．

A 型肝炎ウイルス（HAV）

予防に関しては，組織培養由来の不活化 A 型肝炎ワクチンが実用化されている．HAV は 4 種類の遺伝子型に分類されるが，中和に関与する血清型は 1 種類である．従って，異なる遺伝子型のウイルスにも感染予防が可能である．HAV が流行している地域への旅行者，医療従事者，HAV を取扱う研究者等のハイリスクグループが接種対象者となる．ワクチン接種による抗体獲得率はほぼ 100% であり，数年以上効果が持続する．発展途上国等の A 型肝炎ウイルスが流行している地域へ旅行する場合，ワクチン接種が勧められるが，手洗いを励行し，生水，氷，生もの（魚介類，野菜等）の摂食を避けることが感染を避けるために必要である．

HAV はエンベロープを持たず，エーテルや酸に抵抗性がある．60℃，60 分間の加熱では不活化されないが，70℃，30 分間，100℃，5 分間で不活化される[1]．薬物による消毒は，ウイルスの状態（糞便，液体等）により有効性が異なるが，2% グルタルアルデヒド液，有効塩素濃度 500～5,000 ppm の次亜塩素酸ナトリウム液を用いる[2]．

B 型，C 型及び D 型肝炎ウイルス

B 型肝炎に対するワクチンはわが国では現在，酵母由来の組換え B 型ワクチンとヒト肝癌細胞株の培養上清から精製されたワクチンが使用されている．わが国の母子感染防止対策事業は 1986 年から開始され，大きな成果を上げてきた．この目的（垂直感染予防）には，出生後できるだけ早期及び生後 2 ケ月に HB 免疫グロブリンを 2 回接種，さらに 2，3，5 ケ月に B 型肝炎ワクチンを 3 回接種する．一般の B 型肝炎感染予防（水平感染予防）の対象は医療従事者，B 型肝炎ウイルスキャリアの家族等のハイリスクグループと海外渡航者である．標準的には 4 週間隔で 2 回，さらに初回接種から 20～24 週後に 1 回，合計 3 回接種を行う．この方法で 9 割の接種者が HBs 抗体陽性となる．HBs 抗体が陽性とならない場合，6 ケ月以内に 4 回目を 2 倍量で接種したり，ワクチンの種類を変更する，追加接種を 1 ケ月間隔で 2 回とする，等の対策を講じる．B 型肝炎ウイルスの感染事故の場合は早期の HB 免疫グロブリン投与による感染防止効果が期待できる．D 型肝炎と B 型肝炎との同時感染は B 型肝炎に対するワクチン接種で予防できる．しかし，D 型肝炎に対する特異的ワクチンはないため，B 型肝炎ウイルス持続感染者への D 型肝炎ウイルスの重複感染予防は，血液からの感染対策を講じるしかない．また，C 型肝炎ウイルスに有効なワクチンや免疫グロブリンは存在しない．

B 型肝炎ウイルスを含んだ血液が付着した場合を想定した消毒方法について述べる．まず，第 1 に流水でよく洗浄すること，洗浄により血液を除去するとともに，血液が付着したまま乾燥すると感染性が持続する可能性があるため，乾燥をまず防ぐことが重要である．第 2 に加熱する．オートクレーブ，乾熱滅菌，煮沸消毒のいずれかで設定温度で 15 分以上加熱する．薬物消毒は，次亜塩素酸系の消毒液の場合，有効塩素濃度を 1,000 ppm の液に 1 時間以上浸す．また，非塩素系の場合，2% グルタルアルデヒド液を用いる．エチレンオキサイドガス，ホルマリンガスを用いて消毒する場合には，器具等を十分に洗浄した後に水分をよくふき取ってから燻蒸する．消毒用エタノールは B 型肝炎ウイルスを十分に消毒できないので使用しないこと．C 型肝炎ウイルス，及び D 型肝炎ウイルスも血液を介して感染するため，感染予防は血液に対する取扱いを注意する以外にない．C 型肝炎ウイルス，及び D 型肝炎ウイルスの消毒法は，B 型肝炎ウイルスに対する消毒法と同じでよいと考えられている．

E 型肝炎ウイルス

ワクチンが存在しないので予防法はなく，感染対策としては，ブタ肝臓，シカ，イノシシの生肉摂食を避けることが必要である．また，消毒法については十分に研究されていないので，HAV や HBV の消毒法，及びその他のウイルスの消毒法を参考にして対処する．　　　　　　　［脇田隆字］

◉文献

1）小林寛伊：改訂 消毒と滅菌のガイドライン，pp64-67，へるす出版，1999.
2）Favero MS, Bond WW: Viral Hepatitis. pp804-814, Blackwell, 2005.
3）ウイルス肝炎研究財団の Q & A：http://www.vhfj.or.jp/06.qanda/index.html.
4）米国 CDC の Viral Hepatitis の HP：http://www.cdc.gov/ncidod/diseases/hepatitis/index.html.

5　インフルエンザウイルス

【病原体の特性，BSL】

インフルエンザの病原体は，オルソミキソウイルス科に属するインフルエンザウイルスである．ウイルスはさらにA型，B型，C型に分類される．そのうち，大きな流行をヒトに起こすのはA型とB型ウイルスに限られる．C型ウイルスは小児を中心にして地域的な限定された規模の流行を起こす．どの型のウイルスもマイナス鎖の分節RNAを遺伝子としている．A型とB型は8本の分節でC型は7本である．各分節は基本的に1つの遺伝子産物に対応し，いくつかの分節では2つ以上のウイルスタンパク質をRNAスプライシングや異なるタンパク質の翻訳読み取り枠を利用して発現している．このウイルス遺伝子の分節構造は，新型インフルエンザウイルスの出現を容易にしている．

インフルエンザウイルスは細胞膜に由来する膜を有するウイルスで，A型とB型ウイルスの膜上にはヘマグルチニン（HA）とノイラミニダーゼ（NA）と呼ばれるウイルス膜タンパク質が，C型ウイルスにはヘマグルチン-エステラーゼ（HE）と呼ばれるウイルス膜タンパク質が存在する．これらのウイルス膜タンパク質は，ウイルスが細胞に感染する際にウイルスレセプターであるシアル酸を認識して結合したり，新たに増殖した子孫ウイルスを細胞膜等から遊離させる．A型ウイルスは，これらのウイルス膜タンパク質のHAとNAの抗原性の違いによってさらにHAはH1〜H16の16種類に，NAはN1〜N9の9種類に亜型として分類されている．このうち，現在ヒトで流行を起こしているのはH1N1，H3N2ウイルスに限られる．

その他の亜型のウイルスのすべては自然界ではカモ等の水禽類に見られ，A型ウイルスの自然宿主はトリである．ウイルスは自然宿主であるトリに対して病原性をほとんど示さない．しかしながら例外的に，家禽に家禽ペストと呼ばれる致死的な感染を起こす強毒性ウイルスとしてH5とH7の亜型ウイルスが知られている．1997年の香港での流行以来注目されるようになったヒトに感染を起こす鳥インフルエンザは，これらの2つの亜型ウイルス以外に，H9N2，H10N7等が少数ではあるがヒトから分離されている．とはいえ，その致死率や感染性の高さから，H5とH7ウイルスはヒトへの感染防御対策上，きわめて重要な亜型ウイルスである．哺乳類ではヒト以外でウマ，ブタ，アザラシ等でも感染がみられ，時には致死的な流行を起こすことがある．

感染は，一般にヒトで流行しているインフルエンザの場合，主に感染者の咳やくしゃみから発生するウイルスを含んだ飛沫等から起こる．ヒトからヒトへの感染によって流行が拡大していく．一方，鳥インフルエンザの場合は，感染したトリの体液やその糞尿またはその汚染物を吸い込んで呼吸器から直接ヒトに感染する．現在までのところ，ヒトからヒトへの効率的な感染はない．鳥インフルエンザの場合，感染源が呼吸器からの飛沫等に限定されないのは，家禽への感染が強毒性ウイルスであると全身感染を起こすため，体液等も感染源になりうるからである．通常，トリのインフルエンザウイルスは腸管でウイルスが増殖するために，ウイルスは糞尿に排出される．大部分のトリを自然宿主とするウイルスは糞口感染によってトリ-トリの感染を起こす．

通常ヒトで流行しているA型のH1N1，H3N2ウイルスやB型，C型ウイルスについては，ワクチンや抗ウイルス剤が使用できることや，その病原性からそれらのウイルスの取扱いはBSL-2で

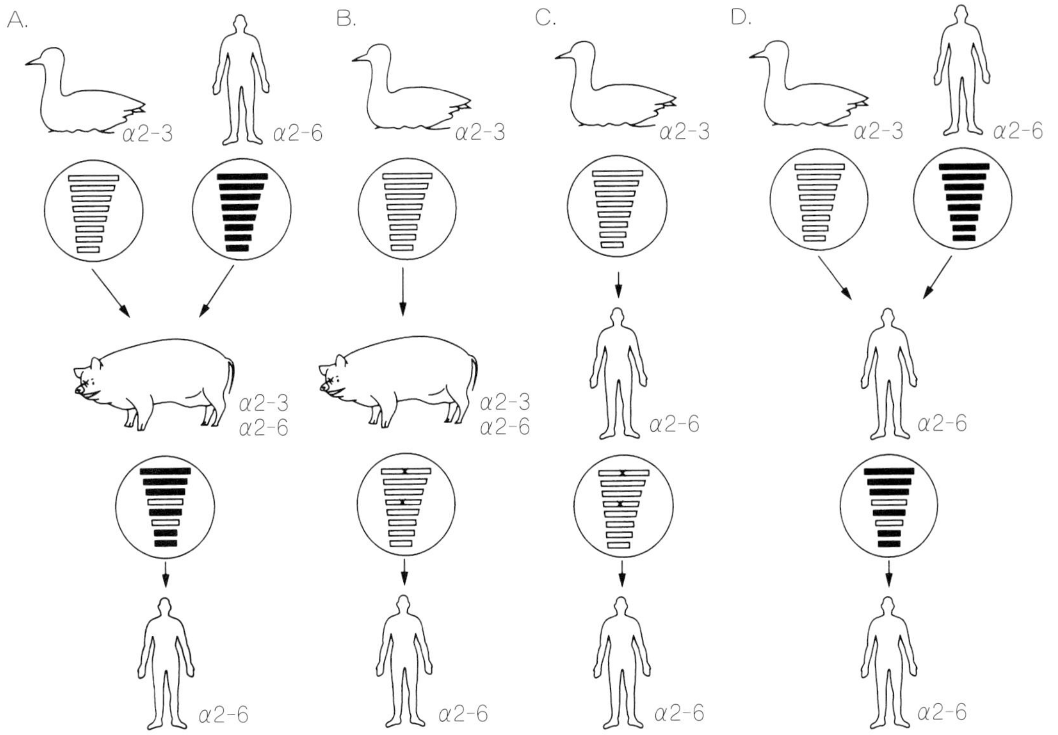

図 1　新型インフルエンザウイルスの出現機序

表 1　高病原性と低病原性鳥インフルエンザの特徴の比較

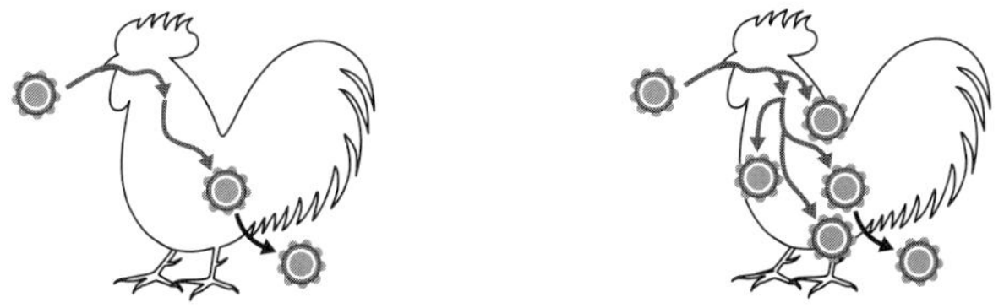

	低病原性鳥インフルエンザウイルス	高病原性鳥インフルエンザウイルス
HA 亜型	H1～H16 のすべての亜型	H5，H7
感染様式	限局性（呼吸器及び腸管）	全身性（大部分の臓器）
病態	不顕性 もしくは軽症	重篤，家禽ペストの症状
致死率	低い	高い

ある．一方，高病原性の鳥インフルエンザウイルスである H5 や H7 亜型の強毒性ウイルスについては，家禽への感染拡大は経済的にも大きな問題となることや，ヒトへの感染が起こった場合きわめて高い致死性を発揮するために，それらのウイルスの取扱いは BSL-3 である．それ以外の H5 や H7 亜型を含む弱毒性のウイルスについては，その病原性の低さから BSL-2 での取扱いとなっている．

【実験室のハザード及び予想されるリスク】

ヒトへの感染経路は主にウイルスを含有する飛沫等からの呼吸器への感染であることから，実験室におけるハザードとしては，ウイルスを含有するサンプルから発生する飛沫が重要である．実験室でウイルスを取扱う際のリスクとしては，ピペット等を使用して検体を分注や混合等を行う際のエアロゾルの発生を伴う作業や，ウイルスの乾燥状態での安定性等からウイルスを含むサンプルが付着したものやベンチ上に落下した液体が乾燥して発塵したものの吸入についても注意を払う必要がある.

【予防法ー消毒・滅菌法ー】

呼吸器への感染が主な感染経路であるために,予防方法としては呼吸器への吸入予防のために必要に応じて N95 マスクや PAPR 等を装着する.インフルエンザウイルスは脂質膜を有するウイルスであることから,界面活性剤やアルコールは有効な消毒,滅菌方法である.また,熱や紫外線に対して感受性が高く,オートクレーブや紫外線照射によっても感染性を消失させることができる.

［板村繁之］

COLUMN ①　新型インフルエンザの出現機構

インフルエンザウイルスはシアル酸をウイルスレセプターとして認識する.トリ由来のウイルスとヒト由来のウイルスとでは認識するシアル酸とガラクトースとの結合様式に特異性がある.ヒトのウイルスは 2-6 結合に高い親和性を示すのに対して,トリのウイルスは 2-3 結合により高い親和性を示す.これは両宿主でのウイルスレセプターの分布とよく一致する.ブタは,両方のウイルスレセプターを有するために,ヒトとトリのウイルスが同時に感染して遺伝子の再集合を起こす場になりうる.このようにブタで生成した再集合ウイルスやトリのウイルスがブタの中で順応していく過程で変異が生じて 2-6 結合を認識できるようになり,新型インフルエンザの原因となるウイルスが出現する,とする説が有力であった.(図 1A,B).トリのウイルスが直接ヒトに感染する効率は高くないと考えられていたが,1997 年の香港でのトリからヒトへの直接の感染が報告されるに及んで,ヒトをウイルス再集合や順応の場とする新型ウイルス出現の可能性も考えられる(図 1C,D).

COLUMN ②　鳥インフルエンザの病原性の決定機構

鳥インフルエンザには高病原性と低病原性のウイルスがある.鳥インフルエンザの家禽における病原性は,HA の開裂活性化が重要な役割を果たしていることがわかっている.ウイルスが感染性を発現するには HA が開裂活性化を受けることが必須である.低病原性のウイルスは,呼吸器や腸管等の限局された部位に存在する宿主のプロテアーゼで切断されて活性化を受け,限局された感染を起こす.低病原性ウイルスの HA の開裂部位のアミノ酸は,基本的に 1 つのアルギニン残基で特徴づけられる.一方,高病原性ウイルスではどのような臓器にも存在する宿主のプロテアーゼによって開裂活性化を受け,全身性の致死的な感染を起こす.高病原性ウイルスは,HA の開裂活性化部位近傍に塩基性のアミノ酸が集積する配列になっている.このような構造的特徴が鳥インフルエンザの家禽における重要な病原性決定因子となっている.しかしながら,鳥インフルエンザウイルスのヒトに対する病原性についての決定因子については不明な点が多い.

6　麻疹ウイルス

【病原体の特性，BSL】

麻疹の病因ウイルスである麻疹ウイルス（measles virus）は，モノネガウイルス目（*Mononegavirales*）パラミクソウイルス科（*Paramyxoviridae*）モルビリウイルス属（*Morbillivirus*）に属するRNAウイルスである．麻疹ウイルス野生株はBSL-2に，ワクチン株はBSL-1に分類されている．近縁ウイルスにはイヌジステンパーウイルス（canine distemper virus），牛疫ウイルス（rinderpest virus），アザラシジステンパーウイルス（phocid distemper virus），小反芻獣疫ウイルス（peste de petits ruminant virus）等がある．

麻疹ウイルスは大きさ100～250 nmの不定形で感染した細胞に由来する脂質二重膜（エンベロープ）に被われている．エンベロープからは長さ約9～15 nmの糖タンパク質であるHタンパク質（hemagglutinin protein）とFタンパク質（fusion protein）がスパイク様に突出し，Hタンパク質は細胞表面上のレセプターと結合し，Fタンパク質はHタンパク質と協同でウイルスと細胞膜を融合させウイルスの細胞内侵入に働く．Mタンパク質（matrixまたはmembrane protein）はエンベロープを内側で裏打ちしている．エンベロープ内にはNタンパク質（nucleoprotein）とRNAゲノムからなる長さ約1 nm，直径約17～18 nmのらせん形のヌクレオカプシド（nucleocapsid）があり，ゲノムをRNA分解酵素から保護している．Pタンパク質（phosphoprotein），Lタンパク質（large protein）はヌクレオカプシドのNタンパク質と結合しウイルスの転写，複製を担っている．また，上記のウイルス構成タンパク質以外にCタンパク質，Vタンパク質を感染細胞内に発現し，インターフェロンを主とする宿主側の抗ウイルス活性を抑制する．

麻疹ウイルスのマイナス鎖RNAゲノムは15,894塩基からなり，その3′末端，5′末端にはleader配列，trailer配列と呼ばれる短い非翻訳配列が存在し，RNAゲノムの複製，転写に関与している．ゲノム上には3′側からleader配列，N，P/C/V，M，F，H，L遺伝子，trailerの順で並んでおり，各遺伝子間には3塩基の遺伝子間配列が存在する．Cタンパク質，Vタンパク質はP遺伝子上にコードされ，Cタンパク質はP遺伝子上の2番目の開始コドンから翻訳され，Vタンパク質はP mRNAを転写中に，RNA editingと呼ばれる機構によりゲノムにないG塩基がmRNAに挿入され，その結果フレームシフトが起こり合成される．麻疹ウイルスのレセプターとしてmembrane co-factor protein（MCP）であるCD46とsignaling lymphocyte activation molecule（SLAMあるいはCD150）が同定されており，ワクチン株等のVero細胞に馴化した麻疹ウイルスはCD46とSLAMを，野生株はSLAMのみを効率よく利用できる．麻疹ウイルスはその遺伝子解析によりA～Hの8つの分岐群（clade），23の遺伝子型に分類されている．麻疹は感染症法においては五類感染症に指定されている．

【実験室のハザード及び予想されるリスク】

実験室のハザードとして麻疹ウイルスの感染がある．麻疹ウイルスは空気感染，飛沫感染，接触感染等により伝播し，強い感染力を持つ．1人の感染者から周囲の免疫のない人に感染する人数を表す基本再生産数（basic reproduction number）は12～18人とされており，百日咳菌とともに最も高い値を示す．初感染であればほぼ100％発症し，不顕性感染はほとんどない．麻疹の潜伏期間は10～12日で，この間に上気道，鼻腔等に感染したウイルスは気道上皮細胞で増殖した後，局所のリンパ節の白血球等に感染し一次ウイルス血症を，次いで全身のリンパ節に広がり二次ウイルス血症を起こし，臨床症状を呈する．

臨床症状の最初の 3〜5 日間は前駆期（カタル期）と呼ばれ 38 度前後の発熱，倦怠感，咳，鼻水，眼脂，結膜炎等の症状が現れる．一度熱が下がり，この頃に口腔内の頬の内側にコプリック斑と呼ばれる麻疹の特徴である白い粘膜疹が現れる（2〜4 日間）．その後，体温が 40 度前後にまで上昇し発熱とともに麻疹特有の発疹が出現し，全身に広がる（発疹期）．発疹が出現してから 4〜5 日目頃から解熱し，発疹は次第に融合，退色し回復に向かう（回復期）．ウイルスの排出は カタル期の 2 日ほど前に始まり，発疹の出現時が最も多く，次第に減少し第 5〜6 発疹日以後は検出されない．

麻疹発症者の約30％が何らかの合併症に至る．肺炎は合併症の約半数を占める．脳炎は約 0.1〜0.2％ の頻度で起こり，発症者の 20〜40 ％ に精神発達遅滞，痙攣，片麻痺，行動異常等の後遺症が残り，約 15％ が死亡する．5〜15％ に細菌の二次感染による中耳炎が起こる．またごく低い頻度（数百万人に 1 人）ではあるが，亜急性硬化性全脳炎（subacute sclerosing panencephalitis：SSPE）を起こす．SSPE は麻疹ウイルスに感染，治癒した後に，長い潜伏期間（5〜10 年）を経て再度発症する中枢神経疾患で，発症後は知能障害，運動障害が徐々に進行し，死に至る難病である．最近はインターフェロンの脳室内投与等の治療法により発症からの生存期間は約 6 年と延長している．SSPE の発症機構の詳細は不明である．

また，麻疹ウイルスに対する不十分な免疫を保持しているヒトへの感染の場合，修飾麻疹と呼ばれる臨床経過をとることがある．修飾麻疹は潜伏期間が 14〜20 日と長く，カタル期症状は軽度，あるいは欠落し，コプリック斑も出現しないことも多く，発熱，発疹も比較的軽症である．修飾麻疹の患者を麻疹と診断することは難しく，また修飾麻疹でもウイルスを排出する時期があることから，患者が感染源となり流行を拡大させることもある．母親からの移行抗体が残る乳児，グロブリン投与者，ワクチン接種後，時間が経過したため麻疹抗体価が消衰した者（secondary vaccine failure）などでみられる．

その他のリスクとして，麻疹ウイルス野生株の分離に用いられる Epstein-Barr ウイルス（EBV）トランスフォーム細胞である B95a 細胞が培養液中に放出する EBV の感染があげられる．EBV は思春期以降に初めて感染すると伝染性単核症を起こすことがあり，B95a 細胞は常に BSL-2 で扱う．また，麻疹ウイルスの分与を受ける際には分離，継代細胞を確認する必要がある．近年，SLAM レセプターを発現する Vero 細胞（Vero/hSLAM 細胞）が樹立され，B95a 細胞と同等の分離効率を示すことから，バイオセーフティ上，この細胞の使用が好ましい．

【予防法ー消毒・滅菌法ー】

麻疹ウイルスを扱う者あるいはその研究室のスタッフは，事前に麻疹抗体の有無を調べ，十分な免疫を保持していない場合には麻疹ワクチンを接種することが重要である．麻疹ワクチンは効果，安全性ともに高く，90％ 以上の接種者に麻疹ウイルスに対する免疫を賦与できる．ワクチン接種時には，接種不適当者，要注意者に相当しないかを確認をする必要がある．clade A に由来するワクチン株が誘導する免疫は，他の clade に属する野生株に対しても有効である．約 5％ にワクチン効果がみられない者（primary vaccine failure）もいるため，ワクチン接種の約 4〜8 週後に再度麻疹抗体価を測定することがより望ましい．抗体価は市販の麻疹抗体価測定試薬（EIA 法，PA 法等）で測定できる．また，抗体を保持しない者が麻疹ウイルスに曝露された場合には 72 時間以内にワクチン接種すれば発症予防，軽減には有効である．6 日以内ならば筋注用 γ グロブリンが有効であるが，血液製剤であるためインフォームドコンセントが必要である．針刺し事故では血液を搾り出し流水で 15 分間以上洗浄し，消毒用アルコール，ポビドンヨード等で消毒する．手指に付着した場合は速乾性手指消毒剤，消毒用アルコールで消毒する．

麻疹ウイルスはエンベロープウイルスであるため消毒剤，熱に対する抵抗性が低く，消毒用エタノール，次亜塩素酸ナトリウム，塩化ベンザルコニウム，過酢酸，グルタラール，フタラール等の消毒剤，56℃，30 分の加熱，紫外線の照射によって不活化される．また，麻疹ウイルスが空気中に拡散しても物質表面や空気中での生存時間は 2 時間以内と考えられている．使用した機材は消毒用エタノール，あるいは 2% グルタラールでの 30 分間の浸漬，0.02～0.1% 次亜塩素酸ナトリウムでの 60 分間の浸漬，80℃，10 分間の加熱等で消毒される．環境への汚染時は 0.5～1% の次亜塩素酸ナトリウム，アルコールで清拭する．滅菌法としては 121℃ 15 分間のオートクレーブ法，あるいは 160～170℃，120 分間の乾熱滅菌法が麻疹ウイルスにも適応できる．

［駒瀬勝啓］

7　狂犬病ウイルス

【病原体の特性，BSL】

狂犬病は，急性，進行性，致死性の脳炎を特徴とするラブドウイルス科リッサウイルス属（Rhabdoviridae family，Lyssavirus genus）に属するマイナス鎖の一本鎖 RNA 型ウイルスによる感染症であり，ヒトを含むほとんどの哺乳類に感染することが知られており，いったん発症するとほぼ 100% 死亡する重篤な疾病である．

ウイルスは，「弾丸」様の形態をとる直径 75〜80 nm，全長 180〜200 nm の大きな RNA 型ウイルスであり，成熟粒子は，ゲノム RNA と，少なくとも 5 つのウイルスタンパク質から構成されており，狂犬病ウイルスの感染と伝播は G タンパク質に対する中和抗体で抑制・阻止される．

リッサウイルス属は遺伝子型（genotype）により 7 種類に分類されており，狂犬病ウイルス（Rabies virus）を 1 型，ラゴスコウモリウイルス（Lagos bat virus）を 2 型，モコラウイルス（Mokola virus）を 3 型，ドゥベンヘイグウイルス（Duvenhage virus）を 4 型，ヨーロッパコウモリリッサウイルス 1 と 2（European bat lyssavirus 1 & 2；EBL1 と EBL2）をそれぞれ 5 型と 6 型，オーストラリアコウモリリッサウイルス（Australian bat lyssavirus；ABL）を 7 型としている．近年，新しいリッサウイルスが中央アジア（キルギス，タジキスタン，クラスノダル地方），シベリア（イルクーツク）のコウモリから分離されており新規の遺伝子型が提唱されてはいるが，まだ未分類である．また，東南アジアではリッサウイルスが分離された報告はないが，リッサウイルスに対する中和抗体を保有していたコウモリの報告がある．

わが国では，狂犬病ウイルス以外のリッサウイルス（nonrabies lyssaviruses）いわゆる狂犬病類似ウイルス（rabies-related viruses）による感染症を古典的狂犬病と区別するためにリッサウイルス感染症と呼んでいる．

狂犬病は，感染症法（感染症の予防，及び感染症の患者に対する医療に関する法律）により感染症分類で四類感染症，病原体等の管理に関する規程で三種病原体に分類されている．また，国立感染症研究所の病原体安全管理規程では，狂犬病ウイルスを含むリッサウイルスを三種病原体として BSL-3 の取扱いを規程している．特に，狂犬病ウイルスのうち，CVS 株，ERA 株，Flury 株，Fuenzalida S-51 株，Fuenzalida S-91 株，Kelev 株，LEP 株，Nishigahara 株，Paris Pasteur 株，PM（Pilman-Moore）株，PV 株，SAD（Street-Alabama-Dufferin）株，Vnukovo-32 株については基準の一部について適用除外となる三種病原体として BSL-2 とされている．また，HEP 株，RC-HL 株は，人を発病させるおそれはほとんどないものとして，病原体等の管理に関する規程の規制除外病原体等に指定されている．

【実験室のハザード及び予想されるリスク】

狂犬病ウイルスは，感染したヒトや動物のすべての神経組織中に存在する．特に，中枢神経系の組織，唾液腺，及び唾液中に高濃度のウイルスが含まれている．

実験室内や動物取扱者で最も予想されるウイルスの感染経路は，不慮の事故等による偶発的なウイルス接種，ウイルスが汚染した実験器具による創傷や突き刺し事故，狂犬病の動物による咬傷事故，ウイルスに感染した組織もしくはウイルスが含まれる溶液の粘膜組織や傷口への曝露である．

これまで，ルーチンで臨床材料を取扱う医療従事者や医療機関等の検査・診断の担当者が感染性のエアロゾルによって狂犬病に感染することは起きていない．

実験室内感染はきわめてまれではあるが，ワクチン製造施設と実験施設で高濃度のウイルス飛沫に曝露して狂犬病を発症した2例がこれまでに報告されている．

【予防法ー消毒・滅菌法ー】

現在，狂犬病には有効な治療方法がなく発症するとほぼ100%死亡するが，感染が疑われた直後に適切な曝露後の発症予防治療（PEP）を行うことによって，狂犬病の発症を阻止することができる．従って，狂犬病ウイルスや感染した動物の取扱い，検査・診断，ワクチン製造，及びウイルスの試験研究に携わる者はすべて作業前に狂犬病のワクチン接種を行うことが推奨されている．また，ワクチンを事前接種した者が作業中にウイルスに曝露された場合には，速やかにワクチンのブースター接種を行う．

現在のところ，狂犬病ウイルス以外のリッサウイルスについて発症予防を目的としたワクチンはないが，ヨーロッパやオーストラリアでは狂犬病ワクチンの使用を推奨している．これまでに，狂犬病ワクチンはABLV感染に対しては発症予防が可能であり，ラゴスコウモリ，ドゥベンヘイグ，EBLV-1，及びEBLV-2ウイルスに対しては部分的な交叉反応による予防効果が報告されており，モコラウイルスの感染に対しては現在使用されているワクチンとの交叉反応がみられていない．

狂犬病ウイルスは，脂質溶媒（石けん水，エーテル，クロロホルム，アセトン），45～70%エタノール，ヨード剤，第四級アンモニウム塩に感受性が高く，容易に感染性が失われる．

感染症法では，三種病原体等の滅菌等及び排水については「摂氏百二十一度以上で十五分以上若しくはこれと同等以上の効果を有する条件で高圧蒸気滅菌をする方法，有効塩素濃度0.01パーセント以上の次亜塩素酸ナトリウム水による一時間以上の浸漬をする方法又はこれらと同等以上の効果を有する方法で滅菌等をすること」と記載されている．

［井上　智］

◉文献

1）U. S. Department of Health and Human Services, Public Health Service, Centers for Disease Control and Prevention and National Institutes of Health: Biosafety in Microbiological and Biomedical Laboratories (BMBL), Fifth Edition 2007, U. S. Government Printing Office Washington, 2007.
［http://www.cdc.gov/od/ohs/biosecurity-training/page1024.html］

2）CDC: Human rabies prevention-United States, 1999, Recommendations of the Advisory Committee on Immunization Practices (ACIP), MMWR, 1999, **48**: No. RR-1.

3）Jackson AC, Wunner WH: Rabies. 2nd edition, Academic Press, Elsevier, 2007.

4）Meslin F-X et al: Laboratory techniques in rabies. 4th ed, WHO, 1996.

5）国立感染症研究所：病原体等安全管理規定（第三版），平成19年6月改正版.
［http://www0.nih.go.jp/niid/usr-page/Biosafety/Biohazard/kanrikitei/］

6）狂犬病対策研究会編：狂犬病対応ガイドライン2001，インフラックスコム，2001.

8　風疹ウイルス

【病原体の特性，BSL】

風疹ウイルス（rubella virus）（図 1）はトガウイルス科（*Togaviridae*）のルビウイルス属（*Rubivirus*）に属し，本ウイルス属は風疹ウイルス単一で構成されている．BSL-2 である．感染症法においては風疹ウイルス感染により引き起こされる疾患として，風疹及び先天性風疹症候群の 2 疾患が共に五類感染症，全数把握疾患に指定されている．血清学的には亜型のない単一のウイルスである．ウイルス粒子は脂質に富み，宿主細胞に由来する被膜（エンベロープ）を有する比較的小型な球形のウイルスであり，その直径は 60〜70 nm である．エンベロープ表面には 6〜8 nm の E1，及び E2 の 2 つの糖タンパク質が突起状に存在している．このうち，E1 タンパク質は赤血球凝集能（HA）と膜融合に関わる部分を有すると考えられている．また中和にかかわる部分は E1，及び E2 に存在すると考えられている．ウイルス粒子内部には，カプシド（C）タンパク質に保護された形でプラス鎖の一本鎖 RNA が存在する．ウイルスゲノムはおよそ 10 kbp であり，5′末側に非構造タンパク質を，3′末側には構造タンパク質（C，E1，E2）をコードする領域が存在している[1〜3]．

トガウイルス科には，風疹ウイルスが属するルビウイルス属の他に東部馬脳炎ウイルス，ベネズエラ馬脳炎ウイルス等の属するアルファウイルス属（*Alphavirus*）が存在するが，こちらは節足動物が媒介し動物の感染症（人獣共通感染症を含む）の原因ウイルスが多いが，風疹ウイルスは節足動物による媒介はなく自然宿主もヒト以外に知られていない．また，アルファウイルス属のウイルスと風疹ウイルスには血清学的に交叉反応性はなく，遺伝子配列も非構造タンパク質の限られた領域でのみで相同配列が認められているだけである．

【実験室のハザード及び予想されるリスク】

風疹ウイルスの一般的な感染経路は，上部気道粘膜より排泄されるウイルスが飛沫を介してヒト-ヒト間に伝播していくものであるが，この伝播力は麻疹ウイルスと比べ弱い．感染後平均 16〜18 日の潜伏期間後，発熱・発疹・リンパ節（主に耳介後部等）の腫脹の症状が，また成人では関節炎の症状等も認められるが，通常は数日のうちに治癒することが多い．まれに血小板減少性紫斑病や脳炎等の合併症をみることもあるが，基本的に予後は良好な疾患である．また不顕性感染も 15% 程度存在するといわれているとともに，三徴候のすべてが揃わない場合も多く，このような場合，臨床診断は困難であると考えられる．このように，同じ発疹性熱性疾患である麻疹（はしか）に比べ症状が軽いこと等から，三日はしかと呼ばれることもある．風疹に一度感染すると強い免疫ができ 2 回目の感染はないか，感染しても不顕性感染するものと考えられている．感染者からのウイルス排泄は発疹出現の前後 1 週間とされており，この間は感染源となる．

また，風疹ウイルスに対する免疫を持たない女性が妊娠初期に風疹ウイルスに感染すると，胎盤を介して胎児に風疹ウイルスが感染し，出生児に先天性風疹症候群（congenital rubella syndrome：CRS）を引き起こすことがある．CRS の 3 大症状は白内障，先天性心疾患，難聴であるが，その他網膜症，血小板減少や精神発達遅延等種々の症状が認められる場合がある．CRS は風疹の胎内感染によって必ず発生するわけではなく，感染時期によりその発生頻度と症状が大きく異なる．発生頻度は報告により異なるが，妊娠3ヶ月目までは33～90％に3大症状が複合的に現れるが，20週を超えるとたとえ母親に感染があっても胎児に症状はみられなくなる[4]．また出生したCRS児は尿中への風疹ウイルスの排泄等が長期にわたりみられる場合があり，感染源となる危険性があるのでCRS児に使用した器具機材の消毒等を入念に行う必要があると考えられる．

以上のように，風疹ウイルス感染により引き起こされる疾患のうちCRSは重篤な疾患であり，妊娠初期の女性やその配偶者等は，風疹が疑われる患者や検体を扱う際には十分な注意が必要と考えられる．

【予防法－消毒・滅菌法－】

予防には生ワクチンが有効である．現在，国内では（財）化学及血清療法研究所（松葉株），学校法人北里研究所（高橋株），（株）武田薬品工業（To-336株），（財）阪大微生物病研究会（松浦株）の4社より単味生ワクチンが，また武田薬品工業及び阪大微生物病研究会からは麻疹風疹混合生ワクチンが製造・販売されている．また海外では，麻疹おたふくかぜ風疹混合生ワクチン等も利用されている．国内のワクチン接種による免疫成立率（抗体陽転率）は90％以上であり，獲得する抗体は自然感染に比べ低いとされるが，十数年は感染防御に働くと考えられている．

またワクチン接種による副反応として，発熱，発疹，リンパ節腫脹，関節痛等が報告されているが，通常一過性で数日中に消失する．CRSを防ぐためにも，風疹未罹患者かつ風疹ワクチン接種歴のない妊娠可能年齢層の女性には積極的なワクチン接種が望ましいと考えられる．しかし，妊婦にワクチンを接種した場合のCRS発生については否定されていないので，少なくとも接種前1ヶ月，接種後2ヶ月間は避妊が必要である．ただし，ワクチン接種後に妊娠が判明した場合でもCRSが発生した報告はないことから，妊娠継続をあきらめる必要はない[5]．また，妊婦が多く訪れる病院等では，妊婦への風疹ウイルスの感染を防ぐためにも病院スタッフの風疹に対する血清抗体

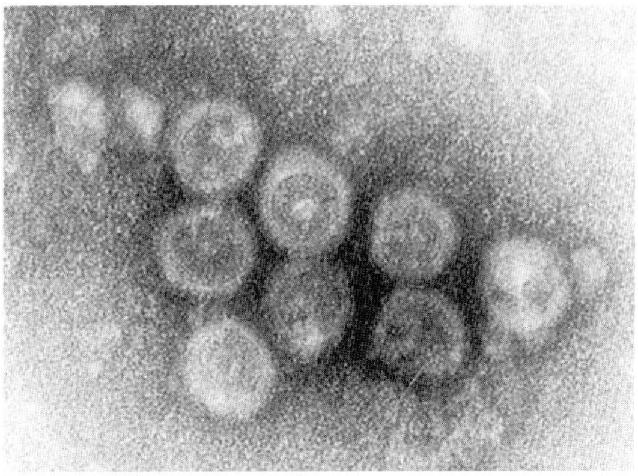

図1　風疹ウイルス（加藤茂孝博士提供）

価を測定し，免疫を持たない者に対してはワクチンの積極的接種が望まれる．血清抗体価の測定法として以前は赤血球凝集抑制（HI）試験が通常用いられてきたが，近年は酵素抗体法（EIA，ELISA）を利用することが多くなってきており，HI法，ELISAともに体外診断薬キットとして市販されており，抗体保有の有無を確認するために利用が可能である．

風疹及びCRSとも特異的な治療法はなく，風疹の場合は発熱や関節炎には解熱鎮痛剤を用いる．またCRS児に対してはそれぞれ外科的治療を施す．

風疹ウイルスを含む検体が，器具や表皮についても直ちに影響を受けるわけではないが，風疹ウイルスは初めの10分間で50％以上が培養細胞に吸着侵入すると考えられているので，風疹ウイルスを含む検体等の表皮への付着等曝露事故の際にはできるだけ早期に処置をし，体内への侵入を許す前に病原体の除去等を実施することにより，感染から免れることが可能であると考えられる．風疹ウイルスはエンベロープを有するウイルスであるため多くの消毒剤が有効であり，以下，具体的な消毒薬，及び使用例を列挙する．

消毒用アルコール（エタノール，イソプロピルアルコール）は皮膚の消毒等に利用ができる．また，ヨウ素剤であるポビドンヨードは強い消毒作用を持つとともに刺激性も低く，さらには有機物汚染による効力の低下も低いので，口の中が汚染された場合にはうがい薬として有効であるし，針

刺し事故等により生じた創傷面への使用も可能である．逆性石けんや両面活性剤の多くのものが毒性が低いこと等から，検体取扱者の手指の消毒等に利用できる．次亜塩素酸ナトリウム等の塩素剤も強い消毒作用を示すが，主に汚染された器具・機材に用いる．飛沫等による皮膚汚染の場合は，汚染部位を先にあげた消毒薬で消毒を実施する．なお，針刺し事故等の場合は，刺した部位から血液を搾り出し流水で十分に洗い流した後，ポビドンヨードでの消毒等で処置することが望ましい．事故後 2～3 週間後，発熱・発疹等の症状が出た場合は医師の指示を受けるのが望ましい．

滅菌方法としては，121℃，15～20 分間の高圧蒸気滅菌（オートクレーブ）法や 160℃，1 時間の乾熱滅菌法，プラスチックやビニール等の耐熱性のないものにはエチレンオキサイドガスを使用した滅菌方法等，一般に用いられる滅菌方法で風疹ウイルスの滅菌が可能である．

［**大槻紀之**］

◉文献

1） Knipe DM, Howley PM: Fields Virology 5th edition, vol1, 1069-1100, Lippincott Williams & Wilkins 2007.
2） Webster RG, Allan GA: Encyclopedia of Virology, vol3, 1291-1298, Academic Press, 1994
3） Oker-Blom C et al: *J Virol* **46**: 964-973, 1983.
4） Miller E et al: *Lancet* **ii** : 781-784, 1982.
5） *MMWR* **36**: 457-461, 1987.

9　ポリオ・コクサッキー・エコーウイルス

【病原体の特性，BSL】

ヒトエンテロウイルスは，ピコルナウイルス科エンテロウイルス属に分類される，エンベロープを有しない比較的小型（25～30 nm）のRNAウイルスである．エンテロウイルスは現在，90以上の血清型に分類され，不顕性感染から，ヘルパンギーナ・手足口病のような急性熱性疾患，急性灰白髄炎（ポリオ）を含む重篤な中枢神経疾患に至るまで，様々な疾患の発症に関与している．ゲノム遺伝子の基本的構成やウイルス粒子構造等，ウイルスの基本的性状は，エンテロウイルスにおいて，ほぼ共通していると考えられており，ウイルスゲノムは，5′末端から順に，5′非翻訳領域，構造タンパク質領域，非構造タンパク質領域，3′非翻訳領域，及び3′末端のpoly（A）により構成され，5′末端にはVPgと呼ばれるポリペプチドが共有結合により付加している．

ウイルスタンパク質は，単一のフレームから長鎖のポリプロテインとして翻訳された後，ウイルス，及び宿主由来のプロテアーゼにより切断され，前駆体あるいは成熟タンパク質として，感染細胞内でのウイルス増殖，及びウイルス粒子形成過程で機能する．エンテロウイルス粒子は，一本鎖ゲノムRNAを中心として4種類のカプシドタンパク質（VP1～4）が規則正しく配置された正20面体構造を持ち，pH 3.0程度の弱酸性条件下や有機溶媒存在下等，様々な物理的条件において安定な，比較的丈夫なウイルス粒子である．

エンテロウイルスは，血清型に基づいて同定されており，血清型は現在に至るまでエンテロウイルス分類の基本単位とされている．血清型は，免疫抗血清に対する中和活性の有無により決定されるウイルス抗原性の違いに基づいた型別であり，さらに，ヒト，及びマウスに対する病原性により，ポリオウイルス，コクサッキーA群ウイルス，コクサッキーB群ウイルス，エコーウイルス，及びそれ以外のエンテロウイルスに分類されてきた．近年，ゲノム塩基配列情報の集積に基づく分子系統解析の進展により，エンテロウイルスの再分類が進められた結果，エンテロウイルスは，4つのウイルス種（species）である*Human Enterovirus A*（HEV-A），*B*（HEV-B），*C*（HEV-C），*D*（HEV-D）に再分類されることが示された．遺伝子解析に基づき新たなエンテロウイルスが同定された結果，現在までに90以上の血清型のヒトエンテロウイルスの存在が示されている．

エンテロウイルスは，主として糞口感染あるいは経口飛沫感染により伝播すると考えられており，感染後一時的に咽頭からもウイルスが検出され，その後腸管でのウイルス増殖により，より長期間糞便中からウイルスが検出される．代表的なエンテロウイルスであるポリオウイルスの場合，感染後数週間程度，糞便中へウイルスが排出され，感染後2ケ月程度で糞便中からウイルスは検出されなくなる．そのため，エンテロウイルス感染症の患者，及び不顕性感染者の糞便，及び咽頭拭い液は，感染性ウイルスを含む可能性の高い臨床検体として取扱う必要がある．

2007年6月に施行された「感染症の予防及び感染症の患者に対する医療に関する法律」(以下，改正染症法と表記）により，ワクチン株を除くポリオウイルスは，四種特定病原体として，法令による管理が必要な病原体に位置づけられた．四種特定病原体の保有及び使用に関しては，届出等の義務はないが，施設の基準，保管等の基準が定められており，ポリオウイルスを所持する場合には，改正感染症法に規定されたBSL-2基準を遵守する必要がある．ポリオウイルス以外のエンテ

表 1　世界ポリオ根絶計画の進展とポリオウイルス実験室封じ込め対策（清水，他訳，2005 をもとに作成）

世界ポリオ根絶計画の進展	ポリオウイルス実験室封じ込めのための具体的活動
野生株ポリオウイルス伝播が継続している段階（現段階）	・野生株ポリオウイルス保有実験室調査と保有施設リストの作成 ・不要なポリオウイルス感染性材料の廃棄と BSL-2/polio 基準の遵守
野生株ポリオウイルスが検出されることなく 1〜3 年が経過している段階	・野生株ポリオウイルス保有実験室リストに基づいた実験室封じ込め対策の実施 ・封じ込め対策の完了及び確認・認定作業 ・世界ポリオ根絶の認定
ポリオ根絶後の予防接種政策の策定段階	・ポリオ根絶後の封じ込め対策の強化

世界ポリオ根絶計画の進展に伴い，実験室に由来するポリオウイルスによるバイオハザードのリスクが次第に増加するため，ポリオウイルス管理の厳格化が求められる．

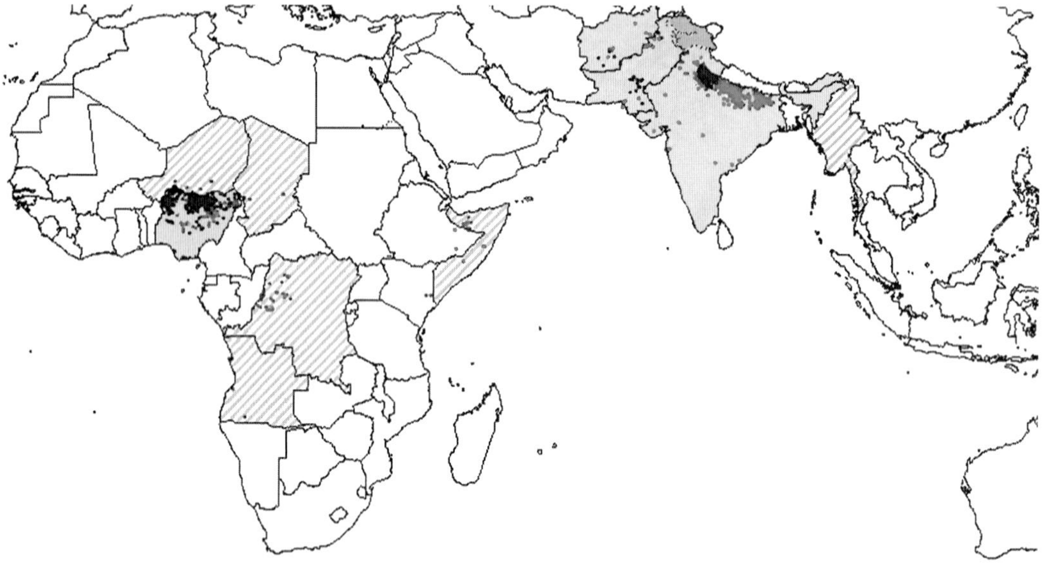

図 1　世界ポリオ根絶計画の現状．2007 年現在のポリオ流行国 4 ヶ国（インド，パキスタン，アフガニスタン，ナイジェリア）を灰色，ポリオ再流行国を斜線で示した．（1 症例を 1 ドットで示す．WHO 提供資料を一部改変）

ロウイルスは，改正感染症法による特定病原体に分類されていないため，病原体管理に関する法的基準はないが，国立感染症研究所病原体等安全管理規程第三版（2007 年 6 月改訂）によると，ポリオウイルスを含むすべてのエンテロウイルス（HEV-A〜D）は，BSL-2 病原体に分類される．

【実験室のハザード及び予想されるリスク】

培養細胞によるウイルス分離培養技術の確立及びポリオワクチンの導入以前には，サル等の動物を用いた感染実験の過程で，ポリオウイルスの実験室感染事例が多く認められた．1960 年代にポリオワクチンが導入されて以降，ポリオウイルスの実験室感染事例は，ほとんど顕在化していないが，ワクチン製造施設等からの野生株ポリオウイルスの施設外への伝播が，これまで数例報告されている．実験室感染が発生した場合でも，ワクチン接種を受けている場合には，作業者自身は発症しない可能性がきわめて高く，仮に不顕性感染者を介して施設外へポリオウイルス伝播が起きた場合でも，地域のワクチン接種率が高ければ，ポリオウイルス伝播は検出されることなく自然に終息すると考えられている．そのため，高いワクチン接種率が維持されている日本等の先進国では，ポリオウイルスによるバイオハザードのリスクはきわめて小さい．

その一方，ワクチン接種率が低い地域，あるいは，世界ポリオ根絶後に経口ポリオワクチン（Oral Poliovirus Vaccine：OPV）接種を停止した場合には，ポリオウイルス取扱い施設に由来するバイオハザードのリスクを無視できない．そのため，WHO を中心として進められている世界ポリオ根絶計画（図 1 参照）の進展により，ポリオウイルスに由来する実験室感染のリスクとバイオセーフティ対策は，今後，大きく変化すると想定されている．WHO は，野生株ポリオウイルス伝播が依然継続している現段階を，ポリオウイルス実験室封じ込めの第 1 段階として位置づけ，野生株ポリオウイルス保有実験室のリストアップを各国に求めている（表 1）．野生株ポリオウイルス伝播が終息した段階では，時期とリスクに応じて，ポリオウイルスの管理が次第に強化され，世界的 OPV 接種停止段階では，世界中の限られた P3（あるいは P4）施設のみがポリオウイルスを保有する体制を確立することが提唱されている．

【予防法ー消毒・滅菌法ー】

ポリオウイルスを含むエンテロウイルスは，エンベロープを有しない RNA ウイルスなので，イソプロパノール等のアルコールやクロロホルム等の有機溶媒処理に耐性で，これらの薬剤による完全な不活化は期待できない．エンテロウイルスは，ホルムアルデヒド，遊離塩素，紫外線照射，加熱乾燥，溶液中での加熱（50℃ 以上）等により，比較的容易に不活化される．実験室内におけるエンテロウイルス消毒・滅菌法としては，塩素系消毒剤（0.05～0.5％ 次亜塩素酸ナトリウム溶液等）あるいはオートクレーブ（121℃，15 分以上）処理が一般的である．作業者自身のバイオセーフティの観点から，また，不顕性感染に由来するポリオウイルスの施設外への伝播のリスクを低下させるため，ポリオウイルス取扱施設に立ち入る作業者に対するワクチン接種が推奨されている．腸管免疫を効果的に誘導する OPV ほどではないが，不活化ポリオワクチンもまた，感染者からのポリオウイルス排出抑制効果を有することが明らかにされている．　　　　　　**［清水博之］**

◉文献

1）清水博之：臨床とウイルス **33**：211-219, 2005.
2）清水博之，他訳：ウイルス **55**：161-178, 2005.

10　ロタウイルス

【病原体の特性，BSL】

感染経路として経口感染が主体であるが，呼吸器感染もありうる．主体は胃腸炎であるが，肝炎，脳症（脳炎），腎炎，筋肉炎，心筋炎等，多彩な病状を来す．1歳前後の乳幼児の感染が多い．わが国では冬季（2～4月）に多いが，熱帯・亜熱帯地方では1年中みられる．わが国で冬季に流行する理由はよくわかっていない．食中毒の原因，集団感染の原因ともなる[1]．BSL-2である．

ロタウイルスはレオウイルス科（*Reoviridae*）に属し，直径70 nmの正20面体構造を持つ．増殖細胞内ではエンベロープを有するが，細胞外に成熟したウイルスとして放出された場合はエンベロープを持たない．11本の大きさの異なる二本鎖RNAをゲノムとして持つウイルスである．第11分節が667 bp（最短），第1分節が3,302 bp（最長）で，全体で約19,000 bpである．物理的に比較的安定なウイルスである[2]．

11本のRNAはそれぞれ構造タンパク質あるいは非構造タンパク質を司る．ウイルス外層は3層になっており，一番外側のウイルス粒子表面にはVP4（ウイルスタンパク質4）とVP7タンパク質（ウイルスタンパク質7）がみられる．VP4は量的には少なく，ウイルス表面からスパイク状に飛び出している．スパイクを入れると直径100 nmである．VP7は滑らかな外層を形成する．VP4，VP7は細胞のレセプターへの結合，細胞への侵入，中和反応の対象として重要である．VP7は糖タンパク質であるがVP4は糖鎖を持たない．VP4は赤血球結合能を有する．その内側にVP6がある．VP6タンパク質は量的には最も多い．VP6はロタウイルスの群または亜群を決定する．その内側にVP2等がみられる．VP2はRNA結合タンパク質である．VP1（viral RNA polymerase）とVP3（guanylyltransferase）はVP2の内側で結合する．

ロタウイルスの感染はウイルスをトリプシン処理すると増強される．VP4はトリプシン処理によりVP8*とVP5*に分かれる．この開裂は細胞への結合や細胞内への侵入に重要である．構造タンパク質としてのVPタンパク質は1～7，非構造タンパク質（NSP）は1～6あり，基本的には1つの遺伝子から1つあるいは2つのタンパク質が作られる．NSP1，NSP2，NSP3，NSP5はRNA結合能を有し，ウイルスの複製に関係する．NSP4は細胞内で構造タンパク質の結合，及び細胞内放出を助ける．また他にも様々な機能を有するといわれ，その代表的な機能がエンテロトキシンで下痢の病態に関係する．NSP5とNSP6は同じ遺伝子から作られる．これらのタンパク質の中で，感染免疫に関係が強いのはVP4，VP7，NSP4である[2]．

動物のロタウイルスの分類はまずVP6によりA～G群に分かれ，ヒトはA群が主である．近年，A～G群に属さない新しいロタウイルスの報告がある[3]．A群はさらにVP4，VP7により分類される．VP4はP型（プロテアーゼでVP5*とVP8*に分かれる）と呼ばれ，現在1～27に分かれている[4]．ヒトに関係するのは主にP[4]，P[8]である．VP7はG型（glycoprotein）と呼ばれ，現在G1～G15に分けられる．またNSP4はA～Eに分かれており，ヒトに関係深いのはA，B，Cである．

【実験室のハザード及び予想されるリスク】

ロタウイルスは，小腸絨毛の上部の上皮細胞に感染する．ウイルスの細胞への吸着には細胞膜上のシアル酸が関係する．細胞質内でウイルス遺伝子の複製やウイルス粒子の形成が行われ，細胞の破壊によってウイルスが放出される．ウイルス増殖過程には非構造タンパク質，特にNSP4の関与が大切である．腸管腔内の放出とともに血液を介して体内への放出が考えられる．下痢が強い時は糞便1グラム中に10^{10}〜10^{11}個以上のウイルスが見出される．症状の期間は2〜7日であるが，ウイルスの排泄は2〜3週間続く．細胞内カルシウム濃度の上昇，ナトリウム，塩素，水分の細胞外への放出，細胞のアポトーシス，絨毛の破壊等が起きる．

下痢症の症状だけでは原因ウイルスを決めることが難しいために，検査法が開発されている．外来の場ではイムノクロマト法による迅速診断が，実験室レベルでの分子疫学調査ではRT-PCR法，及び遺伝子解析がなされる．これらの検査法では検出できないロタウイルス（C群ロタウイルス等）があり，従来のRNA-PAGEや群特異的なPCR法等でのスクリーニングが必要である．

A群内のロタウイルスに再度感染した場合，交叉免疫が完全ではないものの存在するため，通常症状は軽いか無症状のことが多い．しかしながら高齢者や免疫低下状態での再感染では，症状を示す．免疫低下時では下痢の期間，ウイルス排泄の期間が長い．異なった株のロタウイルスが複数同時に同じ細胞に感染すると組換え（リアソータント）ウイルスができることがある．また，持続的に長期間同じ細胞に感染すると突然変異が集積されることがある．このような遺伝子変異が試験管内だけでなく自然界でも起きる．

実験室内で，一般的なA群，C群ロタウイルスを取扱う場合，多くの者がすでに感染を受けていることから，実験室内で再度感染を受けても無症状である．しかし，わが国で検出されていないB群や最近外国で発見された成人に流行する株を取扱う場合は，感染する危険性がある．また不顕性感染として実験者が市中に持ち出すと乳幼児，高齢者に感染させ，下痢を広げる危険性がある．従って，バイオセーフティ対象微生物として取扱う注意が必要である．

【予防法－消毒・滅菌法－】

通常の衛生対策がまず必要である．頻回の手洗いによる人体への直接汚染を予防する以外に，実験器具，環境へのウイルス汚染に留意する．実験に際しては安全キャビネット内で行う．実験後には安全キャビネット内のものは滅菌後保管あるいは適切に排棄する．オートクレーブ滅菌あるいは80℃以上の加熱滅菌ができない場合は，塩素消毒を行う．ただし，次亜塩素酸ナトリウムは粘膜刺激性，金属腐食性等があり，手，眼，金属器具には注意が必要である．

臨床検体特に糞便検体を扱う場合には，ロタウイルス以外にノロウイルス等，別のウイルスを含む検体もありうるので，より注意が必要である．石けんによる手洗いあるいはアルコール系消毒剤による手の消毒は2回以上繰り返し，手指の間まで丁寧に行う．ノロウイルスに準じた注意が必要である[5]．

実験に従事する年齢の者は，ほぼA群ロタウイルスに対する免疫は有していると思われ，万一感染しても症状が出ることはほとんどないと思われる．しかし感染した場合，ウイルスを排出し，他者に感染させる可能性があることに留意する．Rotarix，及びRotaTeqというロタウイルスワクチンが開発されているが，わが国では野外試験中である．また，ワクチンはロタウイルス感染症の重症化を予防するのであって，完全に感染を防げるわけではない．

ロタウイルスに対する特異的な治療法はないが，下痢による電解質異常，及び脱水に対し，重症度に応じて経口あるいは点滴による補液療法がなされる．またプロバイオティックスの使用が有効とされている．　**［牛島廣治・沖津祥子］**

◉文献

1）牛島廣治：最近のウイルス性下痢症の動向．食の安全を担う科学研究の新たな展開，東京大学食の安全研究センター設立記念シンポジウム集，pp46-54，2007.

2）Estes MK, Kapikian AZ: Rotaviruses. *In* Fields Virology（5th ed）Lippincott Williams & Wilkins, pp1917-1974, 2007.

3) Alam MM et al: *Arch Virol* **152**（1）: 199-208, 2007.
4) Khamrin P et al: *Virology* **361**: 243-252, 2007.
5) 丸山　務監修：ノロウイルス現場対策（改訂第2刷），幸書房，2008.

11　HIV，HTLV

HIV，HTLV はレトロウイルス科に属する RNA ウイルスである．感染力は強くないが，一度感染が成立すると体内から排除することはできない．また，AIDS や HTLV-I 関連疾患を発症すると完全に治癒することはないため，十分な感染予防対策をとることが重要である．

【病原体の特性，BSL】

HIV（ヒト免疫不全ウイルス，human immunodeficiency virus 1，2）と HTLV-I（ヒト T リンパ球向性ウイルス 1 型，human T lymphotropic virus 1）はレトロウイルス科に属し[1]，一本鎖プラス RNA を遺伝子として持つ．逆転写酵素によって遺伝子を DNA に逆転写し，宿主の染色体 DNA に組み込んで増殖を開始する．そのため，一度感染するとウイルスが宿主から完全に排除されることはない．

HIV は，レトロウイルス科レンチウイルス属に属する，後天性免疫不全症候群（AIDS）の病原体である[1,2]．直径約 100 nm の球形ウイルスで，全長約 9.5 kb の遺伝子を持つ．ウイルス粒子の外側を構成するエンベロープは脂質二重膜で形成され，2 つのエンベロープタンパク質 gp120 と gp41 からなるスパイクがある．エンベロープタンパク質はヘルパー T 細胞やマクロファージ表面に発現している CD4 に対して特異的に結合し，ウイルスの標的細胞への感染に重要な役割を果たす．ケモカイン受容体 CCR5 や CXCR4 も HIV 感染における宿主側の主要なコファクターである．HIV は血清学的に HIV-1 と HIV-2 の 2 型に分類される．HIV-1 は，HIV-2 に比較すると感染力が強く，全世界に伝播しているが，HIV-2 は西アフリカに偏在している．両者の違いはエンベロープタンパク質にみられ，HIV-1 が vpu 遺伝子を，HIV-2 が vpx 遺伝子をそれぞれ持つ．それ以外の基本的な遺伝子構造は，ほぼ同じである．

HIV の感染力は低いが，一度感染するとほぼ 100% AIDS を発症し，不顕性感染はない．HIV の急性初期感染期には宿主内でウイルスが顕著に増加し，インフルエンザ様の急性症状が現れる場合があるが，多くは自然に軽快する．抗体が産生されて HIV に対する免疫応答が誘導されると，ウイルスの複製は一時的に抑制されてウイルス量は定常状態となり，感染者は無症状の無症候キャリアとなる（無症候期）．数年から 10 年の期間を経て HIV の増殖が宿主の免疫による増殖抑制を上回ると，日和見感染を起こして AIDS を発症する．未治療の場合，予後は AIDS 発症後 2〜3 年である．HIV を取扱う際の BSL の分類は 3 である．

HTLV-I はレトロウイルス科 δ-レトロウイルス属に属し，成人 T 細胞白血病（ATL），HTLV-I 関連脊髄症（HAM/TSP），ブドウ膜炎等 HTLV-I 関連疾患の原因となる，直径約 100 nm のウイルスである[3]．全長約 9 kb の遺伝子を持ち，通常のレトロウイルスの構造遺伝子である LTR，gag，pol，env の他に，特徴的な pX 遺伝子を持つ．この領域の遺伝子産物である Tax と Rex はウイルス複製のアクセルとブレーキの如く働き，ウイルスの産生を制御している．さらに Tax は様々な転写因子，細胞周期制御因子，腫瘍抑制因子に結合することで感染細胞の性質を変化させ，細胞増殖，長期生存，不死化等に関与している．

HTLV-I は主として T リンパ球に感染し，その細胞を腫瘍化させる．HTLV-I の感染は普遍的に存在する glucose transporter 1（GLUT1）やその他の分子を介し[4,5]，T リンパ球のみならず B リンパ球，単球，樹状細胞等にも感染しうる．しかし，HTLV-I が主に T リンパ球に存在するのは，Tax を含めたウイルスタンパク質が T リンパ球の増殖を起こしやすいためと考えられる．

HTLV-I 感染者の大多数は無症候性キャリアである．乳児期に感染した後，40〜60 年経って HTLV-I 関連疾患を発症するが，発症率は数% である．日本全体で 120 万人，九州・沖縄・南四国で 60 万人のキャリアが存在する．世界的には南西日本，カリブ海地方を含む中南米，中央アフリカ，イランの一部等に HTLV-I キャリアが多い．HTLV-I の大きな特徴は，感染細胞の移行によってウイルスが伝播していくことであり，ウイルス粒子としての感染性はきわめて低い．これは，遊離ウイルスで感染が成立する HIV とは大きく異なる点である．HTLV-I は BSL-2 である．

HTLV-I の近縁ウイルスとして HTLV-II があるが，病原性は低い．しかし一部の神経疾患との関連が疑われている．

【実験室のハザード及び予想されるリスク】

HIV を取扱う際は，手袋，マスク，ガウン，ゴーグル等を着用し，直接触れないように注意する．もし手指等が触れた場合は，流水でよく洗い，70〜80% エタノール等で消毒する．

実験室において注意すべきは，汚染注射器等による感染事故である．汚染された注射針やメス等で傷が生じた場合は，直ちに傷口から血液をしぼり出して流水で洗い，70〜80% エタノール等で消毒する．HIV は HBV 等と比べてウイルスの血中濃度が比較的低いことから，医療現場での針刺し事故による感染率は，0.5% 以下と考えられている．針刺し事故は，使用後の注射針のリキャッピングを行わないことによって回避可能である．HTLV-I の場合は，ある程度の量の HTLV-I 感染リンパ球が移行しないと感染が成立しないため，針刺し事故が問題になることはまずない．HTLV-I 感染細胞は乾燥，熱，洗剤等で容易に死滅する．

【予防法－消毒・滅菌法－】

HIV，HTLV-I の予防は，他の感染症と同様，その感染経路を断つことが最大の予防法となる．これらウイルスの主要な感染経路は，① 母子感染，② 性交感染，③ 輸血感染，である．

① HIV の場合，母子感染は子宮内感染，産道感染（合わせて 30〜40% 程度），母乳を介する感染等がある．出産時の感染を防ぐためには，母子への抗ウイルス薬の投与を行う．HTLV-I の場合は，HTLV-I キャリアの母親からの母乳を介して，子供の 15〜30% が感染する．これは長期授乳をやめることでかなり予防でき，若年層における HTLV-I キャリアの割合は，減少傾向になってきた．

② HIV の性交感染防止には，コンドームの使用が唯一確実な予防手段である．HTLV-I の場合は主に夫から妻へ，精液中のリンパ球を介して感染するが，成人後の感染は発症することがきわめてまれであること等から，特別な手段は講じられていない．

③ HIV の場合はすべての血液製剤が感染媒体となる．HTLV-I では，赤血球，血小板製剤がウイルスを伝播させうるが，血漿分画製剤は安全である．輸血感染の遮断には，スクリーニングによる献血，及び血液製剤の安全性の担保が重要である．供血者に対する HIV，HTLV-I 抗体のスクリーニングは 1986 年より施行されている．HIV に関しては，1997 年に分画用原料血漿へのミニプール核酸増幅検査（NAT）が，1999 年には輸血用血液への核酸増幅検査が導入され，スクリーニングをすり抜けたものの発見に貢献している[6)]．現在，輸血による感染事故は，HIV，HTLV-I 共にほぼ 100% 防止できていると考えられる．

HIV，HTLV-I の消毒法としては，① 0.5% 次亜塩素酸ナトリウム 10〜30 分，② 5% ホルムアルデヒド 10〜30 分，③ 70〜80% エタノール 10〜30 分，④ 2% グルタールアルデヒド 10〜30 分，⑤ 煮沸 20 分のいずれかを行う．滅菌する場合は，オートクレーブによる 121〜132℃，15〜20 分間の高圧蒸気滅菌法が汎用される．ガラス器具等は 160〜180℃，60 分間の乾熱滅菌を行う．施設内の殺菌・消毒には紫外線照射，1

～2% 次亜塩素酸ナトリウムでの清拭，70～80 % エタノールの散布を行う．

［**百瀬暖佳・山口一成**］

◉文献

1） Goff SP: Fields Virology 5th ed, vol 2, pp1999-2070, 2007.
2） Freed EO, Martin MA: Fields Virology 5th ed, vol 2, pp2107-2186, 2007.
3） Yamaguchi K: *Lancet* **343**: 213-216, 1994.
4） Manel N et al: *Cell* **115**: 449-459, 2003.
5） Takeuchi N et al: *Journal of Virology* **81**: 1506-1510, 2007.
6） 日本赤十字社ホームページ［http://www.jrc.or.jp/］

12　日本脳炎・黄熱・デングウイルス

●日本脳炎ウイルス

【病原体の特性，BSL】

日本脳炎ウイルスはフラビウイルス科，フラビウイルス属に属するウイルスである．BSL-2 に分類される．

ゲノムは約 11 kb のプラス一本鎖 RNA である．ウイルスは直径 40～50 nm でエンベロープを有する球形のウイルスである．エンベロープは糖タンパク質（E タンパク質）と膜タンパク質（M タンパク質）の 2 種類のタンパク質を有する．内部には直径約 30 nm のコアタンパク質よりなるカプシドを有する．E タンパク質は中和抗体，赤血球凝集阻止（HI）抗体が認識するタンパク質であり，防御免疫誘導の主体となるタンパク質である．日本脳炎ウイルスは E 遺伝子配列から 5 つの遺伝子型に分類されている．しかし，血清型としては 1 つの血清型に含まれる．

自然界においてはカ→ブタ→カのサイクルで維持される．ブタは自然宿主であるとともに日本脳炎ウイルスの増幅動物となっている．感染者の 300～1,000 人に 1 人が発症すると考えられており，多くは不顕性感染に終わる．日本脳炎はアジアの農村地域に主にみられる脳炎であり，東アジア，東南アジア，南アジアに至るほとんどの国において患者発生が知られている．

【実験室ハザード及び予想されるリスク】

ヒトは通常，感染蚊の吸血によって感染する．また，ヒトからのヒトへの感染はない．針刺しや怪我，あるいは皮膚，眼，口，鼻に曝露があった場合は，感染の危険があるので可及的速やかに以下のように対処する．

・針刺しや怪我：　血液をしぼり出し，傷口を石けんで洗浄し流水で洗い流す．その後，エタノールやポビドンヨードで消毒する．

・皮膚への曝露：　曝露部位を石けんで洗浄し流水で洗い流す．その後，エタノールやポビドンヨードで消毒する．

・眼への曝露：　大量の流水で洗浄する．

・口への曝露：　ポビドンヨードでうがいする．

・鼻への曝露：　鼻洗浄，及びポビドンヨードでうがいする．

・その後の対応：　4 年以内のワクチン接種暦や中和抗体の存在が確認されている場合は経過観察とする．それ以外の場合は，血清学的検査を経時的に実施する．潜伏期間は 6～16 日と報告されているが曝露量によっては変わる可能性もある．発熱，頭痛，悪心，嘔吐等があれば病院を受診する（全く免疫を有していないことが明らかなヒトが大量の曝露を受けた場合には，日本人の血液から製造したグロブリン製剤の使用も考慮する）．

【予防法ー消毒・滅菌法ー】

日本脳炎ウイルスを扱う者は，前もって日本脳炎ワクチンを接種するか，中和抗体が 1：10 以上であることを確認しておく必要がある．エンベロープを有するウイルスであるので，アルコール等の有機溶剤によって容易に不活化される．また，高温に弱く，例えばオートクレーブ（120 ℃，20 分）処理により完全に不活化される．

●黄熱ウイルス

【病原体の特性，BSL】

黄熱ウイルスはフラビウイルス科，フラビウイルス属に属するウイルスである．黄熱ウイルスは通常 BSL-4 で扱われるべきであるが，診断のための少量培養に限ってBSL-3で扱われる（例外的に，ワクチン株である17D株はBSL-2で扱われる；国立感染症研究所病原体等安全管理規程）．

ゲノムは約11 kbのプラス一本鎖RNAである．ウイルスは直径40～50 nmでエンベロープを有する球形のウイルスである．エンベロープは糖タンパク質（Eタンパク質）と膜タンパク質（Mタンパク質）の2種類のタンパク質を有する．内部には直径30 nmのコアタンパク質よりなるカプシドを有する．

自然界ではカ→ヒト・サル→カのサイクルで維持される．ヒトとサルが黄熱ウイルスの自然宿主である．感染者の2～20人に1人が発症すると考えられている．黄熱ウイルスはアフリカ及び南アメリカの熱帯地域に分布している．

【実験室ハザード及び予想されるリスク】

ヒトは通常感染カの吸血によって感染する．また，ヒトからヒトへの感染はない．針刺しや怪我，あるいは皮膚，眼，口，鼻に曝露があった場合は，感染の危険があるので可及的速やかに以下のように対処する．

・針刺しや怪我：　血液をしぼり出し，傷口を石けんで洗浄し流水で洗い流す．その後，エタノールやポビドンヨードで消毒する．

・皮膚への曝露：　曝露部位を石けんで洗浄し，流水で洗い流す．その後，エタノールやポビドンヨードで消毒する．

・眼への曝露：　大量の流水で洗浄する．

・口への曝露：　ポビドンヨードでうがいする．

・鼻への曝露：　鼻洗浄，及びポビドンヨードでうがいする．

・その後の対応：　血清学的，ウイルス学的検査を経時的に実施しながら経過を観察する．潜伏期間は3～6日と報告されているが，曝露量によっては変わる可能性もある．発熱，悪寒，倦怠感，頭痛，腰背部痛，全身の筋肉痛，悪心を認めた場合は病院を受診する．

【予防法－消毒・滅菌法－】

黄熱ウイルスを使用する場合には，必ず前もって黄熱ワクチンを接種する必要がある．特異的な治療薬はない．エンベロープを有するウイルスであるので，アルコール等の有機溶剤によって容易に不活化される．また，高温に弱く，例えばオートクレーブ（120℃，20分）処理により完全に不活化される．

●デングウイルス

【病原体の特性，BSL】

デングウイルスはフラビウイルス科，フラビウイルス属に属するウイルスである．BSL-2に分類される．デングウイルスには1～4型の4つの血清型がある．デングウイルス1～4型いずれによっても同様の病気が起こり，症状から感染したデングウイルスの型はわからない．ヒトは1つの型のデングウイルスに感染した場合，同じ型のデングウイルスに対しては一生防御免疫が成立するため，同じ型のデングウイルスによっては2度の発症はない．しかし，異なる型のデングウイルスに対する防御免疫は短期間で消失するため，他の型のデングウイルスには感染し発症しうる．

ゲノムは約11 kbのプラス一本鎖RNAである．ウイルスは直径40～50 nmでエンベロープを有する球形のウイルスである．エンベロープは糖タンパク質（Eタンパク質）と膜タンパク質（Mタンパク質）の2種類のタンパク質を有する．内部には直径30 nmのコアタンパク質よりなるカプシドを有する．

自然界ではカ→ヒト→カのサイクルで維持される．ヒトがデングウイルスの自然宿主である．感染者の2～10人に1人が発症すると考えられている．デングウイルスは全世界の熱帯，亜熱帯地域に分布している．

【実験室ハザード及び予想されるリスク】

ヒトは通常，感染蚊の吸血によって感染する．また，ヒトからのヒトへの感染はない．

針刺しや怪我，あるいは皮膚，眼，口，鼻に曝露があった場合は，感染の危険があるので可及的速やかに以下のように対処する．

・針刺しや怪我：　血液をしぼり出し，傷口を石けんで洗浄し流水で洗い流す．その後，エタノールやポビドンヨードで消毒する．

・皮膚への曝露：　曝露部位を石けんで洗浄し流水で洗い流す．その後，エタノールやポビドンヨードで消毒する．

・眼への曝露：　大量の流水で洗浄する．

・口への曝露：　ポビドンヨードでうがいする．

・鼻への曝露：　鼻洗浄，及びポビドヨンヨードでうがいする．

・その後の対応：　血清学的，ウイルス学的検査を経時的に実施しながら経過を観察する．潜伏期間は 2～14 日（通常 2～7 日）と報告されているが，曝露量によっては変わる可能性もある．発熱を認めた場合は病院の受診を受ける．出血傾向，血小板減少，血漿漏出傾向があれば入院する．

【予防法ー消毒・滅菌法ー】

ワクチンや特異的な治療薬はない．エンベロープを有するウイルスであるので，アルコール等の有機溶剤によって容易に不活化される．また，高温に弱く，例えばオートクレーブ（120℃，20 分）処理により完全に不活化される．

［**倉根一郎**］

13　SARS コロナウイルス

【病原体の特性，BSL】

SARS（severe acute respiratory syndrome，重症急性呼吸器症候群）は SARS コロナウイルス（SARS-CoV）による感染症で，その集団感染はこれまで 1 度だけ経験された．2002 年 11 月に中国広東省から発生し，翌 2003 年春にかけて広東省から香港を経由して，ベトナム，シンガポール，カナダ等の全世界約 30 ケ国に飛び火した．感染者は 8,000 人以上に及び，その約 1 割が死亡するというきわめて重篤な呼吸器感染症である．SARS-CoV はヒトへの病原性の強さから BSL-3 に分類され，P3 実験室で取扱う必要がある．また，SARS は感染症法では二類に分類される感染症で，SARS-CoV は二種特定病原体である．

SARS は野生動物由来の感染症であり，その自然宿主はコウモリでハクビシン等の食用野生動物に感染伝播し，さらに野生動物からヒトに種を越えて感染する．ヒト-ヒト間で感染が繰り返されるに伴い，病原性が強くなる可能性が指摘されている．野生動物からヒトへの感染は食用野生動物の取扱者や料理人等を経て広がり，その感染経路は，血液，体液，排出物との直接接触による感染の可能性が高い．ヒトからヒトへの感染は，感染者から咳などで発せられる飛沫による感染の可能性が高い．その他，感染者の血液，排出物との接触による感染も考えられる．糞口感染，空気感染も可能性は低いものの否定することはできない．

SARS-CoV は Nidovirus 科の Coronavirus（CoV）属に分類される RNA 型のエンベロープウイルスである．ウイルス粒子は直径 100～200 nm で，その表面に約 20 nm の特徴的な王冠様（crown, corona）突起（スパイク）を持ち，他のウイルスのスパイクとは形態学的に異なる（図 1）．SARS 病原体が最初コロナウイルスらしいと指摘されたのも，培養細胞で増殖した粒子の特徴的な形態が電子顕微鏡で観察されたことによるところが大きい．粒子表面のスパイクは S タンパク質からなる．エンベロープにはさらに，M タンパク質，エンベロープ（E）タンパク質が存在する．エンベロープで覆われる粒子内部には，ゲノム RNA と N タンパク質結合体のヌクレオカプシドがらせん状をなしている（図 1）．CoV は，ウイルスゲノム RNA としては最大の約 30 kb のプラス鎖 RNA を持つ．

SARS-CoV の受容体は，angiotensin converting enzyme-2（ACE-2）で，ACE-2 は気管支，肺，心臓，腎臓，消化器等，標的組織（呼吸器）以外の多くの組織でも発現されている．ACE-2 に結合後ウイルスは細胞内のエンドゾームに入り，Cathepsin L 等により S タンパク質が解裂され，膜融合活性を獲得する．その結果エンベロープとエンドゾーム膜の融合が起こり，ウイルス遺伝子が細胞内に侵入すると考えられている．トリプシンやエラスターゼ等のタンパク質分解酵素の存在する環境では，受容体に結合したウイルス S タンパク質が酵素により活性化され，細胞膜から直接細胞内へ侵入する．エンドゾーム径路よりも細胞表面からの感染の方が感染効率が高い．

細胞内に侵入したプラス鎖ゲノムから相補性のマイナス RNA，さらに 8 本の mRNA が合成される．これらの mRNA は，3′ 末端から 5′ 末端へ向けて異なる長さの RNA からなる mRNA セットを構成し，“nested set” と命名され（nested＝nido）同様の mRNA 構造を持つウイルス群として nido ウイルス科が創られた．各々の mRNA からウイルス構造タンパク質が翻訳され，ER からゴルジ装置に至る細胞内器で集合し，内腔に出芽し，エキソサイトーシスにより細胞外へ放出される．

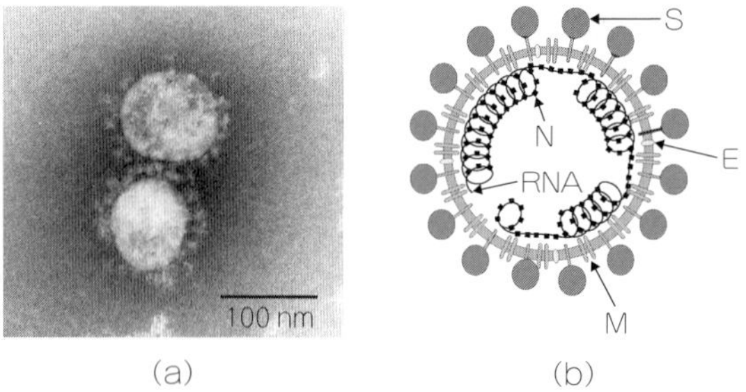

図 1　SARS コロナウイルス粒子

(a) 培養細胞上清中の SARS コロナウイルス粒子：negative staining し，電子顕微鏡で観察した（国立感染症研究所実験病理部提供）.

(b) SARS コロナウイルス粒子の模式図：　SARS コロナウイルスはエンベロープを持ち，エンベロープには S, M, E タンパク質が存在する．粒子内にはプラスの一本鎖 RNA がゲノムとして存在し，N タンパク質が RNA を覆っている．

【実験室のハザード及び予想されるリスク】

SARS-CoV（の危険度）は BSL-3 であり，P3 実験室で取扱わなければならない．SARS-CoV はインフルエンザウイルスや麻疹ウイルス等と異なり，伝播力（ヒトからヒトへと感染が伝播する力）は低いが，いったん感染すると病原性が強いため，致死的な重症化肺炎に至るケースが高い．しかしながら，P3 実験室内で一般的な BSL-3 病原体取扱い方法により，感染から回避できる．すなわち，実験室内ではマスク（N95 マスクが推奨されている），ガウン，キャップ，グローブを着用し，危険病原体の取扱い手技にも十分習熟することにより，感染から回避できる．また，SARS-CoV は 70% アルコールで容易に不活化されるので，実験中に感染性ウイルスに触れた可能性がある場合は，付着部位にアルコール噴霧することにより感染性ウイルスを不活化することができる．

2002 年から 2003 年にかけての SARS アウトブレーク後，実験室由来の SARS 感染事故が 3 件報告されている．いずれの場合も，P3 実験室で取扱っていて感染したケースであり，実験室の構造的な問題よりも，実験者が SARS-CoV の取扱い習熟度を欠いていたことに原因すると考えられる．中国で起こった実験室内感染は，SARS に感染した実験者から老齢の母親に感染伝播し，二次感染者が死亡するという最悪の結果になってしまった．感染はそれ以上の広がりをみることはなかったが，老齢者や基礎疾患を持つ人たちに感染伝播すると，病原性が強いため，きわめて深刻な状況になる可能性が高い．

【予防法－消毒・滅菌法－】

SARS に対する有効なワクチン，及び治療薬は未だ開発されていない．SARS 動物モデルを用いた研究では，不活化ウイルスの免疫により感染防御が可能である．SARS-CoV に対する中和抗体の移入により感染防御されることから，不活化ワクチンによる感染防御には抗体が深く関与していることが推測されている．また，インターフェロンの有効性は，SARS アウトブレーク後かなり早い時期から報告されている．SARS に対する確実な予防治療法がないため，SARS アウトブレークを食い止めるために重要なことは，感染初期に感染者を確定し，隔離することである．そのため，感度，精度の高い SARS 診断法がきわめて重要であり，感染初期のわずかなウイルスも検出できるランプ法，real-time PCR 等の遺伝子診断法がきわめて有用である．

SARS-CoV がエンベロープを持つウイルスで，一般的な薬剤に対する耐性は低いため，様々な方法で容易に滅菌，消毒が可能である．滅菌法として最も確実な方法は，高圧蒸気（オートクレーブ）滅菌である．121℃，20分処理でSARS-CoVは完全に不活化される．SARS-CoVは熱に対してきわめて感受性が高く，56℃，1時間の処理でほぼ完全に感染性がなくなることから，SARS感染のための確定試験としての中和試験に用いる患者由来血清は，56℃，1時間処理してから試験に供する．また，加熱することができない場合には，次亜塩素酸ナトリウム，70%アルコール等の消毒剤を利用することも可能である．さらに，SARS-CoVの遺伝子は大きなRNAであるため，他のウイルスよりも容易に紫外線で不活化される．実験材料中のタンパク質に大きな障害を与えることなくウイルスを不活化する場合には，紫外線が最適である．　　　　［田口文広］

14　ノロウイルス

【病原体の特性，BSL】

ノロウイルスの発症までの潜伏時間は 24〜48 時間であると考えられている．臨床症状は嘔気，嘔吐，腹痛，発熱，頭痛，下痢と，それに伴った脱水症状等である．ノロウイルスは腔腸の上皮細胞に感染し，細胞の脱落により下痢症状を引き起こすと考えられている．BSL-2 である．

ノロウイルスはサポウイルス（*Sapovirus*）とともにカリシウイルス科（*Caliciviridae*）に属するウイルスで，直径約 30〜40 nm の正 20 面体粒子（図 1）で，全長 7.5〜7.7 kb の一本鎖 RNA を持つウイルスである．この RNA には非構造タンパク質をコードする ORF1，構造タンパク質 VP1 をコードする ORF2，構造タンパク質 VP2 をコードする ORF3 が存在する．現在，遺伝子の塩基配列の相同性から genogroup I と genogroup II の 2 つのグループに分けられている．genogroup I と II は各々 10 数種類の遺伝子型に分類されている．ノロウイルスは未だ組織培養細胞による分離培養に成功していないため，中和反応法による血清型の同定が困難であり，血清型がいくつ存在しているか判明していない．遺伝子型や遺伝子組換え技術によって発現した中空粒子を用いた抗原性の解析，及び ELISA によって，各 genogroup に 10 数種類の血清型の存在が確認されている．

【実験室のハザード及び予想されるリスク】

実験室でノロウイルスを扱う場合の留意点として，感染性胃腸炎の患者の糞便や吐物を扱う場合が主であり，患者の糞便中には 10^6copies/g 以上，嘔吐物には 10^3〜10^7copies/g の多量のノロウイルスの存在が報告されている[1,2]．また，食中毒が発生した場合は，その原因が疑われる食材（特に二枚貝等）を扱う場合がある．ノロウイルスは非常に感染力が強いために，慎重に取扱う必要がある．患者の排泄物や吐物，食材を扱う時には使い捨てのマスク，手袋を着用し，検体処理後は石けんを使用して流水でよく手を洗浄することが重要である．

【予防法―消毒・滅菌法―】

前述したように，現時点ではノロウイルスは組織培養細胞による分離培養法が確立されていないために，ノロウイルスを使用しての失活化実験の正確なウイルスの失活の温度は明らかでない．Duizer らは，同じカリシウイルス科に属するイヌとネコのカリシウイルスを使用した失活化の実験で両ウイルスともに 71.3℃，1 分間で失活することを報告している[3]．しかし，両ウイルスともヒトの腸管に感染するウイルスでないために，必ずしも同様な結果になるとは限らない．貞升らは，バキュロウイルスで発現させたノロウイルスの中空粒子を使用して熱処理実験を試みた[4]．タンパク質の変性を ELISA 法により検討した結果，72℃ 前後，1 分間加熱すれば，ノロウイルスのタンパク質が壊れ，少なくとも 10^{-3} 程度の抗原性が消失すると述べている．しかし，これらの実験は臨床検体と異なり熱の上昇や熱伝導を妨げる不純物を含んでいないために，これらの実験結果をそのまま検体に適応させることはできないが，これらの結果から，臨床検体やそれらを扱った器具は 1 分間程度煮沸すれば十分に感染性消失すると考えられる．

佐藤らはノロウイルスの施設内消毒法を考察したところ，従来ノロウイルスに有効とされる次亜塩素酸ナトリウム溶液 200 ppm では，希塩酸で pH 調整すると有効であると報告している[5]．しかし，市販の次亜塩素酸ナトリウム溶液は，希塩酸を混ぜると危険な有毒ガスを発生する．確実にノロウイルスを失活させるためには，市販の次亜塩素酸ナトリウム溶液は 1,000 ppm 程度使用したほうがよいと思われる．

ノロウイルスは感染性の強いウイルスといわれているが，実験室で取扱う場合は他の BSL-2 のウイルスと同様な安全策で十分である．

［**松野重夫**］

◉文献

1） 杉枝正明，他：臨床とウイルス **32**：189-194，2004.
2） 新川奈緒美，他：臨床とウイルス **32**：195-201，2004.
3） Duizer E et al: *Applied and Environmental Microbiology* **70**： 4538-4543, 2004.
4） 貞升健志，他：食品衛生研究 **57**：41-47, 2007.
5） 佐藤瑞絵，他：食品衛生研究 **57**：55-59, 2007.

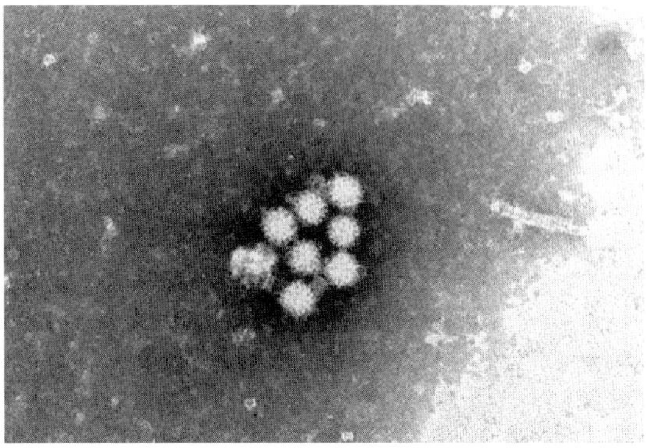

図 1　ノロウイルス電子顕微鏡写真（撮影者：松岡由美子，熊本市環境総合研究所）

15　ムンプスウイルス

【病原体の特性，BSL】

ムンプスウイルス（mumps virus）は，BSL-2に分類される流行性耳下腺炎（おたふくかぜ）の病因である．五類感染症の定点把握疾病に指定されている．2007年6月1日から施行された改正感染症法の特定病原体には含まれない．パラミクソウイルス科（*Paramyxoviridae*）パラミクソウイルス亜科（*Paramyxovirinae*）のルブラウイルス属（*Rubulavirus*）に属する．近縁に，ヒトパラインフルエンザウイルス2型，4A型，4B型がある．

ウイルス粒子はエンベロープを持った球形に近い多形性の形態を示し，その直径は150～300 nmである．エンベロープは宿主細胞膜に由来しており，その表面には8～15 nmの長さを持つ細胞接着に関与する赤血球凝集素・ノイラミニダーゼ（HN）タンパク質と細胞との融合に関与する融合（F）タンパク質の2つの糖タンパク質が突起状に飛び出ている．エンベロープの内側はマトリックス（M）タンパク質で裏打ちされている．ウイルス粒子内部にはヌクレオカプシド（N）タンパク質にウイルス遺伝子の本体であるマイナスセンスの一本鎖非分節RNA（ウイルスゲノム）が包まれたリボヌクレオタンパク質（RNP）が存在する．RNPは短径13～20 nmのラセン対称構造であり，長径は1,000 nmに及ぶ（図1）．ウイルスのエンベロープは脂質を溶かす働きのある界面活性剤や有機溶媒に弱く，一本鎖非分節RNAは紫外線照射による損傷に弱い特徴を持つ[1]．

ウイルスゲノムRNAには3′端から順に，ゲノムを覆うNタンパク質，RNA転写複製酵素の小サブユニットであるリン酸化（P）タンパク質，エンベロープ構造を支えるMタンパク質，Fタンパク質とHNタンパク質，及びRNA複製の大サブユニットであるラージ（L）タンパク質をコードする遺伝子が並んでいる．この並びはパラミクソウイルス亜科（*Paramyxovirinae*）のウイルス間に共通である．これら6個の遺伝子に加えてムンプスウイルスとイヌパラインフルエンザウイルス（SV5）には*F*と*HN*遺伝子の間にsmall hydrophobic（SH）と呼ばれるタンパク質をコードする遺伝子が存在する．ムンプスウイルスでは分離株中に，SV5では人為操作によりSHタンパク質を発現できない株が存在しており，ウイルスにとってSHタンパク質は必須ではないことがわかっている[1]．

ムンプスウイルスはヒト細胞のみならずサル，イヌ，マウス等の哺乳類細胞で増殖が可能であるばかりでなく，ニワトリ細胞や発育鶏卵等でも増殖が可能であり，広い宿主域を持つ．ところが自然界で病気を起こすのはヒトに限られ，その他の動物には実験的に感染させることはできても，その動物集団内でウイルスが維持されることはない．すなわち，ムンプスウイルスは細胞への侵入の段階では種特異性を持たないが，病気の発症という点ではヒトに特異的である．

【実験室のハザード及び予想されるリスク】

ムンプスウイルスの一般的な感染経路は，唾液を介した飛沫によるヒト-ヒト間の感染である．ウイルスは上気道粘膜や頸部の局所リンパ節で増殖後，一次ウイルス血症を経て耳下腺，唾液腺，髄膜，膵臓，睾丸，卵巣，甲状腺，腎臓等に全身的な二次感染を起こす．この間に16～18日の潜伏期間がある．主に耳下腺の腫脹と疼痛をもって発症するのでおたふくかぜ，流行性耳下腺炎と呼ばれている．しかし，これらは必発症状ではなく，無菌性髄膜炎（約 1～10％に発生），睾丸炎，膵炎等を主徴とする場合もある．無菌性髄膜炎は特に男性に好発する．不顕性感染も約 30％に認められる[2]．

主に乳幼児の疾病であり，罹患すると強い免疫ができ，二回目の感染はほとんどないか，感染してもそれと気がつかないほど軽微に経過する．乳幼児期に感染することがなく，思春期以降になって初罹患すると睾丸炎（20～40％）や卵巣炎（5％）の頻度が高く，不妊症の原因となる場合もある．無菌性髄膜炎を含めて一般に予後は良好であるが，後遺症として難聴（1～0.01％），脳炎（0.3～0.02％）を来す場合がある．無菌性髄膜炎及び脳炎の発生頻度は女性より男性の方が高い．妊娠 3 ケ月期までの妊婦の感染は流産の危険率を上昇させるが，胎児への催奇形性は報告されていない[3]．

耳下腺腫脹の 6 日前～9 日後の間に唾液中へのウイルスの排泄があり，感染源となる，発症後には尿中にもウイルスが排泄される．ムンプスウイルスの標的は主に腺組織であるが，それ以外にも中枢神経を含む全身に感受性細胞がある．そのため，ムンプスウイルスを含む検体の針刺し事故，傷口や粘膜組織からの侵入によっても容易に感染が成立する．ゴム手袋，ゴーグルの着用により感染リスクを激減できる．

【予防法ー消毒・滅菌法ー】

予防には弱毒生ワクチンが有効である．国内では，（学）北里研究所（ホシノ株），武田薬品工業（株）（トリイ株）と（財）化学及血清療法研究所（ミヤハラ株）が製造している．抗体陽転率は 90％ 以上である．少ないながらもワクチンを接種しても免疫が得られない場合があること，免疫が得られたとしても自然感染後に得られる免疫に比べて持続性に劣ることから，多くの国では 1 歳以降と小学校入学前の 2 回のワクチン接種を行っている．わが国ではおたふくかぜワクチンは任意接種になっている．ワクチン接種後の副反応として，低率（0.5％）ではあるが無菌性髄膜炎が起こる．ムンプスウイルスとパラインフルエンザ

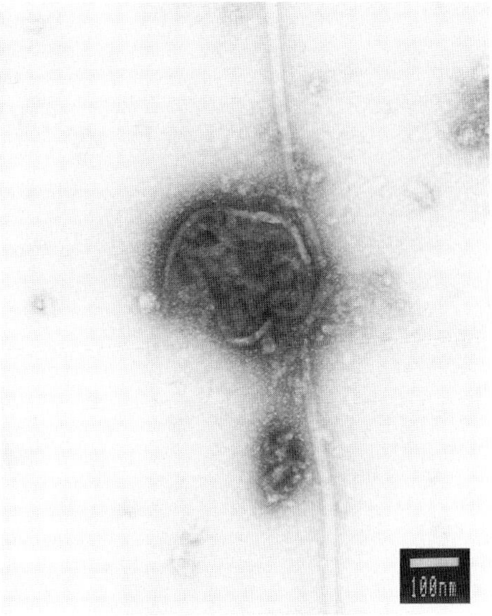

図 1　ムンプスウイルスと RNP
ウイルス粒子内部には N タンパク質に包まれたウイルスゲノムが RNP として存在する．その長径はウイルス粒子サイズよりはるかに大きい．

ウイルス 2 型，4A 型，4B 型との間に抗原的共通性が認められ，HI 試験による抗体検査を行う場合には注意が必要である．

ムンプスウイルスは 1934 年に初めて分離されたウイルスであり，主にヨーロッパ・北米の A 型，アジアの B 型の 2 種類と思われていた．米国で作出されたおたふくかぜ弱毒生ワクチン株は遺伝子型 A に，わが国で作出されたものはいずれも B 遺伝子型に属している．近年分離された野外株は異なる遺伝子型を示すものが多く，現在までに A～L 型までの 12 の遺伝子型が提唱されている．ヒト集団内でムンプスウイルスが多様性を獲得しつつあることが伺える．しかし，今のところ血清型は同一であり，ワクチン接種により他遺伝子型のムンプスウイルスに対しても防御免疫を獲得できる．パラインフルエンザウイルス 2 型，4A 型，4B 型には，このワクチンは効果がない．発症後に特異的な治療法はなく，解熱鎮痛剤等の対象療法が行われる[3]．

ムンプスウイルスを含む検体が器具や体表皮に付着しても，直ちに取扱者が影響を受けるわけではない．体内に入った後に組織でウイルスが増え

ることにより発病するので，体内への侵入を許す前に病原体を殺す（滅菌）か除去して感染力をなくす（消毒）ことにより発病から免れられる．消毒剤としてエタノール（約70%），イソプロピルアルコール（約70%）が使えるが，揮発性が高いので所定の濃度を維持しているかどうかに注意すべきである．ポビドンヨード（商品名：イソジン，7.5～10%）は強い消毒作用を示し，口の中を汚染した場合にはうがい薬としても使用可能である．まれに，ヨード過敏症のヒトがいるので注意が必要である．両面界面活性剤である塩酸アルキルポリアミノエチルグリシン（商品名：ハイパール，0.05～0.2%）も有効であり，手や皮膚の他，器具や機器にも使用可能である．次亜塩素酸ナトリウム（商品名：ピューラックス，0.1～5%）も強い消毒作用を示すが，ヒトよりはむしろ汚染した器具や機器に使用する．金属類は錆びるので注意が必要である[4]．

以上の薬品による化学的消毒に加えて，紫外線照射による物理的消毒も有効である．効果が及ぶのは直接光の当たる表面に限られるので注意が必要である．もし，針刺し事故等があった場合には刺した部位から血液をしぼり出し，流水で十分に洗浄することが望ましい．しかし，かえって傷口を大きくするような処置は控えるべきである．事故後1～2週間して発熱，耳下腺の腫れ等の症状が現れた場合は病院を受診し，医師の指示を受けるのが望ましい．

滅菌法としては，液体等の場合には121℃で15～20分の高圧蒸気滅菌（オートクレーブ）法，プラスチックやビニール性の器具等はエチレンオキサイドガスを使ったガス滅菌法，ガラス器具等は160℃で1時間の乾熱滅菌法等の一般的に用いられている方法がムンプスウイルスにも適用できる[4]．

［加藤　篤］

◉文献

1）東　匡伸，小熊惠二編：改訂第4版シンプル微生物学，pp269-276，南江堂，2006.
2）加藤　篤，久保田耐：日本臨床 **63**: 352-355, 2005.
3）加藤　篤：臨床とウイルス **34**: 261-270，2006.
4）東匡　伸，小熊惠二編：改訂第4版シンプル微生物学，pp365-371，南江堂，2006.

16　ラッサ・リンパ球性脈絡髄膜炎・南米出血熱ウイルス

【病原体の特性，BSL】

ラッサ熱，リンパ球性脈絡髄膜炎（LCM）は，アレナウイルス科の旧世界アレナウイルスグループのラッサウイルス，LCM ウイルスによる感染症の総称である．一方，南米出血熱は，アルゼンチン出血熱，ボリビア出血熱，ベネズエラ出血熱，ブラジル出血熱の総称で，それぞれアレナウイルス科の新世界アレナウイルスグループ（タカリベ複合体）のフニン，マチュポ，ガナリト，サビアウイルスによる感染症である．ラッサ熱と南米出血熱は，不顕性感染が多いと考えられるが，発症例では重症化し出血熱症状を呈して致死的になることが 15〜30% 程度あるため，「感染症の予防及び感染症の患者に対する医療に関する法律」（感染症法）により一類感染症に指定され，原因ウイルスは特定一種病原体に分類され BSL-4 病原体となる．LCM ウイルスは，BSL-2 病原体に分類される．

ラッサ熱は，西アフリカに広く分布しナイジェリア，シエラレオネ，セネガル，リベリア，ギニアで流行が確認されている．たびたびヨーロッパ諸国で輸入症例が報告されている．日本では 1987 年に 1 例の輸入症例の報告がある．アレナウイルスは，いずれもげっ歯類を自然宿主とし，これら宿主動物の尿や唾液，血液との接触により感染するが，ラッサ熱では患者からの二次感染もある．ラッサウイルスの自然宿主はマストミスで，アフリカの流行地では乾期に流行することが多く，年間 10 万〜30 万人が感染し，年間死亡数は 5,000 人程度と考えられている．中央アフリカから南アフリカにかけてはラッサウイルスと近縁なモペイア，モバラ，イピーウイルスが分布するが，これらはヒトに病原性がない．

フニン，マチュポ，ガナリトの自然宿主は，それぞれ *Calomys masculinus*，*Calomys callosus*，*Sigmodon alstoni* で，サビアウイルスの宿主は未同定である．フニンウイルスによるアルゼンチン出血熱は，トウモロコシの収穫期に患者が多発する．LCM ウイルスの宿主はマウス（*Mus musculus*，*Mus domesticus*）で，高感受性のハムスターを介したヒトへの感染がたびたび報告されている．日本では，野生マウスからウイルスが分離されているが，無菌性髄膜炎等を主兆とする LCM 患者の報告はない．LCM ウイルスは，実験用マウスの SPF 対象病原体であるが，近年海外から導入した新規系統のマウスが持続感染していることが，ある研究施設で明らかにされている．旧世界アレナウイルスのラッサウイルスと LCM ウイルス及び新世界アレナウイルスのウイルス間は抗原的に交叉するが，両ウイルスグループ間での交叉はない．

【実験室のハザード及び予想されるリスク】

現在，日本には稼働している P4 施設がないため，ラッサウイルス，南米出血熱の原因ウイルスを保有している施設はない．万一，患者が発生しウイルスが分離された場合は，感染症法により P4 施設での保管か廃棄することが義務づけられている．LCM ウイルスは，通常の取扱いは BSL-2 であるが，動物感染実験等は BSL-3 となる．LCM ウイルスに関しては，実験動物施設での適切なモニタリングが必要である．

【予防法ー消毒・滅菌法ー】

アルゼンチン出血熱では生ワクチンが開発されている（日本では入手不可能）が，他のウイルスではワクチンはない．アレナウイルス感染症の治療にはリバビリンが有効で，ラッサ熱では発熱 6

日以内に投与を開始すると致死率が5%程度に低下する．実験動物モデルでは，リバビリンと免疫血清の併用がさらに効果がある．ラッサ熱，南米出血熱は一類感染症であるため，患者の隔離が必要となる．接触者についても厳重な監視下におく．感染者の診察，治療及び血液，体液，排泄物の取扱いには必ず手袋，マスク（N95マスク），ゴーグル，ガウン，長靴等を使用して接触感染を防ぐ．アレナウイルスは脂質膜を持つウイルスであるためアルコール，ホルマリン，紫外線，次亜塩素酸ナトリウム等によって，容易に不活化されるので，患者の使用物，接触物はすべてオートクレーブ，薬液消毒等の処理を行う．また，症状が改善した後も，尿等にウイルスが検出されることがあり，隔離の解除はこれらが陰性になったことを確かめてから行う必要がある．　［森川　茂］

17　ハンタウイルス

【病原体の特性，BSL】

ハンタウイルスは[1,2)]，ブニヤウイルス科ハンタウイルス属に分類されるRNAウイルスで，血清型と抗原型をもとに22ウイルス種（virus species）が登録されている．それらの多くが，ユーラシア大陸全域で発生のみられる腎症候性出血熱（hemorrhagic fever with renal syndrome：HFRS）もしくは南北アメリカ大陸で流行しているハンタウイルス肺症候群（hantavirus pulmonary syndrome：HPS）の原因ウイルスである．また，それらのほとんどがげっ歯類を自然宿主とし，糞尿や唾液中に排泄されるウイルスの飛沫によってヒトに呼吸器感染するため，ハンタウイルスはげっ歯類媒介性人獣共通感染症の原因ウイルスとして重要である．ヒトからヒトへの伝播はほとんど起こらない（HPSでのみ）．1976年，韓国のHFRS流行地を流れるハンタン川（Hantaan river）の近くで捕獲されたセスジネズミから原因ウイルスが初めて分離され，その川の名前にちなみ，ハンタンウイルス（Hantaan virus）と命名された．以後，世界各地で近縁のウイルスが多数分離されたため，それらは一括してハンタウイルス（Hantavirus）と総称され，ハンタウイルス属（genus *Hantavirus*）に分類されている．なお，ハンタンウイルスはハンタウイルス属の代表ウイルス種である．

感染症法では，HFRS（ソウルウイルス，ドブラバ-ベルグレードウイルス，ハンタンウイルス，プーマラウイルス）とHPS（シンノンブレウイルス，ニューヨークウイルス，バヨウウイルス，ブラッククリークカナルウイルス，アンデスウイルス，ラグナネグラウイルス）の原因ウイルスが三種病原体等に分類されている（表1）．

HFRSとHPSは，いずれもげっ歯類を自然宿主とする人獣共通感染症であることから，感染症法では，動物由来感染症として四類感染症に分類され，診断した医師には即時届出の義務がある他，げっ歯類の対策や汚染物への対応が必要である．厚生労働省からの通知による届出のための参考基準[3)]の概要を表2に示す．感染げっ歯類を診断した獣医師に届出の義務はないが，げっ歯類対策の一環として報告が必要である．

【実験室のハザード及び予想されるリスク】

ハンタウイルスは，感染症法では三種病原体等に分類され，所持等にあたっては厚生労働省へ届出をする他，施設基準，保管，使用，運搬，滅菌等については厚生労働省令を遵守する．詳細はホームページを参照されたい（http://www.mhlw.go.jp/bunya/kenkou/kekkaku-kansenshou17/03.html）．

HFRSは，わが国では，1960年代のドブネズミからの流行，1970～80年代の実験用ラットを原因とする流行の後，発生の報告はない．しかし，多くの港湾地区のドブネズミに陽性例があり，未診断の抗体陽性例も散見されていることから流行の再発が懸念されている．また，海外からの輸入症例また感染げっ歯類への対応が必要である．HPSの発生は輸入症例も含め報告されていない．

HFRSやHPS擬似患者由来血液や尿を用いて抗体検査やウイルスの分離並びにPCR等を実施する際は，クラス2の安全キャビネットを用いることにより，伝播はほぼ完全に防止できる．また，実験用ラットを感染源としたHFRSの実験室内流行防止のためには，実験用ラットのハンタウイルスに対する定期的抗体モニタリングの実施や，過去にラットで継代された細胞株（凍結保存

表 1　HFRS と HPS の疫学

分布	ウイルス種 （血清型/遺伝子型：略語）	自然宿主げっ歯類*	症状（死亡率）	流行地
ユーラシア大陸	腎症候性出血熱（HFRS）			
	ハンタンウイルス	セスジネズミ	重症型（5～10%）	アジア（中国，数万人/年）
	ドブラバ-ベルグレードウイルス	アカネズミ	重症型（5～10%）	東欧（数百人/年）
	ソウルウイルス	ドブネズミ	中等度型（1～5%）	中国，韓国（患者数詳細不明）
	プーマラウイルス	ヨーロッパヤチネズミ	軽症型（0.1～0.3%）	北欧（数百人/年）
北米大陸	ハンタウイルス肺症候群（HPS）			
	シンノンブレウイルス	シカシロアシマウス	重症型（40%）	北米（米国とカナダ）（1993～2007 年までに 500 例以上）
	ニューヨークウイルス	シロアシマウス		
	バヨウウイルス	サワコメネズミ		
	ブラッククリークカナルウイルス	アラゲコトンネズミ		
南米大陸	アンデスウイルス	オナガコメネズミ	重症型（40%）	南米（アルゼンチン，ボリビア，ブラジル，チリ，パナマ，パラグアイ，ウルグアイ）（1993～2006 年までに 1,500 例以上）
	ラグナネグラウイルス	ヨルマウス		

＊　げっ歯類の和名は，『世界哺乳類和名辞典』（平凡社）による．

表 2　腎症候性出血熱とハンタウイルス肺症候群の届出のための基準（要約）[3)]

	腎症候性出血熱（HFRS）	ハンタウイルス肺症候群（HPS）
定義	ハンタウイルス（ブニヤウイルス科ハンタウイルス属）による熱性・腎性疾患で，極東アジアから東欧，北欧にかけて広く分布する．HFRS ウイルスとも称する．	ブニヤウイルス科，ハンタウイルス属のウイルス（Sin Nombre virus）による急性呼吸器感染症で，現在米国あるいは一部南米の国で発生がある．
臨床的特徴	①重症アジア型 ドブネズミ，高麗セスジネズミが媒介する．潜伏期間は 10～30 日で，発熱で始まる有熱期，低血圧期（ショック）（4～10 日），乏尿期（8～13 日），利尿期（10～28 日），回復期に分けられる．全身皮膚に点状出血斑が出ることがある．発症から死亡までの時間は 4～28 日で尿素窒素は 50～300 mg に達する．常時高度のタンパク尿，血尿を伴う． ②軽症スカンジナビア型 ヤチネズミによる．ごく軽度の発熱，タンパク尿，血尿がみられるのみで，きわめてまれに重症化する．	前駆症状として発熱と筋肉痛が 100% にみられる．次いで咳，急性に進行する呼吸困難が特徴的で，消化器症状及び頭痛が 70% 以上に伴う．最もありふれた症状は頻呼吸（100%），頻拍である．半数に低血圧等を伴う．発熱・悪寒は 1～4 日続き，次いで進行性呼吸困難，酸素不飽和状態に陥る（肺水腫，肺浮腫による）．早い場合は発熱等発症後 24 時間以内の死亡も頻繁にみられる．肺水腫等の機序は心性ではない．X 線で肺水の貯留した特徴像が出る．死亡率は約 60% という報告もある．
届出基準	診断した医師の判断により，症状や所見から当該疾患が疑われ，かつ，以下のいずれかの方法によって病原体診断や血清学的診断がなされたもの．即時届出 ・病原体の検出：　例）急性期の血液，尿からのウイルスの分離等 ・病原体の遺伝子の検出：　例）PCR 法等 ・病原体の遺伝子の検出：　例）血清抗体の検出（ELISA，免疫蛍光法）等	

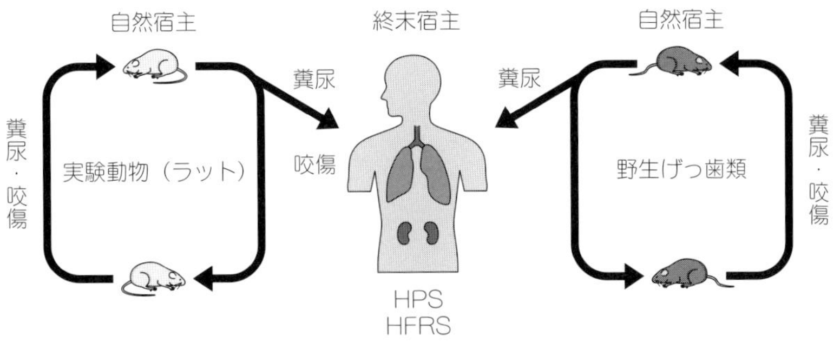

図 1

も含め）の検査が必要である．野外で捕獲された野生げっ歯類を用いて実験する場合も同様である（図 1）.

【予防法ー消毒・滅菌法ー】

HFRS と HPS では院内感染も含め，ヒトからヒトへの感染伝播は報告されていないが（南米での HPS に，一部流行でヒトからヒトへの感染あり），急性期患者の血液や尿中にはウイルスが含まれているので，手袋やマスク等を着用し，取扱いにはクラス 2 の安全キャビネットを用いる．ウイルスは，消毒用アルコールや石けん等，また煮沸で容易に不活化される．

HFRS に対するワクチンが韓国や中国で開発・使用されているが，わが国では用いられていない．治療は対症療法によるが，流行地への旅行の有無や実験用ラットも含め，げっ歯類との接触の有無の聞き取りも必要である．米国 CDC ホームページが参考になる（http://www.cdc.gov/ncidod/diseases/hanta/hps/index.htm）.

［有川二郎］

◉文献

1） 有川二郎，橋本信夫：ウイルス **36**：233-251，1986.
2） 有川二郎：ウイルス **46**：119-129，1996.
3） 厚生省保健医療局結核感染症課長通知，平成 11 年 3 月 30 日健医感発第 46 号.
4） Lee Munho 著，山本祐夫訳：腎症候性出血熱，近代出版，1983.
5） Lee HW et al eds: Manual of hemorrhagic fever with renal syndrome and hantavirus pulmonary syndrome, WHO Collaborating Center for Virus Reference and Research (Hantaviruses) Asan Institute for Life Sciences, Seoul, 1998.

18　エボラ・マールブルグウイルス

【病原体の特性，BSL】

エボラウイルス，及びマールブルグウイルスはともに発熱と出血を主症状とするウイルス性出血熱の原因で，50～90％と非常に高い致死率を示す．現在，治療法はなく，ワクチンもないため，BSL-4病原体として知られている．2007年の改正感染症法の施行により，特定一種病原体に指定され，国内での病原体の取扱いには厚生労働大臣の許可が必要となった．

エボラウイルス，及びマールブルグウイルスはともにフィロウイルス科に属するマイナス鎖の一本鎖RNAウイルスで，直径80 nm，長さは800～1,100 nmのひも状の形態（'filo'の由来）を持つ．ネガティブ染色によるウイルス粒子の電顕像では，折れ曲がってしばしば'の'字の形態を示す．細胞膜由来のウイルス被膜を持つ．エボラウイルスのうちヒトに感染するのは，スーダン株，ザイール株，そしてアイボリーコースト株の3種が知られている．2007年のウガンダでの流行では新しい株が分離された．この他アジアのマカク属サル（カニクイサル）からレストン株が分離されており，抗体陽性となったヒトが4例報告されているが発症していない．疫学的にもウイルス学的にも，致死率80％を示すザイール株は強毒ウイルスとされている．それぞれの株間では，発生地の距離が離れていても，また歳月を経ても遺伝子変異は少ない（1～5％以内）ことが特徴である[1]．つまり，ヒトや動物への感染は自然宿主から感染し，急性経過で終わると考えられる．

エボラウイルスは，1976年にスーダン南部，ヌザーラにある綿工場での発生が最初で，800 km離れた旧ザイール北部のヤンブクでもほぼ同時に流行が報告された．特に旧ザイールのヤンブク周辺地域での致死率が88％と高率であった．2008年まで，スーダン，ウガンダ，コンゴ民主共和国（旧ザイール），ガボン，コンゴ共和国，そして西アフリカのコートジボアールといった国々での流行が報告されている（表1）．スーダン株ではおよそ50％（41～65％），ザイール株ではおよそ80％（59～90％）の致死率となる．

マールブルグウイルスは，1967年にポリオワクチン製造を目的としてアフリカミドリサルがウガンダから欧州に輸入され，ドイツのマールブルグとフランクフルト，旧ユーゴスラビアのベオグラードでほぼ同時に流行した．サル，及びサルの臓器組織を取扱った25例の実験室感染者と7例の死亡者が出た（致死率28％）．そのためバイオセーフティマニュアル作成の動機の1つとなった．しかし注目すべきは，二次感染者が6例出たことである．針刺し事故を起こした2名の医師，看護師，剖検参加者，そして獣医師の妻である．いずれも体液や血液等への直接接触で感染した．その後は散発的な発生であったが，2004～2005年にかけてアンゴラで過去最大の流行が起こった．当初のWHOの報告では感染者374例，死亡者329例（致死率88％）であったが，最終報告は感染者163名，死亡者150名（致死率92％）となっている（表2）．ウイルス株には数種類以上あるとされている．

直接接触感染が判明しているものでは，地下で作業する金鉱労働者，あるいはチンパンジーやゴリラ等野生動物を狩猟するハンターが動物の血液と直接接触することで感染し，針や注射筒の再利用による院内感染や，近親者による看護ないし葬儀の際の現地の風習によって，ヒトからヒトへの直接接触感染で流行が拡大した．ヨーロッパ諸国

表 1　エボラ出血熱の流行と死亡率（2008 年 1 月まで）（文献 6 を一部改変）

発生年月	国	地域	自然界からヒトへの感染経路	患者数	死亡者数	死亡率（%）	ウイルス株
1976 年 6～11 月	スーダン	南部地域（Nzara, Maridi）	不明（綿工場労働者）	284	151	53	*Sudan*
1976 年 8～11 月	ザイール	北部地域（Yambuku）	不明	318	280	88	*Zaire*
1977 年 6 月	ザイール	北部地域（Tandala）	不明	1	1	100	*Zaire*
1979 年 7～10 月	スーダン	南部地域（Nzara）	不明（綿工場労働者）	34	22	65	*Sudan*
1994 年 6 月	コートジボアール	西部地域（Tai 国立公園）	チンパンジー（スイス人民族学者が剖検作業を行った）	1	0	0	*Ivory Coast*
1994 年 12 月～1995 年 2 月	ガボン	Makokou	チンパンジー，ゴリラ（金鉱労働者から院内感染）	51	31	60	*Zaire*
1995 年	リベリア			1	0	0	*Ivory Coast*
1995 年 1～7 月	コンゴ民主共和国（ザイール）	中央地域（Kikwit）	不明（院内感染）	315	254	81	*Zaire*
1996 年 1～4 月	ガボン	北部地域（Mayibout）	チンパンジー	31	21	68	*Zaire*
1996 年 7 月～1997 年 1 月	ガボン	Libreville	チンパンジー（狩猟者が初発例）	60	45	75	*Zaire*
1996 年	南アフリカ	Libreville & Johannesburg	ガボンの患者から感染したガボン人医師から看護師（死亡）	2	1	50	*Zaire*
2000 年 10 月～2001 年 1 月	ウガンダ	北部地域（Gulu 他）	不明	425	224	53	*Sudan*
2001 年 10 月～2002 年 3 月	ガボン，コンゴ民主共和国	東部地域（Mekambo 他）	レイヨウ，ゴリラ，チンパンジー（狩猟者）	124	97	75	*Zaire*
2002 年 10 月～2003 年 4 月	コンゴ民主共和国	北部地域（Mbomo 他，ガボン国境）	ゴリラ，チンパンジー	143	128	90	*Zaire*
2003 年 11～12 月	コンゴ民主共和国	同上	不明	35	29	83	*Zaire*
2004 年 5～6 月	スーダン	南部地域（Yambio）	ヒヒ	17	7	41	*Sudan*

2005年4～6月	コンゴ民主共和国	北部地域（Mbomo）	不明	12	9	75	Zaire
2007年9～10月	コンゴ民主共和国	南部地域（Kasai Occidental）	不明	76	25	33	?
2007年11月～2008年1月	ウガンダ	西部地域（Bundibugyo）	不明	93	22	24	*New Ebola*

Pourrut et al: The natural history of Ebola virus in Africa. Microbes Infect 2005, 7: 1005-1014. Hoenen T. et al: Ebola virus: unraveling pathogenesis to combat a deadly disease. TRENDS in Mol Med 2006, 12: 206-215. WHO website, Sept. 2007.

ではエボラの輸入感染症例の経験があるが，周囲への感染が拡大しなかったのは院内感染対策としての感染防御措置が効果的であったと考えられている．

現在まで自然宿主から直接ヒトが感染したという報告はない．過去数回の流行が起きたガボン北東部地域は，コンゴ共和国との国境地域で，チンパンジーやゴリラの有名な棲息域で，流行時にはこれらの類人猿等の死亡も多く報告されている[2]．しかし霊長類サルはヒトとともに最終宿主と考えられている．従来から自然宿主ではないかと考えられているのはコウモリである．エボラウイルスを静注すると，コウモリは一過性のウイルス血症を起こすが病気を起こさない．ガボンの流行時には3種のコウモリの血清IgG抗体とPCR法で肝臓と脾臓からゲノムが検出されたが，ゲノムRNA量はかなり少なかった[3]．

患者の血液や体液，吐物，排泄物等に接触したのち，エボラは2～21日，マールブルグは3～9日の潜伏期間を経て発症する．発症は突然の発熱で，急性熱性疾患である．臨床症状は非特異的で，重症インフルエンザ様とされ，発熱，眼結膜炎，咽頭痛，筋肉痛，関節痛，頭痛，胸背部痛，腹痛が出現し，食思不振，悪心嘔吐，そして下痢がみられる．感染後期に凝固異常を示すと結膜出血，皮下出血，注射痕部の出血，血尿や血便が起こる．マールブルグ病では後期に精巣炎を起こす．検査法としては，ELISA法によるウイルス抗原及び抗体の測定とPCR法によるゲノムRNAの検出が行われ，後者は1～2日早く検出が可能である．国立感染症研究所ウイルス1部では両者の検査が可能となっているが，ウイルス分離は取扱える施設が使えないため不可能である．

たいていの流行地はアフリカの僻地のため詳細な症例検索が行えていない．エボラ出血熱の動物モデルとしてマウス，モルモット，サルが使われているが，サルが最もヒトと類似する病態を引き起こす[4]．サルの感染実験結果も含めると，ウイルスは皮膚や粘膜のみえないような小さな傷から感染し，単球/マクロファージや樹状細胞に感染する．感染した単球/マクロファージからはインターフェロン等のサイトカインが放出され，組織由来の分子とともに凝固系が活性化されDICを引き起こす．後期には内皮細胞に感染し，接着分子の障害等により，内皮細胞の機能障害ないし剥離を起こし出血が起こるとされている．

治療は効果的な薬剤がないので，輸液等による支持療法が中心である．ワクチン開発は進められているものの，実用化にはまだ数年を要する．

【実験室のハザード及び予想されるリスク】

現在までに報告されている実験室内の曝露事例は「針刺し」である．1976年の英国，2004年の米国とロシアの計3例で，ロシア例は死亡した[5]．多量のウイルスが血液等に存在していることによる．この他，院内感染事例は多数報告され，針刺しを含め，感染者の血液，体液等への直接接触による．ウガンダでは，医師が飛沫感染し発症したと考えられる事例がある．従って，実験室内では血液検体の取扱いには十分に注意し，針は使わないことを原則とする．検体を不活化した後に行う抗体検査やPCR等の検査ではリスクは

表 2　マールブルグ病の流行と死亡率（2008 年 1 月まで）

発生年月	国	自然界からヒトへの感染経路	患者数	死亡者数	死亡率（%）
1967 年	ドイツ，ユーゴスラビア	ウガンダから輸入したアフリカミドリサル及び臓器	25 6（二次感染）	7 0（二次感染）	28 0
1975 年	南アフリカ（ジンバブエ?）	不明（20 才のジンバブエへのオーストラリア人旅行者）	3	1	33
1980 年	ケニヤ	不明（56 才フランス人で国立公園を旅行）	2	1	50
1987 年	ケニヤ	不明（15 才デンマーク人で国立公園を旅行）	1	1	100
1998～2000 年	コンゴ民主共和国	Durba 金鉱労働者	154	128	83
2004～2005 年	アンゴラ	子供が多い	163*1	150	92
2007 年	ウガンダ	鉱山労働者	4*2	1	25

*1　WHO の Epidemic and Pandemic Alert and Response（EPR）の 2005.8.24 の報告では，374 例のうち 329 例（死亡率 88%）で，うち 158 例が検査診断で確定されている．

*2　1980 年代初頭に 20～40 名の鉱山労働者が発症し，10 名が死亡したという話が伝わっている．

ほとんどない．特に BSL-4 実験室作業として，ウイルスの分離培養では培養液の取扱いによるエアロゾルや飛沫等による感染リスクがある．動物への感染実験は針を使わざるを得ない場合があり，特に注意が必要となる．感染防御策としては手袋の着用といった標準予防策の他，ゴーグルは必須である．グローブボックスやスーツの使用により感染リスクは軽減される．実験従事者の健康管理も重要となる．

【予防法―消毒・滅菌法―】

ウイルスは細胞膜由来の被膜を持つため，消毒用アルコールでも十分感染性を失わせることができる．通常はオートクレーブや 0.05% 次亜塩素酸ナトリウム溶液等を用いる．　［**佐多徹太郎**］

◉文献

1）Rodriguez LL et al: *J Infect Dis* **179**: S170-S176, 1999.
2）Leroy EM et al: *J Infect Dis* **190**: 1895-1899, 2004.
3）Leroy EM et al: *Nature* **438**: 575-576, 2005.
4）Hoenen T et al: *Trends Mol Med* **12**: 206-215, 2006.
5）WHO: Ebola haemorrhagic fever. Fact sheet. September, 2007.

9
薬剤耐性菌

9-1　薬剤耐性菌とは

薬剤耐性菌とは，本来有効性が期待される抗菌薬（抗生物質，及び抗菌化学療法剤の総称）に耐性を獲得した細菌である．よく知られている耐性菌としては，従来感受性を示すメチシリン等に耐性を獲得した黄色ブドウ球菌（MRSA）やバンコマイシンに耐性を獲得した腸球菌（VRE），イソニアジドとリファンピシンに耐性を獲得した多剤耐性結核菌（MDR-TB）等，様々な種類がある．しかし，バンコマイシンは，大腸菌や肺炎桿菌，緑膿菌等のグラム陰性桿菌にはもともと無効であるため，バンコマイシンに耐性を示す大腸菌をバンコマイシン耐性大腸菌と呼ぶことはないし，臨床的にもそれらが問題となることはない．同様な理由で，ペニシリン耐性肺炎桿菌や抗結核薬であるピラジナミドに生来耐性を獲得しているピラジナミド耐性 BCG 菌は，薬剤耐性菌には含めない．

9-1-1　薬剤耐性菌の特性

MRSA や VRE 等の薬剤耐性菌は，臨床的には医療施設における患者間の伝播や蔓延を防止するために最大限の努力が求められる．しかし，MRSA や VRE とはいえ，それらの発生母地となった黄色ブドウ球菌や腸球菌と比べ，感染力や毒性等の病原性が特段増強しているわけではない．MRSA や VRE 等の耐性菌が問題とされるのは，それらによる感染症を発症した場合，一般的な黄色ブドウ球菌や腸球菌による感染症の場合より抗菌薬による治療が，より困難になるという点においてである（図 9-1-1）．

また，MRSA や VRE，多剤耐性緑膿菌（MDRP）等現在，問題視されている多くの耐性菌は，皮膚や粘膜面，上気道，消化管等に感染していても健常者の場合，感染症を発症することはなく，通常は無害である．しかし，医療施設に入院し，がん治療や外科手術等により感染防御能力が減弱した患者や糖尿病等を基礎疾患に持つ患者，高齢者等において問題となる場合が一般的である[1]．

それに対して，多剤耐性サルモネラ，ニューキノロン耐性カンピロバクター等の非常在性の病原細菌の耐性株による食中毒や，多剤耐性結核菌，市中感染型 MRSA，ペニシリン耐性肺炎球菌，マクロライド耐性マイコプラズマ等の市中感染症を引き起こす病原体の耐性菌による感染症は，小児や高齢者のみならず，健常な成人でも発症し，その場合，抗菌薬による治療に抵抗するため，公衆衛生上も問題視されている[2]．

a.　薬剤耐性菌の種類

(1)　生来持っている遺伝子（分子）の変異により出現する耐性菌

抗菌薬は，細菌が生育，増殖する上で不可欠な分子，例えば，タンパク質合成に重要な役割を果しているリボゾームや核酸の複製に必要な DNA ジャイレース/トポイソメラーゼ，RNA の転写に重要な RNA ポリメラーゼ，細胞壁の生合成に必要なペニシリン結合タンパク質等に結合することにより，菌の生育や増殖を阻害する．そこで，

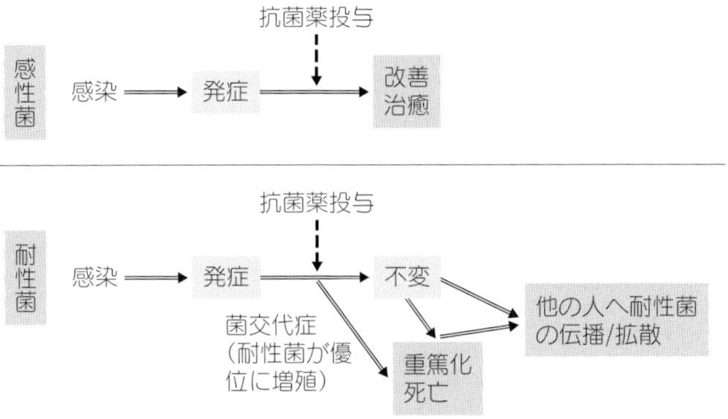

（耐性菌の場合，抗菌薬の投与が，逆に重篤化を招く場合もある.）

図 9-1-1 感染症の一般的な経過及び抗菌薬投与の効果と危険性

これらの分子の遺伝子の変異により，分子のアミノ酸配列等が変化し，その結果，分子の構造が微妙に変化することにより抗菌薬の効果が減弱し，耐性菌が出現する場合がある．例としては，リボゾームの構成分子である 16S rRNA の変異によるストレプトマイシン耐性結核菌や 23S rRNA の変異によるマクロライド耐性マイコプラズマ，DNA ジャイレース/トポイソメラーゼの遺伝子である *gyrA* や *parC* の変異によるニューキノロン耐性緑膿菌，PBP の変異によるペニシリン耐性インフルエンザ菌等がある．これらの種類の耐性菌は，抗菌薬を使用することにより，ある一定の頻度で必ず出現してくるタイプの耐性菌である．

(2) 他の耐性菌や環境から耐性遺伝子を獲得することにより出現する耐性菌

臨床現場で問題視されている MRSA や VRE，MDRP 等の耐性菌では，耐性遺伝子は染色体上または伝達性のプラスミド上に存在するが，これらの耐性遺伝子は，本来はそれらの細菌が持っておらず，われわれ人類が抗菌薬を広く使用し始めた 1940 代以降に他の環境細菌等から新たに獲得されたものと考えられている．つまり，MRSA や *vanB* 型の VRE の場合，*mecA* や *vanB* 等の耐性遺伝子を持つ何らかの菌からその DNA 断片を黄色ブドウ球菌や腸球菌が取り込み，自己の染色体やプラスミド上に組み込むことにより（自然形質転換）出現したと考えられている．また，菌から菌へ伝達する能力を有する伝達性プラスミドと呼ばれる小環状 DNA を他の耐性菌から獲得（接合伝達による形質転換）することにより，MDRP や *vanA* 型の VRE は出現したと考えられている．

［荒川宜親］

9-2 薬剤耐性菌のバイオセーフティレベル

9-2-1 法令で規定される多剤耐性結核菌等

平成 19 年 6 月改正施行された感染症法やその施行規則では，イソニアジドとリファンピシンの両方に耐性を獲得した多剤耐性結核菌は，三種病原体等に指定され，その取扱いは，P3 の施設・設備内においてクラス 2 以上の安全キャビネットの中で行う必要があることが法令で定められた．さらに，多剤耐性結核菌を公道を経て運搬する場合には，事前に公安に届け出て運搬証明書の発給を受けて輸送する必要がある．一方，いずれかの抗結核薬に耐性を獲得した一剤耐性株や，感受性を示す株であっても，結核菌は，四種病原体等に指定され，安全キャビネット（クラス 2）とオートクレーブ滅菌装置等が設置され，P3 として指定された実験室内で取扱うことが法令で定められている．

9-2-2 学会等の自主基準で管理される耐性菌等

一方，MRSA や VRE，バンコマイシン耐性黄色ブドウ球菌（VRSA），ペニシリン耐性肺炎球菌（PRSP），薬剤耐性緑膿菌（＝多剤耐性緑膿菌：MDRP）等による感染症の患者が発生した場合には，感染症法では，五類感染症として，行政に対して，全数または定点施設からの届け出が義務づけられている．しかし，それらの薬剤耐性菌そのものの取扱いについては，感染症法，及びその施行規則による規制対象外となっており，それらの耐性菌を実験や研究目的で取扱う機関の責任で管理することが求められている．具体的には，実験者の安全を確保するため，これらの薬剤耐性菌を扱う実験や研究を行う場合は，文部科学省や日本細菌学会の定める指針やマニュアル等に従い，安全キャビネット（クラス 2）とオートクレーブ滅菌装置が設置された P2 レベル以上の実験区域で取扱われる必要がある[3)]．

病院の細菌検査室や検査を行う機関においては，多剤耐性結核菌や結核菌，及びそれらが含まれると考えられる臨床材料を扱う場合は，検査技師等の従業者の感染事故を防ぎ，健康を守るという観点から，感染症法や労働安全衛生法等の法令の精神に基づき，施設の管理者は，必要な設備を備えた施設内でそれらが取扱われるように配慮する責任がある．しかし，VRE や MDRP 等，その他の薬剤耐性菌の取扱いについては，現時点で法令では特段定められておらず，曖昧な点が多数残されている．また，患者由来の臨床検査材料には，多様な感染性病原体が含まれている可能性があり，感染源となりうる危険性が高いが，それらの臨床材料の取扱いについては感染症法で特段の規制はない．しかし，そのような感染性臨床材料を用いた試験や検査を担当する職員に検査業務等を行わせる場合は，少なくとも安全キャビネット内において，手袋等必要な防具を使用して安全に取扱いが行われるよう，施設の管理責任者は配慮することが必要であろう． ［荒川宜親］

9-3　実験室のハザード及び予想されるリスク

指定された実験室のハザードを実験室内で耐性菌を取扱い中に，実験従事者に発生することが予想される危害や人為的に作出された耐性遺伝子を保持する組換え体等のリスクについて記載する．

9-3-1　実験者に対するリスク

前述したように，薬剤耐性菌とは，元来その菌種に有効と考えられる薬剤に耐性を獲得したものであるため，それらが感染することにより発生する危害の程度は，それぞれの母地となった菌種や株の病原性に依存する（表 9-3-1）．例えば，結核菌は，結核を発症した場合，治療に長期間を要するが，多剤耐性結核菌の場合，抗結核薬が無効なため，治療に抵抗し，最終的には，患者を死亡させる危険性が高い．また，毒素等を産生する腸管出血性大腸や腸管粘膜に侵入し敗血症等を引き起こすサルモネラ属菌等の菌種の耐性菌の場合には，病気（感染症）を発症した場合，抗菌薬による治療に抵抗するのみならず，効果のない抗菌薬が投与された場合には，その抗菌薬により常在細菌叢を構成する菌種が死滅する一方で，逆に耐性菌の増殖が促され，その結果，症状がかえって重篤化する危険性がある．

一方，バンコマイシン耐性腸球菌（VRE）等，弱毒性の菌種を母地とする耐性菌の場合は，多剤耐性であるが，健常者の口から侵入し腸内等で増殖しても，何の症状も誘発しない．つまりVRE等は，病院に入院して血管カテーテルが挿入されたり侵襲的な外科手術を受け，感染防御能力が低下した患者においてのみ問題となる耐性菌である．同様なことは，毒素等を産生しない非病原性の大腸菌やセラチア，緑膿菌等に由来する耐性菌の場合にも共通する．つまり，それらの多剤耐性株を消化管や体表面に保菌しても，通常は何の症状も示さないため発見が遅れ，患者がカテーテル関連血流感染症や肺炎，尿路感染症，手術部位感染症等を発症して初めて，耐性株の感染に気づく場合も多い．

9-3-2　環境に対するリスク

薬剤耐性菌やその耐性機構の研究には，クローニング等の遺伝子組換え技術を用いることが多い．その場合，予め定められた手続きに従い，遺伝子組換え実験に関する実験計画書を実験者の所属する機関長に提出し，その承認を得ることが必要となっている[4]．これは，組換え実験に汎用さ

表 9-3-1　薬剤耐性菌の種類別のリスク

	常在菌から出現した弱毒性の耐性菌，日和見感染菌由来の耐性菌	非常在性の細菌（病原菌，食中毒菌等）から出現した耐性菌
	VRE，MRSA，PR（I）SP 等の薬剤耐性グラム陽性菌 多剤耐性を獲得した緑膿菌やセラチア等のグラム陰性菌 ESBL や MBL を産生するグラム陰性菌	多剤耐性サルモネラ アミノグリコシド耐性の腸管出血性大腸菌等 ニューキノロン耐性カンピロバクター マクロライド耐性マイコプラズマ
感染	かなりの菌量であっても，消化管内に保菌したり，体表面に付着しているのみであれば，無症状	菌量が少量の場合や抗体等の抵抗性がある場合には，消化管内に保菌したり，体表面に付着しているのみであれば，無症状のこともある．
発症	血液中へ侵入したり，肺炎等を引き起こすと，致命的になる場合が多い（特にグラム陰性菌）．	血液中へ侵入しなくても，腸管内で一定量以上増殖すれば，腸炎等の感染症の症状が出現． マクロライド耐性マイコプラズマによる肺炎を引き起こすと，有熱期間の有為な延長が起こる．

れているプラスミド等に特定の耐性遺伝子が組み込まれ，それが，実験室から漏出し，環境細菌や病原細菌に伝達して，地域環境さらには地球環境が人工的な耐性遺伝子保有菌に汚染されることを防止するためである．しかし，自然環境中では，様々な遺伝子が菌株や菌種さらに属を越えて日々伝達，交換されていると考えられている．一方で，人為的に作出された耐性遺伝子を担う組換えプラスミドが患者の臨床材料や病院環境から分離されたという報告は知られておらず，人為的な耐性プラスミドが，医療現場や社会環境を広く汚染するというようなリスクは，現時点では限りなくゼロに近いと考えられている．　［荒川宜親］

9-4　予防法－消毒・滅菌－

薬剤耐性菌の発生や蔓延を防止するためには，抗菌薬の適正使用とともに，耐性菌の出現を早期に発見し，それらが，他の人（患者）へ伝播することを防ぐ対策が重要である．ここでは，実験室内で各種の薬剤耐性菌を取扱う際の留意点について記載する．薬剤耐性菌を研究材料として扱う場合は，それらが非病原菌か病原菌であるかにかかわらず，通常は一般的な病原細菌を扱う場合と同様に，P2 以上の実験室内に設置されたクラス 2 以上の安全キャビネット内で取扱われる必要がある．特に感染症法で三種病原体等に指定されている多剤耐性結核菌や四種病原体である結核菌の場合には，P3 の実験室内で，クラス 2 以上の安全キャビネット内で取扱われなければならない．実験室内では，ガウンを着用し，安全キャビネット内では，手袋の使用が不可欠である．

VRE や MDRP 等の薬剤耐性菌の多くは，消毒用アルコールやクロルヘキシジン，四級アンモニウム系消毒薬等の通常の消毒薬により死滅するが，芽胞を形成する *Bacillus* 属や *Clostridium* 属菌の耐性菌の場合には，一般的な消毒処理に抵抗する．そこで，芽胞により実験室内が汚染した可能性がある場合は，物理的に芽胞を拭き取るとともに，器物に付着した芽胞を完全に死滅させるためには，ヨード系の消毒薬に長時間浸したり，500～1,000 ppm 程度の濃度の次亜塩素酸ナトリウムの溶液で処理する必要がある．

細菌や耐性菌を用いた実験や研究に使用した後の資材や培地等は，一般的な菌種であろうが，芽胞形成菌であろうが，そのまま投棄したり下水に放流するようなことはしてはならず，必ず 121℃，15 分のオートクレーブ処理による滅菌処理を経た後，適正に廃棄される必要がある．

［荒川宜親］

表 9-4-1　薬剤耐性菌の取扱い

種　類		感染症法	日本細菌学会/文部科学省のマニュアル等
多剤耐性結核菌	三種病原体等	施設：P3，設備：安全キャビネット（クラス 2），滅菌装置等.	同左
結核菌	四種病原体等		
MRSA	規制対象外		施設：P2. 設備：安全キャビネット（クラス 2），滅菌装置等.
VRE	規制対象外		
PR（I）SP	規制対象外		
多剤耐性緑膿菌	規制対象外		
ESBL/MBL 産生グラム陰性桿菌	規制対象外		
ペニシリン耐性インフルエンザ菌	規制対象外		
その他の耐性菌	規制対象外		

◉文献

1）Hirakata Y, Yamaguchi T, Nakano M, Izumikawa K, Mine M, Aoki S, Kondoh A, Matsuda J, Hirayama M, Yanagihara K, Miyazaki Y, Tomono K, Yamada Y, Kamihira S, Kohno S: *Clin Infect Dis* **37**（1）: 26-32, 2003.

2）Suzuki S, Yamazaki T, Narita M, Okazaki N, Suzuki I, Andoh T, Matsuoka M, Kenri T, Arakawa Y, Sasaki T: *Antimicrob Agents Chemother* **50**（2）: 709-712, 2006.

3）「病原体等安全取扱・管理指針」（平成 20 年 4 月 1 日発行，日本細菌学会）.

4）「組換え DNA 実験指針」（平成 14 年 1 月 31 日付，文部科学省告示第 5 号）.

10
病原微生物等の取扱いの実際

10-1　院内感染管理

感染管理の行動目標は，医療関連感染（HAI：healthcare-associated infection）が起こらないようにすること，発生した医療関連感染による影響を最小限に食い止めるよう対策を講じること，の2つに大きく分けることができる．ただし，日頃から感染症が起こらないように対策を講じていれば，起きたときの感染症による問題の波及は自ずと最小限に食い止められることにもつながるものである．すなわち，互いに影響し合う予防とコントロールという感染制御学が基本となる．

医療関連感染という表現は，「隔離予防策のためのCDCガイドライン：医療現場における感染性微生物の伝播の予防2007」[1] で用いられており，病院，長期ケア施設，外来ケア，在宅ケア等の医療提供に関連した感染に言及するために用いられるようになった．病原体の正確な曝露時期が明確ではなく，すでに保菌して入院することもあり，また慢性疾患の保菌者の場合，保菌状態で在宅ケアを受けたり，入退院を繰り返すこともある．さらには，外来患者において遭遇する機会がより多い，ペニシリン耐性肺炎球菌やβ-ラクタマーゼ非産生アンピシリン耐性インフルエンザ菌等の耐性菌も増えてきている．感染時期の明確化を曖昧にするのではなく，患者を取り巻く医療環境全体を包括的に捉えて，より広範囲に対策を講じていくことで，最終的に医療行為に起因する感染症をコントロールする概念から「院内感染管理」という用語が生まれたのである．

院内感染管理の最終的に目指すものは，質の確保された医療サービスの提供による患者満足の獲得である．そのためには組織全体の感染対策への取組みの指針[2] を掲げる必要がある．その上で指針を実現させていくために，各施設に適した組織づくりを行っていくことになる．

10-1-1　院内感染管理の指針の作成

医療機関として，個々の患者に対するサービスはもちろん，地域社会に対する院内感染対策への方針を掲げることになる．院内感染への取組む姿勢，そのための組織体系，危機管理体制，マニュアルの遵守，職員教育，患者への情報提供の姿勢，さらには今後の取組む方向性等が組み込まれることが望ましい．

指針は職員一人ひとりが理解し，日常の院内感染対策を実行する際に活かされる内容であり，医療サービスを提供する医療機関と提供される側である患者がその情報を共有することで，実効性のあるものとしてその存在価値が一層高まることになる．

指針が浸透するための時間とその指針の役割効果を評価するためには，ある程度の時間を要するものであり，頻回に変更すべきものではない．しかし，その医療機関が存在する地域社会での役割に変更があるときには，積極的に見直されるべきものでもある．

10-1-2　院内感染対策組織（図 10-1-1）

a.　感染対策委員会

医療機関においては，複数の特殊専門職が日常業務を行っており，その特殊技術を向上していくために，各部門における管理，教育，情報交換等に要する時間が大半を占める傾向がある．そのため，感染対策を実行するインフェクションコントロールチーム（ICT：infection control team）のみを結成しても，そのチームで決定した方針を組織全体に浸透させるには，自然と限界が生じてしまう．従って，施設管理者の権限のもと，各部門責任者から構成される委員会の結成が必要となる．委員会には感染症に対する専門知識を持つ者を加え，ICT からの提案を汲み上げるものでなければならない．委員会には各部門の責任者が参加することで，多職種からの視点が生まれてくると同時に，委員会における決定事項の周知徹底に果たす役割を担うことになる．

委員会の目的を果たしていくためには，月 1 回程度の開催が必要である．通常の対策に対する審議と決定，そして通知という流れにおいては，開催間隔としては十分対応可能であるが，緊急を要するアウトブレイク発生時の対応として，対策の決定とその実行までの過程は，あらかじめ別途決めておかなければならない．

b.　感染対策チーム

院内感染対策の日常業務を専門で行う部門としての感染対策部門である ICT を設けることで，その対策の実効性が生まれてくる．複数の職種で構成され，現場を回れるフットワークのよさと意思決定の速さが要求されることになる．従って感染症，感染制御の教育を受けた専任者を核として，医師，看護師，薬剤師，臨床検査技師，事務職員等で構成されることになる．チーム間における意思疎通はもちろん，チームの活動が組織横断的になるため，他部門とのコミュニケーション能力が問われる組織であり，それに適した人材をあてるべきである．チームに参加する者は，本来の職種の特殊性を持っており，その能力が医療機関内で生かされつつ，さらにその上に感染対策業務を日々実行していくことが要求される．そのための人材確保が必要であり，例えば感染管理認定看護師（ICN：infection control nurse）においては，250 ベッド当たり少なくとも 1 人を配置することで，院内感染の制御に貢献したという報告がある[3]．

チームの果たす役割（表 10-1-1）としては，感染症に関連するコンサルテーション，感染症発生動向調査（サーベイランス），感染症発症予防目的や発生後の封じ込め目的の現場の介入，対策が適正に行われているかどうかの評価，そして職員教育等があげられる．さらに地域の医療体制の中で，指導的な立場を担うべき医療機関においては，感染制御の専門家（ICP：infection prevention and control professional，日本では ICD：infection control doctor に相当する）を配置しておくべきである．その役割は，外来や在宅ケア，長期療養施設等を含めたサーベイランスと感染予防対策，職員や面会者の健康管理，新興・再興感染症やそれらのパンデミック対策や，地域の対策プロジェクトへの参加などがあげられる[1]．

c.　リンクナース

透析センター，集中治療室，化学療法センター，各病棟（小児科病棟，血液内科病棟，消化器外科病棟等）の特殊性から，重点を置くべき感染症の違いや，医療行為関連の感染症に対して求められる知識の優先度に差が生まれてくる．病棟の特異性に対応することが現場の感染対策に不可欠であり，そのために各病棟ケアを日常業務で行っているスタッフの中で，ICT と連携を取りながら，現場での感染対策の意識向上，手指衛生，医療器具の衛生管理等の具体的な対策を充実させていく人員が必要である．リンクナースまたは感染制御連絡委員（infection control nurse liaison）[1] と呼ばれる人員の配置であり，彼らは現場の問題点やその解決方法を ICT に提案していくことで，さらなる対策の質を高めていくことになる．

ただし，感染対策のマニュアルが充実しても，

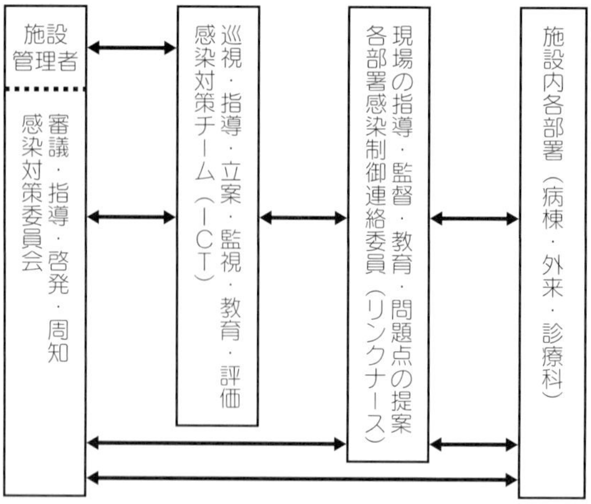

図 10-1-1　院内感染対策組織

表 10-1-1　感染対策チーム（ICT）業務・ICP の役割

- 感染症・院内感染対策に関するコンサルテーション
- 発生動向監視・サーベイランス・疫学調査の実施
- 感染症アウトブレイク発生時，もしくは発生が予見された際の介入
- 院内感染に関する教育・実習
- 感染対策情報の提供・啓発活動
- 現場での対策の評価・実践的指導
- 感染対策マニュアルの作成・改訂・遵守状況評価
- 職員健康管理（ワクチン接種計画・結核接触者検診や二次感染予防のための休職指導）
- 感染症治療・抗菌薬療法の適正化
- 地域医療施設との連携（サーベイランス・感染予防策の標準化）
- インフルエンザ・パンデミックインフルエンザの準備プラン作成
- 建築及び修理に関連した感染性危険度評価と予防策の実施

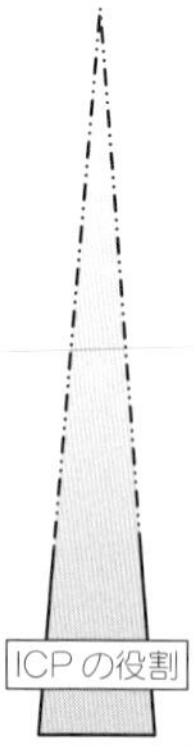

現場において患者ケアを日常的に行うスタッフの不足が存在すると，一処置ごとの業務間に行うべき手指衛生やガウン，マスクといった個人防護具の着用等の徹底やその完結度に不備が生じる可能性がある．看護スタッフの不足と医療関連感染の増加の関連性も指摘されている[4]．

d.　臨床微生物検査室

感染制御，及び医療疫学における臨床微生物検査室の役割は重要である[5,6]．院内感染の問題点やそのコントロールの重要性を理解し，積極的に感染制御活動に協力や参画していく姿勢が求められている．感染対策上，重要な結果を迅速に報告するとともに，ICT メンバーとの連携を強め，現場の疫学情報や患者臨床情報を把握することで，菌の最終同定結果の出る以前に，有益な情報をICT に還元することも可能になる．微生物検査精度管理においても，対象となる薬剤耐性菌の指定やその検出率の評価が組み込まれていく必要がある．微生物検査室サービスを外部委託している医療機関においては，感染制御をサポートするために必要なサービス内容を予め契約において，明記しておくべきである[1]．新興感染症やバイオテロの危険性が増していることを考えると，微生物検査室の役割はより重く，ICD との緻密な連携がより重要である．

10-1-3　感染対策業務

a.　教育

感染対策委員会，もしくは ICT のメンバーが参画する職員教育企画委員会等において，教育方針と計画を立案する．感染対策の重要性とその意味を，病院の安全文化の一環として，また地域社会に及ぼす公衆衛生学的な知見も取り入れて，職員一人ひとりの職業意識に植えつけていく努力が必要である．教育の手法はいくつかあるが，多くの場合，一方向性になりがちである．教育効果を客観的に評価する方法を予め組み合わせて行う工夫が必要である．

対象職員も医師，看護師，薬剤師，技師，事務，栄養士，清掃職員など多職種に及ぶため，全職員対象に行うべき内容や職種別で行うべき内容等の工夫が要求される．標準予防策と感染経路別予防策（空気感染，飛沫感染，接触感染）の意味と具体的なテクニックが理解されて，実施されることが基本であり，まずはオリエンテーションとして行われ，以後定期的に繰り返し教育をしなければならない．手洗いや個人防護具（手袋，ガウン，マスク）の装着方法等は実践的な手法を取り入れることで，その効果がより期待できるものとなる．また現場において職員一人ひとりの手指衛生手技の問題点や個人防護具の装着不備に気づいたときには，適宜指導をすることを組み合わせていく．他施設の取組みの紹介や各分野の専門家による講演と同時に，リンクナースによる自施設での取組みを発表形式で取り入れることも，現場における感染対策への意識向上にもつながるものである．感染対策上のトピックス等を，ニュースとして配布したり，掲示（ポスターや院内 LAN の活用）すること等の工夫も行い，多面的な教育・啓蒙手法を取り込んでいくとよい．

将来の耐性菌を減らしていくためには，感染症に対する適切な抗菌薬の選択，狭域スペクトラムの抗菌薬の活用法や抗菌薬の投与法（PK/PD：pharmacokinetic/pharmacodynamic）を学生時代から教育に取り入れ，多剤耐性菌の増殖に好都合な選択圧を減らす土台を築いていく必要がある．

医療関連感染予防の徹底を図るために，患者や家族等の面会者に手洗いやマスク等の協力を求めることがある．そのためにも，病院環境の特殊性や病院感染への理解のための教育も必要であり，入院時の病院紹介資料やパンフレット，ポスター等を活用していくことで，受動的立場のみではない意義を見出す手助けを行うべきである．

b.　サーベイランス

サーベイランスの目的は，現在の施設内における病原体微生物の検出状況や感染者情報を把握し，アウトブレイクの発生を的確に把握し，直ちに対策を講じることである．さらには，その施行した対策について，サーベイランスを継続することで評価し，次の対策や教育に還元し，将来の病原微生物や感染症を減らしていくことである．サーベイランスシステムの重要な要素として，

①　標準化された定義
②　感染の危険性のある集団の同定
③　統計学的解析
④　解析結果のフィードバック

があげられている[1]．サーベイランスの開始にあたり，継続が可能なシステムであるかどうか，その結果のフィードバックが可能かどうかを吟味したうえで行う必要がある．サーベイランス解析結果が，地域や全国のサーベイランスにも参加でき，その相対的評価を受けることも大切である．サーベイランスの必要情報は，菌の同定結果，薬剤感受性結果，患者基本情報（入院日，検査日，基礎疾患，年齢等），感染症病名，抗菌薬情報，カテーテル等のデバイス情報，手術手技，手術時間，転帰等，その内容は多く，その情報収集に人手と時間を要する傾向があった．そのため，財源の効率性からも，ハイリスク部署やハイリスク患者に限定したターゲットサーベイランスが一般的に行われてきた．しかし，特定の疫学的に重要な微生物，多剤耐性菌に関するサーベイランスにおいては，病院全体で包括的に行う必要がある[1,7]．電子カルテの導入，微生物検査システムと連携した感染制御システム[8]等を活用することで，微生物検査情報を基にした包括的サーベイランスやターゲットサーベイランスを同時に効率的に行うことも可能である．

サーベイランスで分析した結果のフィードバッ

クは重要であり，情報提供側である職員（医療スタッフ，事務職員等）に結果を返すことで，ネットワークが形成されていく[9)]．またその分析結果（情報）を共有することでホーソン効果が生まれる．ホーソン効果とは米国イリノイ州の工場において，工場内の明かりと作業効率を調べたとき，作業効率の上昇は明るさに関係なく，調査対象として注目されているという要因の方が大きかった現象のことである．病院における医療活動も各部門における質の向上のみではなく，病院組織全体で患者受診行動を一連化した流れの中で質の向上を図っていかなければならない．病院全体の薬剤耐性菌の分離状況や包括的サーベイランス結果等は，施設管理者に還元しなければならない．

ターゲットサーベイランスで詳細に分析された結果については，関連部署を中心に還元し，さらにその結果から，他部門でも参考となるポイントについて，積極的に病院全体に紹介していくことで情報還元の効率性を図っていくべきである．情報のフィードバックの手法にも，病院全体の薬剤耐性菌の検出状況を院内関係者全員から自由にアクセスできる院内のイントラネットへの掲示という方法がある．また，各部門責任者が集まる会議等において，視覚的に問題点や注意情報を発信していく手段もある．リンクナース等には，医療現場においてマネジメントに活用できる情報を定期的に還元していくことも有効である．

提供された情報がどのような動機づけになったのか，また各部署においてどのように利用されたのかの確認も，将来のフィードバックの手法を考えるにあたり，評価すべき重要な手がかりになる．リンクナースが行った指導や手順の変更等の具体的な対策と開始時期を教えてもらい，サーベイランスを継続し，その対策の有効性の評価を行っていくことで，さらなる次の対策に活かされてくる．

c.　改善への介入（インターベンション）

サーベイランス情報分析中にアウトブレイクの発生が予見された場合，または微生物検査室から，感染症のアウトブレイク発生報告があった場合には，ICT は発生事象に積極的に介入する．まずは現場におけるコホーティングが適切に行われているかどうか，発症者に共通して行われていた医療行為がなかったかどうか，潜在する感染者がいないかどうかを確認し，最大限の可能性を考えて感染症の波及を最小限に食い止めなければならない．

また麻疹や水痘等のウイルス感染の場合，同室患者のワクチン接種を緊急に行うこともある．さらに事前に確立された危機管理体制に従い，アウトブレイクのレベルによって，感染対策委員会や施設管理者への報告と同時に対策を共同で行う必要がある．潜在的感染者の把握ができない場合やそのための二次感染の危険性をコントロールできないと判断される場合には，病棟の入院制限を行う必要も生まれてくる．また，診療科を越えて医師の協力を依頼したり，入院患者への保菌調査や手指衛生等の協力を依頼したりすることもある．

現場で得られた医療情報，蓄積されたサーベイランス情報，微生物検査情報を基に，疫学的手法を用いて，アウトブレイクの要因を分析しなければならない．要因が明確になる場合と複数の要因が疑われる場合がある．要因が明確になれば，その要因の改善策を現場で指導し，感染対策委員会に報告し，最終的にはマニュアルに反映させていかなければならない．複数の要因が考えられる場合には，再発の危険性に関与する可能性が高いと判断されるものから，改善や教育を繰り返しつつ，その改善効果をサーベイラインスで追跡評価していく必要がある．

d.　感染対策の適正化

最新のエビデンスに基づいたガイドラインを参考に，各医療機関の実情に合わせたマニュアルを作成する．マニュアルには，「感染対策組織構成」「標準予防策と感染経路別予防策」「疾患別感染予防策」「職業感染予防策」「洗浄・消毒・滅菌」「医療行為別・デバイス関連の感染防止策」等の項目を掲載する．定期的な見直しによる改訂が必要であり，各現場に配布するか，院内 LAN を利用していつでも閲覧可能にすべきである．

マニュアルの利用度の評価は，電子化することによりある程度可能である．マニュアルの遵守率についての評価は，基本的なポイントについてお互いに確認し合える環境やシステム作りが必要であろう．

e.　感染対策に関するコンサルテーション

感染症の治療や抗菌薬の選択に関する内容，隔離，消毒方法，デバイスの使用法やその管理法，病室内環境や清掃に関する内容，感染症の届出について等，その内容は多岐にわたる．ICD や ICN が中心になって，回答，指導を行っていくことになる．コンサルト内容を蓄積し，かつ分析することで，現場が必要としている情報や，マニュアルの理解度，情報提供手段の不備等も判明してくる．

感染管理に関わるスタッフが中心となって，上記の業務内容を継続していくことで，組織全体に感染対策のネットワークが形成されていくことが，感染対策の効果の発展に大きく寄与するものである．最後に，施設管理者が安全に対する文化の重要性を認識して，総合的な質の管理のために，職員の健康管理を含め，自らが行うべきポイントを押えておく必要がある．　［腰原公人］

◉文献

1）CDC: The Guideline for Isolation Precautions: Preventing Transmission of Infectious Agents in Healthcare Settings,2007. http://www.cdc.gov/ncidod/dhap/pdf/guidelines/Isolation2007.pdf
2）荒川宜親，他：医療機関における院内感染対策マニュアル作成のための手引き（案） ver4.0，平成 18 年度厚生労働省科学研究（新興・再興感染症研究事業）．
3）Haley RW et al: *Am J Epidemiol* **121**（2）: 182-205, 1985.
4）Jackson M et al: *Am J Infect Control* **30**（4）: 199-206, 2002.
5）Peterson LR et al: *Clin Infect Dis* **32**（4）: 605-611, 2001.
6）Pfaller MA, Herwaldt LA: *Clin Infect Dis* **25**（4）: 858-870, 1997.
7）CDC: Management of Multidrug-Resistant Organisms In Healthcare Settings, 2006. http://www.cdc.gov/ncidod/dhap/pdf/ar/mdroGuideline 2006.pdf.
8）森野光雄：臨床検査 **49**（6）: 637-643, 2005
9）腰原公人：*Medical Technology* **35**（5）: 444-448, 2007.

10-2　遺伝子組換え生物の使用に関する法規制

10-2-1　背　　景

遺伝子組換え技術は1970年代に米国で開発された．当初から遺伝子組換え実験の安全性に関する懸念が指摘され，1975年には米国アシロマに各国の研究者が集まって，安全性確保の方策が討議された．このアシロマ会議において，「生物学的封じ込め」と「物理的封じ込め」の概念が示され，1976年には米国NIHがこの考え方を取り入れた「組換えDNA実験ガイドライン」を策定した．わが国では1979年にNIHガイドラインに沿って，「大学等における組換えDNA実験指針（文部大臣告示）」と「組換えDNA実験指針（内閣総理大臣決定）」が作られた．これらの指針のもとで研究が行われ，安全性に関する知見の集積を踏まえて適宜指針の改定が行われてきた．

その後，遺伝子組換え技術は分子生物学発展の基盤となるとともに，産業への応用が進められてきた．生育が早く収量の多い小麦やトウモロコシ等の農作物の作出に遺伝子組換え技術が使われるようになり，物理的封じ込めの及ばない自然環境での遺伝子組換え生物の利用が始まった．遺伝子組換え生物を自然環境中で生育させると，自然界の生物に様々な影響を与えるおそれがある．例えば，組換え生物の種子が拡散し周辺の自然種を駆逐する場合や，花粉が飛散して周辺の自然種を交雑体に変えてしまう場合，組換え生物の産生する有害物質により周辺の自然種が減少する場合等が考えられる．このようなリスクから自然界の生物の多様性を守り，生物を継続的に資源として利用し，その利用から生ずる利益を公平に分かち合うことを目指す国際的な枠組みが必要となった．

1999年2月にコロンビアのカルタヘナ市でこの問題に関する最初の国際会議が開かれ，以後数回の討議を重ねて「生物の多様性に関する条約（カルタヘナ議定書）」が2003年12月に発効した．この議定書では，遺伝子組換え生物は，環境やヒトの健康への影響に適切に配慮して利用すれば，人類にとって多大な利益をもたらすとの認識のうえで，遺伝子組換え生物の国境を越える移動における手続き，安全な移送等が規定されている．わが国では，2003年6月に「遺伝子組換え生物等の使用等の規制による生物の多様性の確保に関する法律」を作り，2003年11月に議定書を締結した．2004年2月19日に議定書と法は全面的に施行され，これまで指針に沿って行われていた実験は，法律の下で規制されることとなった．法律には罰則規定があり，違反には最高1年以内の懲役または100万円以下の罰金が科せられる．

10-2-2　カルタヘナ議定書

議定書の目的は，Living Modified Organism（LMO）の使用等による生物の多様性への悪影響を防ぐこととされている．ヒトの健康に対する影響も考慮すべきとされ，すべてのLMOの国境を越える移動，取扱い，使用等に適用される．ただし，遺伝子組換え生ワクチンのようなヒトの医薬品であるLMOには，WHOで定めた制度“WHO Certification Scheme on the Quality of Pharmaceutical Products Moving in International Commerce”を適用することとし，カルタヘナ議定書の取決めからは除外される．

生物を，遺伝素材を移転，複製する能力を持つすべての生物学上の存在と位置づけ，遺伝子工学技術（生理学的な生殖や組換えの障壁を越える技術であって，生体外核酸加工技術及び異なる科の生物の細胞融合を起こす技術）によって作られた遺伝素材の新たな組合せを持つ生物をLMOと定義している．

環境への意図的導入を目的とするLMOの種子等の最初の輸出者（輸出国）は，輸入国に事前に通告し，輸入国の許可を得なければならないことが定められている（図10-2-1）．事前通告にはリスク評価に必要なすべての情報（LMOの性質

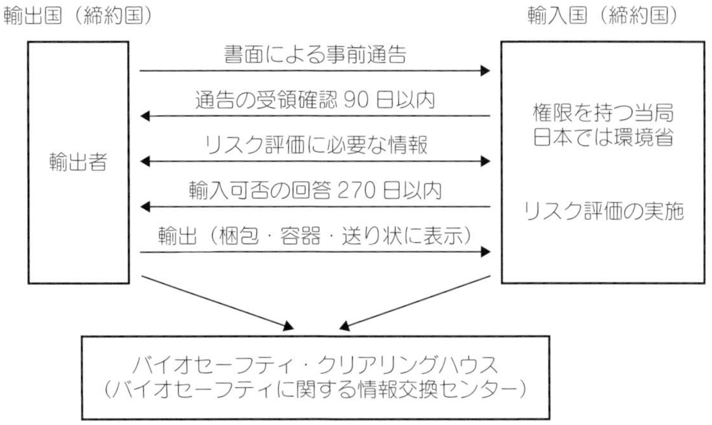

図 10-2-1　第一種使用遺伝子組換え生物等の輸出入手続き（カルタヘナ議定書）

と識別情報，安全な取扱方法，責任者の連絡先，等）を文書で提供することが求められ，輸入国はリスク管理に必要な措置をとるための法制度の整備が求められている．事前通告を受けた輸入国は90 日以内に通告の受領を確認し，リスク評価を開始し，270 日以内に輸入可否を回答しなければならない．同じ LMO の二度目以降の輸出入には，この制度は適用されない．

拡散防止措置をとって使用する LMO の輸出においては，輸入国が制定した基準に従って使用される場合，上記の事前通告制度は適用されない．輸出者は文書による情報の提供が必要である．

食用，飼料用，加工用を目的とする LMO の輸出入は，環境への導入を目的とする LMO とは異なる取扱いが定められている．輸入国は，これらの LMO の取扱いに関する法整備を行い，各国の枠組みに沿って輸入の可否を決め，それを各国の Biosafety Clearing House（BCH）を通じて公開することとされている．

日本版 J-BCH のホームページは，http://www.bch.biodic.go.jp/である．

10-2-3　遺伝子組換え生物等の使用等の規制による生物の多様性の確保に関する法律（以下カルタヘナ法）

カルタヘナ議定書に合わせて国内法が整備された．科学技術の進歩による情報の蓄積によって細部の修正がしやすいよう，細かい部分は省令と告示で示されている（図 10-2-2）．

a.　遺伝子組換え生物とは

カルタヘナ法において，遺伝子組換え生物となりうる生物は「核酸を移転し又は複製する能力のある一つの細胞または細胞群，ウイルス，及びウイロイド」と定義されている．細胞群には多細胞生物の個体が含まれる．自然条件で複製する能力の有無が生物と非生物の区分に重要であり，動植物の個体はもちろん，動植物の胚，種芋，挿し木は生物であり，種なし果実や動物の臓器，培養細胞（ES 細胞を含む）は生物ではない．ただし，ヒトの個体，胚は遺伝子組換え生物となりうる生物から除外されている．哺乳類の受精卵は仮腹に導入すれば個体に育つことから，生物とされており，ここでいう自然条件とはいわゆる自然環境ではなく，人為的でない環境を意味している．

遺伝子組換え生物とは，「細胞外において核酸を加工する技術，または，異なる科に属する生物の細胞を融合する技術によって得られた核酸またはその複製物を持つ生物」と定義されている．その上で，細胞に核酸を移入する場合に，同種の生物の核酸の移入をセルフクローニング，異種間であっても自然条件において核酸を交換する種の生物の核酸の移入をナチュラルオカレンスとし，これらの移入技術によって生じた生物は遺伝子組換

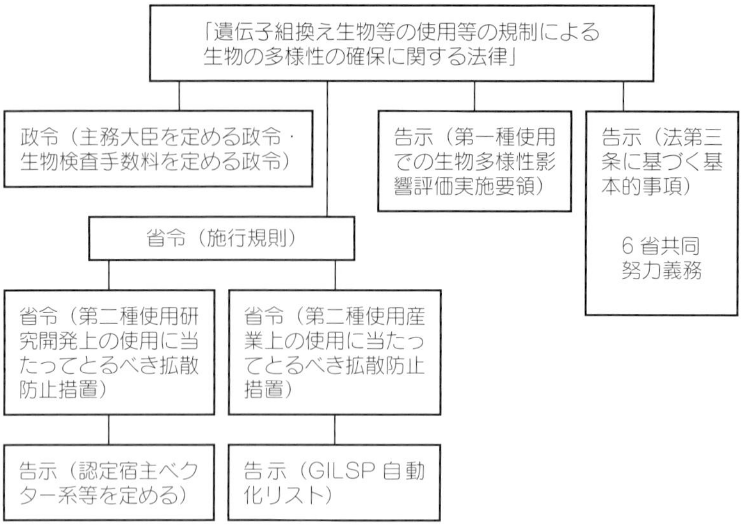

図 10-2-2　法律の体系

え生物から除外されている．しかし，セルフクローニングとナチュラルオカレンスの定義は必ずしも明確でない．

定義に従えば，PCR 等による試験管内での加工で塩基配列を変化させた遺伝子断片をゲノムに導入した変異ウイルスは，特に外来の核酸を導入しなくても，遺伝子組換え生物に該当するが，同様の変異体が自然界に存在すれば（文献等によって証明できる場合）ナチュラルオカレンスとして扱うことができる．ノックアウト動物が単に遺伝子を欠失しているだけなら遺伝子組換え生物に該当しないが，外来核酸の挿入で遺伝子を不活化すれば遺伝子組換え生物となる．遺伝子組換えウイルスを動物に接種し，ウイルス核酸が動物染色体に組み込まれることなく複製している場合は，遺伝子組換えウイルスを保有している動物となる．組換え核酸が生殖系列に入らなくても，染色体に組み込まれれば，その動物は遺伝子組換え動物に該当する．組換え核酸そのものは生物ではないので，DNA ワクチンや siRNA を接種された生物は，これらの核酸が染色体に組み込まれず，細胞内での複製もなければ，遺伝子組換え生物に該当しない．

動物培養細胞は生物として扱わないため，核酸の導入で作出された組換え培養細胞もカルタヘナ法の規制対象とならない．しかし，ヒトの健康に影響を与えうるホルモンやサイトカイン，毒素等を産生する場合は，各機関で適切な対応が必要である．

b.　遺伝子組換え生物の使用と情報の提供

遺伝子組換え生物の使用等とは，食用，飼料用，実験材料用としての使用，栽培等の育成，加工，保管，運搬，廃棄並びにこれに付随する行為がすべて含まれる．ここでいう保管と運搬は，実験中の一時的な実験室内での保管や運搬は含んでいない．従って，例えば，遺伝子組換え大腸菌を譲り受けて，とりあえず冷凍保存する場合や，トランスジェニックマウスを譲り受けて繁殖する場合等は，事前に所定の手続きが必要である．

遺伝子組換え生物の譲渡においては，その遺伝子組換え生物に関するすべての情報と追加的な情報を得るための連絡先等を文書で提供しなければならない．記録を残すためであり，文書の交付，添付，FAX，電子メールのいずれかの方法を用いる．

c.　第一種使用と第二種使用

遺伝子組換え生物の使用は，環境中に放出する場合を第一種使用，環境への拡散防止措置をとる場合を第二種使用と区分された．組換え DNA 技術で作出した除草剤耐性や害虫抵抗性のダイズやトウモロコシを畑で栽培する場合，環境浄化機能を持たせた微生物を土壌の改良に使う場合等が第一種使用に，疾患モデルマウスを動物実験施設内で使う場合や有用物質を産生する遺伝子組換え微生物を施設内で培養する場合が第二種使用に該当する．

d. 第一種使用の手続き

第一種使用の場合は，当該遺伝子組換え生物の第一種使用がすでに承認され，適切な使用規定が示されている場合は，この規定に従って使用する．未承認の場合は，その「遺伝子組換え生物」を第一種使用した場合に，自然種にどのような影響が起こるかを説明した生物多様性評価書と適切な使用方法等を記載した申請書を主務大臣に提出し，承認を得なければならない．学識経験者からなる委員会の審議を経て承認される．承認済みの第一種使用等の情報や承認申請に必要な書類は，J-BCH のホームページに掲載されている．いったん承認されても，その後の知見の集積に基づいて使用方法が変更されたり，使用が中止されたりすることもある（図 10-2-3）．

e. 第二種使用の手続き

第二種使用で求められる拡散防止措置は，施設（大学や研究所，製造所）の構造と設備に依存するため，施設の長の責任のもと施設全体で取り組む課題である．研究開発段階で使用する場合にとるべき拡散防止措置については文部科学省令で，産業利用する場合の措置は財務省，厚生労働省，農林水産省，経済産業省，及び環境省の省令で定められている．研究開発では性質が十分解明されていない遺伝子組換え生物を扱うことが多く，その後十分に性質が明らかになり，有用性があるもののみが産業利用されるとの立場から，研究開発段階での拡散防止措置と産業利用する場合の措置は，区別されている．

各施設の長が責任者となり，安全委員会等を組織して適切な拡散防止措置のレベルを科学的に判断し，実験従事者の教育，訓練，健康への配慮，記録の保存等を図ることが求められている．新たに第二種使用を始める場合や長い中断後に再開する場合は，文部科学省ライフサイエンス課へ届け出る必要がある．

(1) 研究開発での使用

i） 使用方法の区分　第二種使用を実験，保管，運搬に分けてそれぞれに適切な拡散防止措置が定められている．実験における使用はさらに，微生物使用実験，大量培養実験，動物使用実験，植物使用実験に分けられている（図 10-2-4）．微生物使用実験は大腸菌や酵母等を宿主とする実験で，容量が 20 L を超える培養装置を用いる場合を大量培養実験とする．培養の総量ではなく，装置の大きさが滅菌等の措置に影響を与えることが考慮されている．例えば 30 L の培養タンクで 15 L の培養を行えば大量培養実験に該当し，10 L のフラスコ 10 本を使って 30 L の培養を行っても大量培養実験に該当しない．動物使用実験は，遺伝子組換え動物を作成したり使用する動物作成実験と，遺伝子組換え微生物を動物に接種して保持させる動物接種実験に分けられる．植物使用実験も同様である．なお，トランスジェニックマウスを購入して繁殖する場合は，自分で作製しなくても動物作成実験となる．

ii） 実験における拡散防止措置のレベル　微生物使用実験は P1～P3 の 3 段階の拡散防止措置が定められている．P1 レベルの措置では，通常の生物の実験室等を使い，扉と窓を閉め，関係者以外がみだりに立ち入らない措置（表示等）を講じる．エアロゾルの発生は最小限にとどめ，廃棄物や遺伝子組換え生物等が付着した設備・実験台における遺伝子組換え生物を不活化する措置が求められる．実験の過程で遺伝子組換え生物等を実験室から持ち出す場合は，遺伝子組換え生物が漏出しない容器を使う．実験者は取扱い後に手洗い等を行うことが求められており，実験室内に手洗い設備が必要である．

P2 レベルでは，P1 レベルの措置に加え，エアロゾルが発生しやすい操作を行う場合は実験室内に安全キャビネットを設置し，遺伝子組換え生物の不活化にオートクレーブを使う場合は，実験室のある建物内にオートクレーブを設置する．実験

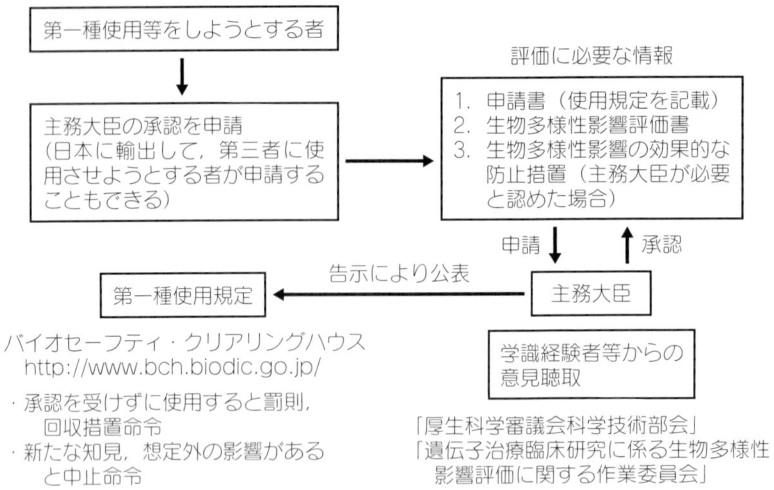

図 10-2-3　第一種使用等の承認申請手続き

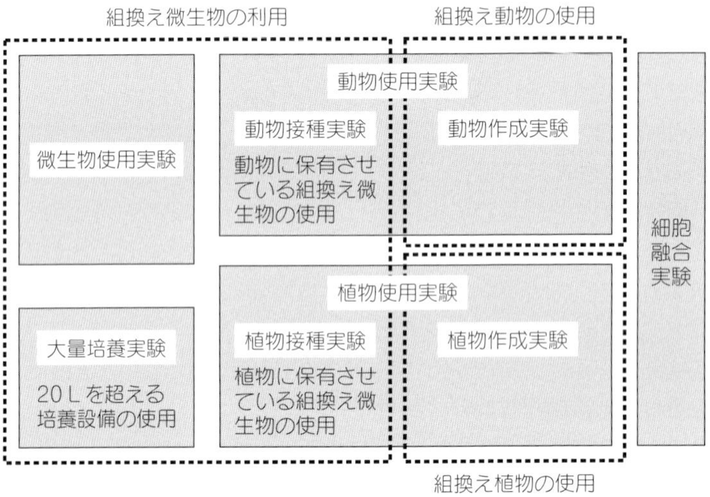

図 10-2-4　実験における遺伝子組換生物の使用区分

室の入口に「P2 レベル実験中」の表示を出す．

P3 レベルでは，P1 レベルの措置に施設等の要件が大幅に追加されている．前室を設置し，実験室の床，壁，天井には水洗や燻蒸が可能な材質を用いなければならない．前室の前後の扉を同時に開けてはならない．実験室または前室の主な出口に，足等で操作可能または自動式の手洗い設備が必要である．実験室は陰圧とし，実験室からの排気は HEPA フィルターでろ過されない限り，実験室・建物内の他の部屋に再循環されない措置が求められ，排水も遺伝子組換え生物を不活化後に排出できる措置が求められている．エアロゾルが発生する可能性がある操作を行う場合は安全キャビネットを設置し，操作後または汚染時には直ちに不活化措置を講じる．オートクレーブを実験室内に設置する．真空吸引ポンプを使う場合は消毒液トラップ付きのものを使う．専用の長袖の前着と保護用履き物等を着用する．実験室の入口に「P3 レベル実験中」の表示を出す．

大量培養実験は LSC，LS1，LS2 の 3 段階の拡散防止措置が定められている．LSC レベルでは実験区域を設定し，実験区域に「LSC レベル大量培養実験中」の表示を出す．他の要件は P1 レベルと基本的に同様である．

LS1 レベルでは，LSC レベルの要件に加え，遺伝子組換え生物等が外部へ流出しない培養設備の使用と，培養設備からの排気が除菌フィルター等を通って排出される措置が求められる．培養設備への植菌やサンプリング時は，遺伝子組換え生物等が漏出しない構造の容器や配管を用いる．培養設備の外壁や実験区域の床等に遺伝子組換え生物が付着した場合は直ちに不活化する．実験区域に「LS1 レベル大量培養実験中」の表示を出す．

LS2 レベルでは，LSC レベルの要件に加え，遺伝子組換え生物等が外部へ流出せず，閉じたままで内部の不活化が可能な培養設備の使用と，培養設備からの排気が HEPA フィルター等を通って排出される措置が求められる．培養設備等に直接接続する回転シール，配管弁等から遺伝子組換え生物等が漏出してはならない．培養設備への植菌やサンプリング時は，遺伝子組換え生物等が漏出しない構造の容器や配管を用いる．培養設備の外壁や実験区域の床等に遺伝子組換え生物が付着した場合は直ちに不活化する．エアロゾルが生じやすい操作をする場合は，安全キャビネットを設置し，操作後または汚染時には直ちに不活化措置を講じる．オートクレーブを使う場合は，実験区域内の建物に設置する．培養設備等と接続機器等に密閉度の監視装置を設置し，稼働中は常時密閉度を確認する．実験区域に「LS2 レベル大量培養実験中」の表示を出す．

動物使用実験は P1A～P3A 及び特定飼育区画の拡散防止措置が定められている．P1～P3 の措置を基本に，組換え動物等の習性に応じた逃亡防止設備と，遺伝子組換え生物等が排泄物に含まれる場合は排泄物を回収するための構造が求められる．組換え動物等を実験室から持ち出す場合は，逃亡できない構造の容器を使う．動物個体が識別できる措置を講ずることも必要である．実験室の入口に，P1A では「組換え動物飼育中」，P2A では「組換え動物飼育中（P2）」，P3A では「組換え動物飼育中（P3）」の表示を出さなければならない．動物作成実験において特定飼育区画を使用する場合は，組換え動物の習性に応じた逃亡防止設備を二重に設置することが求められている．

植物使用実験は P1P～P3P，及び特定網室の拡散防止措置が定められている．P1～P3 の措置を基本に，排気中に含まれる組換え植物等の花粉の飛散を最小限にとどめる措置が求められる．実験室の入口に，P1P では「組換え植物等栽培中」，P2P では「組換え植物等栽培中（P2）」，P3P では「組換え植物等栽培中（P3）」の表示を出さなければならない．植物作成実験では，特定網室による拡散防止措置が適用できる場合がある．特定網室では，P1 措置に加え，媒介する昆虫の侵入を防ぐため前室や網戸の設置が求められている．排水中に遺伝子組換え生物等が含まれる場合は，排水を回収するための設備や構造が求められる．

iii） 実験における拡散防止措置の決め方　遺伝子組換え生物は，宿主となる生物に核酸供与体（ヒトを含む）由来の供与核酸とベクターを移入して作られると考え，供与核酸やベクターが宿主の性質をどのように変えるかが重要となる．供与核酸の塩基配列が既知で，コードするタンパク質等の機能が科学的に推定できる場合に，同定済み核酸とし，宿主に与える影響はかなり正確に予測できる．

生物は，哺乳類に対する病原性の程度に応じてクラス 1～4 に分けられ，文部科学省の告示として示されている．拡散防止措置のレベルは，pUC のような汎用のベクターを使う限り，宿主と拡散供与体のクラス，供与核酸の性質によって決められる．

供与核酸が未同定の場合，宿主と核酸供与体のクラスの高い方に合わせた措置をとる．例えば，大腸菌 K12 株（クラス 1）にアデノウイルス（クラス 2）の遺伝子断片を導入した遺伝子組換え大腸菌の拡散防止措置は P2 レベルとなる．供与核酸が同定済みで，宿主の哺乳動物に対する病原性を高めない場合，宿主のクラスに合わせればよい．例えば，大腸菌 K12 株（クラス 1）にヒトパピローマウイルス（クラス 2）のカプシドタンパク質の遺伝子（同定済みで大腸菌の病原性を高めない）を導入すると，P1 レベルとなる．告示に従って拡散防止措置を決めることができる場合を「機関実験」と呼び，各施設の責任で，実験を

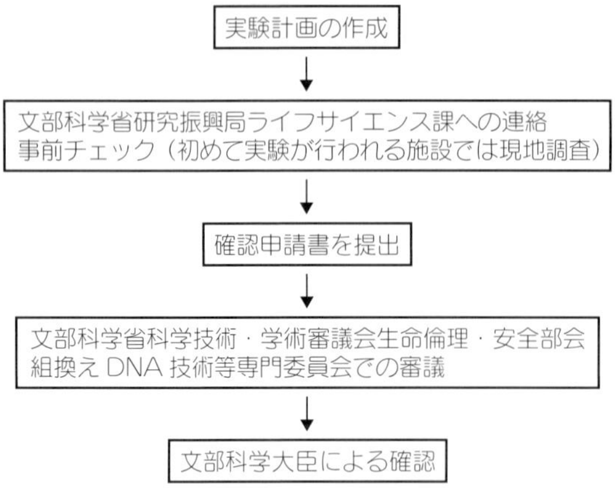

図 10-2-5 大臣確認の手続き

行うことができる．

宿主か核酸供与体が告示されていない場合等は大臣確認実験となり，文部科学省ライフサイエンス課と相談し，文部科学大臣の承認を得て拡散防止措置を決める（図 10-2-5）．その他に，組換えウイルスが増殖能を持つ場合，クラス 3 の生物を宿主とする場合，クラス 2 の生物を宿主とし供与核酸が薬剤耐性遺伝子を含む場合，供与核酸が毒性の高いタンパク質性毒素をコードする場合，宿主または核酸供与体がクラス 4 の生物である場合等，大臣確認実験の範囲は文部科学省令で定められている．

iv）保管における拡散防止措置　遺伝子組換え生物等が漏出，逃亡しない構造の容器に入れ，表面に遺伝子組換え生物等が保管されていることを表示する．それを所定の場所に保管し，冷蔵庫等の二次容器に入れる場合は，その表面にも同様の表示をする．保管場所は，実験中の一時保管と異なり，実験室外に設定できる．

v）運搬における拡散防止措置　遺伝子組換え生物等が漏出，逃亡しない構造の容器に入れる．P3，LS2，及び大臣確認前でレベルが定められていない場合は，事故等で容器が破損しても漏出，逃亡を防ぐため二重の容器に入れる．見やすい場所に，「取扱い注意」の表示をつける．

(2) 産業上の使用　鉱工業分野での遺伝子組換え生物の第二種使用については，経済産業省，医薬品製造での使用は厚生労働省，食品や畜産関連での使用は農林水産省の省令で拡散防止措置が定められている．これまでの遺伝子組換え生物の使用実績をもとに，GILSP（優良工業製造規範）遺伝子組換え微生物のリスト（自動化リスト）が作られており，宿主・ベクターリストと挿入 DNA リストからなり，任意に組み合わせて GILSP の規定に従って使うことができる．リストは各省のホームページで公開されている．自動化リストにない遺伝子組換え生物を使用する場合は，これま

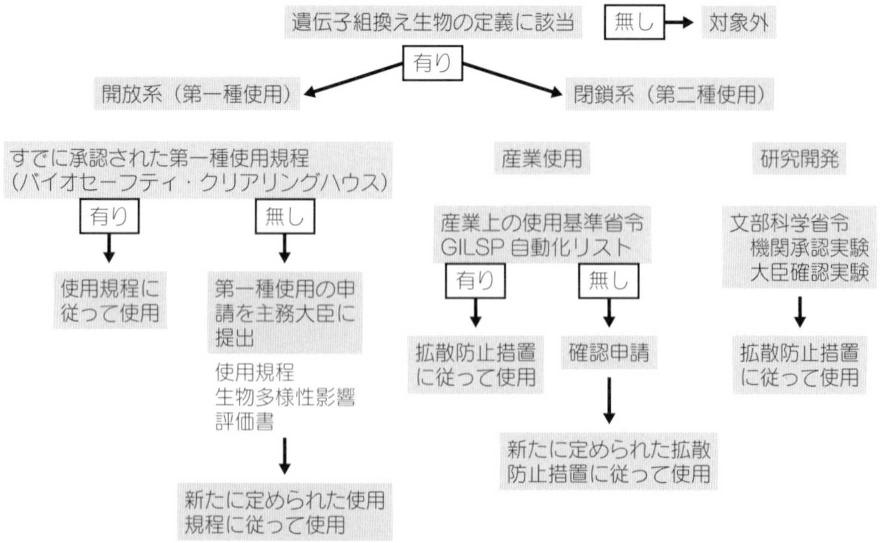

図 10-2-6 拡散防止措置の選定手順

でと同様に個別に主務大臣の確認を受けなければならない．

組換え核酸を用いる場合，まず遺伝子組換え生物の使用に該当するかどうかを確認する（図10-2-6）．培養細胞に発現プラスミドを導入したり，DNAワクチンで抗血清を作製する場合は該当しないことが多い．該当する場合は，自然環境に遺伝子組換え生物を放出して使用する（第一種使用）か，拡散防止措置をとって使用する（第二種使用）を確認する．第一種使用の場合は，同じ遺伝子組換え生物がすでに使用されており，使用方法が確定していればそれに従う．初めて使用する場合は，主務大臣に承認申請をしなければならない．必要な情報は，バイオセーフティ・クリアリングハウスのホームページで入手できる．産業上の第二種使用の場合は，使用する遺伝子組換え生物が担当省庁のホームページに公開されているGILSP自動化リストに含まれていれば，GILSPの措置をとって使用すればよい．リストにない場合は，新たに確認申請を行う．研究開発における第二種使用では，とるべき拡散防止措置が文部科学省の告示等によって明らかな場合は，機関実験となり，大臣確認実験に該当する場合は，文部科学省ライフサイエンス課に相談し，大臣確認を得た後に使用する．　［神田忠仁］

◉文献

1）遺伝子組換え実験安全対策研究会：研究者のためのカルタヘナ法解説，ぎょうせい，2006.

2）田部井豊，他：新しい遺伝子組換え体（GMO）の安全性評価システムガイドブック，エヌ・ティー・エス，2005.

10-3　臨床検査

臨床検査室は様々な患者検体を扱う部署であり，バイオハザード，バイオセーフティに対して最も慎重な対処が要求されることはいうまでもない．検体を扱う場合のバイオハザード対策，業務感染（針刺し事故等）対策，感染性廃棄物の処理等についても理解する必要がある．臨床検査室は臨床検体（検体検査）や患者（採血や生理検査）が往来する部署である．バイオセーフティとはバイオハザードを回避するために行われる安全対策を指すが，ここではこのような検査室の特殊性を考慮し，また臨床検査室の置かれている立場や状況からみたバイオセーフティに焦点を絞り，解説する．

10-3-1　臨床検査室の感染リスクと設備環境

a.　臨床検査室の感染リスク

検査室には種々の臨床検体が持ち込まれるが，それらの検体に関する感染情報は少ない．標準予防策（standard precaution，後述）の観点からいえばすべての検体を危険性ありとして扱うことが望ましいが，現実的にはすべての検査部門で手袋，マスク等の装着を義務づけることは無駄である．感染リスクが特に高いものとして，血液媒介感染症（B型肝炎，C型肝炎，エイズ等）や結核，麻疹，水痘等の空気感染に対する防御をどの程度行うかの判断は容易でない．

現実的に，これらの病原体による曝露事故や業務感染事例は決して少なくない．また，検査室，特に微生物検査室には多くの検体や菌株が保管されており，保管方法が不適切な場合には事故の危険性が高い．

b.　検査室の設備環境

検査室ことに微生物検査室では危険な病原体またはそれらを含む材料を取扱うために，物理的封じ込め（physical containment）の原理に基づいて，設備環境が構築されなければならない．すなわち，材料のバイオセーフティレベル（BSL）に従って検査室の安全設備及び運営基準が定められる．臨床検体を扱う検査室は，BSL に対応した P2 レベル以上の設備が推奨されている．具体的には安全キャビネット（BSC）と高圧蒸気滅菌装置（オートクレーブ）の設置（微生物検査室）が要求される．表 10-3-1 に物理的封じ込めの区分の概要を示した（「COLUMN ①」参照）．

10-3-2　バイオセーフティ対策の基本

a.　作業原則

検査室における安全確保の基本をなすものとしては，好ましい微生物学的手技として具体的な方法が示されている．基準実験室（レベル 1，2）の作業原則について主要なものを下記に示す．

① 危険度 2 以上の微生物を扱う部屋のドアには国際バイオハザードマークを表示する．
② 口でピペット操作を行ってはならない．
③ 作業区域内で，飲食，喫煙，食物の保管，化粧品の塗布等をしてはならない．
④ 検査室内は整頓し，清潔を保ち，無関係な機材は置かない．
⑤ 作業施設の表面は必要に応じて消毒する．危険な作業後や退室時には手を洗う．
⑥ 汚染物の廃棄，再使用のための洗浄前には必ず消毒する．汚染物はきちんと梱包する．
⑦ 作業の実施時に専用の作業着，ガウン等を着用する．汚染された衣類は消毒する．また実験室用保護衣は，日常用衣服と同じ場所に保管しないこと．
⑧ 爪先が露出した履物は着用してはならない．
⑨ 眼や顔を保護する必要のあるときは，保護眼鏡等の保護具を着用する．
⑩ 作業区域への立入りは，危険性を認識し，管理規則条件を満たした者に限る．
⑪ 血液，感染性材料等に触れる可能性のある作業時には手袋を着用する．廃棄前には高圧蒸気滅菌する．廃棄後手を洗う．また，再利用する場合は洗浄，消毒する．
⑫ 病原体の漏出や汚染事故発生時には直ちに管理責任者に報告する（文書記録作成）．
⑬ 検査中危険に晒されるおそれのある職員の血液を採取（就業前，途中），保存する．
⑭ 検査室管理責任者は，安全確保に関する研修を行う．また，安全の手引き等も作成する．

b.　バイオハザードに留意すべき疾患

危険度が比較的高く，業務感染として問題となりうる感染症を示す（具体的な感染防止対策については 10-3-4 項に記載）．

(1)　細菌感染症　結核症が最も問題である．結核菌は危険度分類でレベル 3 の感染力の強い病原体であり，乾燥にも強く，バイオハザード防止の観点から P3 の設備が必要とされている．検査に関する操作はすべて安全キャビネット内で行わなくてはならない．結核の検査室内感染の危険性は高く，微生物検査担当技師や病理解剖時に結核に感染する病理医や検査技師が依然として多い．また，感染性廃棄物から感染する可能性もあることから，結核患者から排出される廃棄物は，

COLUMN ①　安全レベルの原則的な考え方

WHO の実験室バイオセーフティ指針では，基準実験室（P1，2），安全実験室（P3），高度安全実験室（P4）について，作業原則，実験室の設計・設備基準，実験器具，健康管理，研修，汚染除去と廃棄等の指針を詳細に記載している．具体的な内容としては，実験室の安全対策，安全装置との関連から危険群に対応して 4 つの安全レベルを作成している．一般病院の微生物検査室では P3 以上の設備は必要でないと考えられる．

表 10-3-1　病原体の物理的封じ込めの区分

物理的封じ込め区分	病原体レベル	設備	実験実施要領
P1	1	通常の整備された実験室	病原微生物取扱いの基本手技
P2	2	安全キャビネットを設置．エアロゾルの漏れない機器を使用	病原微生物学の専門家の手技 ・ピペットは口で操作しない ・エアロゾルを発生しやすい実験は安全キャビネット内で行う ・実験中は一般外来者の入室禁止
P3	3	安全キャビネットを設置．動物実験用に陰圧アイソレーターを設置オートクレーブを設置	・すべての実験操作は安全キャビネット内で行う ・動物実験は安全キャビネットまたは陰圧アイソレーターの中で行う ・作業職員名簿記載者以外は立入禁止

危険度 4 のウイルスを扱うには，最高度封じ込め施設（P4 レベル）が必要となる．

高圧蒸気滅菌や消毒薬を用いて必ず滅菌・消毒することが必要である．一方，患者の便や尿には下痢症や食中毒の病原体が含まれることがある．チフス，コレラ，赤痢，腸炎ビブリオ，カンピロバクター，サルモネラ，黄色ブドウ球菌，ウェルシュ菌，大腸菌等による食中毒は主に経口感染によるもので，検査中には細心の注意が必要となる．その他の感染力の強い微生物（野兎病菌，炭疽菌，馬鼻疽菌，パスツレラ菌等）に対しては，検査操作はもちろんのこと，使用した器具や汚物の取扱いには注意を払う必要がある．

(2)　真菌感染症　わが国では病原性の強い真菌感染症はまれであるが，胞子が飛散する可能性があるので，検査中及び検査後の培地や器具の取扱いには注意が必要である．糸状菌の検査は安全キャビネット内で行うのが望ましい．

(3)　ウイルス感染症　感染の危険性の高い病原体の第 1 位は肝炎ウイルスである．業務感染としては，医療従事者の針刺し事故（注射針の抜去時ないしリキャップ時）が問題となる．HIV の感染力は肝炎ウイルス（HBV，HCV）の 1/10〜1/100 といわれているが，感染した場合の予後はきわめて悪いので，HIV 患者の検体を扱う場合には細心の注意が必要である．一方，近年問題となっているプリオンによる感染症（クロイツフェルト・ヤコブ病等）や出血熱ウイルス感染症患者についても，検査操作のみでなく使用した器具や汚物の廃棄は加熱，消毒，他にも細心の注意を払う必要がある．

(4)　その他の感染症（クラミジア，リケッチア，原虫等）　クラミジア感染症の中ではオウム病の感染力が強い．培養操作のみでなく染色の過程でも感染し重篤な肺炎を起こすことがあるので，汚染材料や器具の処理は慎重に行う．またリケッチア感染症はまれであるが，死亡率が高いので，業務感染防止とともに廃棄物処理も慎重に行うべきである．

10-3-3　安全対策の基本概念

検査室では各々の検査技師はいうまでもなく，管理者が危機意識と衛生観念をもって行動することが要求される．

a.　スタンダードプリコーション（標準予防策，SP）

CDC が科学的根拠（evidence-based medicine: EBM）に基づく対策として規定した標準予防策の概念は，病院（院内）感染防止策として世界中で導入されている．標準予防策とはすべての患者のケアに適応する予防策で，その基本的な理念

は，患者の血液・体液や痰・便・尿等の分泌物・排泄物をすべて感染性ありとみなして対処することである．具体的には，

① 手洗い： 体液・体物質に触れた後，手袋をはずして，患者に接触する間には通常普通の石けんを使う．

② 手袋： 体液・体物質に触るとき，粘膜・無傷でない皮膚に触れるとき，使用後，非汚染物・環境表面に触れる前，他の患者の所へ行くときは，手袋をはずし，手洗いをする．

③ サージカルマスク： 体液・体物質が飛び散って，眼，口，鼻を汚染しそうなとき．

④ ガウン： 衣服が汚染しそうなときに着用する汚れたガウンは，すぐ脱いで手洗いをする．

⑤ 器具： 汚染した器具は，粘膜，衣類，環境等を汚染しないように注意深く操作する，再使用のものは清潔であることを確かめる．

⑥ リネン： 汚染されたリネンは粘膜，衣服，他の患者の環境を汚染しないように操作，移送，処理する．

等である．

b. 感染経路別予防策

標準予防策に追加されたもので，空気感染，飛沫感染，接触感染等に区分されている．これらの内容については，10-3-4 項で解説する．

標準予防策や感染経路別予防策を遵守するためには，検査室独自のマニュアルを作成する必要がある．日常のバイオセーフティの構築に必要な事項を表 10-3-2 に示した．

c. 針刺し事故，及び検体曝露に対する対策

針刺し事故や臨床検体の曝露事故が発生した場合には迅速な対応が必要である．ここでは紙面の都合で，血液媒介感染ウイルスについての対応のみを示す．

(1) 感染事故発生時の対応 マニュアル作成が必須．

① 感染または汚染事故を起こした場合には，直ちに流水で十分洗浄する．汚染源（患者）のHBs抗原を調べ，陽性の場合にはHBs抗体を調べ，抗体陰性の場合にはHB免疫グロブリンを注射する．さらに汚染源のHBe抗原を調べ，陽性の場合にはHBワクチンを接種する．

② C型肝炎の汚染事故では，受傷部の十分な洗浄，受傷者の肝機能検査，C型肝炎マーカー検査を行う．定期的な血液検査を以後半年間行い，万一異常のある場合はインターフェロンの筋注を行う．

③ エイズに関しては針刺し事故による感染率は低いが，受傷部の洗浄を行い，抗体のチェックを半年間くらい継続する．3剤併用が推奨されている．

④ その他： クロイツフェルト・ヤコブ病等の病原体であるプリオンの感染力の詳細は不明であるが，汚染された細胞や組織から感染するとの報告がある．なお，ヤコブ病患者に使用した器具類の消毒としては，焼却，高圧蒸気滅菌（132℃，1時間），1N NaOH（1時間），1～5% 次亜塩素酸ナトリウム（2時間），3% SDS（100℃，5分）が推奨されている．

d. 検体の搬送，保管，輸送，廃棄

検査室には多種類の検体が保管されている．同一施設内での搬送に際しては，極力ガラス製の容器を避け，密栓容器を使用する．保管は専用の冷蔵庫で保管し，扉にはバイオハザードマークをつける．保管期間の過ぎた検体は，感染性廃棄物として排出するが，オートクレーブ処理を行って排出するのが望ましい．廃棄物の取扱いは法律（廃棄物の処理及び清掃に関する法律）に準じて行うが，適切な分別を行うことが基本である．

10-3-4 生理機能検査におけるバイオセーフティ

生理機能検査（physiological examination，以下，生理検査）は，検体検査とは異なる感染対策が必要となる．すなわち患者から検査技師（検

表 10-3-2　検査室におけるバイオセーフティ体制の構築

① バイオセーフティ対策マニュアル ——→	作成と教育
② 機器，機材，設備，試薬等 ——→	保守・点検・管理
③ 危険度の把握と防護措置の確認	
④ 職員の健康管理	
⑤ 検査終了時 ——→	後片付け，整理整頓
⑥ 検査器具，手指等 ——→	滅菌，消毒（必要に応じて）
⑦ 事故発生時の連絡網の作成 ——→	応急措置体制の構築

者）へ，逆に検者から患者への直接的なヒト-ヒト感染と，検査器具を介する間接的な感染の両面から対策を講じなくてはならない．現実的には，患者に関する十分な感染情報が得られないまま検査を実施することが少なくない．検者が自己を守るという明確な意思を持って行動する必要がある．

a. 生理検査で起こりうる感染症

生理検査で起こりうる感染症を感染経路別に区分して表 10-3-3 に示した．検者自身が感染経路を正しく認識することが肝要である．生理検査で認識すべき感染経路は，空気感染，飛沫感染，接触感染，血液・体液曝露の 4 つである．それらの概要と感染対策について説明する．

(1) 空気感染（airborne infection）　飛沫核と呼ばれる直径 5 μm 以下の微細な微生物が遠い距離を運ばれる感染症である．代表的な感染症には，結核，麻疹，水痘がある．これらの疾患は空気感染予防策として個室（できれば陰圧個室）に収容することが望ましい．

［対応策］

① 検査場所：　ベッドサイド検査が望ましい．陰圧設備のある病室で検査を行うのが理想的である．また，個室で検査できない場合には室外との換気が容易な部屋で行う．なお，排菌中の結核患者の検査は行わないとの意見もある．

② レスピラトリープロテクションの実施：検者は高性能微粒子ろ過マスク（N95 マスク）を使用する．患者には外科用サージカルマスクを着用させる．

③ 外来患者で咳の激しい患者の場合には，トリアージの原則からできるだけ早く検査し帰宅させる．

④ 検者の安全防止策：　麻疹，水痘の抗体を調べ，陰性の場合にはワクチンを接種する（近年，医療従事者のワクチン接種に対する考え方が整理され，医療従事者は，麻疹，水痘，風疹，おたふくかぜ，B 型肝炎に対する

COLUMN ② 廃棄物の分別

排出時に① 液状のもの，② 固形状のもの，③ 鋭利なもの，に分別し，他の非感染性廃棄物と分ける．分別及び梱包容器は，収納しやすく，損傷しにくい（耐貫通性）密閉できるものを使用し，バイオハザードマークを添付する．

COLUMN ③ 中間処理

施設内の焼却施設で焼却，溶融設備で溶融，滅菌装置（高圧蒸気滅菌等）で滅菌する．焼却炉等のない場合でも危険性の高い感染性廃棄物については，施設内で消毒ないし滅菌処理を行う．

表 10-3-3　生理検査室で起こりうる感染症（感染経路別）

1. 空気感染 結核 麻疹 水痘 2. 飛沫感染 インフルエンザ マイコプラズマ肺炎 多くの呼吸器感染症 3. 接触感染 MRSA 感染症を含む耐性菌感染症 緑膿菌感染症 疥癬 腸管感染症（O157 感染症等）	4. 血液・体液曝露 B 型肝炎 C 型肝炎 AIDS 5. 電極，探触子等からの感染 MRSA 感染症 緑膿菌感染症 B，C 型肝炎（体腔内探触子）

ワクチン接種を受けるように勧告されている．また，ツベルクリン反応を行い，結核の免疫状態も把握するように勧告されている）．

(2)　飛沫感染（droplet infection）　直径 5 μm 以上の微生物が，咳，くしゃみ，唾等によって比較的近い距離（1〜2 m）を運ばれて起こる感染症である．インフルエンザ，マイコプラズマ肺炎，流行性耳下腺炎，ジフテリア等が代表的なものである．また，レジオネラ感染症もこれに含める．

[対応策]

飛沫は水分を含むので 1〜2 m しか飛散しないといわれている．従って，検者は患者と 1〜2 m 離れて検査すれば感染の危険はないが，現実的には生理検査は患者と接する検査である．対策としては，外科用マスク，予防衣（プラスチックエプロン）を装着し，できる限り短時間で検査を終えるようにする．また，検査終了時には必ず手洗いを行う．

(3)　接触感染（contact infection）　一般的には最も多い感染で，患者に直接接触した手指や身体から感染するもので，MRSA（メチシリン耐性黄色ブドウ球菌）感染症，緑膿菌感染症等の多剤耐性菌感染症，腸管出血性大腸菌感染症（O157），単純ヘルペス感染症，疥癬等がある．特に，疥癬の感染力は強く院内での集団発生を惹起するおそれがあり，脱衣行為の多い生理検査室では問題となることがある．

[対応策]

① 予防衣（ガウン），手袋，マスク等の着用：感染もしくはその疑いのある患者を介助する場合には，手袋，マスク（外科用），予防衣（プラスチックエプロン）等を着用する．なお，すべての患者で同様の処置を行うことは無駄であり，正確な感染情報が担当医から検査室に伝達されるシステムを作ることが肝要である．

② 検査終了時の対応：検査終了時の手洗い（石けんと流水による）は必須であるが，手洗い場が検査室にないことや，手洗い場に移動する際にドアノブ等に触れる等の不都合があるので，現在は速乾性擦式アルコール消毒薬による消毒が推奨されている．また，手袋は毎回交換する必要はなく，手袋の上からアルコール消毒すれば十分である．ただし，血液や体液で汚染された場合には交換する．

(4)　血液・体液曝露　生理検査で血液や体液の汚染が問題になることは比較的少ないが，輸血ポンプの装着や点滴を行っている患者は少なくない．移動中にラインがはずれることを想定しなくてはならない．曝露事故が起こった場合には素手で触れることが多いと思われるが，処理後の手洗い，消毒を的確に行う必要がある．消毒薬の常備が要求される．

(5)　電極，探触子等からの感染　生理検査では電極の装着，探触子の挿入（食道），針電極刺入

(筋肉) 等を行うので，患者から患者への感染を防御するために，検査器具の消毒や環境整備に配慮しなくてはならない．基本的には標準予防策に準拠し，すべての患者に病原体汚染の可能性があると考え，探触子や針電極を消毒する．

10-3-5 採血業務における感染防止対策

採血業務における感染防止対策の実施は針刺し事故防止に欠かせない．使用後の針のついた注射筒の廃棄の際に最も事故の危険性が高い．それに対応して近年，安全装置付きの注射器が普及するようになり，事故の件数が減少したとの報告もある．

一般的な留意事項としては，標準予防策の徹底，針刺し事故防止対策，ワクチンの接種があげられる．

① 標準予防策の徹底： 手袋の着用，手洗いと手指消毒，予防衣の着用，床の環境消毒等が大切である．万一体液や血液が付着した時には，石けんと流水で十分洗い流す．速乾性擦式消毒薬の併用も大切である．

② 針刺し事故防止： 針捨て容器を専用とし，使用後の針は決してリキャップせずに廃棄する．安全装置付の針の使用も推奨される（特に比較的事故が多い翼状針は，その必要がある）．

③ ワクチンの接種： 採血室に限らず検体や患者と直接接触する検査技師は，ワクチンを接種し自己防衛することが望ましい．B 型肝炎ワクチンは必須であるが，その他麻疹，水痘，風疹，おたふくかぜ等の抗体価を調べ，陰性の場合にはワクチンを接種する．

臨床検査室は多種多様な業務を行っており，バイオセーフティの観点からすべてを網羅することはできなかった．特に滅菌や消毒の具体的な内容について説明できなかったが，7-4 節を参照していただきたい． ［岡田　淳］

◉文献

1） 日本臨床衛生検査技師会編：病院感染対策の実践ガイド，2005.
2） Fleminng DO et al（ed）: Laboratory Safety, Principle and Practices, ASM Press, 1995.
3） 岡田　淳，他編：微生物学/臨床微生物学，医歯薬出版，2007.

10-4 動物実験におけるバイオセーフティ

動物実験におけるバイオセーフティを考える場合，実験動物は，広い意味でそれ自身がバイオリスク要因となること，また，当然のことながら病原体・感染性物質を接種して実験に用いる感染動物がバイオリスク要因となることを認識すべきであり，また，これら２つのリスク要因は分けることができないため，常にこれらを考慮して，それらを低減させる対策を講ずる必要がある．

現在，実験動物を実験を目的として繁殖・飼育し，実験に用いるためには，社会的に高まる動物福祉の意識，環境への配慮が求められる時代となっており，その前提として近年改定された「動物の愛護および管理に関する法律」第 41 条（動物を科学上の利用に供する場合の方法，事後措置等)，「実験動物の保管と管理および苦痛の軽減に関する基準」は，動物福祉上の最小限の社会的コンセンサスを具現化したものといえる．

しかしながら，多くの部分において，特にバイオセーフティの観点からの動物福祉や環境への配慮については，一部は法的に規制されているが，多くの点については自主的に各施設において実践されることが期待されている．

10-4-1 実験動物の使用におけるバイオセーフティ

a. 動物実験におけるバイオセーフティの対象

安全に管理されるべき対象は，上記のように，動物福祉上の観点から実験動物それ自身が含まれ，飼育者，研究者，周辺の環境である（図 10-4-1)．

実験動物が安全に管理される対象である以上，その衛生管理については十分に配慮しなければならず，実験動物固有の病原体あるいは感染実験に用いた病原体が，他の実験動物に汚染・感染拡大することのないような，動物施設に求められる一連の管理（後述 d.）は広い意味でバイオセーフティ対策である．

飼育者とは，研究者によって教育指導された実験動物を飼育することを仕事の対象としている従事者である．直接的に病原体を取扱うことはないが，人獣共通感染症の病原体の感染の可能性のあるコンベンショナル動物や，感染動物の飼育を行う場合もありうる．

研究者とは，目的を持って実験動物を研究のために実験動物を使用する人を指し，実験動物そのものを使用する場合と，病原体を実験動物に接種するいわゆる感染実験を行う場合とが想定される．飼育者や研究者である対象者は，自らの行為におけるバイオリスクについて認識があるという意味で，他者とは区別される．

周辺の環境には，地域住民，どんな状態であれ生息する動物（野良猫犬・野鼠を含む野生動物・産業動物）が存在し，その汚染経路はこれまでの対象と異なり，主として間接的な経路が主体であり，ヒトを介するものと実験動物を介するもの，排水を含む廃棄物に由来する３つの経路が想定される．これらの経路のうち，動物実験において特徴的なものは，そのうち実験動物を介した経路である．

b. 動物実験におけるバイオハザード要因

実験動物に自然感染している病原体，実験的に感染させた病原体（生物由来材料の接種・移植などにより意図せずに動物に感染した病原体），動物由来のアレルゲン，実験動物それ自身，及び実験動物の遺伝子がその対象となる．

これらの要因のうち，次にあげるものについては法的な規制がかけられている．

自然感染している病原体に対しては，日本には存在しない，あるいは発生していないと考えられる人獣共通感染症の海外からの侵入を防ぐ目的で，「感染症の予防及び感染症の患者に対する医療に関する法律」により輸入禁止動物が指定されているとともに，すべての哺乳類について輸出国での検疫が義務づけられている．サル類は基本的に輸入禁止動物であるが，特定の国からの輸入が可能であり，その飼育施設は厚生労働省・農林水産省への登録申請，及び大臣の許可が必要である．

実験動物自体に対する規制については，「動物の愛護および管理に関する法律」で，逃走した場合の人に対しての危害を想定して特定動物が指定されており，それらの飼育には都道府県の許可が必要で，実験用サル類ではアフリカミドリザル，ブタオザル等がその規制対象となる．

遺伝子は，トランスジェニックマウスやノックアウトマウスに代表される，遺伝子操作に由来した外来遺伝子や断片のみならず，実験動物と同種の動物が周辺環境にいないが交雑する可能性のある動物種の遺伝子そのものも対象となることが特徴的である．現在これに関しては，「遺伝子組換え生物等の使用等の規制による生物の多様性の確保に関する法律（カルタヘナ法）」「特定外来生物による生態系等に係る被害の防止に関する法律」による規制が行われている．前者については，本書 10-2 節を参照されたい．後者では，実験用サル類を例にあげれば，在来種であるニホンザルとの交雑が規制対象となり，アカゲザルとカニクイザルの飼育が規制されている．

いずれにしても，これら法律による実験動物に関する規制において求められている対策の基本は，実験動物を隔離された環境で飼育管理し，それ以外の環境に逃がさないことであり，施設としての必要な具体的要件についてそれぞれの法律に記載がある．その他，本書 3-3，3-6，および 10-2 節を参照されたい．

c. 動物実験に用いられる動物

特殊な場合を除いて，生物医学的な実験に用いられる動物は実験動物であり，それらは，実験に使用する目的で人工的に飼育繁殖された動物（繁殖用の個体はその限りではない）で，微生物学的に統御されている動物を指す．微生物学的統御には，一般的な衛生管理から無菌環境まで様々な程度がある．その程度により通常図 10-4-2 のように分類されている．一般的に SPF（specific-pathogen free）動物とは，特定の病原体に感染していない動物である．注意しなければならないのは，コンベンショナル動物と SPF 動物はその微生物学的品質にかなりな幅があり，その定義によっては曖昧な分類である．SPF 動物であっても，検査されている項目に当てはまらない病原体に汚染している可能性がないわけではなく，きわめて低いと予想されるということでしかない．もちろん未知の病原体に対しては検査することはできないので，その汚染については予測不可能であり，この意味でコンベンショナル動物と SPF 動物に差はない．

狭義の SPF の定義は，帝王切開由来の動物で，特定の病原体に感染していない，あるいは抗体を持っていない動物であり，隔離された環境で飼育されている動物を指す．この場合も，特定の病原体は，その施設・生産者・生産国等によって様々でありうることを忘れてはならない．狭義の SPF 動物であっても，隔離の程度は様々であり，優れていない施設で長期間飼育されている場合は，検査対象以外の病原体に汚染されている可能性を考慮しなければならない．それには，動物固有の病原体のみならず人獣共通感染症の病原体及び未知の病原体が含まれる．

d. 実験動物におけるバイオセーフティ対策

これまで述べてきたように，動物実験では様々な種類のリスク要因があって，その排除には施設や飼育装置，操作指針等を含めた統合的な管理が必要となる．詳細は本書 3-3 節を参照されたい．

実験動物が生命体である以上，それ自身も常にバイオリスクに曝されているヒトと同様の存在であり，動物福祉上それを科学的な目的で使用する研究者に，そのリスクに対して適切な管理が求められている．施設といった物理的な隔離だけではなく，導入検疫・定期的な微生物学的モニタリング・飲料水・飼料に至る飼育環境の衛生管理や動物飼育区域への物品の搬入出や入退室の更衣規定が含まれる．また，動物種のみならず微生物学的品質により飼育室あるいは区域を分けることや，実験動物間で病原体の汚染が容易に広がることのないような飼育環境の整備が必須である．これらがあって初めて隔離が行われていることになる．

研究者と飼育者に限って考えてみると，そのリスク要因は実験動物由来のアレルゲンによる感作，実験動物による外傷，未知のものを含む人獣共通感染症の自然感染あるいは潜伏感染の活性化，ヒトに病原性を有する病原体の臨床材料からの実験動物を用いた分離，及びそれら病原体の感染実験・実験手技に起因する事故が考えられる．

実験動物の落屑，尿に含まれるタンパク質がアレルゲンとなることが知られている．予防の基本は，感作されないことであり，その危険性についての周知徹底が重要である．

多くの実験動物では，その取扱いには習熟が不可欠であり，実験動物による咬傷，犬歯や爪等の鋭利な部位による掻傷や裂傷等を避けるためには，熟練を要するが，動物の鎮静のため，鎮静薬や麻酔薬を用いることも必要である．それらは，物理的な外傷のみならず人獣共通感染症を含む種々の感染症の起因となる可能性があることも忘れてはならない．

その対策については，感染実験においてきわめて顕著に守らざるを得ないことであり，10-4-2項でその詳細についてのべる．しかし，強調しておきたいのは，感染実験では明確にリスクが存在していることが認識されており，それらを低減させることはたやすい．認識の不十分なリスクや，あまりに日常化して忘れ去られやすいリスクほどその管理と低減は困難なことであり，ハザードが起きやすいことを忘れてはならない．

周辺環境については，前述のように，動物の逃亡防止対策に尽きるが，多重の扉，鍵，ネズミ返しといった法律等で記載されているような施設の物理的な構造にのみに頼るだけでなく，日常的な動物数の把握，飼育室の視野性の確保等の運用面との多様な相補的対策の組合せにより行うべきであろう．

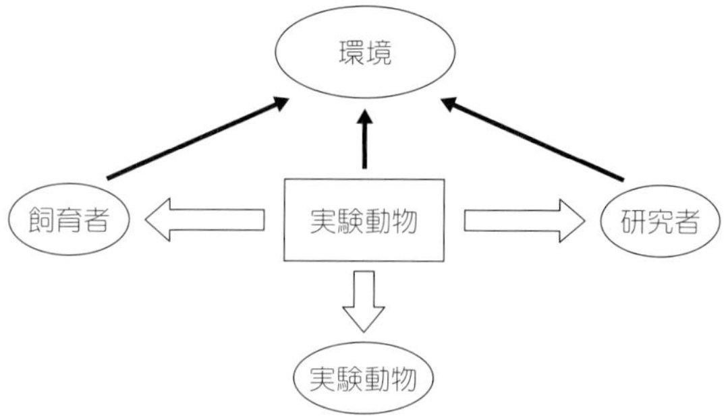

図 10-4-1 実験動物に由来するバイオハザード（その対象と経路）

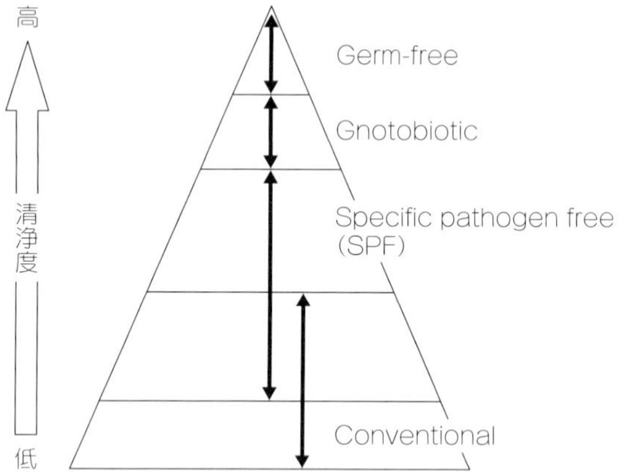

図 10-4-2 実験動物の微生物学的品質と名称

10-4-2 実験動物を用いた感染実験におけるバイオセーフティ

a. 実験動物を用いた感染実験の特殊性

病原体を取扱う実験操作において，バイオハザードを軽減するために注意を払うよう求められている最も重要なことは，エアロゾルのコントロールであることはいうまでもない．しかしながら，実験動物を用いた感染実験においては，感染動物は，密閉不可能な汚染源であり，予測して制御することが不可能なエアロゾル・飛沫の発生源，また熱の発生源（気流への影響）であることにおいて，それらの基本的な操作指針はほとんど通用しない．封じ込めの基準についても試験管内の実験操作におけるレベル分類とは別にその基準が設定されている（ABSL-1～4）．詳細な基準については本書 3-3 節を参照されたい．病原体のリスク分類によるレベルより厳格で，場合によっては不必要と思われるほどの管理が求められることはいうまでもない．多くの施設において，特定の病原体では，リスクグループのレベルを動物実験では1ランク上げて対応する措置がなされる．

その特殊性は，実験手技に関してもいえることで，病原体を接種して症状あるいは生死を観察するだけの動物実験は，特別な場合を除き，倫理上から許されず，可能な限りのデータを取得することが求められている．そのため，衛生管理を含む飼育作業はもちろんのこと，処置や採材のため感染動物に対して，常に鋭利なものを使用する（針・メス・ハサミ等）ことになる．実験処置・観察・解剖等の操作では，飛沫・エアロゾル・固形物の形態をとるであろう感染性物質が発生し，かつ，それらの作業は複雑で細かい作業（接種・採血・解剖）であることが想定される．特に解剖手技では，電動のこぎりを使用する場合，確実にかつ大量に飛沫を伴うエアロゾルの発生が想定され，BSC 内であってもプラスチックバック内あるいはクラス 3 の BSC であるグローブボックス内で行うことが推奨される．動物個体の取扱いでは，動物種・個体の違いにより，その方法も様々であると考えられる．このように，試験管内の実験では考えられないほどに，定型的な作業が全くないこと，従ってそれら各々の作業におけるリスクは様々であることを念頭に置くべきであろう．

b. 感染実験におけるバイオセーフティ対策

(1) 一次除染の重要性　感染性物質を取扱う施設の要件が，空調施設あるいは排水施設について規定されているか否かに関わらず，どんなに優れた施設を有していても，病原体を含むことがわかっている，あるいはその可能性が大きい汚染物について，たとえ完全でなくとも可能な限り発生源の近くで，その存在が認知されているうちに適切な方法を用いて除染することが重要なのは，試験管内の実験と同様である．実験動物の飼育には，ドライ方式（動物の排泄物や飼育室の床面を流水を用いて洗浄しない方式）とウェット方式（動物の排泄物や飼育室の床面を流水を用いて洗浄する方式）がある．たとえ除染のための排水処理施設を有する場合のウェット方式であっても，積極的に感染性物質が排出されるとわかっている排水を配管を通じて排出することは避けるべきであり，現場において適当な消毒薬を用いて除染すべきなのは当然のことと認識されたい．また，本書 7-4 節に述べられているように動物由来の汚染物質の除染には，病原体以外のそれらに含まれる物質により消毒薬の効果が著しく阻害される場合があることにも注意を払う必要がある．

(2) 飼育装置　汚染源としての感染動物の特殊性から，様々な飼育装置が現在用いられている．本書 3-6 節に詳しく述べられているので参照されたい．クラス 1～3 の BSC に類似する飼育装置から種々の密閉度の個別換気型ゲージ等がある。感染動物からエアロゾルによる病原体の流出を制御する目的で作られた装置で，リスク管理の程度，飼育する動物種により様々なものが考案され使用されている．しかし，どの装置であっても，動物からヒトへの感染を主体とするバイオリスクの軽減と動物飼育管理，観察，処置，動物間あるいはケージ間のコンタミネーション防止等が二律背反となり，ジレンマが生じる．リスク低減のためには，労を惜しまない確実な作業が必要である．

エアロゾル以外の形態による感染防止を確実に行うためには，クラス 3 の BSC であるグローブボックス内での飼育・実験処置が有効であるが，その操作性については習熟が要求され，制約もかなりあること認識しておくべきであろう．

(3) 更衣規定と PPE (personal protective equipment)　前述したように，動物施設の隔離には実験動物のために更衣規定がなくてはならないが，同時にこれらの更衣規定は，飼育装置及びその使用において，感染性物質からの防御が完全でない以上，ヒトにとってのバイオセーフティ上も必要不可欠なことである．一般に，防護服（前着，つなぎ），ディスポーザブル・グローブ，ゴーグル，マスク（サージカルマスク，N95 マスク）等についてもエアロゾル対策だけではなく，汚染物の形状が，飛沫，液状物，固形物の可能性を想定して選択する必要がある．浸透性の少ない材質や防水性素材，場合により，ディスポーザブルプラスチック製腕カバーや前掛けなどを併用する必要がある．BSC 内でその性能を発揮する要件を満たすことのできない作業が考えられるため，PAPR (powered air purifying respiration) の着用が必

表 10-4-1 感染動物からの汚染リスク評価対象と要素

病原体	実験手技
・接種微生物の量・接種部位	接種（麻酔の有無・部位・量・方法）
・実験動物の感受性	観察（方法・場所）
・排出ルート	採材（麻酔の有無・方法・場所）
・病原体の安定性	処置（麻酔の有無・方法・場所）
・伝播力	解剖（麻酔の有無・方法・場所）

要となる場合も考えられる．

定型的な作業方法がなく，飛沫や汚染物の飛散・付着が予想できないことから，ABSL-3 以上の施設では，退室時にシャワーを浴びることが推奨される．

c. 感染動物からの汚染リスク要因とその評価

実験動物を用いたヒトの病原体を用いる感染実験の場合，上記のように作業空間，飼育装置更衣規定等に様々なバイオセーフティ対策を組み合わせてリスク低減を行う必要がある．個々の実験内容によってリスクを評価し，実際の個々の作業によりよい適切な手順とバイオセーフティ対策を考えて，それらを組み合わせ，安全に実験を行うことが必要である．

このようなリスク評価を，安全管理者と研究者とが実際の作業手順に従って話し合うことが望まれる．それらのリスクを低減させるバイオセーフティ対策の手段について，安全管理者と実施者の齟齬をなくしておくための話し合いが重要であり，リスク評価と防御手段等のバイオセーフティ対策の最終的な結論に対して透明性を確保することが必要である．お互いに認識すべきことは，「リスク」は感染事故が発生する可能性と発生した場合の被害の重大さであり，バイオセーフティ対策とは，いかに少ない代償でリスクをいかに小さくするかという作業であって，代償のないセーフティ対策等はないことの相互認識に立って，話し合いを行うことである．実際に行うことが困難な作業手順を安全管理者が押し付けても，作業者の精神状態を不安定にするだけであって，百害あって一利なしとなるかもしれない．安全管理者は，飼育者・実験者の実際の作業内容に沿って，対策を考えるべきであり，自らが行えないような机上の対策を押し付けて，責任を回避するようなことがあってはならない．

感染実験を始める前に，用いる病原体のリスクレベルとともに，その病原体と使用する実験動物について詳細な文献検索を行って，その病態や病原体の性状について可能な限り情報を得ることが重要で，表 10-4-1 にあげる点について評価を行うべきである．接種病原体の量・接種部位，用いる実験動物の接種する病原体に対する感受性，排出ルートは，相互に関係するので，個々の実験方法によって評価しなければならない．ほとんど報告のない病原体を用いることも感染実験では常に行われる種類のものであり，その場合は安全を見越した過剰な対策が適当であろう．動物実験では，先にも述べたように，汚染区域を確実に知ることができないため，一次消毒の範囲を定めることが困難で，消毒されずに放置される場合も考えられるため，病原体の実験室環境での安定性，伝播力についても考慮に入れるべきであろう．

その上で次にあげる実験手技についてのリスクを評価しなければならない．感染実験には，接種時，接種後の実験期間，経時的な処置・採材，実験終了時の解剖の 4 段階に通常分かれる．接種時には，その実験の目的により非常に高い感染力価の病原体を使用することがありうる．また，接種部位によっては，生体の反射を引き起こし，飛沫・エアロゾルの発生の可能性がある．麻酔等の処置によりそれを軽減することも必要であろう．接種・採材・解剖には，必ず鋭利な道具（注射針・ハサミ・メス）を使用するため，それらによる不測の外傷を軽減させるための手段を講じておく必要がある．肝心なのは，相手が動物であり予期不可能な行動をとることを忘れてはならない．必要に応じて，麻酔下で行うことが推奨される．また，これらの作業を行う場所についても，リスク評価には重要な判断材料となる．簡単に安全に行える動物実験手技であっても，BSC内，特にクラス3のBSCであるグローブボックス内では，リスクを伴う困難な手技となることがありうるからである．

BSL-2以下の病原体を用いる定型的な動物実験では，標準的な作業手順で対処が可能であるが，それでもなお，個々の病原体での各作業におけるリスク評価は一定でなく，実験ごとに判断すべきである．このような観点から行うバイオセーフティ対策では，場合によって，動物福祉と対立する可能性も考えられる．安全に行うためには，動物を安楽殺して行った方が，リスクが軽減される場合も容易に想定できる．したがって，そのために使用動物数が増えてしまうかもしれない．

実験実施者の経験も判断材料になるが，誰もが最初は初心者であり，年齢を重ねるにしたがってその手技は衰えることも確かであり，経験年数などといった絶対的な数値で測れないので，安全を確認しながら習熟者が行う教育訓練が重要である．研究者相互の手技に関するリスク判断等もその評価対象に入れるべきであり，自らを過信しない謙虚な態度もまた必要なことといえる．経験や科学的根拠の集積とともにリスク予測ができるようになり，リスク評価が低下する場合がある．あくまで，科学的な事実の裏付けが必要で，これまで起きなかったからといった根拠のない楽観論は排除すべきである．

動物実験はその多くの場合，同時に2人以上の作業となる．また，時系列で考えれば，多くのヒトが介在する．時間に追われる等の作業者における精神的に不安定をきたす要素を排除し，まずは深呼吸をして実験を始められたい．多くのバイオハザードにおいて，人的要因がその原因となることは，一般的な他の事故と同様である．

［網　康至］

◉文献

1）米国実験動物資源協会著：1997年実験動物の管理と使用に関する労働安全衛生指針，編集日本実験動物環境研究会，株式会社アドスリー 2002年．

10-5　医薬品・食品

医薬品や食品が病原微生物に汚染されていたために，深刻な感染症や病害が引き起こされた事件が間歇的に報ぜられている．前者は薬害と呼ばれ，後者は食中毒や経口感染症の発症に至る．医薬品や食品は多数が摂取するだけに，汚染があれば必然的に被害は甚大になる．医薬品や食品のバイオセーフティ確保は，関連企業の責務であるとともに，国や地方自治体も責務を負っている．このため，医薬品と食品のバイオセーフティに関係する法律には薬事法，並びに食品安全基本法と食品衛生法が策定されており，その下に様々な法令や通達が行政当局から出されている．医薬品や食品の安全性確保が強く叫ばれている今日，品質管理に関わる人の責務はきわめて重要になっている．

ここでは，医薬品分野と食品分野におけるバイオセーフティに分けて，個別に解説する．なお，医薬品のバイオセーフティ対策や安全性評価の考え方は一部分，食品分野のそれに強い影響を受けてきたことを付け加えておく．

10-5-1　医薬品におけるバイオセーフティ対策

医療技術の進歩と，バイオテクノロジー技術の発展が相乗効果をもたらし，多くの生物由来製品が医薬品や医療機器として使用されるようになった．薬害の発生件数も，それに比例するかのように増えている．過去30年近くの間に，医薬品や医療機器を介して起こったバイオハザードの例を表10-5-1にまとめておく．これらの多くはメディアをにぎわしたバイオハザードの例であり，多くの人の記憶に新しいものがあろう．この表からも明らかなように，ヒト由来の医薬品や医療機器を使用した場合に，深刻なバイオハザードが多く発生している．ヒトや動物に由来する製品には，バイオハザードのリスクが高いことがわかる．

2002（平成14）年には薬事法の大幅な改正が行われたが，その中にバイオ医薬品・医療機器の安全対策の充実が盛り込まれた．いうまでもなく，ヒト由来の生物薬品等によるバイオハザードのリスクを低減することが目的になっている．

a.　日本薬局方とは

薬事法がカバーする分野は医薬品だけではなく，医療機器，化粧品，医薬部外品等も含まれる．しかし，ここでは紙数の制限もあり，医薬品に限定してバイオセーフティ対策を述べることにする．

薬事法の第2条1項には，医薬品とは以下の3つの定義に該当するものであると規定されている．定義の第1は「日本薬局方に収められているもの」とある．要するに，日本薬局方（以下，薬局方）に収載されているものが医薬品であり，ここで医薬品の品質や試験法が定められている．なお，残りの2つの医薬品に関する定義は，われわれが医薬品に対して理解している事柄を述べているだけなので省略する．

表10-5-1　医薬品や医療機器を介して起こったバイオハザードの例

事件名	国名
汚染血液製剤を介したエイズの発症	日本等
滅菌不良の硬膜を使った手術によるクロイツフェルト・ヤコブ病の発症	ドイツ，日本等
汚染されたフィブリノーゲンを介したC型肝炎の発症	日本
滅菌不良のヒト関節移植によるガス壊疽の発症	米国
汚染血液の輸血による西ナイル熱の発症	米国
黄色ブドウ球菌等が混入した血液の輸血による敗血症の発症	日本等

薬局方は2006年に，第15改正版（以下，15局）が刊行されている[1)]．5年ごとに大改正があり，その間，2回ほど追補版が出される．15局では1,483種類の医薬品が収載されており，各条で医薬品の品質が規定されている．試験法は一般試験法と参考情報に分かれる．前者に違反すると刑罰を受けることになるが，後者にはこうした拘束力はない．しかし，参考情報は有用であり，遵守すべきものである．

微生物関係の一般試験法には6試験法が収載されている．それらは無菌試験法，エンドトキシン試験法，発熱物質試験法，微生物限度試験法，生薬の微生物限度試験法，及び抗生物質の微生物学的力価試験法である．各試験法はいずれも重要だが，医薬品のバイオセーフティ対策上，特に重要なものはエンドトキシン試験法と微生物限度試験法である．また，微生物関係の参考情報には13のものが含まれる．その中でも後述する「日局生物薬品のウイルス安全性確保の基本要件」には，ウイルス汚染制御の方策等が示されている（日局は日本薬局方の略）．

無菌試験法，エンドトキシン試験法，並びに発熱物質試験法は相互に関連性を持っている．無菌試験法は無菌性が要求される注射剤等に関わる試験法である．こうした製剤に生菌が混入していると，敗血症を起こすおそれがある．同時にエンドトキシン等による発熱やショックを起こす可能性も高まる．現実に半世紀以上前の時代には，滅菌不十分な注射剤を打たれた患者の中には，敗血症やショックで死亡する人が後を絶たなかった．無菌性が要求される製剤の中で，生菌が存在するか否かを調べる無菌試験は，それなりの意義はある．しかし，限られた数の製剤が無菌試験法で無菌であることが証明されても，百万個の製剤すべてが無菌であることを証明したことにはならない．よりよい製剤を製造するためには，製造環境の清浄さと，製造に携わる人たちのGMP（製造管理及び品質管理の基準）の遵守が求められる．薬局方の参考情報には，「最終医薬品の無菌性保証」や「培地充填試験法」等の，無菌試験法に関連する情報も収載されている．

b. エンドトキシン汚染の制御

周知の通り，バイオハザードを起こす細菌毒素は外毒素と内毒素に大別される．外毒素は菌体外に放出される毒素であり，ボツリヌス毒素をはじめ，強い毒性を持つものも多い．例外もあるが，外毒素の多くは不安定で，煮沸によって失活する．一方，内毒素（エンドトキシン）の本体は，グラム陰性菌の細胞壁構成物の1つ，リポ多糖である．毒性部分はリピドA部分にある．エンドトキシンを経口的に摂取した時の毒性はほとんどないが，注射剤等に混入して体内に注入されると，発熱，多臓器ショック，インターフェロン誘発等の多彩な生理作用を発揮する．ピコグラム単位の超微量を注入された場合でも，高熱を発したり，ショックで死亡したと思われる事例も出ている．

エンドトキシンは外毒素とは異なり，恐ろしく安定で，200℃，30分の加熱でも不活化できない．生菌だけでなく，死菌もエンドトキシンとしての作用を立派に保持している．このため，医薬品分野において，無菌製剤のエンドトキシン汚染の制御がバイオセーフティ対策の重要な課題になっている．何よりも，加熱しても不活化が達成できないという問題がある．エンドトキシンの混入事故を起こさないためにも，製造環境の整備と汚染の少ない原料（特に高度に精製された製薬用水）の使用が重要なポイントになる．

エンドトキシン汚染を測る方法として，かつてはウサギを使って発熱性を調べる試験法（発熱物質試験法）が広く採用されていた．しかし，発熱物質試験法は感度が劣り，試験成績がぶれやすいという短所もあった．その上，動物愛護の問題もあり，エンドトキシン汚染を測る試験には発熱物質試験法は採用されなくなっている．現在，エンドトキシンを測る試験として広く採用されている試験は，カブトガニの血液リンパを使う「リムルス試験」である．薬局方のエンドトキシン試験もリムルス試験を採用している．リムルスとは，米国東部近海等に生息しているカブトガニの属名である．

リムルス試験の原理は，カブトガニの血液リン

表 10-5-2 微生物限度試験法に含まれる試験（厚生労働省，2007）[2)]

1．生菌数試験（細菌数，真菌数） （1）メンブランフィルター法 （2）カンテン平板混釈法 （3）カンテン平板表面塗抹法 （4）最確数法
2．特定微生物試験 （1）胆汁酸抵抗性グラム陰性菌 （2）大腸菌 （3）サルモネラ （4）緑膿菌 （5）黄色ブドウ球菌 （6）クロストリディア （7）カンジダ・アルビカンス

パとエンドトキシンを混合すると，反応を起こしてゲル化するという現象に基づいている．リムルス試験は特異性が高いが，擬陽性が出ることもある．試験法は簡単で，感度も発熱物質試験法よりもはるかに高い．ただし，カブトガニの血液リンパはエンドトキシン以外の発熱物質（外毒素やウイルス粒子等）とは反応しないので，リムルス試験では検出できない．これらの発熱物質の検出には，依然としてウサギを使う発熱物質試験法が採用されている．なお，わが国ではカブトガニは天然記念物に指定されているが，それらを密漁してリムルス試験に使用しているのではない．米国などではカブトガニの入手は容易で，養殖もされている．これらのカブトガニから，個体を損傷しないで血液リンパを取ることも可能になっている．こうして得た原料を使いキット化されたリムルス試薬が広く販売されている．

c．医薬品原料における安全性評価

医薬品のバイオセーフティに関わる重要な試験法の1つ，微生物限度試験法は医薬品の原料や非無菌製剤に関わる試験法である．表10-5-2に示すように，生菌数試験と特定微生物試験に分けられる．医薬品原料や非無菌製剤で許容される細菌数等が，参考情報「非無菌医薬品の微生物学的品質特性」の中で提示されている．

特定微生物試験にあげられている細菌の1つ，大腸菌は，腸管出血性大腸菌O157の汚染を危惧しているというよりも，糞便汚染の指標菌としての役割の方が大きい．大腸菌は自然界に置かれると，長期間は生存できない．このため，ヒトの大腸に多く生息する大腸菌が検出される原料には，過去に糞便汚染があったことが疑われる[2)]．緑膿菌や黄色ブドウ球菌は，環境中から頻繁に検出される安定な日和見細菌である．医薬品は生体防御能の劣った患者に投与されるため，こうした日和見細菌に汚染された医薬品はきわめて有害である．このため，緑膿菌等の検査も必要になる．クロストリディアの中には，ガス壊疽菌，破傷風菌，ボツリヌス菌等の毒力の強い芽胞形成嫌気性菌が含まれる．嫌気下に置かれる埋め込み型の医療機器等には，クロストリディアの汚染はあってはならない．表10-5-1でも示しているが，米国では滅菌不良のヒト関節を移植したために，ガス壊疽患者が出ている．関節にクロストリディアに属する芽胞形成菌が汚染していたためである．

過去の薬害事件から，生物起源の原料を医薬品として使用する場合は，ウイルス汚染に最大の注意を払わなければならない．既知の病原ウイルス（例えば，エイズウイルスや肝炎ウイルス等）の検出法はある程度確立しているが，未知のウイルスの検出はきわめて難しい．細菌の検出に比べて，ウイルスの取扱いや検出は厄介な上に，ウイルスが細胞の中に潜んでしまうことも多い．このため，培養細胞を変性させる病原体の検出に加えて，ウイルスクリアランス試験が必要である．こ

の試験では，生物起源の原料に，種類の異なる数種のウイルスを意図的に添加（スパイク）し，製造工程中の各殺菌・除菌処理工程で，どれだけスパイクされたウイルスが除去されたかを調べる．ウイルスクリアランス試験に使われるウイルスには，ポリオウイルスワクチン株やマウス白血球ウイルス等 10 種類以上がある．詳細は日本薬局方の参考情報「日局生物薬品のウイルス安全性確保の基本条件」に記載されている．スパイク試験により，間接的ながら，医薬品や医療機器からのウイルス除染効果を推し量ることができる．

d. リスクの低減と経済性

よい医薬品とは，有効性，安全性，及び品質の点で優れたものといわれている．しかし，それらに劣らず重要なファクターがあり，それは価格が安いことである．当たり前のことだが，高価なために金持ちしか使えない医薬品は好ましくない．

バイオセーフティ対策上，費用をかければ医薬品の安全性が高まるが，一方では価格に跳ね返る．残念ながら，安全性を高めようとすると医薬品の値段が高くなる．それ故に，天文学的に微小なリスクの低減に費用をかけることは賢明ではない．いかにして効率的に医薬品のリスクを低減させるかが，キーポイントになる．これまで紹介してきたリムルス試験や大腸菌試験は，簡便で費用と時間をかけずに，エンドトキシン汚染や糞便汚染を検出できる．これらは代用試験で完全な試験ではないが，かなりの程度の安全性は確保されている．しかし，一方では完全な安全性を求める消費者側の要請がある．医薬品には副作用がつきまとうために，安全性評価はきわめて難しい側面がある．その上，リスク対メリットを測る天秤のバランスは，科学の発展や経済状態の変化とともに微妙に変わってくる．どこまでのバイオハザードを容認するかの絶対的な基準はない．

10-5-2 食品のバイオセーフティ対策

食品のバイオセーフティ対策の対象になるものは，いうまでもなく，飲食料を介して健康被害を起こす微生物もしくはその産物である．具体的には，食中毒を起こす細菌やウイルス，コレラ菌等の経口感染症起因菌，アニサキスやクリプトスポリジウム等の寄生虫，アフラトキシン等のカビ毒等があげられる．実に多種多様なものが含まれる．このため，医薬品に比べても食品の対策は多岐にわたり，複雑である．ここでは主なものの紹介と解説に留めたい．

a. 食中毒の発生は減少していない

食品の安全対策が一般に浸透してきたために，20 世紀前半まで猖獗をきわめていた細菌性赤痢，チフス，コレラといった経口感染症起因菌による下痢症患者は激減している．死者もほとんど出ていない．コレラの場合は年間数十人の患者が出ているが，外国の流行地で感染し，潜伏期のうちに帰国して発症するケースが大多数を占めている．チフスや赤痢でも外来性のものの割合が増えてきている．一方，食中毒の場合は，事件数も患者数も減少傾向は見られない．医師から保健所に届けられる食中毒患者の総数は，年によって変動はあるものの，年間 3～5 万人で，数十年間にわたって大きな変化はない．事件数もここ数年間は年間，1,000～2,000 件を推移している．ただし，実際に起こっている食中毒の患者数は届け出数の 100 倍以上という推計もあるため，これを当てはめると，年間，数百万人の食中毒患者が出ている計算になる．幸い，医療の進展により，食中毒事件による死者数も少なくなっており，年間 10 人以下の年が多い．

近年の食中毒事件の特徴は，1 件当たり多数の患者を出す食中毒事件が多くなっていることである．例えば，1996 年に堺市で発生した学校給食を原因とする O157 下痢症では，6,000 人以上もの患者が出た．また，2001 年に発生したブドウ球菌腸管毒素による牛乳食中毒事件でも，1 万人以上もの患者が出ている．背景には，食品製造システムの大型化がある．同じ食品が大量生産されるために，これらの食品に汚染があると，必然的に患者の数も膨大になる．

表 10-5-3　原因別の食中毒発生状況（平成 17〜18 年）

順位	平成 17 年（数）		平成 18 年（数）	
	事件数	患者数	事件数	患者数
1	カンピロバクター（645）	ノロウイルス（8,727）	ノロウイルス（499）	ノロウイルス（27,616）
2	ノロウイルス（274）	サルモネラ属菌（3,700）	カンピロバクター（416）	カンピロバクター（2,297）
3	サルモネラ属菌（144）	カンピロバクター（3,439）	サルモネラ属菌（124）	サルモネラ属菌（2,053）
4	腸炎ビブリオ（113）	ウェルシュ菌（2,643）	植物性自然毒（103）	ウェルシュ菌（1,545）
5	ブドウ球菌（63）	腸炎ビブリオ（2,301）	腸炎ビブリオ（71）	腸炎ビブリオ（1,236）
6	植物性自然毒（58）	ブドウ球菌（1,948）	ブドウ球菌（61）	ブドウ球菌（1,220）
7	動物性自然毒（48）	病原大腸菌（1,839）	ウェルシュ菌（35）	病原大腸菌（902）

厚生労働省の資料による．

平成 17 年と 18 年に発生した食中毒における，事件数と患者数の原因別ランキング表を掲げておく（表 10-5-3）．一見して，近年はノロウイルスとカンピロバクターによる食中毒が多いことがわかる．高齢者は別として，これらの食中毒は重症には至らない．一般にノロウイルス食中毒は，牡蠣等の二枚貝の生食と関係が深いと信じられている．確かに生牡蠣も原因になる．しかし，現在発生しているノロウイルス食中毒は，不適切な食品製造工程での汚染によるケースが大半を占めている（例えば，食品製造関係者の手洗いの不備等）．カンピロバクター食中毒には汚染鶏肉を介した食中毒が多い．ニワトリがカンピロバクターを保菌しており，解体処理の過程で汚染が起こる．特に地鶏の生肉や肝臓を食べて発症するケースが話題になっている．30 年ほど前には，腸炎ビブリオ，ブドウ球菌，サルモネラが食中毒の御三家といわれ，事件数や患者数のトップを競っていた．しかし，現在はサルモネラを除くと，凋落が激しい．サルモネラ食中毒の中で一番多いものが，卵を介するエンテリティディス菌（*Salmonella* Enteritidis）食中毒である．なお，症状の厳しさから注目される O157 下痢症も，1996 年の大流行時に比べると，患者数は大幅に減少しているが，依然として日本各地で被害を出している．致死率 25% といわれるボツリヌス食中毒の発生件数は幸い少なく，年間ゼロの年も多い．食品の低温流通の盛んな今日，リステリアやエルシニアといった，低温を好む細菌による食中毒への警戒も必要だろう．

b. HACCP と食品の安全対策

従来の食品の検査は，最終製品を検査することによって，製品の安全性を保証しようとするものであった．しかし，多様化する食品（例えば，わが国の食料の 6 割は諸外国からの輸入に頼っている）と，食の安全性確保に対する強い要求の中で，従来方式では安全性を保証することは難しくなっている．事実，様々な製造工程の中で，侵入する可能性がある病原微生物等を，すべての製品で検査すること等は不可能である．こうした中で 1995 年以降，わが国では新しい衛生管理方式として，HACCP（Hazard Analysis Critical Control Point; 危害分析重要管理点）方式が採用されてきた．衛生管理における大きな前進といえよう．

HACCP はアメリカの宇宙開発の一環として，

宇宙食の完全な安全性確保のために考案された方式である．長期間，医師も看護師もいない宇宙空間に滞在する宇宙飛行士に，食性疾患が発生することはあってはならない．HACCP 方式は，適切な食品の取扱いを通じて食性疾患を防止し，食の安全性を確保する方式とも言い換えることができる．

HACCP には以下のような 7 原則がある[3]．

原則①　食品製造工程における危害分析（HA）

原則②　危害要因の発生を防止する上での重要管理点（CCP）の決定

原則③　管理基準の設定

原則④　危害物質をコントロールするためのモニタリング方法の設定

原則⑤　管理基準を逸脱したときの改善方法を前もって決定しておく

原則⑥　HACCP が適切に機能しているか否かを検証する方法の確立

原則⑦　記録と保存手段の設定

こうした衛生管理プログラムの遵守に加えて，安全で品質のよい原料を使用することと，衛生的な作業環境の保持が食中毒事故をコントロールする必要条件になる．

現在はわが国でも，HACCP 方式を採用する工場が増加しているが，HACCP 採用工場の製品だからといって，安全とはいえない．2001 年に大規模なブドウ球菌腸管毒素による食中毒を起こした乳業会社もまた，HACCP 採用会社であった．食中毒を起こした理由は，牛乳の原料に汚染があったことと，製造環境に衛生的な欠点があったことが判明している[3]．要するに，衛生管理の手抜きと初歩的な判断ミスが大型食中毒事件につながったのである．いかに立派な方式を採用していても，本質的な事項が遵守されねば食中毒事故は避けられないことを，この事件は教えている．

［三瀬勝利］

＊1　従来は医療用具と呼んでいたが，改正薬事法では医療機器に統一することになり，ここでもこの用語を採用している．

＊2　医薬品分野や食品分野では，大腸菌と並んで「大腸菌群（Coliforms）」試験が広く行われている．名前は似ているが，大腸菌と大腸菌群は違ったものである．大腸菌群はグラム陰性の無芽胞桿菌で，乳糖を分解し酸とガスを産生する通性嫌気性菌群を指す．細菌分類学に基づく分類ではない．*Escherichia coli, Citrobacter, Klebsiella* 等の腸内細菌科に属する菌種が大腸菌群に含まれる．大腸菌群は，かつては糞便汚染の指標と考えられてこともあったが，自然界に広く存在するところから，現在は一般的な環境汚染の指標菌とみなされている．食品や医薬品から，大腸菌群が検出されるよりも，大腸菌が検出される方が，汚染は深刻である．

◉文献

1）厚生労働省：第十五改正日本薬局方，2006.
2）厚生労働省：第十五改正日本薬局方（第一追補），2007.
3）山本茂貴，他：食品の安全を創る HACCP，（社）日本食品衛生協会，2003.

付　　　録

1　病原体便覧

2　病原体等の名称と疾患名称の対照表

3　感染症法関係資料等

［堀田国元・本間玲子・小松俊彦］

1. 病原体便覧

レベル 2

	病　原　体（サイズは凡その大きさ）			主な症状
ウイルス	Adeno（全型）	アデノウイルス	70～90 nm	呼吸器疾患，咽頭・角結膜炎，下痢等
	Coxsackie（A，B 型）	コクサッキーウイルス（A，B 型）	30 nm	ヘルパンギーナ，手足口病，髄膜炎，心筋炎等
	Echo（全型）	エコーウイルス	30 nm	髄膜炎，発疹
	Human rota	ヒトロタウイルス	80 nm	下痢症（栄養不良の小児は重篤）
	Norovirus	ノロウイルス	35 nm	下痢症（食品媒介あり）
	Dengue（1～4）	1～4 型デング	40～50 nm	一般的には急性熱疾患 再感染時にデング出血熱，デング・ショック症候群が起こることがある（致命率 5～50％）
	Japanese encephalitis	日本脳炎	40～50 nm	急性脳炎
	Rabies（fixed）	狂犬病（固定毒）	180 nm	病原性あり（弱毒） まれに脳脊髄炎
	Influenza A，B	A 型，B 型インフルエンザ	80～120 nm	急性咽頭・喉頭炎，気管支炎
	Influenza C	C 型インフルエンザ	80～120 nm	上気道炎
	Herpes simplex（1 型，2 型）	単純ヘルペス	180～200 nm	皮膚・粘膜発疹，角結膜炎，潰瘍，新生児全身麻痺，脳炎，性病
	Varicella-zoster	水痘・帯状疱疹	180～200 nm	水痘，帯状疱疹
	Hepatitis A virus	A 型肝炎ウイルス	28 nm	肝炎（劇症化あり）
	Hepatitis B virus	B 型肝炎ウイルス	42 nm	B 型肝炎（劇症化あり） 肝硬変や肝癌に進行することもある
	Hepatitis C virus	C 型肝炎ウイルス	38～60 nm	C 型肝炎 肝硬変や肝癌に進行することもある
	Hepatitis D virus	D 型肝炎ウイルス	36 nm	B 型肝炎ウイルスと共に感染してはじめて肝炎を起こす．その症状は B 型肝炎の症状
	Hepatitis E virus	E 型肝炎ウイルス	34 nm	A 型に似た（A 型よりかるい）肝炎
	Polio	ポリオウイルス	27 nm	四肢マヒ

予防法，治療法	常在性	感染経路	不活化／消毒・滅菌	頁
対症療法（輸液等）	常在	飛沫感染，接触感染（眼疾患），経口感染	オートクレーブ 121℃-15分 1% 次亜塩素酸 Na	244
対症療法（輸液等）	常在	飛沫感染，経口感染	オートクレーブ 121℃-15分 0.05% 次亜塩素酸 Na	263
対症療法（輸液等）	常在	飛沫感染，経口感染	オートクレーブ 121℃-15分 0.05% 次亜塩素酸 Na	263
対症療法（輸液等）	常在	経口感染	熱水 80℃-10分	266
対症療法（輸液等）	常在	経口感染	オートクレーブ 121℃-15分 1,000 ppm 次亜塩素酸 Na	278
対症療法（輸液等）	常在しない	ネッタイシマカが媒介	オートクレーブ 121℃-20分 消毒用エタノールなど有機溶剤	272
不活化ワクチンが有効	常在（夏に流行）（東南アジア，中国，インド）	コガタアカイエカが媒介 豚で増幅	オートクレーブ 121℃-20分 消毒用エタノールなど有機溶剤	272
不活化ワクチンが有効	常在しない（オーストラリアを除く日本以外の国）	動物の咬傷等	オートクレーブ 121℃-15分 0.01% 次亜塩素酸 Na 60分	258
ワクチン接種による予防	常在	飛沫感染（通常の環境で）	オートクレーブ 121℃-15分，紫外線，界面活性剤，消毒用エタノール	252
対症療法（輸液等）	常在	飛沫感染（通常の環境で）		252
抗ウイルス剤により治療可能（効果大）	常在（1型は一般人の90% 以上，2型は40% 以上）	粘膜から接触により感染	2% グルタラール，消毒用エタノール，0.5% 次亜塩素酸 Na，2.5% ポビドンヨード	241
抗ウイルス剤により治療可能（効果大）	潜伏感染によりほぼ全員の健常人に常在	粘膜から接触により感染 上気道より空気感染（水痘として流行）		241
ワクチンによる予防 免疫グロブリン	常在（流行することあり）	経口感染が主（ウイルスを含んだ食品や水を介して）	オートクレーブ 121℃-15分 2% グルタラール 0.05% 次亜塩素酸 Na	247
ワクチンによる予防 イムノブロブリンによる受動免疫　対症療法	常在（国民の 2～3% がウイルスキャリア）	性交渉（輸血など血液，体液を介して）母児感染は現在ほとんど防止されている	オートクレーブ 121℃-15分	247
インターフェロン 対症療法	常在（国民の 1～2% がウイルスキャリア）	輸血など（性行為感染の頻度はB型ほどではない）		247
対症療法（輸液等）	日本にほとんど常在しない（地中海地方，南米，南太平洋）	輸血など（B型肝炎ウイルスと共に）		247
対症療法（輸液等）	常在しない（アジア地域）	経口感染が主	オートクレーブ 121℃-15分 0.1% 次亜塩素酸 Na 60分	247
ワクチン	常在しない（アジア，アフリカ）	経口感染	オートクレーブ 121℃-15分 0.05% 次亜塩素酸 Na	263

	Measles	麻疹ウイルス	150～200 nm	はしか，発熱，稀に肺炎 極稀に SSPE になる
	Mumps	ムンプスウイルス	150～300 nm	流行性耳下腺炎，睾丸炎 卵巣炎で不妊症
	Rubella	風疹ウイルス	60～70 nm	発疹（三日はしか） 胎内感染で奇形
	SARS-Co V	SARS コロナウイルス	100～200 nm	呼吸器疾患
細菌	*Bordetella pertussis*	百日咳菌	0.2～0.5 μm	乾燥咳嗽や発作性の咳
	Chlamydia trachomatis	クラミジアトラコマチス	0.2×0.4 μm	性病，不妊症の原因
	Chlamydia pneumoniae	肺炎クラミジア	0.2×0.4 μm	肺炎
	Chlamydia psittaci	オウム病クラミジア	0.2×0.4 μm	異型肺炎，オウム病
	Campylobacter spp.	カンピロバクター	1.5～5×0.4 μm	食中毒（軽症）
	Clostridium botulinum	ボツリヌス菌	4～6×0.9 μm	食中毒（毒素型食中毒，死亡することあり）
	Clostridium tetani	破傷風菌	2.5×0.5 μm	強直性けいれん（死亡することあり）
	Corynebacterium diphtheriae	ジフテリア菌	1～2×0.5 μm	呼吸マヒ，心不全（死亡することあり）
	Escherichia coli O157：H7	大腸菌 O157	1×2.5 μm	食中毒（軽度下痢や出血性大腸炎）
	Legionella spp.	レジオネラ	1～2×0.5 μm	肺炎（日和見感染）
	Leptospira interrogans	レプトスピラ症，ワイル病	6～20×0.5 μm	全身性感染（死亡することもあり）

ワクチンによる予防	常在	飛沫感染・空気感染	熱水 80℃-10 分 0.02% 次亜塩素酸 Na 60 分 2% グルタラール 30 分 消毒用エタノール 30 分	255
ワクチンによる予防	常在	飛沫感染・空気感染	オートクレーブ 121℃-15 分 消毒用エタノール，ポビドンヨード，両面界面活性剤	280
ワクチンによる予防 対症療法（輸液等）	常在	飛沫感染	オートクレーブ 121℃-15 分 消毒用エタノール ポビドンヨード	260
有効なワクチン及び治療薬は未開発（インターフェロンに有効な報告）	自然宿主はコウモリ	コウモリ→食用野生動物（ハクビシンなど）→ヒト ヒト→ヒト（飛沫感染）	オートクレーブ 121℃-15 分 一般消毒剤	275
ワクチン	常在	飛沫，経気道感染	オートクレーブ 121℃-15 分 消毒用エタノール，1% 次亜塩素酸 Na，乾熱 160℃-60 分，紫外線	166
抗生物質有効 テトラサイクリン，マクロライド系完治する	常在	接触感染，性行為，経産道	オートクレーブ 121℃-15 分 消毒用エタノール 次亜塩素酸 Na	236
抗生物質有効 テトラサイクリン，マクロライド系完治するが，再感染もあるため判定は難しい	常在	飛沫感染		235
抗生物質有効 テトラサイクリン，マクロライド系で感染初期であれば完治	常在	空気及び接触感染 鳥に接触，密室内での鳥飼育（大量培養の場合はレベル 3 とする）		234
ホスフォマイシン，マクロライド系	常在（ウシ，ブタ，ニワトリ，イヌ等の腸管内）	経口	オートクレーブ 121℃-15 分 一般消毒剤	172
抗毒素	常在（土壌，水，動物の腸管）	経口	オートクレーブ 121℃-15 分 煮沸処理 60 分 0.01% 次亜塩素酸 Na 60 分	174
ワクチン，抗毒素	常在（土壌：日本の土から分離できる）	傷口	オートクレーブ 121℃-15 分 1% グルタラール 3 時間 0.3% 過酢酸	177
ワクチン，抗毒素	常在（ヒトが保菌者）	患者分泌物との接触	熱水 80℃-10 分 一般消毒剤	179
抗生物質有効	常在（ウシ）	経口	オートクレーブ 121℃-15 分 熱水 80℃-10 分	224
ニューキノロン系，マクロライド系	常在（土，水）	気道，飛沫	一般消毒剤	183
ストレプトマイシン，セフェム系，ワクチン	ネズミ・保有動物に汚染された土，水（日本では患者少ない）	経皮感染	オートクレーブ 121℃-15 分 一般消毒剤	186

	Mycobacterium avium 等	トリ結核菌等	1～4×0.5 μm	日和見感染
	Mycobacterium leprae	らい菌	1～4×0.5 μm	類結核型，らい腫
	Neisseria gonorrhoeae	淋菌	0.8×0.6 μm	性病
	Neisseria meningitidis	髄膜炎菌	0.8×0.6 μm	髄膜炎（死亡することもあり）
	Salmonella spp.	サルモネラ属	2～3×0.6 μm	食中毒
	Shigella spp.	赤痢菌	2～3×0.6 μm	食中毒
	Streptococcus pyogenes	化膿レンサ球菌	1.2×1.0 μm	肺炎，化膿（劇症型 A 群溶連菌感染症で死亡することあり）
	Vibrio cholerae	コレラ菌	1～5×0.5 μm	下痢
真菌	*Cryptococcus* spp.	クリプトコックス属	4～8 μm	肺クリプトコックス病
	Sporothrix schenckii	スポロトリクス	1～3×3～10 μm	深部皮膚真菌症（スポロトリコーシス）
原虫	*Cryptosporidium*	クリプトスポリジウム	4.5～5 μm（オーシスト）	下痢
	Entamoeba histolytica	赤痢アメーバ	7～15 μm	人に寄生しても多くは無症状．感染者のうち一部のものがアメーバ赤痢を発症．腸管アメーバ症では赤痢症状を呈するが，腸管外アメーバ症では肝膿瘍が最も多くみられる．稀に腸穿孔，肝膿瘍の破裂などで死亡することがある
	Leishmania spp.	リーシュマニア	2～4 μm	様々な病型がある．内臓リーシュマニア症では治療が行われなければ死亡
	Plasmodium spp.	マラリア	2.5～3 μm	人に感染するマラリア原虫は 4 種類．そのうち熱帯熱マラリアに感染した場合適切な治療がなされなければ死亡

リファンピシン，エタンブトール	常在（ヒト，鳥類，哺乳類）	気道，飛沫	オートクレーブ 121℃-20 分 消毒用エタノール	194
リファンピシン，DDS（ジアミノジエチルスルフォン）	常在（患者 5 千人，新患数十人）	患者の病巣からの排泄物		188
ニューキノロン系	常在（ヒトが保菌）	性交	オートクレーブ 121℃-15 分 一般消毒剤	198
セフォタキシム，クロラムフェニコール，ワクチン	常在	接触（排泄物飛沫等）		203
ニューキノロン系抗菌薬	常在	経口	熱水 80℃-10 分，0.1% 第四級アンモニウム，両面界面活性剤，0.01% 次亜塩素酸 Na，消毒用エタノール	213
ニューキノロン系抗菌薬	常在（ヒト，サル）	経口	熱水 80℃-10 分 一般消毒剤	220
セフェム系，ニューキノロン系	常在	気道，粘膜，傷口，飛沫	オートクレーブ 121℃-15 分 一般消毒剤	
ニューキノロン系，テトラサイクリン	輸入感染症（ヒト保菌，魚介類）	経口	オートクレーブ 121℃-15 分 一般消毒剤	217
アゾール系，アンホテリシン B と 5-FC の併用	常在	気道感染（ハトなどの糞で汚染された粉塵）	オートクレーブ 121℃-15 分 0.01% 次亜塩素酸 Na 30 分 消毒用エタノール 30 分	154
イトラコナゾール，アンホテリシン B	常在（土壌，植物・木材の表面）	外傷を介して汚染土壌や植物との接触	オートクレーブ 121℃-15 分 0.5% グルタラール 60 分 消毒用エタノール 60 分	160
食事制限，水・電解質の摂取，鎮痙剤，止瀉剤	常在（ウシ，ブタ，ニワトリ，イヌ等の腸管内）	経口	10% ホルマリン，3% 過酸化水素水，5% アンモニア水，乾燥 4 時間，−70℃ 急速凍結，熱湯処理 70℃-5 秒または 55℃-30 秒	137
腸管アメーバ症に対して metronidazole 等が知られている．腸管外アメーバ症に対しては薬剤のみでは完治は難しく外科的処置が必要なことが多い	国内にはわずかであるが一部で流行しているものと思われる．国外では世界中に普通にみられる寄生原虫	経口感染．赤痢アメーバのシストを経口的に摂取することによって感染	次亜塩素酸 Na 液 20 分→煮沸 10 分→乾燥	134
5 価のアンチモン剤等で完治が期待	国内には常在しない．国外では中国，中近東，アフリカ，中南米に分布	サシチョウバエと呼ばれる昆虫が媒介	50℃ 以上	141
chloroquine, mefloquine 等で完治が期待	国内には常在しない．国外では熱帯地域などに広く分布	蚊によって媒介	オートクレーブ 121℃-20 分 乾燥 80℃-30 分	129

Toxoplasma gondii	トキソプラズマ	oocyst　9～13 μm シスト　20～50 μm 栄養型　3～7 μm	多くの場合無症状で終わる．しかし大量感染，あるいは日和見感染の場合は脳炎等を起こし重症化することがある．エイズに合併する際には死亡原因となりうる
Trypanosoma spp.	トリパノソーマ	15～30 μm	様々な病型がある．適切な治療がなされなければ，死亡することもある
Acanthamoeba spp.	アカントアメーバ（自由生活性アメーバの一種）	シスト　10～20 μm 栄養型　10～30 μm	角膜炎，脳炎

レベル 3

	病　原　体（サイズは凡その大きさ）			主な症状
ウイルス	Hantaan	ハンタウイルス	90～100 nm	腎症候性出血熱，呼吸器感染，致死率 10～15%
	Rabies（street）	狂犬病（街上毒）ウイルス	180 nm	マヒ，死亡（100%）
	HIV-1，HIV-2（Human Immunodeficiency Virus type 1 and type 2）	ヒト免疫不全ウイルス 1 型及び 2 型	HIV-1/2　100 nm	5 年から 10 年の潜伏期を経て，免疫不全症として日和見感染や二次腫瘍で発症．通常 2～5 年で死亡．発症後治癒した症例はない
細菌	*Rickettsia* spp. ① *R. prowayeki*	発疹チフスリケッチア	0.3～0.7×1.0～2.0 μm	急性の熱病を起こす．治療しないと最悪の場合死亡
	Rickettsia spp. ② *typhi*	発疹熱リケッチア	0.3～0.7×1.0～2.0 μm	急性の熱病を起こす．治療しないと最悪の場合死亡
	Orientia tsutsugamushi	つつが虫病リケッチア	0.3～0.7×1.0～2.0 μm	急性の熱病を起こす．治療しないと最悪の場合死亡
	Rickettsia japonica	日本紅斑熱リケッチア	0.5×2 μm	急性の熱病を起こす．治療しないと最悪の場合死亡
	Rickettsia rickettsii	ロッキー山紅斑熱リケッチア	0.5×2 μm	急性の熱病を起こす．治療しないと最悪の場合死亡
	Coxiella burnetii	Q 熱コクシエラ	0.2～0.4×1.0 μm	普通急性の熱病であるが，慢性の心内膜炎を起こす場合もあり，この場合死亡率は高くなる
	Bacillus anthracis	炭疽菌	3～9×0.4～2 μm	リンパ節腫張→敗血症 死亡することあり
	Brucella spp.	ブルセラ属	0.6～1.5×0.5～0.7 μm	全身性感染，死亡することあり

pyrimethamine 等が栄養型に対して有効．シストに対しては無効	国内，国外に広く分布	経口感染．母親から経胎盤的に胎児に感染することあり	55℃-30 分	132
meralsoprol，nifurtimox 等があり完治が期待．病期の進んだものでは完治できない場合もある	国内には常在しない．アフリカ，中南米に存在	ツエツエバエ，あるいはサシガメなどの昆虫が媒介	熱水 80℃-10 分 0.01% 次亜塩素酸 Na 60 分	143
抗真菌剤 コンタクトレンズ装着遊泳を避ける	常在（水環境）	経鼻，汚染コンタクトレンズ	10% ホルマリン 30 分，3% 過酸化水素水 4 時間，熱水 65℃-5 分	139

レベル 3

予防法，治療法	常在性	感　染　経　路	不活化／消毒・滅菌	頁
対症療法（輸液等）	常在	ドブネズミ，セスジネズミ等の媒介	消毒用エタノール，石けん，煮沸	285
不活化ワクチン有効	常在しない	動物による噛傷	オートクレーブ 121℃-15 分 0.01% 次亜塩素酸 Na 60 分	258
AZT 等の転写酵素阻害剤が治療薬として使用，AIDS 発症者で 2〜4 年の延命効果あり	常在（新感染者の主体は異性間の性的接触であり，一般の人の間で増加）	空気感染はしない．血液，主に性的接触で感染するが，他に母子感染や輸血，臓器移植間での感染が報告	オートクレーブ 121℃-15 分 0.5% 次亜塩素酸 Na 10 分 5% ホルマリン 10 分 消毒用エタノール 10 分 2% グルタラール 10 分	269
テトラサイクリン等の抗生物質による治療が可能	日本には常在しない．世界的には限られた国にのみ常在	ヒトコロモシラミによって媒介	オートクレーブ 121℃-15 分 消毒用エタノール 次亜塩素酸 Na	229
テトラサイクリン等の抗生物質による治療が可能	常在	ネズミによって媒介		230
テトラサイクリン等の抗生物質による治療が可能	常在	ツツガムシ（ダニ）によって媒介		231
テトラサイクリン等の抗生物質による治療が可能	常在	マダニ（ダニ）によって媒介		232
テトラサイクリン等の抗生物質による治療が可能	常在（米大陸）	ダニによって媒介		233
テトラサイクリン系抗生物質による治療が可能	世界的に広く常在しているが，日本では現在調査中	感染動物等の排泄物などから空気感染	オートクレーブ 121℃-15 分 消毒用エタノール 次亜塩素酸 Na	227
ペニシリン，テトラサイクリン	世界中に分布．主に草食獣（ウシ，ウマ等）間で流行，日本ではヒトはまれ	皮膚炭疽－傷口 肺炭疽－芽胞の吸入 腸炭疽－経口	オートクレーブ 121℃-15 分 0.01% 次亜塩素酸 Na 60 分以上，10% ホルマリン，4% グルタラール	164
テトラサイクリン系，ストレプトマイシン系	南米，北米，ロシアにあり，日本ではヒトの感染はほとんどない．動物（イヌ，ウシ）の感染あり	感染動物の血液，尿，乳汁の接触，摂取によるヒト－ヒトの感染はほとんどない	オートクレーブ 121℃-20 分 消毒用エタノール	169

	Francisella tularensis	野兎病菌	0.4～1.5×0.3～0.5 μm	リンパ節腫張→全身性感染，死亡することあり
	Mycobacterium tuberculosis	結核菌（M. africanum, M. bovis も含むウシ型結核菌）	1～4×0.5 μm	肺，骨，腎，腸，皮等の結核．死亡することあり
	Burkhorderia pseudomallei	類鼻疽菌	1～3×0.5 μm	肺炎→敗血症 死亡することあり
	Salmonella Typhi or Paratyphi	チフス菌　パラチフス菌	2～3×0.6 μm	脾腫，腸出血，敗血症 死亡することあり
	Yersinia pestis	ペスト菌	1.5×0.7 μm	リンパ節炎，敗血症もしくは肺炎 死亡することあり
真菌	*Blastomyces dermatitidis*	ブラストミセス	2×10 μm（分生子）	全身性の膿性肉芽腫性病変
	Coccidioides immitis	コクシジオイデス	2～4×3～6 μm（分生子）	呼吸器疾患（急性，亜急性の肺炎），全身性疾患
	Histoplasma capsulatum	ヒストプラスマ	2×5 μm（小分生子） 8×15 μm（大分生子）	急性肺炎感染症状．稀に慢性空洞肺ヒストプラスマ症及び播種性ヒストプラスマ症

レベル 4

	病　原　体（サイズは凡その大きさ）			主な症状
ウイルス	Ebola virus	エボラ	80～100 nm× 1,000～1,500 nm	急性熱性疾患（エボラ出血熱） 大量の出血で速やかに死に至る（53～90％）
	Lassa	ラッサ	90～100 nm	急性熱性疾患（ラッサ熱） 死亡率は全感染者の 1.5％，入院患者の 16％
	Marbrug	マールブルグ	80～100 nm× 1,000～1,500 nm	マールブルグ病 急性熱性疾患．死亡率は約 25％
	Yellow Fever	黄熱	50～60 nm	急性熱性疾患

ストレプトマイシン，テトラサイクリン	日本で数例／年　患者あり	感染動物の剥皮，解体の際，血液や組織が皮膚粘膜に接触して感染．又は，感染動物の肉の摂食，ダニによる刺咬．ヒト－ヒトはない	オートクレーブ 121℃-15 分 0.5% 次亜塩素酸 Na 10 分→70% アルコール噴霧	181
INH（イソニコチン酸ヒドラジド），RFP（リファンピシン），SM（ストレプトマイシン）	日本で患者数約 40 万人．感染者は全人口の半分位	飛沫感染，乳製品の摂取（ウシ型結核菌の場合）	オートクレーブ 121℃-30 分 アルコール類・フェノール類・アルデヒド類有効	194
クロラムフェニコール	常在しない．東南アジアに分布，流行地の土壌・池などに存在	皮膚の傷，気道感染	オートクレーブ 121℃-15 分 1% 次亜塩素酸 Na 消毒用エタノール	210
クロラムフェニコール，ニューキノロン系	日本では 200 例前後／年間の患者．世界では，特に東南アジア，アフリカ等にて流行	経口感染	オートクレーブ 121℃-15 分 0.01% 次亜塩素酸 Na 60 分	200
テトラサイクリン，ストレプトマイシン	常在しない．世界では患者 2 千人前後	感染ノミによる刺咬 肺ペストは飛沫感染	オートクレーブ 121℃-15 分 一般消毒剤	222
抗真菌剤	日本には常在しない．世界的には限られた国にのみ常在	経気道感染，感染動物との接触感染	オートクレーブ 121℃-15 分 0.5% グルタラール 60 分 消毒用エタノール 60 分	149
抗真菌剤	米国南西部～中南米の乾燥地帯	経気道感染	オートクレーブ 121℃-15 分 0.5% グルタラール 60 分 消毒用エタノール 60 分	151
抗真菌剤	米国，中南米，東南アジア，オーストラリア，地中海沿岸	経気道感染	オートクレーブ 121℃-15 分 0.5% グルタラール 60 分 消毒用エタノール 60 分	157

レベル 4

予防法，治療法	常在性	感　染　経　路	不活化／消毒・滅菌	頁
予防法なし 治療法なし	常在しない（アフリカ大陸，サハラ砂漠以南のスーダン，ザイール，象牙海岸）	不明→ヒト→ヒト・血液との接触感染	オートクレーブ 121℃-15 分 0.05% 次亜塩素酸 Na 消毒用エタノール	288
ワクチンなし 治療法は感染発症早期のリバビリン投与	常在しない（西アフリカ：特にナイジェリア，シュラレオーネ）	マストミス→ヒト→ヒト（血液との接触感染）	オートクレーブ 121℃-15 分 アルコール，ホルマリン，次亜塩素酸 Na	283
ワクチンなし 治療法なし	常在しない（アフリカサハラ砂漠以南（ケニア，ジンバブエ，ウガンダ，南アフリカ等））	接触・不明→ヒト→ヒト血液感染	オートクレーブ 121℃-15 分 0.05% 次亜塩素酸 Na 消毒用エタノール	288
ワクチンあり	常在しない（アフリカ，南米）	蚊→ヒト	オートクレーブ 121℃-20 分 消毒用エタノールなど有機溶剤	272

2. 病原体等の名称と疾患名称の対照表

	*	病原体等の名称		参考：疾患の名称	参考：疾病分類	参考：BSL
一種病原体等	A	アレナウイルス属	ガナリトウイルス	南米出血熱	1	4
一種病原体等	A	アレナウイルス属	サビアウイルス	南米出血熱	1	4
一種病原体等	A	アレナウイルス属	フニンウイルス	南米出血熱	1	4
一種病原体等	A	アレナウイルス属	マチュポウイルス	南米出血熱	1	4
一種病原体等	A	アレナウイルス属	ラッサウイルス	ラッサ熱	1	4
一種病原体等	A	エボラウイルス属	アイボリーコーストエボラウイルス	エボラ出血熱	1	4
一種病原体等	A	エボラウイルス属	ザイールウイルス	エボラ出血熱	1	4
一種病原体等	A	エボラウイルス属	スーダンエボラウイルス	エボラ出血熱	1	4
一種病原体等	A	エボラウイルス属	レストンエボラウイルス	エボラ出血熱	1	4
一種病原体等	A	オルソポックスウイルス属	バリオラウイルス（別名痘そうウイルス）	痘そう	1	4
一種病原体等	A	ナイロウイルス属	クリミア・コンゴヘモラジックフィーバーウイルス（別名クリミア・コンゴ出血熱ウイルス）	クリミア・コンゴ出血熱	1	4
一種病原体等	A	マールブルグウイルス属	レイクビクトリアマールブルグウイルス	マールブルグ病	1	4
二種病原体等	B	エルシニア属	ペスティス（別名ペスト菌）	ペスト	1	3
二種病原体等	C	クロストリジウム属	ボツリヌム（別名ボツリヌス菌）	ボツリヌス症	4	2
二種病原体等	B	コロナウイルス属	SARS コロナウイルス	重症急性呼吸器症候群（病原体が SARS コロナウイルス）	2	3
二種病原体等	B	バシラス属	アントラシス（別名炭疽菌）	炭疽	4	3
二種病原体等	B	フランシセラ属	ツラレンシス（別名野兎病菌）（亜種ツラレンシス及びホルアークティカ）	野兎病	4	3
二種病原体等	C	ボツリヌス毒素		ボツリヌス症	4	2
三種病原体等	D	アルファウイルス属	イースタンエクインエンセファリティスウイルス（別名東部ウマ脳炎ウイルス）	東部ウマ脳炎	4	3
三種病原体等	D	アルファウイルス属	ウエスタンエクインエンセファリティスウイルス（別名西部ウマ脳炎ウイルス）	西部ウマ脳炎	4	3
三種病原体等	D	アルファウイルス属	ベネズエラエクインエンセファリティスウイルス（別名ベネズエラウマ脳炎ウイルス）	ベネズエラウマ脳炎	4	3
三種病原体等	E	オルソポックスウイルス属	モンキーポックスウイルス（別名サル痘ウイルス）	サル痘	4	2
三種病原体等	D	コクシエラ属	バーネッティイ	Q 熱	4	3
三種病原体等	D	コクシディオイデス属	イミチス	コクシジオイデス症	4	3
三種病原体等	D	シンプレックスウイルス属	B ウイルス	B ウイルス病	4	3
三種病原体等	D	バークホルデリア属	シュードマレイ（別名類鼻疽菌）	類鼻疽	4	3
三種病原体等	D	バークホルデリア属	マレイ（別名鼻疽菌）	鼻疽	4	3
三種病原体等	D	ハンタウイルス属	アンデスウイルス	ハンタウイルス肺症候群	4	3
三種病原体等	D	ハンタウイルス属	シンノンブレウイルス	ハンタウイルス肺症候群	4	3
三種病原体等	D	ハンタウイルス属	ニューヨークウイルス	ハンタウイルス肺症候群	4	3
三種病原体等	D	ハンタウイルス属	バヨウイルス	ハンタウイルス肺症候群	4	3
三種病原体等	D	ハンタウイルス属	ブラッククリークカナルウイルス	ハンタウイルス肺症候群	4	3
三種病原体等	D	ハンタウイルス属	ラグナネグラウイルス	ハンタウイルス肺症候群	4	3
三種病原体等	D	ハンタウイルス属	ソウルウイルス	腎症候性出血熱	4	3
三種病原体等	D	ハンタウイルス属	ドブラバーベルグレドウイルス	腎症候性出血熱	4	3
三種病原体等	D	ハンタウイルス属	ハンタンウイルス	腎症候性出血熱	4	3
三種病原体等	D	ハンタウイルス属	プーマラウイルス	腎症候性出血熱	4	3
三種病原体等	D	フレボウイルス属	リフトバレーフィーバーウイルス（別名リフトバレー熱ウイルス）	リフトバレー熱	4	3

	D	フラビウイルス属	オムスクヘモラジックフィーバーウイルス（別名オムスク出血熱ウイルス）	オムスク出血熱	4	3
	D	フラビウイルス属	キャサヌルフォレストディジーズウイルス（別名キャサヌル森林病ウイルス）	キャサヌル森林病	4	3
	D	フラビウイルス属	ティックボーンエンセファリティスウイルス（別名ダニ媒介脳炎ウイルス）	ダニ媒介脳炎	4	3
	D	ブルセラ属	アボルタス（別名ウシ流産菌）	ブルセラ症	4	3
			カニス（別名イヌ流産菌）			
			スイス（別名ブタ流産菌）			
			メリテンシス（別名マルタ熱菌）			
	D	ヘニパウイルス属	ニパウイルス	ニパウイルス感染症	4	3
	D	ヘニパウイルス属	ヘンドラウイルス	ヘンドラウイルス感染症	4	3
	D	マイコバクテリウム属	ツベルクローシス（別名結核菌）（イソニコチン酸ヒドラジド及びリファンピシンに対し耐性を有するもの（多剤耐性結核菌）に限る）	結核	2	3
	D	リケッチア属	ジャポニカ（別名日本紅斑熱リケッチア）	日本紅斑熱	4	3
	D	リケッチア属	ロワゼキイ（別名発しんチフスリケッチア）	発しんチフス	4	3
	D	リケッチア属	リケッチイ（別名ロッキー山紅斑熱リケッチア）	ロッキー山紅斑熱	4	3
	D	リッサウイルス属	レイビーズウイルス（別名狂犬病ウイルス）	狂犬病	4	3
	E		レイビーズウイルス（別名狂犬病ウイルス）のうち固定毒株（弱毒株）		4	2

四種病原体等	G	インフルエンザウイルスA属	インフルエンザAウイルス（血清亜型がH2N2のもので新型インフルエンザ等感染症及び鳥インフルエンザの病原体を除く）	インフルエンザ	5	2
	F	インフルエンザウイルスA属	インフルエンザAウイルス（血清亜型がH5N1又はH7N7のもので新型インフルエンザ等感染症の病原体を除く）	鳥インフルエンザ	4†	3
	G		インフルエンザAウイルス（血清亜型がH5N1又はH7N7のもので新型インフルエンザ等感染症の病原体を除く）のうち弱毒株		4†	2
	F	インフルエンザウイルスA属	インフルエンザAウイルス（新型インフルエンザ等感染症の病原体）	新型インフルエンザ等感染症		3
	G	エシェリヒア属	コリー（別名大腸菌）（腸管出血性大腸菌に限る）	腸管出血性大腸菌感染症	3	2
	G	エンテロウイルス属	ポリオウイルス	急性灰白髄炎	2	2
	G	クラミドフィラ属	シッタシ（別名オウム病クラミジア）	オウム病	4	2
	G	クリプトスポリジウム属	パルバム（遺伝子型がⅠ型，Ⅱ型のもの）	クリプトスポリジウム症	5	2
	F	サルモネラ属	エンテリカ（血清亜型がタイフィのもの）	腸チフス	3	3
	F	サルモネラ属	エンテリカ（血清亜型がパラタイフィAのもの）	パラチフス	3	3
	G	シゲラ属（別名赤痢菌）	ソンネイ	細菌性赤痢	3	2
			デイゼンテリエ			
			フレキシネリー			
			ボイデイ			
	G	ビブリオ属	コレラ（別名コレラ菌）（血清型がO1，O139のもの）	コレラ	3	2
	F	フラビウイルス属	イエローフィーバーウイルス（別名黄熱ウイルス）	黄熱	4	3
	F	フラビウイルス属	ウエストナイルウイルス	ウエストナイル熱	4	3
	G	フラビウイルス属	デングウイルス	デング熱	4	2
	G	フラビウイルス属	ジャパニーズエンセファリティスウイルス（別名日本脳炎ウイルス）	日本脳炎	4	2
	F	マイコバクテリウム属	ツベルクローシス（別名結核菌）（多剤耐性結核菌を除く）	結核	2	3
	G	志賀毒素		細菌性赤痢，腸管出血性大腸菌感染症等	3	2

※別名等については「微生物学用語集　英和・和英」（南山堂）（日本細菌学会選定，日本細菌学会用語委員会編）を参考とした．†鳥インフルエンザ（H5N1）に限り2類感染症
厚生労働省ホームページ　感染症法に基づく特定病原体等の管理規制について〔本規制は，平成19年6月1日から施行されています（一部規制において経過措置を実施）〕
http://www.mhlw.go.jp/bunya/kenkou/kekkaku-kansenshou17/pdf/03-04.pdf
厚生労働省の許可を得て厚生労働省の資料より転載.

3. 感染症法関係資料等

	一類感染症	二類感染症	三類感染症	四類感染症	五類感染症	新型インフルエンザ等感染症
規定されている疾病名	エボラ出血熱 ペスト ラッサ熱　等	結核 SARS 鳥インフルエンザ（H5N1）等	コレラ 細菌性赤痢 腸チフス　等	黄熱 狂犬病 マラリア　等	インフルエンザ 性器クラミジア感染症 梅毒　等	新型インフルエンザ*1 再興型インフルエンザ*2
疾病名の規定方法	法律	法律	法律	政令	省令	法律
隔離【検疫】	○	×	×	×	×	○
停留【検疫】	○	×	×	×	×	○
検査【検疫】	○	× ※鳥インフルエンザ（H5N1）は可能	×	×	×	○
無症状病原体保有者への適用	○	×	×	×	×	○
擬似症患者への適用	○	○（政令で定めるもの）	×	×	×	○
入院の勧告・措置	○	○	×	×	×	○
就業制限	○	○	○	×	×	○
健康診断受診の勧告・実施	○	○	○	×	×	○
死体の移動制限	○	○	○	×	×	○
生活用水の使用制限	○	○	○	×	×	△*3
ねずみ，昆虫等の駆除	○	○	○	○	×	△*3
汚染された物件の廃棄等	○	○	○	○	×	○
汚染された場所の消毒	○	○	○	○	×	○
獣医師の届出	○	○	○	○	×	○
医師の届出	○（直ちに）	○（直ちに）	○（直ちに）	○（直ちに）	○（7日以内）	○（直ちに）
積極的疫学調査の実施	○	○	○	○	○	○
建物の立入制限・封鎖	○	×	×	×	×	△*3
交通の制限	○	×	×	×	×	△*3
健康状態の報告要請	×	×	×	×	×	○
外出の自粛の要請	×	×	×	×	×	○

＊1　新型インフルエンザとは，新たに人から人に伝染する能力を有することとなったウイルスを病原体とするインフルエンザであって，一般に国民が当該感染症に対する免疫を獲得していないことから，当該感染症の全国的かつ急速なまん延により国民の生命及び健康に重大な影響を与えるおそれがあると認められるものをいう．

＊2　かつて世界的規模で流行したインフルエンザであってその後流行することなく長期間が経過しているものとして厚生労働大臣が定めるものが再興したものであって，一般に現在の国民の大部分が当該感染症に対する免疫を獲得していないことから，当該感染症の全国的かつ急速なまん延により国民の生命及び健康に重大な影響を与えるおそれがあると認められるものをいう．

＊3　2年以内の政令で定める期間に限り，政令で定めるところにより，適用することができる．

厚生労働省の許可を得て厚生労働省の資料より転載．

索　　引

和文索引

か

き

く

け

な

に

ね

の

は

ひ

ふ

へ

ほ

ま

欧文索引

バイオセーフティの事典
―病原微生物とハザード対策の実際―

定価はカバーに表示

2008年12月10日　初版第1刷発行

編　者　特定非営利活動法人
バイオメディカルサイエンス研究会

発　行　株式会社 みみずく舎
〒169-0073
東京都新宿区百人町 1-22-23 新宿ノモスビル 2F
TEL：03-5330-2585　　FAX：03-5330-2587

発　売　株式会社 医学評論社
〒169-0073
東京都新宿区百人町 1-22-23 新宿ノモスビル 4F
TEL：03-5330-2441（代）　FAX：03-5389-6452
http://www.igakuhyoronsha.co.jp

印刷・製本：大日本法令印刷　／　装丁：クリエイティブ・ビーダッシュ

ISBN 978-4-87211-903-9　C3547